U0057904

人際觀點心理病理學

Interpersonal Foundations of Psychopathology

Leonard M. Horowitz 著

杜家興、黎士鳴 校閱

何政岳、杜家興、林伯彥、吳淑真、陳秋榛 譯

Interpersonal Foundations

of Psychopathology

Leonard M. Horowitz

CONTENTS

目錄

第三部分

常見的症候群

第四部分

自我認同障礙：一項整合

第五部分

結論

（正文頁邊數字係原文書頁碼，供索引檢索之用）

作者簡介

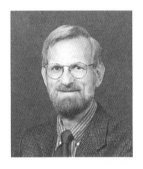

　　Leonard M. Horowitz哲學博士是史丹佛大學心理學教授。他從約翰霍普金斯大學取得哲學博士學位，當時他接受了Woodrow Wilson機構和社會科學研究委員會（Social Science Research Council）的獎學金，同時還接受了倫敦大學的大專院校Fulbright獎學金。他因為接受國立心理健康研究院（National Institute of Mental Health）的特別獎學金，而在舊金山Mt. Zion精神醫學臨床教學部門接受臨床訓練，此外，在1986至1987年，他還接受了James McKeen Cattell獎學金。他曾經是國立科學基金會（National Science Foundation）特殊討論小組的一員，也擔任過國立心理健康研究院特殊委員會以及諸多期刊的諮詢委員會的一員。並曾經和Hans Strupp與Michael Lambert一起指導美國心理學協會（American Psychological Association, APA）努力創造一套標準化測驗來評估心理治療的結果。這項工作後來寫成了 *Measuring Patient Changes in Mood, Anxiety, and Personality Disorders: Toward a Core Battery* 這本書（APA, 1997）。他所編撰的測驗──人際問題問卷（*Inventory of Interpersonal Problems*），由心理學股份有限公司（Psychological Corporation）於2000年出版。Horowitz博士曾經於1992至1993年擔任心理治療研究社群（Society for Psychotherapy Research）的主席，以及於1999至2000年擔任人際理論及研究社群（Society for Interpersonal Theory and Research）的主席。

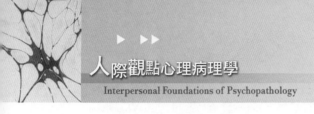
譯者及校閱者簡介（依姓氏筆劃排列）

何政岳

精神科專科醫師 herionhiv@yahoo.com.tw

現職靜萱醫院主治醫師。

專長：成癮精神醫學、生物精神醫學

杜家興

臨床心理師 juiahsin@yahoo.com.tw

現職行政院衛生署嘉南療養院公職臨床心理師、台南市臨床心理師公會理事。

曾任台南市社區大學講師；長榮大學、嘉南藥理科技大學兼任講師。

專長：擅長人本及人際動力學取向的個別治療與團體治療，並投入於憂鬱症患者、校園適應不良學生之人際動力團體輔導、企業之情緒及壓力調適講座及工作坊，心理助人工作者之培訓與督導工作。目前結合發展及神經心理學、心理治療理論、身心靈理論，於校園、企業進行演講和工作坊，講題包括「壓力及情緒調適之原理和實做」、「憂鬱症與自殺」、「親子教養」、「人際關係的經營、衝突、挫敗與調適」。

林伯彥

精神科專科醫師 everyfeelinghere@yahoo.com.tw

現職靜萱醫院主治醫師。

專長：精神醫學、家族治療

吳淑真

臨床心理師 existenceshuchen@yahoo.com.tw

現職國立成功大學學務處學輔組臨床心理師;曾任行政院衛生署嘉南療養院心理科臨床心理師,嘉南藥理科技大學社工系兼任講師。

專長:將人際關係取向、心理治療取向和敘事取向運用到女性、兒童及青少年的心理諮商與治療工作,並從事大專校園學生義工之培訓與督導、碩博士生壓力與情緒紓解的講座與工作坊。

陳秋榛

臨床心理師 jewel8162002@yahoo.com.tw

現職靜萱醫院臨床心理師、稻江科技暨管理學院諮商心理學系兼任講師。

專長:認知行為治療、壓力與情緒管理

黎士鳴

臨床心理師 shiming@mail2000.com.tw

現職靜萱醫院社心室主任、稻江科技暨管理學院諮商心理學系兼任講師。

專長:團體諮商、人際關係治療、物質使用治療

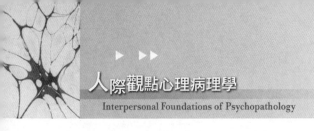
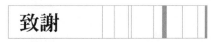

致謝

ix　　　過去幾年，本書在許多方面的協助下得以完成。我很幸運，擁有許多聰敏的朋友以及專業的同儕，他們在我思索心理病理（psychopathology）時助益良多。限於版面之故，我無法一一感謝每個人，但我仍想對所有人表達我心中的感激。

　　　我目前對於心理病理的看法，首先形成於我在舊金山 Mt. Zion 精神醫學臨床教學部門接受博士後臨床訓練的三年期間，這是一個值得仿效的訓練方案，在我受訓期間，仍是其黃金時期。Mt. Zion 的工作人員令我印象深刻，他們擁有豐富的經驗、知識、聰敏的智能、敏銳的人格，以及非常重要的是，他們內心都非常熟悉有關心理困擾的指標與結果。我特別感激 Harold Sampson，一位傑出的臨床指導老師，有著聰慧的智能、同理心的能力和非凡的臨床洞察能力，大力協助我成為一位臨床心理學家。上天也特別眷顧我，讓我在 Mt. Zion 以及我後續的私人執業裡，與許多聰敏、有功且能體貼地自我省察的病人一同工作，我從彼此接觸裡獲益良多，特別感激他們所有人。

　　　此外，我也非常感激史丹佛大學裡一群天賦優異的研究生與博士後訓練的同事們。我想感謝一些這些日子以來協助本書內容成形的人：Kim Bartholomew、Edward Bein、Emily Butler、Louis Castonguay、Michael Constantino、Christopher Dryer、Rita French、Mikkel Hansen、Kenneth Locke、Bertram Malle、Kristin Nelson、Eric Person、Nicole Shechtman、Donna Shestowsky、Deborah Tatar、Bulent Turan、John Vitkus、David Weckler、Kelly Wilson，以及 Pavel

Zolotsev。我很珍視我們之間許多充滿啓發性且令人滿足的討論。我也很感謝其他豐富我對人際議題之思索的友人與同事。我特別感謝 Lynne Henderson、Hans Kordy、Lester Luborsky、Albert Marston、Joel Meresman、Saul Rosenberg、Ellen Siegelman、Jan Smedslund、Bernhard Strauss、Hans Strupp，以及 Neil Young，謝謝他們多年來對我許多想法的回應以及許多有用的洞察和批評。

　　我也想要感謝兩個專業社群所提供的討論會，使得本書介紹的觀點找到了具有評論能力且能敏銳地接收的聽眾。人際理論及研究社群（Society for Interpersonal Theory and Research）是一個非常好的觸媒劑，促進了我自己對人際歷程的思索。我要特別感謝 Lynn Alden、Michael Gurtman、Kenneth Locke、Aaron Pincus、Stephen Strack，以及 Jerry Wiggins，提供我慷慨的支持、分享許多想法與資料，並且提供許多建設性的回饋。我也要特別感謝心理治療研究社群（Society for Psychotherapy Research, SPR）的許多成員，過去幾年來我們一起針對和心理病理有關的人際議題進行了豐富的討論。我總是對他們堅強的意志和無限的人文情懷印象深刻。

x

　　最後，我對我的妻子 Suzanne L. Horowitz 虧欠最大，她為本書提供了極富智慧且聰敏的建議、洞察和具體的貢獻。面對繁瑣冗長的重複工作、修正以及許多的奇想，她總是回以充滿愛心的支持與無止盡的耐心。她總是以充滿深厚的知識、臨床技巧與良好的覺察，提出溫和但中肯的批評。我要用我的愛、自尊和仰慕，對她表達我最深的感激。

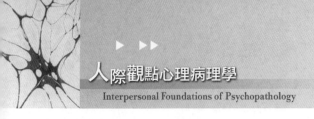
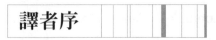

譯者序

　　終於，我們這個讀書會的「孩子」出生了，從中辛苦催生又細心照顧的我最是開心，也象徵我們這個讀書會內心巨大夢想具體成型的第一步。約莫三、四年前的一個晚間，我們一群人因為工作上的困境而在淑真的推波助瀾之下聚在一起，邀請飽覽群書的士鳴帶領每個月一次的讀書會。這個聚會打開了彼此的視野、豐富了我們的思想，分別來自臨床心理學和精神醫學的我們炙熱交流所激起的身心靈煙火，多次在「國境之南」綻放。讀者或可想像，在士鳴的帶領下，精通佛理的政岳、思考靈活吸收好的伯彥、強調女性主義觀點的淑真、冷靜認知有條理的秋榛，加上我這個天馬行空跳躍思考的人，每次聚會的火花都讓我們的心靈滿載而歸。

　　本書便是我們選擇閱讀的第一本書。閱讀本書之際，除了享受於讀書會的花火，也引起我對依附心理學（attachment psychology）和人際心理學〔不同於讀者目前看到人際取向心理治療系列（interpersonal psychother-apy）書籍〕的興趣，並感慨於當前精神醫療生態的傾斜，逐邀請夥伴一同翻譯本書，翻譯整理讀者的巧思和智慧，推薦給讀者。當前國內許多著作和翻譯書籍，已在國內助人領域掀起了一波波品質改良與提升的風潮，我們期待本書的翻譯，一方面象徵我們這群天生反骨的純真可愛傢伙，欲激發偏頗於生理層面之國內醫療生態改革的揭竿努力，一方面也讓當前或未來的實務工作者有本值得品味再三的案頭必備參考書籍，致力於自我專業的提升、助人工作團隊的進展。

　　翻譯書真的是做功德，我在前一本的翻譯書籍《精神分裂症的團體治療》（同樣由心理出版社出版）中已經提過了。為了不讓花錢買書的讀者

到頭來產生「不如直接讀原文書」的怨懟心情（心理出版社的校對品質絕對是嚴選，尤其經過汝穎編輯細心校稿的薰陶後），這本集結多人心血的翻譯作品（想像一下在每個月都要被盯業績的助人環境下，要有多大的抱負和使命感才願意如此犧牲奉獻）先經過士鳴的校閱，修訂翻譯的內容和主要概念，並將重要的術語定稿，之後再由我負責統一、修辭並校改全書前後的翻譯語句。（經過兩個月犧牲睡眠的工作，更發現這本書的豐富與趣味，讀者您可要好好享用，不要枉費我們的付出喔！）套句統計學用語，我們有95%的信心水準表示，大家可以看到一本讀來通順且內容正確的翻譯書籍。只是我們都扎扎實實是個人類，如此細心和費力下，還是因為5%的犯錯機會而有所疏漏，還望各方先進不吝指教！

　　讀書先看序言，實在是個好習慣！諸多友人跟我提及，在閱讀我於上述提及的翻譯書籍裡撰寫的譯序後，才認識到翻譯原來如此辛苦以及譯者背後的付出和心路歷程。希望讀者也不要錯過士鳴撰寫精簡扼要的本書導讀。接下來，邀請您進入這本有趣、實用且深入的書籍，好好享受這趟知識之旅，也別忘了運用在您的臨床實務工作上。

　　最後一定要感謝我親愛的老婆，素珍，在兩個月我忙著校稿交稿的寒冬夜裡，不時給我精力湯又幫忙安頓好小孩，讓我傾全力趕工。如果本書帶給讀者成長與啟發，老婆大人的功勞千萬不可遺忘，請讀者們一起感恩，大力感謝囉！

家興

96.8 於嘉療心理科

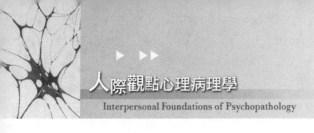

導讀　　　　　　　　　　　　　　　　　　黎士鳴

　　臨床心理師法通過後，臨床心理師的神龍行蹤受到關注，神秘面紗漸漸揭開，心理師的專業地位受到明確的定位與肯定，同時受到相當程度的考驗。為了提升國內心理助人者的專業智能，我們譯介了這本以基本人格理論為基礎的書籍，邀請讀者們深入探討各種心理疾患與內在人格動機之間的動態關係。

一、關於心理病理學的學習

　　臨床心理師的培育過程，衡鑑、病理與治療是三大主要方向。其中，心理病理學部分是核心的知識基礎。在國內目前的碩士班養成訓練中，不少研究生（未來的臨床心理師）對心理病理學有著共同的疑惑──「這跟變態心理學有何不同？」目前的養成訓練強調以生理─心理─社會模式來思考「心理疾病」的發生原因；但嚴格說比較像是學習DSM-IV診斷系統。在心理病理方面，每個研究生（或是考研究所的大學生）都可以制式化地從不同學派的角度來說明各種心理疾病（如，憂鬱症、強迫症……）的大致樣貌。看似廣泛又完善地了解一個人的心理疾病，但總覺得少了些什麼。整體而言，在這樣的知識系統中，明顯缺少了深度和系統性。「變態心理學」的教科書主要是一種引人入門的書籍，在撰寫上會以廣泛性的角度來介紹各種心理問題。對心理相關學系大學生而言，這是相當重要且適切的介紹方法。然而，對於已經投入或未來將投入實務工作直接面對個案的臨床心理師和研究生，心理病理學的訓練應該更強調系統性與深入度，而具有能力透過科學家─實務工作者模式自圓其說每一位求助個案症狀層次下的內容物。

本書從認識現象的不同層次開始，引導讀者進入心理疾病症狀更為內在的動機層次，從內在動機層次探討各種心理疾病的產生歷程。結合人格心理學家的努力，本書提供讀者一個具有實徵基礎的系統性思維。期待讀者不再只是制式化、寫考題般地說出「憂鬱症」的心理病因，而是更進一步能夠運用心理學理論來探討及評估「為何」個案會產生心理疾病，並配合規劃出搭配的心理治療方向及策略。在閱讀本書的學習過程裡，搭配心理學其他範疇的進展，讀者可以學習發展出一套自己專屬的「心理病理」模式。

二、人際取向的思維

在全球化趨勢下，文化差異也成為當前臨床心理學界的一項重要課題。大多數心理病理的論述是從西方世界「個體主義」出發，較少論述是立基於東方的「集體主義」。本書作者根據心理學的研究成果，採取兩大核心人際動機──agency 與 communion──來探討各種心理疾病的成因。這樣的論述正好貼近華人以「人際關係」為核心的思維風格。在細細品味本書時，請試著運用書中由兩大動機所組合出來的環形圖（circumplex）來回想你的臨床個案，或許更能貼近且捕捉到我們的臨床個案，令你不自覺地會心一笑。

三、翻譯本書的巧思

心理學的知識是由概念（concept）建構而成，為了協助讀者可以有效抓取到概念的意義，本書的翻譯採用「概念」層次的翻譯。在反覆閱讀本書並與相關人員討論後，我們對於本書的兩大核心概念採取了以下的翻譯：agency 中譯為「成就自我」，而 communion 則中譯為「人際親和」。雖然有點繞口，但可以提醒你，你讀本書所學的是一種知識概念，而不是單字！

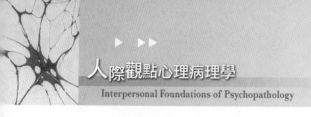
推薦

在這本具有指標意義的書裡，Leonard M. Horowitz使我們對人際歷程在心理病理當中扮演的角色，有了清澈、易懂且重要的洞察。尤其是，他說明了人際動機如何給了我們一個解釋性的概念，得以了解一個人所表現出的症狀背後具有的意義。這本書擷取等量的嚴謹實證研究和臨床案例，將吸引研究者和臨床工作者們的興趣。Horowitz博士是一位優雅且富有洞見的作者，廣泛思索著他具有創造性的研究和臨床貢獻。這是一本非常棒的書。

——Lynn Alden哲學博士（溫哥華英屬哥倫比亞大學心理學系）

本書是我們最主要的人際範疇研究者當中的一位所撰寫，這項撰寫工作極為重要，值得我們好好閱讀和感激。Horowitz博士指出了，採取「人際取向」（如，根據當前的人際理論及研究來運用諸多的分析原則）將會如何大大豐富我們對許多形式的心理病理的了解。他的工作是非常有系統的做法、觸及範圍深遠，並且嚴謹留意著理論和相關研究文獻。對於人際歷程在心理病理中扮演的角色，他的成果對於當前的理論化工作有很大的貢獻。現在學術界能夠取得這本書，本書將成為臨床工作者及研究者們非常看重的著作。

——Michael B. Gurtman哲學博士（威斯康辛大學心理學系教授）

目前新的觀點認為人際理論在了解人類發展、人格病理和心理治療時占有核心地位。Leonard Horowitz，一位廣為人知的大師級教師，在這本重要的書籍裡，精彩捕捉並述說著人際理論的分支流派。

——John F. Clarkin哲學博士（紐約康乃爾大學Weill醫學院精神醫學系）

第一章

人際取向簡介

　　人際溝通非常強而有力。一個人傳遞給其他人的訊息，不論是口語或 3
非口語的，可能滿足了某種重要動機，而帶來了快樂；但訊息也可能使動
機受挫，而造成了痛苦。傳遞的訊息也可能鼓勵人們去行動，或者使人感
到氣餒而喪失活力；溝通的訊息也可能使人們更親近，或者使人們彼此更
疏遠。

　　本書檢視了「心理病理通常與人際歷程有關」的觀點，將人際心理學
的原則運用在心理病理現象上。人際取向提出許多獨特性的疑問。當人們
與另一人互動時所追求的是什麼呢？人際目標和一個人的自我形象（self-
image）之間有什麼樣的關連，以及自我形象如何影響人際間的互動？心
理病理症狀如何從自我形象、人際目標與人際互動之間的交互作用裡浮現
出來呢？有關人際歷程的研究在最近幾年明顯激增，本書的撰寫就是根據
與心理病理的關連性，將這些知識加以系統化。

　　所有探索心理病理的理論取向當中，人際取向可能是最能與其他理論
並存的一種。首先，就像生理學取向，人際取向假設了嬰兒在氣質上
（temperament）的天生差異會造成人際互動上的差別。例如，屬於容易激
動煩躁氣質的嬰兒比較難以安撫，如同我們稍後所描述的，父母對待*難安
撫型*（hard-to-soothe）嬰兒的方式不同於*易安撫型*（easy-to-soothe）。結
果，天生的氣質差異有時因為人際歷程而被放大。

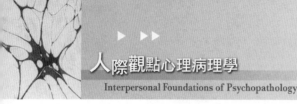
再者，如同認知─行為取向，人際取向強調認知（cognitions）在人際互動上所扮演的角色。如同我們所指出的，一位具有攻擊性的男同學可能將同學意外的動作看成是故意的。因為有這樣的認知，這名男同學可能當場出拳毆打對方；但是在另一個學童的眼裡，可能覺得對方的行為只是不小心的，而不予理會。結果，打人的男同學可能因此被冠上具有攻擊性的標籤，而這個名聲可能反過來造成人際上後續的結果。

第三，人際取向，就像人本取向一樣，強調自我（the self）、雙方關係（dyadic relationship）、溝通、同理心（empathy）以及社會支持。這些議題全都是貫穿本書的重要內容。

最後，人際取向，就像心理動力取向（the psychodynamic approach），強調動機以及動機間的衝突。我們提出的許多疑問，都是和動機有關的疑問：人們想從雙方互動裡得到什麼呢？人們是想透過與其他人有所連結而藉以逃避孤單嗎？人們是試圖尋求自主（autonomy）、試圖分離（sepa-rate）、表現出勝任力（competence），還是建立某種清楚的認同呢？是什麼驅使一個人因為意見不同而發脾氣、說謊或不贊同？人們是尋求自主或自我認定（self-definition），還是尋求接觸、連結（connection）或照顧？當孩童處於對抗（oppositional）時，這名孩童是試圖和成年人分離、試圖與成年人有所連結，還是兩者都有呢？本書檢視了這些疑惑以及許多其他和動機有關的疑惑。

因為人際取向和其他理論取向之間的一致性，所以算是整合性的（integrative）：人際取向擷取其他取向的智慧，而將我們對於心理病理的了解整合成一個系統（Pincus & Ansell, 2003）。臨床心理學的當代趨勢流似乎過度強調生理與認知─行為層面，所以人際取向有助於重新平衡各種理論機制。

本書區分成六個部分。第一部分（第二章至第五章）闡述了人際取向的基本原則。第二章將人際動機當作一種解釋性的概念，並檢視人際動機在人際取向裡扮演的角色。廣泛地說，人際動機似乎落於兩大抽象的類

4

別：人際親和類動機（communion）與成就自我類動機（agency），兩大類都各自包含許多較爲窄小的動機類別。人際親和類包含的動機有想要（在其他人當中）獲得親密、友誼和團體歸屬感；成就自我類包含的動機則是想要（在其他人當中）獲得自主、控制和自我認定。這些範圍較精細的動機類別又包含了更精細的動機類別。換言之，在概念上，可以將各種動機想成是一個階層，從比較廣泛且抽象的類別到較爲窄小且特定的類別。如同我們所指出的，某一症狀〔像是禁食（self-starvation）或自殺的行爲〕的意義通常是不清楚的，直到我們能夠描述出該行爲背後較高階層的動機後，才能夠了解其意義。換言之，對於兩位都身陷苦惱的人來說，相同的症狀可能有不同的意義，除非我們能夠了解該症狀對於前來求治的他們所具有的意義，我們才能夠治療該疾病。

人際親和類與成就自我類動機首次出現於嬰兒期，當時還有依附和分離—個體化（separation-individuation）等現象。在第三章，我們有系統地檢視相關的概念、實證方面的證據、偏離一般情形後的狀況、兒童內心有關自己與他人的「運作模型」（working models）帶來什麼樣的後果，以及與心理病理之間可能有什麼樣的連結。

第四章整理並總結有關「人際親和類與成就自我類動機有助於釐清成年期人際行爲」的諸多證據。本章指出可由「人際親和」與「成就自我」兩個分別對應的基本向度（或主題）來解讀各種人際行爲。透過這兩種向度，可將某人際行爲的意義加以圖示。因此，所呈現的圖形模樣可告訴我們這個人想要達成什麼。某項人際行爲可能大部分是屬於人際親和類，也可能大部分是屬於成就自我類，或者是兩者都有。若不清楚在圖形裡的位置，該行爲就是比較曖昧的。可是，當了解該行爲的位置，我們就可描述出此人想要從其他人那裡求取什麼，以及什麼樣的回應會挫敗此人的動機而造成苦惱。第四章提供許多來自日常生活和心理病理的範例，以說明這樣的歷程。

一個人的自我形象有助於說明爲什麼某人的某些動機如此強烈，因此

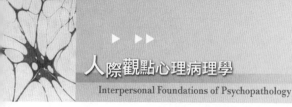

第五章將自我形象當成一種構念（construct）來加以檢視。例如，依賴型的人認為自己很無助，所以有強烈動機去尋求與可能的照顧者形成某種關連（人際親和動機）。自戀型的人似乎害怕自己平凡無奇，為了驅散此種害怕，因此有強烈的動機渴望被其他人所仰慕。人們有時為了驅散對自己的負面推想，而在人際上進行一些測試。在這些測試裡，人們的自我形象有助於澄清在某些類型的人際行為背後是什麼樣的動機。

第二部分（第六章與第七章），我們將第一部分介紹的各項原則套用在四種人格疾患上（後續我們會再檢視其他的人格疾患）。大多數的人格疾患都涉及某種易受威脅或易受挫敗的強烈人際動機。因此，**依賴型人格疾患**（dependent personality disorder）被歸因為一個人害怕自己落入孤苦無依的孤單裡，遂強烈渴望停留在與某個愛照顧人的人的關係裡。**偏執型人格疾患**（paranoid personality disorder）則被歸因於一個人強烈渴望避免自己被羞辱。

我們在本書檢視《精神疾患之診斷暨統計手冊第四版內容修正版》（*Diagnostic and Statistical Manual of Mental Disorders*, 4th ed; *DSM-IV-TR*; American Psychiatric Association, 2000）裡目前所有的十種人格疾患。我們假設大多數的人格疾患診斷準則包含了四種訊息：(1)某種鮮明的動機；(2)人們用來滿足該動機的各項典型策略（如，為了獲得注意而變得戲劇化或威脅性）；(3)當該動機受挫時會有的負面情緒反應（如，在感覺會被拋棄之後出現的憤怒）；以及(4)人們用來處理此負面情感的各種因應方法（如，擺出自殺姿態）。

第三部分（第八章與第九章），我們思考了各種症候群（syndromes）的人際根基。如果我們不清楚症候群背後的人際動機，就會覺得此症候群模糊不清。例如，一位有**神經性厭食症**（anorexia nervosa）的女士可能讓自己空腹飢餓，因為她渴望獲得他人的滋養（一種人際親和動機）或是因為她希望藉此證明自己有能力掌控、具有自我控制能力、有良好的自律能力（一種成就自我動機）。第八章與第九章所強調的症候群正好說明了此

5

種曖昧模糊的特性。

　　本書第三部分所描述的各種心理病理所以被選入，是因為它們說明了第一部分所描述的各項原則。有些疾患，像是神經性厭食症（第九章），主要是起源自人際歷程。其他的疾患，像是附帶有懼曠症的恐慌症（panic disorder with agoraphobia），似乎不是發生自某種生理層面的事件（例如內分泌），就是發生自某種人際事件；但是一旦被激發，該症候群就會造成人際上的後果，進一步使該疾患惡化。憂鬱性疾患（depressive disorders）也是同樣的情形。第三組疾患，像是強迫性疾患（obsessive-compulsive disorder），展現出那些通常被認為單純是生理層面事件的症候群。可是，如第九章所指，人際層面的諸多機轉可能在此一疾患的某些類型上，扮演著某種特別重要的角色。

　　第四部分（第十章至第十二章），我們探索那些與某種認同障礙有關的疾患，這裡的認同障礙是某種鮮明動機在人際上造成的結果。某一特殊類型的認同障礙似乎與某些人格疾患以及與某些症候群有關。例如，與戲劇性人格疾患（histrionic personality disorder）有關的鬆散認同（diffuse identity），在有某種轉化症（conversion disorder）的病人身上也很明顯。兩種疾患不一定一同發生——實際上，每一種疾患都有一套自己特有的診斷準則——而且沒有了鬆散的認同這一特徵，這兩種疾患看起來也不相似。第十章至第十二章都是檢視與某種特殊類型之鬆散認同有關的人格疾患和第一軸疾患。

　　最後，第五部分（第十三章），我們總結了本書的主要議題。例如，其中有一項議題認為，心理病理是從各種因素的某種交互作用裡發展出來 6 的。我們在這整本書裡是假設，兒童的氣質（生理體質）與人際經驗交互作用，而產生某種易罹患心理病理的體質（a vulnerability to psychopathology）。也就是說，易罹病性發生自先天與後天因素的某種特殊合併作用。對生理上比較敏感的兒童，不利的人際經驗特別容易帶來嚴重的衝擊。此外，我們也假設，所造成的易罹病性又與情境因素交互作用，而產生了心

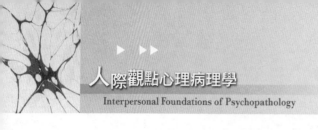
理病理。例如，某些人因為他們先天與後天之間某種獨特的合併作用，而特別容易受到人際方面的失落所帶來的傷害；並且在某些種類的重大壓力下（例如，某種逼近的死亡、具有威脅性的分離），他們會屈服於某種類型的心理病理。這些議題貫穿整本書而匯集在最後一章。

　　簡單地說，本書試圖將探討心理病理的人際取向加以系統化。我希望在臨床心理學、偏差心理學、人格心理學以及社會心理學方面的專業心理學家，都能發現值得注意的、有用的並且能滿足智性需求的概念。我也嘗試以清晰的筆調將內容加以組織與系統化，讓正接受訓練並打算擔任學校或臨床專業人員的學生們，發現此一取向很有用且會帶來豐富的收穫。

第一部分

人際取向的基本原則

第二章

將人際動機
當成一種解釋構念

　　此章關心的部分包括人際動機（interpersonal motives）、這些動機的階
層組織，以及這些動機和心理病理之間的關係。一開始，我們將人際動機
當成一種解釋的構念（construct）。接著是探討神經性厭食症，並指出如何
因為我們不了解患者的動機而一直維持了這個症候群的神秘面紗。我們同
時也檢視**存在性的不安全感**（ontological insecurity），並指出人際親和動機
與成就自我動機之間的衝突，會如何以嚴重心理病理的形式來癱瘓一個
人。之後，我們思考一位打電話到自殺防治中心的個案所提出的抱怨，以
幫助我們理解一個人的痛苦。我們找出這個案例所提抱怨的諸多層面，並
且揭露背後是什麼樣的人際動機造成該項問題。最後，我們說明人際取向
如何補充《精神疾患之診斷暨統計手冊第四版內容修正版》（*DSM IV TR*;
American Psychiatric Association, 2000）裡的診斷類別所提供的訊息。

9

視人際動機為解釋構念

　　動機僅是解讀行為的各種解釋裡的其中一種。有時我們偏好將行為歸
因於某種身體上的原因。例如，有時我們會將恐慌發作（panic attack）歸
因於甲狀腺功能失調。亞里斯多德（Aristotle）有系統地描述了四種常見
的因果解釋。為了從一個更為寬廣的脈絡背景來認識有關動機的解釋

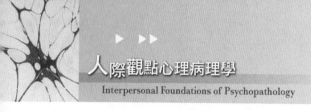

（motivational explanation），我們首先回顧亞里斯多德的分類系統。

亞里斯多德提出的四種因果解釋

　　亞里斯多德找出人們通常用來解釋自然現象的四種解釋（Cameron & Rychlak, 1985）。第一種幾乎很少用來解釋心理現象，但其他三種都是心理學家所熟知的，特別是第四種，也是最貼近人際取向的一種解釋。如亞里斯多德所說，每一種解釋並未排擠其他的解釋；一同採用這些解釋，將豐富我們對於現象的了解。

　　亞里斯多德將第一種解釋稱為*物質起因*（material cause）：是從構成物質來說明現象（Aristotle, 1952, pp. 267-277）。舉例來說，我們說水是由兩個氫原子和一個氧原子的化學性組合而成。在心理學早期，像Wilhelm Wundt等的結構主義者，就是藉由分析出基本的感官感覺（basic sensations）和其他簡單的成分來說明複雜的心智經驗。

　　第二種因果解釋是亞里斯多德所說的*效率起因*（efficient cause）〔*效率*這個字詞和*效果*（effect）的關係，就像起因和效果的關係〕。這種解釋會找出是什麼樣的前置力量（antecedent forces）造成了我們所觀察到的現象，被觀察到的現象就是這些前置力量的「效果」。例如，視覺是因為視網膜上的光化學反應（photochemical reaction）所造成的，這類光化學反應會接著在神經系統上引發一連串的事件。有關學習的行為理論便主張，環境刺激（前置事件）都是病理行為（如，**畏避反應**）的起因（**效率起因**）。

　　第三種是亞里斯多德所說的*形式起因*（formal cause），是從那些能夠將現象組織起來的某種形狀、慣有模式、計畫、外形或藍圖來解釋現象。如果我們對人們呈現一組相關的字詞（**床鋪、休息、醒來、疲倦、作夢、夜晚、深層、舒適、聲音、沉睡、鼾聲、枕頭**），然後要求他們回憶，許多人在回憶這些字詞時，都會不正確地想到「睡眠」這個字詞。「睡眠」這個字之所以「被回憶出來」，只是因為它屬於被這串字詞所激活之基模或慣有模式的一部分。同樣的，當某個事件激發某人的憂鬱（如，**一個女**

10

人的丈夫去世），她的憂鬱將包含很多不是由丈夫過世這件事直接引發的特質（如，失去自尊）；所發生的這些特質，似乎算是諸多相關特質背後的一個根本模式裡的一部分。

第四種因果解釋則是亞里斯多德所說的終極起因〔final cause；終極這個字與結束（end）這個字有關，就像手段（means）與目標（end）之間的關係〕。終極起因是從行動者的意圖、動機或目的來解釋現象。當我們說一位戲劇型人格的女性穿著非常戲劇化是因為她想引起他人的注意，我們就是在將這位女士的行為歸因於她個人的動機。屬於終極起因的解釋也被稱為目的性解釋（teleological explanations；希臘語 *Telos* 的意思是英語的 "end"）。

這四種解釋並非互斥。事實上，亞里斯多德假設，一個人用來解讀現象的起因愈多，所作的解釋就愈豐富。我們在不同情境下也就應該使用不同的解釋型態。可是，在人際取向裡，非常重視終極起因（動機式）的解釋型態。和心理分析理論（非常倚重屬於終極起因的解釋）一樣，人際取向在解讀現象時，通常會強調一個人內心諸多動機之間的交互作用。相反地，生物學家一般會重視屬於物質起因和效率起因的解釋型態（Cameron & Rychlak, 1985; Rychlak, 1977）。主要的學習理論家，像 J. B. Watson（1919）和 B. F. Skinner（1938），則在他們說明人類本質時，傾向不強調動機的重要性。可是，心理病理學的人際取向通常會問，這個人試圖達成什麼或這個人想要滿足哪個過去受挫的動機。

那些只依靠物質起因和效率起因之解釋型態的理論，都被認為是採用第三者的觀察立場（third-party observer）：「為什麼他會做出 X 呢？因為有個刺激 S 衝擊了這個人，然後接著就出現了反應 X」（屬於效率起因的解釋）。相反的，那些強調動機的各種理論是採用第一人稱的立場：「為什麼他會做出 Y 呢？因為他想要達到目標 G」（屬於終極起因的解釋）。認知一行為取向的典型解釋不會描述一個人的意圖或目標：「自動化想法持續進入腦海，造成了他的憂鬱（效率起因）；因此，認知治療的諸多技術便

11

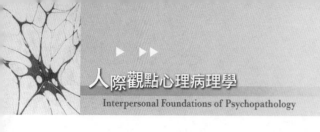

習慣以其他的想法來取代這些自動化想法。」

　　在人格（personality）這個範疇裡，強調動機的諸多取向已有多年傳統。當代的諸多取向可回溯到 H. A. Murray（1938）、F. Allport（1937）與 G. W. Allport（1937）。以 F. Allport（1937）為首的許多作者，都主張欲了解一個人的人格，就必須要了解該人的動機——此人試圖要做什麼。**動機**（motive）一詞指的是一大群會影響一個人幸福感的諸多目標、渴望或需求。動機可能是意識層面或潛意識層面的，當動機獲得滿足，該人經驗到正面的情感；當動機受挫，一個人就經驗到負面的情感（Emmons, 1989; McAdams, 1988; McClelland, 1985）。

階層式的動機組織

　　如之前所提，有關動機的諸多構念在其廣度和抽象程度上各有不同。一個較大的渴望（*像是渴望親密關係或是渴望歸屬於某個團體*）比起較狹小的渴望（*像是想花時間和浪漫的伴侶在一起*）更抽象；相反的，後者又要比更為狹小的渴望（*像是想和某個特別的人約*）更抽象。這些抽象的水準可以在概念上想成是一種階梯式的層級（Emmons, 1989）。也就是說，對親密的渴望構成了一個最上層（比較抽象）的類別，底下包含比較狹小的類別；而底下這些類別又包含更為狹小的類別。**動機**一詞通常指稱抽象水平較高的部分（*如，渴望能夠自主*），而**目標**（goal）一詞通常用來指稱較狹小、更特定的類別。在當代的心理學裡，這種將動機加以概念化的方法十分常見（Austin & Vancouver, 1996; Cropanzano, James, & Citera, 1992）。

　　當我們以這種概念化的方式來看人際動機，通常是假定在這個階梯式階層的頂端有兩個非常寬廣又抽象的類別，也就是「人際親和」類與「成就自我」類（Bakan, 1966）。**人際親和動機**（communal motive）是一種「想要與一位或多位其他人之間有著無我的連結（selfless connection）」的動機；這是一種「想要和其他人加入某個較大單位」的動機。相反地，**成就自我動機**（agentic motive）則強調自己是一個與其他人有所區隔的獨特

單位；特別強調一個人要表現出自己是一個個體（an individual）。Bakan
（1966）用以下的說法來表明這種差別：

> 我採用「成就自我」（agency）和「人際親和」（communion）兩個語
> 詞，來描述在生命體的存在裡的兩個基本樣式，「成就自我」指的是有
> 機體像一個個體（as an individual）那樣的存在；「人際親和」則是指個
> 體投入到一個較大的有機體之中，個體只是這個較大的有機體的其中一
> 部分。「成就自我」表現在自我保護、自我肯定和自我拓展；「人際親
> 和」則是從覺得和其他有機體共為一體的感覺裡表現出來。「成就自我」
> 以彼此分離（separations）的方式表現出來；「人際親和」則是缺乏彼此
> 分離……「成就自我」是表現在對主宰的渴望；「人際親和」則是表現
> 在非契約性的合作。（pp. 14-15）

人際親和動機最早似乎是出現在有關嬰兒依附的文獻裡，我們將在第
三章檢視這個部分。嬰兒想要依附某位成人照顧者的動機，使兒童圍繞在
該名成人身旁，因此增加兒童活過嬰兒期的機會。後來，當兒童在這樣的
依附關係裡感受足夠的安全，兒童便會開始離開照顧者去探索環境，這是
朝向自主的第一步。「想要離開，然後去探索」的動機因而就是成就自我
動機的最早表現。可是，一旦兒童受到威脅，人際親和動機將再度被激
活。隨著時間進行，每一類動機都再細分成次一級的動機類別。人際親和
動機通常慢慢會包括像是親密、社交（sociabiltiy）及歸屬於團體等動機。
成就自我動機則慢慢變成包含了自主、個人主義（individualism）、成就、
控制，以及由自己來定義我是誰（self-definition）等動機。人際親和總是
屬於人際層次的，而成就自我可能是人際層次、也可能是個人內在層次。
成就自我包括某種想對他人有所影響的渴望，這個渴望一開始屬於人際層
次（如，獲得贊同、避免批評），但會慢慢變成個人內在層次（如，努力
追求完美）。

很多行為源自於諸多動機的某種結合。一位樂於給他人建議的人可能

12

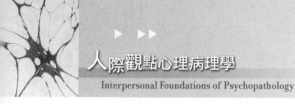
基於不只一項的理由而發現給他人忠告是很令人滿意的作法——表現出自己有能力且見聞廣博（成就自我）、能夠影響他人（成就自我）、能和其他人形成連結（人際親和）；同樣的，一位喜愛某種特殊運動的人可能是基於多項不同的理由而從事該項運動——隸屬於某個團隊（人際親和）、展現某種技巧（成就自我）、贏得競賽（成就自我）、像自己的父母（人際親和）等。在第四章，我們會探索用來評估各種動機強度的方法。

西方文化比較強調成就自我動機（創造力、個人主義、成就、生產性、自我的獨特性），而其他文化則比較重視人際親和動機（結盟、團體成員關係、合作）。因此，我們假設，人際親和與成就自我動機都至少在某種程度上出現在每個人的行為裡。不同的文化提供不同的途徑來滿足這些動機。如果某一文化不鼓勵個人主義，那麼仍可透過一個人對團體的貢獻，使成就自我動機獲得滿足。即便是在西方文化，一位主要因為親近和親密而選擇進入婚姻的女性，可能願意將一些自主、控制與決定權交給另一半，但她仍可透過熟練家事和職場工作來滿足成就自我動機。

動機一詞通常習慣上是指稱一種非常高的抽象層次（如，親密、自主性）。而個人的追求（personal striving）習慣上是指稱一種比較中間的抽象水準，而目標（或特定的行動單位）一詞則是指稱最狹小、最為特定的類別（Emmons, 1989）。這種用來了解動機的方式在當代的心理學裡非常常見（Austin & Vancouver, 1996; Cantor & Kihlstrom, 1987; Cropanzano, James, & Citera, 1992; Klinger, 1987; Little, 1983）。那麼，一項追求社交的人際親和動機包含了像是「結識新朋友」和「為人們做些好事」的個人努力。一項追求成就的成就自我動機包含了像是「擅長學校課業」和「勝任工作」的個人追求。一項個人的追求（如擅長學校課業）又反過來包含更狹小的目標，像是「做好明天化學考試的準備」。就如圖2.1所展示的，階梯式階層從最寬廣的類別（人際親和或成就自我）到非常特定的行動單位（目標）。穿越一個人動機階層的簡化路徑可能如下：親和動機→追求親密→渴望更親近迷人的女性→目標是打電話約到Maria。

13

人際親和動機　　　　　　　成就自我動機
▼　　　　　　　　　　　　▼
「想要親密」的動機　　　　「確認自己」的動機

想要更親近迷人的女性　　　想要表現出陽剛的優越感
▼　　　　　　　　　　　　▼
目標是打電話約 Maria　　　目標是打電話約 Maria

圖2.1 同一目標下可能的兩種動機階層

　　假設我們知道這個男人的目標，也就是這個週末想約 Maria。我們能否從這個目標來推論更高層次的動機？如果同時有兩個男人都計畫在本週末邀約 Maria，他們兩個一定都是為了滿足某種渴望親密的動機嗎？答案是不一定。如圖 2.1 所展示的，一個人可能想追求親密（*一種人際親和動機*），而另一人可能是想獲得他人的敬重、佩服或羨慕（*一種成就自我動機*）。因此，一個目標本身的意義通常是模糊的。只有當我們在動機階層上找到該行為的位置，我們才能理解此行為的意義。如果某位與我們搭乘同班飛機的鄰座人士親切地與我們閒聊，我們可能假設這是一種（*想要進行社交的*）人際親和動機。可是，如果這個人接著用嚴肅的口吻問你：「你今天聽了『上帝的話語』嗎？」我們可能覺察到某種成就自我目標（*想要改變他人的信仰、想要影響他人*），並且修正我們先前對這個人親切特質的解讀。

　　心理病理的諸多症狀經常是如此曖昧。對於一位渴望減重的厭食症患者，得等到我們找到該行為在動機階層上的位置，才能了解該人行為的意義。對一個人來說，禁食行為（self-starvation）可能具有某種成就自我層次上的意義：*成就自我動機→想要展現自主性→渴望表現出自我控制→渴望減重→目標是週末不吃萵苣以外的東西*。可是，對另一人來說，禁食行為可能具有親和層次上的意義：*人際親和動機→想要獲得家人的照顧→想要看起來嬌小、纖細和柔弱→渴望減重→目標是本週末不吃萵苣以外的東*

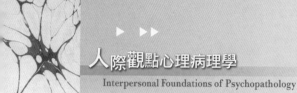
西。（合併上述兩種情形也是有可能的，在第四章我們將有更清楚的說明。）有關神經性厭食症的一些理論特別強調一種「想要維持家庭和諧」的人際親和動機（如Minuchin, Rosman, & Baker, 1978），其他的理論則是強調一種「想要展現自我控制及優點」的成就自我動機（如Bruch, 1973）。行為本身（禁食）的意義是模糊的，直到我們捕捉到該行為背後的較大動機為止。同樣的，重鬱症（major depression）或懼曠症（agoraphobia）可能源自於某種受挫的動機，而這個動機可能是人際親和的、也可能是成就自我的（或兩類都是）。有時候疾病是由某種受挫的人際親和動機促發的，有時則是某種受挫的成就自我動機促發的，有時候則是某種合併有兩類動機的方式所促發。對於動機在心理病理上占有的重要性，Caspar（1995, 1997）、Grawe（2003），以及Grosse Holtforth及其同事（Grosse Holtforth & Grawe, 2002; Grosse Holtforth, Grawe, & Egger, 2003）都曾經表達過類似的觀點。

14

受挫的動機和心理病理：兩個案例

本節檢視兩種心理病理：神經性厭食症患者的禁食行為以及和某些類型之精神分裂症有關的存在性的不安全感。

案例一：厭食症

請思索一下神經性厭食症的症狀。厭食症患者一般是年輕女性，使自己挨餓到體重減掉25%或更多。不管已經變得多瘦，她們仍持續擔心自己體重過重、強迫性地節食。此種疾患使患者極為痛苦，可是，從理論上來看是非常有趣的，因為飢餓通常被認為是人類的一種原始驅力（primary drive），但不是人類會自動屈服的那種。然而其他的渴望也具有同等的重要性，一般來說，人類在滿足其他的渴望之前，會先解除嚴重缺乏食物這個狀況。但厭食症患者被某些強烈到凌駕飢餓之重要性的其他動機所驅

使。這是什麼樣的動機呢？

　　有些治療師曾下結論認為，許多厭食症患者都被「想要證實自己能控制自己的內在及外在狀態」的強烈慾望所驅使（如Bruch, 1973）。最近數十年由行為學派心理學家（如Bandura, 1977, 1982）和心理分析學者（如J. Weiss & Sampson, 1986）進行的諸多研究都承認，某種想獲得控制的（成就自我）動機要比自我及環境的其他面向來得更為重要。某些行動帶來清楚的控制感、效能感或主宰感，而得以滿足這個較高層級的動機。當厭食症患者剝奪自己進食的機會，他們有時會用進食的滿足感來換得某種更大的滿足——因展現出他們強烈意志力而產生的滿足。在這類案例，身材變瘦就成為一種光榮的勳章，藉以驕傲地向自己和他人展現這個自我訓練及自我控制的壯舉：透過否認自己的進食需求，患者駁回身體的要求，頂住了來自身體方面和重要他人的諸多壓力。患者的意志力超越了內在及外在的需求，患者的纖瘦等於向世界宣告，他或她是能夠自主且自給自足，既不被身體方面也不被社會方面的壓力支配。根據這個解析，這個重要的動機便是屬於成就自我層次。

　　一個成就自我動機是怎麼得到如此強大的力量？起源自哪裡？根據許多行為科學家的說法，人類自生命早期便逐漸開始追求不受他人的控制，並本能地想要達到更大的自主性。這個有關自主性、自我調節及自我決定等逐漸升高的議題，會在成長過程中的人際互動裡重複發生。例如，小孩會對父母說「不要啦，我要自己來（做）！」或者小孩會因為熟練了某些技巧而感到驕傲和快樂。追求自主性的動機在童年歲月裡愈來愈明顯。就某些程度上來說，此動機會影響小孩的自我形象——渴望、目標、自我期許——而這些自我形象會反過來影響小孩和其他人後來的互動。

　　發展心理學家目前還無法清楚描述此種自主感的發展過程和起伏變化。有許多細膩（有時候是特異）的因素決定了誰將輕鬆穿越這些連續的發展里程碑，誰又一生都在控制和自主性之間糾纏不已。那些困於其中的人必須找到方法來不斷向自己保證自己的自主性。許多因素都在這個過程

15

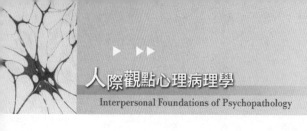

裡扮演了某種角色：除親子關係模式外，還必須考慮到小孩的想像歷程（imaginal processes）、幻想、隨機觀察（chance observations）、對事件的解讀等等。

　　某些成就自我動機（獨立、自主性、自我控制）通常位居心理病理之人際觀點的核心。那些一直追求自主感、權力感、勝任感、自重感和獨立感但始終懷疑自己是否真的達到自主的人，可能會找出許多特定行為來達到自己想要的感覺。對某些厭食症個案來說，禁食行為可能就是其中一項。透過展現出驚人的自我控制，患者至少在當下驅散了原本對自主性和自我決定的懷疑。我們不應該低估禁食行為為某些人帶來的滿意度，我們也不該低估禁食行為對身體造成的傷害以及可能的適應不良。

　　禁食行為通常也用來滿足某種受挫的人際親和動機。許多理論家也都強調人際親和動機點燃了神經性厭食症的途徑——想要保有一個溫馨凝聚的家（如Minuchin, Rosman, & Baker, 1978）；想要避免孤單與疏離（如Fairburn, 1997; Fairburn, Welch, Doll, Davies, & O'Connor, 1997; Ratti, Humphrey, & Lyons, 1996）；想要感到被愛、被滋養和被保護（Pike, 1998; Pike & Rodin, 1991）。透過變得纖瘦、柔弱、孩子氣或多病，厭食症患者希望這樣可以使其他人變得更滋養、更照顧、更關心、更熱切。畢竟，誰會拒絕或拋棄一個營養不良的小孩呢？因此，禁食行為通常不是用來滿足人際親和動機，就是滿足成就自我動機。

案例二：存在性的不安全感（脆弱的自我觀感）

　　在某些類型的心理病理，原本可滿足某種動機的行為可能同時危及到另一種動機，而造成某種動機間的衝突。下面的案例說明了人際親和動機與成就自我動機之間的嚴重衝突，就像在某些類型的精神分裂症患者身上見到的那樣。

　　多數人擁有穩定的自我觀感——「（受格）我」（me）是居住在我的身體之內；是與身體不同卻又同時相伴（譯註：受格我的使用影響了英語系

文化下人們的自我認同發展，可是中文並沒有特別區分，主格與受格都是「我」，值得我們進一步去觀察與探索中文系文化下人們的自我認同發展因此有什麼不同）。對大多數人來說，「（受格）我」和「我自己」（myself）的概念是一種經過組織的形象，包含了自己獨有的特質、信念、目標、知識、感覺、態度、期待、喜好和嫌惡等——有適當的一致性、隨著時間的不同仍有適當的穩定性，而且在體驗上感覺自己是獨一無二的。雖然這種有關自我的概念會隨著時間而有變化，卻很少發生突然的斷裂（abrupt discontinuities）。人們一般會感覺到，今天我的模樣（「我自己」）和昨天一樣，也會和明天我該有的模樣一樣。

16

　　不是每個人都對自己擁有這類一致且連貫的觀感。對某些人來說，自己是非常破碎的。他們深信自己的重要部分（想法、信念、感受）可能被替換掉：其他有強壯心智的人會強力推銷他們自己的想法、信念或感受，而取代了自己原本用來定義「自己」（self）的那些內容。在這種情況裡，人們會感覺到他（她）原本的自己會被其他人轉型，造成他（她）原本的自己消失或不復存在。這種對自己是否持續存在的焦慮被稱為**存在性的焦慮**（existential anxiety）或**存在性的不安全感**（ontological insecurity; Laing, 1965）。

　　存在性的不安全感意味著有某種威脅危及到「想要控制或影響一個人自己的想法及感受」的（成就自我）動機。這樣的人必須進入戰備狀態，以抵抗其他人帶來的影響。為了做到這點，可能要避免和對方太親近——避免透露了自己私人的想法及感受、避免太過專注傾聽對方的觀點、避免同理對方的心情，或避免應允對方的希望。親近對方將會危及自己的存在，因為自己的自主性可能因此受到深層的傷害。有時候實在是太害怕了，以至於必須完全避開其他人。可是，在躲避其他人的時候，自己可能會感到孤單、和其他人隔絕及失去連結。換言之，這樣的人為了試圖保有自己，而使人際親和的動機受挫。這樣的人想與其他人連結，但採取的行動卻造成焦慮。總而言之，這樣的人面臨進退兩難的困境：要與他人連結

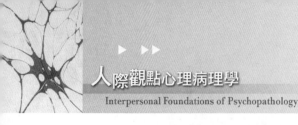
（造成焦慮），還是將自己隔絕起來（造成嚴重的孤單）。

　　藝術家Edvard Munch的自主感嚴重受損、有嚴重的存在性不安全感、躲避而不面對其他人，並有深層的隔絕感，因而痛苦不已（Horowitz, 1994; Steinberg & Weiss, 1954）。根據Steinberg和Weiss，這種內在的成見反映在Munch的許多作品裡。圖2.2是其中的一個例子：如Munch的許多作品一樣，男性人物被他所親近的女性人物包裹起來。此作品似乎刻畫了有關「親近」以及「一人被另一人給吞噬」的內在成見。此種存在性的焦慮出現在Munch最有名的作品——《吶喊》（*The Scream*）中。很明顯的，此種焦慮影響了Munch的人際關係：只要他與其他人有連結，他就感到非常焦慮；只要他持續保持隔離，就能保護自己不被吞噬，但他會感到孤單和與世隔絕。這兩種動機對Munch來說是連動的，試圖滿足一方卻又危及另一方。這類的兩難困境或可在嚴重的心理病理觀察到。

苦惱的表現和受挫的動機

　　因為心理方面的問題而求助的人，通常無法說清楚問題的成因。一般來說，厭食症患者說不清楚他們禁食的理由：是想獲得更大的控制感，還是想獲得家人的滋潤，抑或是有其他的理由？有嚴重存在焦慮的人因為沒有太多的詞彙、沒有一般的熱情，或是和問題保持疏離，而無法述說「**破碎脆弱的自我感**」（a fragile sense of self）。相反的，當人們坦白提及自己的問題，他們主要是描述當下立即的苦惱感受——不舒服的感受、困擾的想法、失功能的行為（dysfunctional behaviors）。例如，某位厭食症女性患者可能會說，當她吃東西的時候，她感覺像是「**一隻完全失控的豬**」，或者，她對自己感到噁心而告訴我們她對自己的體重和身體形象有多麼困擾、多麼擔憂自己的身體外觀、如何強迫自己規律運動、如何因為這些內在要求而有好大的壓迫感。只要她能夠愉快地做到這些非凡的自我訓練，就不會有問題。可是，厭食症患者通常並不快樂；她們一般會感到挫折、

17

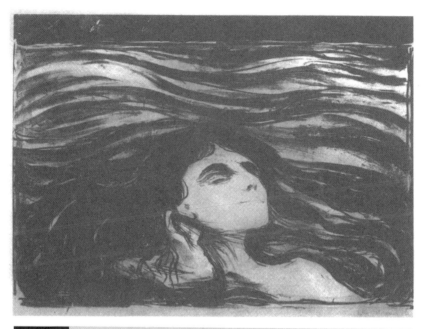

圖2.2 說明存在性之不安全感的Edvard Munch作品

憂鬱、被壓迫。禁食行為並沒有充分滿足他們較寬廣的成就自我或人際親和動機。同樣的，有嚴重存在性焦慮的人提到自己會有恐慌感、害怕被融入、憤怒感——例如，因為某人試圖親近他們、某人想要碰觸或親吻他們、某人試圖改變他們的想法，或某人威脅到他們的安全感。他們也會提到苦惱的感受和困擾的想法，但破碎脆弱的自我感和受挫的動機可能不在他們的陳述內容裡。

　　我們在人們尋求心理治療時才得以最了解他們的苦惱。他們通常感到悲慘而想要在協助下尋求擺脫悲慘現況的方法。他們一般會提到三種類型的苦惱：(1)不舒服的感受，包括焦慮、罪惡感、羞愧、憂鬱、憤怒、憂心、孤單和嫉妒；(2)困擾的認知，包括預期或想著不久後會有災難發生、

18

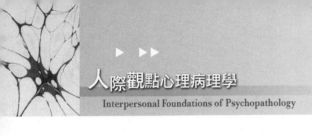

個人的羞愧、總覺得自己不勝任、老是有被他人剝削利用的想法；以及(3)失功能的行為，包括一個人自己無法調節的任何表現（如，無法專注、晚上無法睡覺、無法和職場同事和睦相處、無法抵抗其他人帶來的影響、無法維護自我權益）。當人們提到尋求心理治療的理由時，通常都會提到這三種困擾。

心理治療師的任務之一就是揭露一個人的問題的這些或其他面向，然後統合成為一個一致、綜合且有意義的整體。問題的諸多面向通常包括了許多無法描述的受挫動機（如，想要覺得有更強的連結或是想要感覺到更大的自主性）。這些面向也可能包括那些沒有成功滿足這些動機的許多嘗試（如，告訴自己「與阻礙自己獲得自主性的人之間的抗爭太多了」）。還有的可能面向包括受挫動機的後果（如，當感覺被他人拒絕時變得憂鬱）以及各種用來降低苦惱的策略（如，使用古柯鹼來克服因為被拒絕所產生的憂鬱）。問題的這些不同面向或許可以匯聚成一束。因此，為了充分了解求助者的抱怨，我們必須找出受挫的基本動機，並且指出受挫的基本動機可以如何組織及統合這整個抱怨的其他面向。

為了舉例說明，我們來思考一位打電話給自殺防治中心尋求協助的女性所提到的苦惱。這位女性是A小姐，三十一歲。以下的內容逐字描述了她的抱怨，其中刪除了有關她身分背景的訊息。

每個人都非常好心提醒我所有我必須為之活下去的美好事物。但是我一點也不在乎，我再也不在意我的生命。每件事情都充滿了掙扎，我一點都不在意了。這樣是不是很可怕？你知道我做了什麼嗎？我不會原諒我自己的，我有好強的罪惡感——我幾乎對每一件事情都感到罪惡。實際上我毀了我自己的家還有其他人的家。我花光了我所有的積蓄，買了大約價值兩千美元的古柯鹼。我失去了我的車、我的男朋友、我的衣裳，還幾乎丟了我的專業飯碗。我割了腕。我為自己挖好了一個大洞，也幾乎完全陷進去。我打電話給一位專門研究古柯鹼的醫師，因為我只

想要得到高昂的興奮。我想這非常墮落、病態、骯髒，而我就像個毒癮份子一樣，真恐怖！

電話諮商員：妳現在有在工作嗎？

我是一名教師，我工作上沒有問題。但因為情緒錯亂而幾乎丟了飯碗——我住院住了一週。如果我失去工作，我可能會殺了自己。但要過生活，我通常是沒問題的。工作不是我去看精神科醫師的原因。有趣的是，我的母親自己片面地說我欠她錢，她想要我這個月給她一些錢。我告訴他，是啊，或許我該給妳錢而不是把錢給我的精神科醫師！我這個禮拜搞砸了我和家人之間的關係。這次我沒有回嘴。我在想，去借一點我必須給母親的錢。她讓我覺得自己像個完全失敗的人。我真想殺了自己，然後只留下些許我必須給她的東西。是不是很荒謬？她總是一直對我嘮嘮叨叨。她也嫉妒我的醫師。自從我去看了醫生之後，我開始會再轉而告訴她，她受不了這點。當我告訴母親她將她自己的想法和我的想法混在一起時，她開始對我咆哮。我告訴她，我不要她一直告訴我我該怎麼感覺，也不要讓「她的」感覺和「我自己的」混在一起。我受不了她。有時我會同意去看她——我得取消我所有的約會才能夠去看她——然後我其實並沒有去。怎麼回事？因為她是在就寢時間打給我，在那時候我很容易就答應她要回去看她，所以我才說我會去；但是實際上我並不想去。

19

A女士的抱怨實際上有許多層面。為了找出其中的一些層面，我邀請一群臨床心理師來仔細聆聽這段錄音，並找出必須在治療中處理的各個面向。大多會被提到的面向通常有：

- 感到憂鬱；
- 過度使用古柯鹼；
- 低自尊（如，認為她是沒有價值、感到罪惡）；

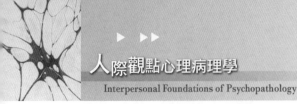

- 難以和母親和睦相處；
- 在心理上無法與母親分離；
- 缺乏清楚的自我認同。

這份清單包含了不舒服的感受（她感到憂鬱）、困擾的認知（她認為自己沒有價值），以及失功能行為（她難以和母親和睦相處）。這捕捉了這個較大問題的諸多重要面向，沒有哪個切入點會比其他的更為正確。因此，與其單獨看待每一個面向，不如將這份清單當作一個整體來看待，可更清楚看見Ａ女士的問題全貌。事實上，每隔一段時間就要求Ａ女士找出自己尋求治療的主要理由有何特徵，她在不同場合下的回答可能提到問題的不同面向（Sorenson, Gorsuch, & Mintz, 1985）。在某個場合，她可能強調自己濫用毒品的部分，另一個場合裡，可能是強調她與母親之間的困擾關係。

是哪個（或哪些）人際動機可以組織Ａ女士整個問題的不同面向？我們得出的清單建議了一些可能性。其中一個是Ａ女士可能想在心理上與母親分隔開來，但她做不到。也就是，在面對母親的感受、希望與想法時，她似乎無法自在地保有她自己的感受、想法與希望；母親的希望、感受和批評似乎比她自己的更搶眼。一個有關的動機是，Ａ女士缺乏清楚的自我認同，並想要一個清楚的自我認定。也就是，她想要有更清楚、更堅定的意見、目標和計畫以及更強力的信念。因此，這兩個強烈的動機和Ａ女士的自我感、個體性（individuality）和分離（這些都是成就自我動機）之間的關連性，要多於和她的人際連結及關係（人際親和動機）之間的關連。她和母親之間的抗爭也可能反映出成就自我層面的某種問題：她想要母親回到自己的界線裡，讓她能夠擁有自己的自主性（「我不要她一直告訴我我該怎麼感覺，也不要讓她的感覺和我自己的混在一起」），她為了希望達到這樣的改變而與母親抗爭。

當滿足某項重要的人際動機時遇上嚴重的困難，個體就被認為有某種

20

人際問題。人際問題總是反映了「該人想要的」和「該人所得到的」之間有落差。人際問題有許多不同的起因。此人可能在表達希望時溝通不良，不自覺地遞送出會招致不想要之反應的訊號。或者，該人可能有兩種彼此競爭的動機：想要自我肯定（一種成就自我動機）卻又擔憂會失去朋友（人際親和動機受挫）。或者，這個人可能只是重複了從生命早期所學到的那些會使自己的希望受挫的人際模式。我們後續將在本書好好檢視人際問題的這些和其他起因。

已經有好幾種關於人際問題的測量工具被建構出來，我們會在第六章檢視其中一項工具。人際問題問卷（the Inventory of Interpersonal Problems; Horowitz, Alden, Wiggins, & Pincus, 2000）包含八個不同次量尺，這八個次量尺可以從「人際親和」與「成就自我」來加以組織。例如，其中一個次量尺描述的是親密方面的問題——與表達情感和感到親近有關的困難。另一個次量尺描述的是自主性問題（autonomy）——與自我肯定行為和感到自信有關的困難。各個題目所牽涉的是比較狹小的目標或問題；每一個次量尺的得分牽涉的是一個更高層級的動機；而兩個廣泛的綜合分數就是兩個最大的類別——「人際親和」與「成就自我」。

A女士在此測量工具上的結果可能指出，她的人際問題都主要屬於成就自我層面，一個重大生活議題就是成就自我沒有被實踐（unfulfilled agency）。果真如此，我們會假設可以從「想要獲得自主性及自我認定」這個動機來組織當前問題的各個面向。例如，我們可能接著推論，她和母親之間的抗爭就是她嘗試要將她自己與母親區隔開來。她在成就自我層面的問題也可說明她為何會憂鬱及低自尊（「她讓我覺得自己像個完全失敗的人」）。然後我們得出一個暫時的假設，以便將與她受挫動機有關的問題的許多面向組織起來。為了舉例說明，這個暫時的假設可能如下：

A女士當前的抱怨揭露了兩個已經受挫多年的成就自我動機，也就是「在心理上難以和母親分隔開來」以及「難以建立出清楚的自我認同」。

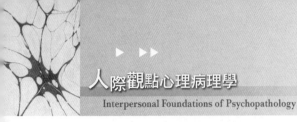
她似乎感覺母親總是阻礙她，因此一直與母親抗爭。因為這些和其他的挫折，她感到自己做不了什麼、體驗到低自尊，並感到憂鬱。為了努力克服自己的苦惱，她才用了古柯鹼。

　　像這樣的暫時假設被稱為人際取向之個案整體概念描繪（interpersonal case formulation）——這是一套簡潔、特別針對各個個案的假設，可以將與受挫之人際動機有關的問題的諸多面向組織起來。若獲得新的訊息，會談者或治療師可以修正這個格式化描寫。如果有個憔悴的厭食症女性患者在會談期間表示「很明顯的我需要減重」，那麼會談者可能會問：「減重之後，妳將可獲得什麼呢？」她的回答可能照亮了背後的動機並進一步澄清她的禁食行為。

21　　因此，一項人際取向之個案整體概念描繪強調了某項治療的目的，並且進一步澄清個案的問題（Eells, 1997; Sperry, Gudeman, Blackwell, & Faulkner, 1992; Turkat & Maisto, 1983）。有關A女士的人際取向之個案整體概念描繪當然不同於A女士自己的說法。她自己的說法可能強調她主觀上認為最感壓力的苦惱及失功能行為；但是，一個人際取向之個案整體概念描繪並非只有個案的抱怨，還要提到在治療裡應該加以解決的問題。

　　即便有三位治療師都同意某個人際取向之個案整體概念描繪，但對於什麼才是最佳的問題治療方式，他們可能有各自不同的見解。其中一位可能先從行為層面來著手治療A女士的毒品問題；另一位可能先以認知治療來治療她的憂鬱；可是，第三位則可能先治療她和母親之間的關係。然而，不管這三位治療師各自的取向為何，他們全都必須考慮問題的所有面向，因為人際因素會影響患者—治療師之間的關係。例如，治療師可能傾向提供A女士一些務實的忠告——建議她規劃預算或節儉一些。這類忠告可能不是A女士這樣的人樂於接受的，因為她(1)已經接收母親許多非必要的忠告，(2)已經太容易受影響以至於不願受影響，以及(3)已經試圖建立她自己的自我認同。如第四章所指出的，「給予忠告」對某個人來說可能是

支持性的，但對另一個人來說卻可能意味著自己不長進。

人際取向為診斷添加了什麼？

　　截至目前為止，我們已經指出人際動機如何幫助我們釐清一個有點曖昧之失功能行為的意義。我們也指出一項強烈的人際動機如何組織及統合一個人心理問題的不同面向。可是，*DSM-IV-TR*這個當前最常使用的診斷系統，並未提及人際動機。因此，我們必須檢視診斷取向和人際取向之間的關連。兩者是互補還是不相容？我們相信，每個作法都提供某種有助於進行治療的特殊訊息。因此，在本章最後的這個章節，我們檢視了*DSM-IV-TR*裡可以由人際取向來加以釐清的一些特殊缺失。

DSM-IV-TR的診斷分類

　　DSM-IV-TR（American Psychiatric Association, 2000）是描述性精神醫學（descriptive psychiatry）的一項綜合成果。最常用到的診斷安排在兩大類，第一軸疾患和第二軸疾患。第一軸（臨床上的）疾患都是從症狀（symptoms）與病徵（signs）來定義的。*症狀是一種患者自己提到的改變，反映出患者主觀認為的苦惱或受損功能；也反映出患者在過去的經驗裡的斷裂情形*（discontinuity）。例如，一位患者可能會說：「*六個月以前，我開始過度焦慮，以至於出不了我家大門。*」很明顯的，離家的恐懼是最近有的，並且十分突然就出現了。*病徵是一種類似這樣的改變，不過，是由其他人所提出的。*旁觀者可能說：「*就在去年聖誕節之前，他講話開始變得無法理解；我們了解他使用的字詞，但通常無法了解他要表達的想法。*」

　　症候群（syndrome）是一套容易伴隨出現的症狀及病徵。憂鬱症就是一種症候群，通常包含有悲傷感受、喪失活力、缺乏食慾、自責、罪惡感等等。症候群的症狀與病徵一般包含有不舒服的感受、困擾的想法，以及

22

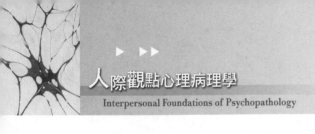

失功能的行為。因為第一軸的各種類別都是根據症候群來定義的，所以也都反映出患者在過去的行為及經驗上的斷裂情形。

第二軸的各種疾患（人格疾患）都是根據持久的人格特質來定義的。特質（trait，如「完美主義」、「依賴」和「內向」）一般都是連續性的（continuous）；它們不會突然發生，是經過多年時間發展出來的，這些特質大約在青春期末期或成年期早期就大致完全建立了。因為一項特質在形成期間通常是漸漸發展出來的，所以一般來說，我們無法回想出首次出現的時間點。即便該特質隨著年齡增長而變得更強勢或明顯，似乎也不像是從過去行為裡突然冒出來。所謂「人格疾患」就是意味著在過去一段時間裡，某些特質開始變成屬於適應不良的（maladaptive）。讓我以一位極端完美主義的男士為例。一開始，這個特質甚至有可能是具有適應性的（adaptive）；例如，大家都佩服他在工作上非常細膩、詳盡且正確。可是，當我們說他有一種人格疾患時，我們的意思是該特質已經造成問題了。例如，他可能過於害怕自己會犯錯，所以無法做出決定或無法認為工作已經完成。因此，他的能力表現可能受損，甚至可能被辭退，造成他主觀上的苦惱，像是緊張、焦慮及憂鬱。總而言之，用來定義某種人格疾患的各項特質本身並未暗指該人有人格疾患。只有當此人的行為干擾他的能力表現品質或造成主觀上的苦惱，我們才說此人有人格疾患。

DSM-IV-TR 發展出來之後，資深的診斷專家聚在一起定義出各個診斷類別，並加以系統化及標準化。為了使該系統被廣泛的心理健康專業人員所接受，作者們試著避開理論上的推論及爭辯，例如，他們避免使用和任一理論有關的舊有用語。例如，**精神官能症**（neurosis）一詞在過去一直都與心理分析理論連在一起，所以他們改採現在見到的**低落性情感疾患**（dysthymic disorder）來取代早期的**精神官能性憂鬱症**（neurotic depression）。基於同樣的理由，這個診斷委員會列出了各項特徵，但並不打算從概念上來整合這些特徵。因此，*DSM-IV-TR* 成為一種詳盡的、系統化、比較不是理論性的心理病理描述，不過，也因此在對治療的指引上產生本身

既有的限制。在下一節，我們檢視其中一項限制，並試圖透過人際取向來加以矯正。

DSM-IV-TR 的限制

疏忽了受挫動機　*DSM-IV-TR* 以一個條列式的表單來陳述用以定義某一診斷類別的各項特徵，每一個特徵都受到同等的重視。因此，可用來將這些特徵組織起來的關鍵動機，可能有也可能沒有被包含在這個條列式表單裡。因此，或許可以從另一個角度來解讀該類別。例如，讓我們以一個現在比較不流行的診斷類別**學校畏懼症**（school phobia）爲例。這個診斷類別曾被用來描述那些對離家上學感到非常焦慮的兒童（如 A. M. Johnson, Falstein, Szurek, & Svendsen, 1941）。**學校畏懼症**這個診斷標籤意味著，學校裡有個令孩子厭惡的情境（有小土霸、嚴苛的老師、被欺負、被侮辱），似乎需要幫助孩子對這個害怕的學校情境去敏感化（desensitization）。

可是，許多研究也已經指出此種解釋並非總是正確。許多符合學校畏懼症診斷準則的孩子似乎比較害怕離家，而不是害怕上學。就某個部分來看，一個令兒童害怕的情境通常會形成一種害怕的變化階層；當愈是接近所害怕的情境，害怕的程度愈高。因此，害怕上學的兒童在接近學校時應該會表現得愈來愈害怕。可是，許多兒童在離家時的害怕最強烈，而不是在抵達學校的時候（Kennedy, 1965）。

因此，這些兒童之中有許多人提到令他們極爲困擾的想法，就是如果他們離家的話，可能會有可怕的事情發生。例如，A. M. Johnson 等人（1941）提到有些父母在不知情及非故意的狀況下，對他們的孩子暗示離開家是非常危險的。許多文章也提到何種的家庭互動模式會引發這類信念，使兒童對離家這件事感到焦慮不已。在某個常見的模式裡，小孩開始相信母親需要孩子們待在家裡，並感覺自己被迫要與母親待在一起或保護母親以免危險（Bowlby, 1973; Clyne, 1966; Hersov, 1960; Kennedy, 1965; E.

23

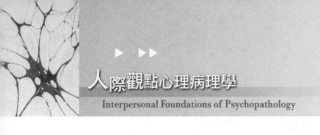

Klein, 1945; A. A. Lazarus, 1960; Sperling, 1967; Talbot, 1957）。有些孩子擔心他們的父母被綁架、被怪獸攻擊，或在意外車禍中喪生（B. Murray, 1997）。

所以，這兩個特質（「害怕上學」和「無法自在地離家」）可能從技術上來看都是正確的。可是，為了了解這個疾患，我們必須知道哪一個特質在心理上占有主要地位。在許多案例，次要特質通常是比較基本的特質：孩子害怕和家裡分開。結果，孩子害怕上學——也害怕去夏令營、害怕在朋友家過夜。在這樣的情況，某種人際親和動機（*想和父母在一起*）才是隱藏在該疾患背後的強烈動機。

然而，仍有些案例真正害怕的是「上學」這個情境。孩子可能懷疑自己的智能是否能夠勝任、預期考不好的時候會受到羞辱，也對自己缺乏能力感到羞愧與差勁（B. Murray, 1997）。在這些狀況裡，與上學有關的不勝任感及無效能感（屬於成就自我層面的問題）造成焦慮，而不是因為擔心離開父母所造成的。在這樣的狀況裡，我們認為根本的特質在於孩子害怕上學。結果，孩子害怕離家，害怕每一次開始準備出發前往學校的時刻。在這樣的狀況，某種成就自我動機（*為了避免感覺到自己無法勝任、比別人差或羞愧感*）才是隱藏在該疾患背後的強烈動機。

現在 *DSM-IV-TR* 將這兩種案例分開歸為兩個類別。屬於人際親和方面的疾患就稱為**分離焦慮疾患**（separation anxiety disorder）。真正的學校畏懼症，屬於成就自我方面的疾患，現在則歸類為**特定對象畏懼症，情境型**（specific phobia, situational type）。因此學校畏懼症和分離焦慮疾患這些標籤都強調了治療的一些核心議題：不管是幫助孩子感覺到更能勝任學校課業，還是幫助孩子感覺可以自在地和父母分離。如同我們在後續章節所指出的，第一軸的其他診斷類別仍舊曖昧模糊。

24　　**症候群和特質之間的差別**　根據定義來看，第一軸各類疾患非常明顯屬於症候群，而第二軸各類疾患則有非常強烈的特質。那麼除了發作形式（突

然發生的vs.逐漸發生的）之外，症候群和特質之間還有什麼樣的差別呢？
其中一項差別是，特質是持久性質的（enduring）；通常反映某種強烈且
持續性的動機。好社交的人想要有人陪伴，自我肯定者想要扛起責任，戲
劇化的人想要獲得注意，自戀的人想要被他人羨慕，依賴的人想要被照
顧。因此，人格疾患通常可以由某種強烈的動機來加以組織。相反的，某
種症候群（如，憂鬱症）可能反映出某種最近受挫的動機，但此一動機可
能不是憂鬱症這個症候群所特有的。某人的憂鬱症可能源自於某種受挫的
人際親和動機，另一人的憂鬱症則可能是某種受挫的成就自我動機造成
的。同樣的，患有神經性厭食症、臆想病（hypochondriacal）、懼曠症或妄
想病（delusional）的人，可能是因為兩大類動機裡的其中一種受挫（或兩
者皆受挫）而費力掙扎。

因此，人際動機有助於我們更精細地思索各種診斷類別。人際動機是
貫穿本書的一個組織性構念（an organizing construct）。接下來的章節裡，
我們持續站在人際基礎上來解讀心理病理。因為人際親和及成就自我首次
出現於嬰兒期，那麼我們下一章就接著檢視有關兒童期的相關文獻。

第三章

依附與分離壓力

依附現象（attachment）代表「人際親和」首次出現在嬰兒生活中，　25
這表示嬰兒有強烈動機想與其他人連結。在生命非常早期，嬰兒就會朝向
其他人並準備和可取得的照顧者（available caretakers）牽繫在一起；當嬰
兒在不熟悉的環境中與重要他人（significant figures）分離，嬰兒也會表現
出苦惱模樣。在這個過程，天性（nature）使兒童向成年人親近，以避開
危險。依附也代表某種成就自我動機首次出現，因為覺得安全及被他人保
護的兒童為了探索、實驗及主宰環境，而採取積極步驟離開成年人。兒童
的探索熱情促進了自我效能感（sense of efficacy）以及渴望自主地行使能
力。

接著，兒童於嬰兒期初期，開始在「人際親和動機」與「成就自我動
機」之間抉擇。想要與他人連結的動機最終使兒童變得與他人親密、給予
及接收滋養（nurturance）、形成友誼，並成為較大之社會單位的一份子。
想要自主地行使能力的動機最終將使兒童能獨立行使能力、主動進取，以
及形成連貫一致的自我認同。基於這些理由，嬰兒的依附構成後來發展的
一項重要基礎。

我們在本章檢視兒童期早期典型和非典型的依附型態，還有可在成年
期觀察到類似的依附型態。人們在心理治療中經常表現出來的兩種動機
是，覺得有所依附（與他人親近並被他人接納）和能夠自主（能夠主張自

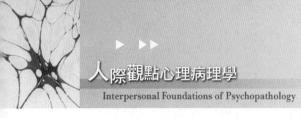
己的權益並獨立行使能力；Waldinger et al., 2003）。因此，依附型態與個人的認知（如，該人對於其他人的觀感）有關。在後面的章節，我們運用這些洞察來解析及組織好幾種人格疾患的特徵。

關於早期依附型態對往後生活之人際行為的影響，本章也提出許多疑問。早期的依附型態會產生長期的後果嗎？早期的依附模式會隨著時間而一直保持穩定嗎？依附型態和成人期身體及心理上的幸福感及心理病理之間有什麼樣的關連？本章就從檢視兒童期早期的依附型態開始談起。

背景：依附的性質

許多物種的新生兒在出生後不久會與年長的生物（organism；通常是母親）形成某種牽繫。像鳥類及靈長類這些種類繁多的動物，母親能夠從一群出生數小時的新生兒當中區分出自己的小孩，而且新生兒也很快就學會從許多成年動物裡找到自己的母親。新生兒會緊密地待在母親周圍，因此提高他們存活的機會；並且一旦母親與新生兒分開，彼此都會採取行動與其他成年動物重新組成一對，像是移動（locomotion）、引起注意的喊叫（attention-getting calls），以及有視覺效用的炫耀動作（visual displays; Lorenz, 1957）。新生兒似乎會牢牢地黏著以便依附該物種裡可取得的成年者，即使該成年物種沒有滿足任何其他生理上的需求（Harlow, 1958）。

同樣的現象在三或四個月大的人類嬰兒身上也相當明顯。這個年紀的嬰兒以特有的方式來回應主要照顧者。比起其他人，他們對於主要照顧者有更多的微笑、較常發出聲音、眼睛較常跟著看主要照顧者（Bowlby, 1969; Stern, 1997）。每當肚子餓了、感到危險或覺得苦惱，他們會試圖吸引身為主要照顧者的成年人的注意。當身為主要照顧者的成人在身旁，他們似乎覺得安全，而其他成年人就無法在他們苦惱時有效安撫他們。通常主要的依附對象是母親，但嬰兒也會與其他照顧者形成依附，包括父親、較年長的手足、保母或其他家人。可是，當嬰兒極為苦惱時，通常比較喜

26

歡找母親（Cassidy, 1999）。

一位英國的心理分析師John Bowlby，廣泛描寫了人類的社交牽繫（social bonding）。他認為此種早期的關係對嬰兒的存活相當重要。根據他的說法，嬰兒一開始是無助且完全依賴照顧者供給食物、水和保護。兒童與成人之間的此種關係，有以下幾項特徵（Bowlby, 1977）：首先，該名成年人是特殊的，他（她）要比其他成年人更能安撫嬰兒。第二，依附一旦形成，就會持續下去；後來新形成的依附不會取代舊有的依附。第三，所表露出來的情緒都是此種關係裡的各種事件所特有的。當嬰兒預期會發生他們不想要的分離事件，嬰兒會變得焦慮或生氣；當所依附的人走開，嬰兒會變得悲傷；當所依附的人再度出現，嬰兒又變得快樂。

在Bowlby的早期研究中，Bowlby（1944）研究了四十四名因為偷竊入獄的兒童。他在結論裡提到，這些年輕的偷兒更常比其他兒童經驗到與父母長期分離。在某些案例，兒童因為父母生病而不斷被安置在照顧機構裡。其中有一組兒童看起來特別沒什麼情感表現（affectionless）；Bowlby觀察到這一組的兒童要比這群樣本裡的其他兒童更常與他們的父母分離。

在一項經常被引用的論述裡，Bowlby（1951）認為母親的可取得性（mother's availability）對兒童發展而言，就如同飲食與營養那般重要（Kobak, 1999）。他的報告特別強調因為長期分離而可能產生的情緒傷害。即使在擁有訓練優良之工作人員的機構裡，這些陌生人仍舊無法取代小孩原先已經習慣的照顧者（Karen, 1994; Kobak, 1999）。

隔絕（isolation）與無法茁壯成長

當人類嬰兒被剝奪與父母親同在一起的機會，他們的發展將大受影響。R. A. Spitz（1945）研究了某家孤兒院收養的嬰兒。這個特殊的機構有一位護理長及五位助理護士來照顧四十五位嬰兒；他們平常總是過於忙碌而無法好好照顧每位兒童。大多數的時間，這些兒童獨自留在自己的小床上，除非他們的床鋪需要整理。床單延伸到床欄上而產生某種獨自監禁

27

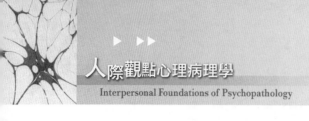

的環境。雖然該機構提供高標準的衛生環境及營養，但許多兒童並沒有健壯的成長。大約從第三個月開始，這些兒童非常容易受到感染而罹患各種疾病。被觀察的八十八名兒童裡，二十三名死於約兩歲半左右。Spitz 比較了這些孤兒院兒童與監獄女性囚犯所生的嬰兒（後者能夠接觸到他們的母親以及護理人員）。兩組嬰兒在背景、飲食、衣著以及醫療注意程度上進行對照。孤兒院兒童在語言及動作技巧的發展上比較慢。即使到了兩歲半，只有極少數的孩子能說出少數幾個字或是能夠走動，而幾乎沒有一個孩童能夠獨自進食，也沒有一個接受過大小便訓練。

此種傷害可以復原嗎？答案似乎是肯定的，只要剝奪的情形不是太嚴重或持續得太久（Ordway, Leonard, & Ingles, 1969）。西歐於 1990 年代經歷極大的政策改變，在此期間與之後，羅馬尼亞成立了許多孤兒院，許多兒童因此被剝奪與可信任之成年照顧者形成親密關係的機會，達數個月或數年之久（W. A. Collins, Maccoby, Steinberg, Hetherington, & Bornstein, 2000）。有些兒童後來在兩歲前由英格蘭的中產階級家庭收養，他們當時表現出嚴重的智能缺陷。這些兒童四歲時，後續的研究指出他們在認知與教育發展上有相當大的進展（Rutter, 1998）。可是，後來的研究指出那些曾被嚴重剝奪的兒童卻仍舊有嚴重的認知損傷（T. G. O'Connor et al., 2000）。復原的程度似乎要看一開始被剝奪的持續期間與嚴重度而定。

社交隔絕的影響也在較低等的靈長類上進行過實驗研究。McKinney（1974）總結了好幾項研究指出，孤立長大的恆河猴變得非常緊張且行為偏離常軌。這些研究的一般作法是，新生猴出生後就被帶離母親身邊，由實驗室護理人員飼養十五天。當這些猴子能夠自己進食，就獨自被安置到籠子裡，無法見到或觸摸到其他猴子。前六個月到十二個月在完全隔絕的情境下被飼養長大的恆河猴，後來大多時間都蜷縮在角落裡，搖晃著、緊抓著自己，並且拒絕與其他同年紀的恆河猴遊戲或互動。有時候，牠們會對自己或其他動物出現攻擊性。此外，牠們進入青春期或成年期之後無法展露適當的性行為。當這類猴子裡的一隻母猴透過人工受精及分娩而懷孕

產下頭一胎，牠對自己的下一代表現得相當冷漠（McKinney, 1974）。

在隔絕情境裡長大的動物，在社會溝通技巧上也出現廣泛的缺陷。Mirsky（1968）進行了一項實驗，兩隻猴子爲了避免被電擊必須合力壓下一個槓桿。其中一隻猴子能夠看見指向正確槓桿的線索但卻壓不到槓桿；另外一隻猴子則看不見線索，卻可以壓到槓桿避免電擊，只要夥伴能夠給予提示的話。因此，兩隻動物必須進行溝通以解決問題。正常的猴子可以執行此任務而沒有困難，通常是透過臉部表情進行溝通。可是，在隔絕情境中長大的猴子，卻無法成爲良好的夥伴；牠們特別難以解讀臉部的線索。

依附系統

我們假設依附行爲是目標導向的（goal-directed）——也就是一歲大的嬰兒會將手伸向母親，想要和母親接觸。這裡所渴望的接觸可能是身體上的（像是被抱起來），也可能是象徵性的（像是聽見母親的聲音）。接觸也可能是令人嫌惡的（如果嬰兒不想要的話），例如，有位母親注視著嬰兒，嬰兒卻一直望著別的地方，母親將可能感到挫敗而不是覺得自己滿足了嬰兒的希望。

依附行爲主要發生在嬰兒感到內在的不舒服或是覺知到危險時（Bowlby, 1969/1982; Cassidy, 1999）。如果兒童的苦惱是中等程度的，母親那溫和的聲音可能就已足夠；如果苦惱相當強烈，那麼嬰兒可能想要身體上的接觸。依附系統通常被比擬成房間的恆溫調節器，當嬰兒陷入苦惱，依附系統就開始啓動；當苦惱過去，依附系統就關閉了。

依附行爲具有明顯的生存價值。透過與成人溝通自己的需求，嬰兒比較容易獲得照顧、保護及滋養。與成人之間的這些互動讓嬰兒認識了人們、自己和環境，而有助於嬰兒存活下來。因此，依附行爲具有演化上的重要性，並被視爲「在人一生過程中一種正常且健康的特質，而不是一種代表不成熟的行爲或是某種心理動力上的象徵」（Cassidy, 1999, p. 5）。許

28

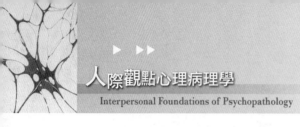

多心理學家（行為學派或心理動力學派皆然）曾經相信依附是透過次級增強（secondary reinforcement）習得。依據此說法，成人滿足了嬰兒的基本需求，所以嬰兒會將需求的滿足和自己與母親的接觸連結在一起；透過此種連結，與母親的接觸就變成嬰兒所渴求的。可是，Bowlby與其他依附理論學家反對此一觀點，他們認為依附是一種生理上的既定事實（a biological given；參考Bowlby, 1980; Cassidy, 1999; Karen, 1994）。即使當母親辱罵或忽視，嬰兒仍舊會依附她。實際上，幾乎每一個嬰兒都依附一位或多位成年人，並且比較能夠被自己所依附的人而非陌生人安撫下來（Cassidy, 1999）。

依附行為要比生理反射（reflexes）更為複雜。當吹氣到一個人的眼睛，會造成反射性的眨眼——這是對於容易描述的刺激所產生的一種可預期反應。可是，依附行為要比各種生理反射來得複雜。如果嬰兒想要與某位成人接觸，嬰兒首先要表現出某個依附行為，接著是下一個，然後是第三個，一直到目標達成為止。例如，嬰兒可能首先伸出雙手，然後低聲啜泣，最後哭鬧，直到成年人做出嬰兒所期待的反應為止。

其他的情感系統

依附行為應和兩種其他情感系統加以區分。照顧系統（caretaking system）指稱的是成年人對於兒童有關接觸與安撫的渴求所做出的回應。兩者都是情感方面的系統，卻彼此有異。一般來說，嬰兒尋求成年人的安撫，而不是成年人尋求嬰兒的安撫。如果一位母親受到閃電風暴的驚嚇，焦慮地依靠著她的嬰兒以尋求保護，那麼她正表現出對嬰兒的依附行為。依據Bowlby的說法，此種角色的反轉「不只是雙親方面的病理徵兆，也是嬰兒病理的某個肇因」（1969/1982, p. 377；也可參考Cassidy, 1999）。

另一種情感系統是社交系統（sociable system），指稱的是對另一個人表現出玩伴（playmates；通常是同儕）的行為。透過這些互動，嬰兒也對其他人、對自己以及對世界有更多的認識。

29

害怕系統

對嬰兒來說，象徵有危險的線索都非常細微。Sroufe、Waters和Matas（1974）根據實驗結果指出，對於不同場合下的相同行為，兒童可能有不同的解讀。十個月大的嬰兒分別在家與實驗室接受測試。在兩種場合裡，母親出現在嬰兒面前時都戴上面具。在家時，媽媽的行為使得嬰兒愉快且大笑；可是，當媽媽在實驗室做出同樣行為，嬰兒卻變得小心翼翼、焦慮且淚眼汪汪。很明顯的，嬰兒在其中一個場合感到安全，在另一個場合裡則否。

因此，較年長的嬰兒可以覺知到較年幼嬰兒無法覺知到的危險。睡眠研究人員也觀察到三個月大左右的新生兒可以平靜且安睡整晚。然後，到了六個月到十二個月大的期間（此時依附議題會變得很明顯），晚上醒來的次數增加。此時，三分之一到二分之一的嬰兒開始在晚間醒來（Anders, 1978; Emde & Walker, 1976; T. Moore & Ucko, 1957）。Anna Freud（1966）也曾注意到，此年紀無法入睡的情形不再只是一項身體層面事件。依據她的說法，此時的嬰兒會對母親出現與否有所反應。大約三歲左右，大多數的嬰兒就可以克服此種恐懼。

什麼樣的條件有助於嬰兒感到安全呢？一開始，照顧者身體上的接近（physical proximity）對安撫嬰兒來說相當重要，但在此時，象徵性的信號（symbolic signals）可能就已足夠——一個撫慰人心的注視、微笑或口語表達。依據一些依附理論（如Bretherton & Munholland, 1999），嬰兒總是監視著危險的線索以及代表照顧者可取得性的信號。以下幾種經驗將減少嬰兒對於照顧者可取得性的信心：

1. 一位易分心、注意力不集中或不負責的成年人似乎是不易取得的（unavailable）。
2. 受苦於先前失落（如，父母死亡）的小孩子，可能認為目前的照顧

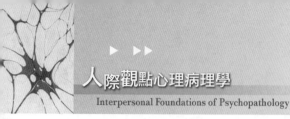
者不會永久存在（not permanent）。

3. 會採用威脅要離開、自殺或送走小孩等方式的照顧者，似乎是不易取得的。在美國和英國接受訪問的父母當中，超過20%承認他們使用過這類威脅來管教孩子（Kobak, 1999）。

有關母親可取得性（availability）的影響，也在老鼠身上進行過實驗性研究。母鼠在照顧風格上也有所不同。「滋養型」（nurturant）母鼠要比其他類型母鼠更常舔洗新出生的幼鼠，牠們也主動拱起自己的身體來幫助幼鼠吸吮。與那些由非滋養型母鼠養育的幼鼠相比，滋養型母鼠養育的幼鼠對於離開窩去覓食或探索新環境比較不膽怯。長至成鼠後，牠們處於壓力狀態時，與壓力有關的荷爾蒙水準比較低（Caldji et al., 1998; Liu et al., 1997）。

人類嬰兒如何能說出照顧者有沒有足夠的專注投入（attentionally engaged）？許多細微的線索可能被用上（如，照顧者的身體朝向哪裡、眼神接觸的情形、臉部表情、適當的口頭表達）。Tronick（1989; Tronick & Gianino, 1986；也可參考 Stern, 1977）研究了母親與嬰兒之間的互動。母親在實驗中交替採用：(1)表現出正常的、有回應的臉部及口語行為；或是(2)看著嬰兒時採取沉默及無表情。當母親沒有回應且沉默時，嬰兒變得非常苦惱。

當照顧者注意力不集中或缺乏回應，依附系統開始活化，小孩子開始尋找可誘發出更多注意的方法。許多臨床上的報告提到了小孩子常用的策略，像是：開始對照顧者滔滔不絕地說話、採取可愛的行動、敲打或傷害照顧者，或是使照顧者受到驚嚇（如，L. S. Benjamin, 1996; Fitzgerald, 1948; Krohn, 1978; Millon & Davis, 2000）。我曾經治療一位男士，他從兒童期開始就會製造一些經驗、冒險活動以及奇特的疾病，當作攫取他人注意的方法。

總之，嬰兒顯然會偵測那些與照顧者內心狀態有關的細微線索。如果

30

持續多年，這些知覺可能對嬰兒產生某種持續性的影響。Wiseman等人（2002）比較了兩組其母親都在大屠殺當中倖存下來的成年人。其中一組成年人的母親從未對他們的小孩透露任何有關她們創傷的細節，另一組則是有所透露。之後到了成年期，第一組受試者很明顯在與他人形成連結上有較大的困難。

分離焦慮

　　當六個月到四歲大的兒童與他們主要照顧者分開一長段時間，他們變得非常苦惱。Heinicke和Westheimer（1965）研究了那些與母親分離而被安置在護理之家的兒童。這些兒童介於十三個月到三十二個月大，分離天數從十二天到一百四十八天。其中某些兒童會被送來，是因為母親住院生產、父親要工作而無暇照顧。當父母離開時，兒童一般都會反抗、大聲哭泣、持續呼喊母親。工作人員很少能夠成功地安撫這些兒童。尤其是頭三天，特別是上床睡覺時間和晚上，孩子的哭泣最為強烈。先前有來過護理之家的兒童甚至比第一次來的兒童更為沮喪。

　　Bowlby的一位同事Ainsworth（1982），觀察到兒童因為分離而苦惱時，他們的遊戲品質有所下降。她假設依附者在身旁時的安全感會使兒童放鬆、探索環境，並全神貫注在遊戲上。此種安全感使兒童隨著時間而逐漸變得更有自主性（Maher, Pine, & Bergman, 1975）。母親似乎提供了某種安全的基礎或避風港（Ainsworth, 1982; Cassidy, 1999）。即使在不熟悉的環境，只要母親在場，這些小孩仍全神貫注在遊戲上。可是，如果母親離開遊戲室，兒童會覺得受到威脅、停止遊戲、焦點變成等待重回母親的懷抱（re-uniting）。

　　為了系統性地研究這個過程，Ainsworth與她的同事發展出一種標準化的實驗室程序，稱之為陌生人情境（Strange Situation; Ainsworth & Bell, 1970; Blehar, Lieberman, & Ainsworth, 1977; Stayton & Ainsworth, 1973;

31

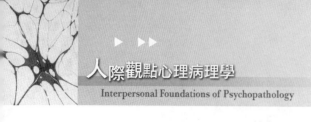
Tracy & Ainsworth, 1981）。此項程序設計用來研究十二個月到二十個月大的小孩，可引發兒童在標準化的實驗條件下，面對母親短暫離開遊戲室時的反應。此一測試在一愉快但不熟悉的環境中進行，兒童在此環境裡有機會去探索玩具，有時候還可以和陌生人一起互動。首先，將嬰兒和母親引導至遊戲室。然後陌生人加入他們並坐下來，先和母親說話，之後再和嬰兒說話。然後母親離開遊戲室。稍後母親回到遊戲室而陌生人離開。然後母親再度離開，讓嬰兒獨自一人留在遊戲室。然後陌生人回來，最後是母親回到遊戲室。每一段情節都持續三分鐘（Ainsworth, 1982）。

　　通常，在第一段情節，兒童願意在身體上與母親分離而去探索玩具，並且在陌生人出現時，兒童是友善並繼續遊戲（母親仍在場）。然後，當母親離開，兒童一般會表現出苦惱的徵兆，兒童的遊戲就減弱了；陌生人不是很能夠有效安撫兒童。當母親回來，兒童愉快看著她，一般來說都會試著與母親接觸，然後平靜下來。即使兒童在母親離開期間並沒有感到特別的苦惱，兒童通常也會在母親回到遊戲室時，熱情地和母親打招呼。

　　對於陌生人情境，兒童們的回應有所不同。當母親離開，大多數的小孩表現出些許的苦惱。他們的臉部表情、搖頭以及姿勢，全都反映出焦慮與抗議。兒童對於分離的擔憂清楚抵銷了對玩具的興趣。稍後，當母親回來，也可以明顯見到兒童變得放鬆。有些兒童比起其他的兒童需要更多的接觸，但大多數的小孩都可以被安撫下來。

非典型的反應

　　以上都是年輕兒童的典型反應。可是，其中也觀察到兩種非典型的反應。一種稱為躲避型（A型）行為〔avoidant （"A"） behavior〕。表現出A型行為模式的兒童似乎相當不關心母親的離開和返回。當母親離開遊戲室，這類兒童看起來冷酷、沒有感到苦惱也不太關心的模樣；他們的遊戲也不太受到影響。稍後當母親返回，他們幾乎沒有向母親打招呼。依附理論學者將躲避反應解釋成面對不易取得之依附對象時的一種因應方式——也就

是說，過早變成自立更生（prematurely self-reliant; Weinfield, Sroufe, Egeland, & Carlson, 1999）。

　　另一種非典型的行為反應模式稱之為抵抗—曖昧型行為（resistant-ambivalent behavior）或「C型」行為（"conflicted" behavior）。表現出C型　　32
行為模式的兒童在母親離開時，出現強烈的反抗行為，並在母親回來時黏著母親。但是，即便在母親返回之後，這類兒童似乎仍抗拒母親的安撫。有些小孩會將母親推開，有些則變得暴躁而難以安撫。他們似乎渴望與母親接觸，但似乎也對母親離開這件事感到生氣。所有這些反應都在每一種文化所進行的依附研究裡被觀察到（van Ijzendoorn & Sagi, 1999）。

　　在較長的分離之後，許多年幼兒童在母親返回時都會表現出非典型的回應行為。Heinicke 和 Westheimer（1965）提到那些待在護理之家十二天到一百四十八天的兒童，一般都會在母親返回時表現出躲避型反應。他們轉過身去，向後方走去，或是看著空曠處，彷彿不認識母親一樣。躲避型行為在重聚後會持續三天，而且許多母親們會抱怨小孩對待她們像是陌生人一樣。可是，在後續幾週裡，這些小孩最後又可以和母親活絡起來。

內在運作模型

　　為什麼有些兒童會在陌生人情境裡表現出A型和C型行為呢？為什麼有些兒童會過早出現自立更生的行為以及其他極端的情緒而難以安撫呢？Bowlby（1973）假設性地認為，年輕的兒童從依附經驗裡形成了有關其他人和有關自己的形象。他認為這些形象〔或內在運作模型（internal working models）；p. 204〕形成了兒童對其他人的期待：「我的照顧者是我可以信賴的人嗎？」表現出典型且常態反應的兒童，被認為是對照顧者感到非常安心；他們預期照顧者會返回並且信賴照顧者的可取得性。內在運作模型後來由 Bretherton（1985）和 Bretherton 及 Munholland（1999）做了進一步的討論。常態的反應被稱之為「B型」行為，依據字母順序正好是落在A型與C型行為模式之間。相反的，表現出A型或C型行為的兒童很不

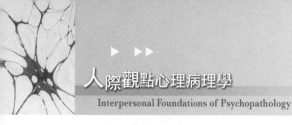
確定照顧者的可取得性。他們似乎很不信任並採取一些方法來面對相當不易取得的照顧者。有些是藉由變得自立更生（A型行為）來因應，其他的則是變得躁動（C型行為）。依據依附理論學者的說法，這兩種類型的行為都反映兒童對於照顧者的可取得性缺乏安全感，也因此他們被稱為「不安全型」（insecure）或「焦慮型」（anxious）依附模式。

不安全型依附經常在被嚴重錯誤對待的小孩身上觀察到。Egeland及Sroufe（1981a, 1981b）曾針對一組其母親是不易取得、忽略的、虐待的十八個月大嬰兒們，以及一組不曾被錯誤對待的對照組，進行比較。在陌生人情境裡，那些曾被錯誤對待的嬰兒比較常表現出A型與C型反應。也有報告提到A型與C型行為的高發生率也出現在憂鬱症母親的孩子身上（Radke-Yarrow, Cummings, Kuczynski, & Chapman, 1985），以及精神分裂症母親的小孩身上（Naslund, Persson-Blennow, McNeil, Kaij, & Malmquist-Larsson, 1984）。

兩項重要的區分

請特別區分「可取得的」（available）照顧者和「過度涉入」〔overinvolved；或過度保護（overprotective）〕的照顧者。一個可取得的照顧者，會在需求浮現時給予滿足；一位過度涉入的照顧者，則是提供不需要或不想要的照顧，而挫傷了兒童原本有關自主性（autonomy）的動機。過度涉入的照顧方式也傳遞了照顧者對兒童勝任能力的質疑或焦慮。

第二項要做的區分是關於如何正確解釋躲避型兒童的「冷酷」行為（"cool" behavior）。躲避型兒童真的不關心大人不在場嗎？他們天生比較不焦慮嗎？我們需要區分壓力反應的兩個層面。Levine（1983; Levine, Coe, Smotherman, & Kaplan, 1978）將新生猴與母猴分開，並且將新生猴安置在一個不熟悉的環境裡六個小時。這些小猴一開始明顯很激動，牠們的血液樣本指出cortisol濃度升高，這是一種壓力狀態下由腎上腺皮質分泌的激素。六個小時後，這些小猴看似非常平靜（行為上看來），但牠們血液

33

樣本的cortisol濃度卻漸漸升高；又過了六個小時後，cortisol濃度和先前一樣的高。換言之，生物的外顯行為可能與壓力的生化指標不一致。

　　從行為層面來看焦慮，有時會有所誤導。焦慮是如此干擾且令人不愉快，所以人們學會一些方法來壓抑焦慮的行為表現（Gross, 1999）。我們大部分都有過在某些場合壓抑自己焦慮的經驗。例如，在高速公路開車時突然遇到了一個濕滑路段且車子失控打滑。接下來，我們會變得非常謹慎、重拾車子的掌控、小心開車以免發生意外。稍後回顧這段經驗時，我們了解到自己感到緊張但頭腦還算清晰、堅定且果斷，並不是真的焦慮。可是，當此危機過去，我們稍稍的放鬆下來，然後開始感覺到焦慮的症狀，像是手心出汗、顫抖以及心跳加速。很明顯的，因為努力專注地處理危機，我們引導了自己的注意力並壓抑住最令人感到衰弱的焦慮行為表現。

　　我們可能使用了同樣的方法來避免其他形式的情緒苦惱。John Steinbeck（1939）在其傑出的著作《憤怒的葡萄》（*The Grapes of Wrath*），提供一個有關此現象的清晰範例。在這個故事，Joad一家人因為大蕭條（the Great Depression）而被迫離開位於奧克拉荷馬州的家園與農場，想搬到加州以尋求更好的生活。旅程上大家全都擠在一輛不太可靠的老爺車裡，大家一路上忍受了許多艱澀的苦難，最後在一處政府管理的營地上搭起了臨時住屋，這個安全的避風港提供了比一路上所體驗到的還要更多的協助、希望及人性。在這歡樂時刻，身為家人支柱的Ma Joad，非常驚訝地發現自己卻是無限的悲傷。她說：

　　「真有趣，不是嗎？我們一路走來都是顛簸擁擠地彼此推撞，我從來沒想過這些。現在在這裡的家人們都對我很好，一種令人畏懼的好；而我所做的第一件事情是什麼呢？我當下卻回想起那些不好的事情……那些事情……現在一串串地浮現腦海。祖母是一個窮人，一個已經被埋葬在土裡的窮人……還有Noah走進了河裡……我們到現在還不知道他是活是死。永遠都不會知道了。而Connie偷偷跑掉了。先前我沒有將這些放

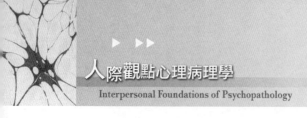

在我的腦海裡，但現在這一切都跑回來了。而我應該要感到高興，因為我們現在都在一處美好的地方。」（pp. 287-288）

34　　在整個驚險萬分的旅程中，她努力躲避著自己巨大的悲傷，可是，一旦來到了安全且舒適的時刻，她的悲傷就溜回來了。兒童在陌生人情境裡的躲避反應，也可能類似這個歷程的初始階段。就行為上來說，兒童看起來並不焦慮且自給自足（self-sufficient）；但是在生物化學層面，就有理由懷疑兒童當下正承受著強烈的壓力（Fox & Card, 1999）。

☕ 失序與混亂的依附型態

Main 和 Solomon（1986, 1990）在陌生人情境裡辨識出另一種非典型的反應型態，他們稱之為定向失序─混亂型（D 型）依附模式〔disoriented-disorganized (D) attachment pattern〕。此種反應對外面的觀察者來說似乎有些古怪：當母親離開後重回陌生人情境，這類兒童看起來似乎有些迷惘、疏遠或感到混淆。有些兒童是慢慢地移動或不安的動來動去。其他的兒童則在其他方面看起來很怪異──一位大聲吼叫的兒童可能在母親回來時突然變得沉默且停止動作好幾秒鐘。正好與躲避型或抗拒─矛盾型反應相反，混亂型反應似乎像是一種處於壓力下的崩潰反應。

混亂型反應主要與三種類型的小孩有關：曾被虐待的兒童、目前處在壓力下的兒童，以及雙親有心理困擾的兒童（Cicchetti & Barnett, 1991; Crittenden, 1988; Lyons-Ruth, Connell, Zoll, & Stahl, 1987; M. J. O'Connor, Sigman, & Brill, 1987; Spieker & Booth, 1988）。離開陌生人情境後的一個半小時，若與對照的安全型兒童相比，那些被歸為混亂型的兒童他們的口水中仍呈現明顯偏高的 cortisol 濃度（Hertsgaard, Gunnar, Erickson, & Nachmias, 1995; Spangler & Grossmann, 1993）。

是什麼造成混亂型反應呢？有些作者（如 Lyons-Ruth & Jacobvitz,

1999; Main, 1995）主張，那些表現出混亂型行為的兒童先前曾被其依附對象威嚇過。也就是說，令兒童感到安心的那個人正好也是讓他害怕的人，所以產生矛盾的反應。在陌生人情境，兒童會尋求安撫還是避免進一步的焦慮？或許最清楚的例子就是受過身體虐待的兒童。Carlson、Cicchetti、Barnett和Braunwald（1989）針對一群被不良對待的嬰兒樣本進行研究；樣本中82%的嬰兒在陌生人情境表現出混亂型反應。照顧者也可能在不知覺當中威嚇到了兒童。有一位母親想要使自己比較風趣一些，她習慣悄悄爬到兒童的後面，發出古怪的聲音、露出她的牙齒、扭曲自己扮鬼臉。另外一個例子則是有位母親本身有嚴重的畏懼症狀，當恐慌發作，就會攀附兩歲大的小孩以尋求保護。

混亂型依附模式具有理論上的重要性嗎？曾被虐待的兒童要比其他兒童更可能在長大之後出現人際障礙（Cicchetti, Lynch, Schonk, & Todd-Manly, 1992; Lyons-Ruth & Jacobvitz, 1999; D. A, Wolfe, 1985）。被不良對待的兒童要比其他兒童更容易對同儕表現出攻擊性。在團體生活裡，他們也比較退縮、比較憂鬱（Kazdin, Moser, Colbus, & Bell, 1985）。當他們日後為人父母，比較可能會不良對待自己的小孩。再者，有人可能會問依附的概念是否有助於說明父母親的虐待和兒童稍長對同儕表現出的攻擊行為之間的關連性。或許透過模範原則（modeling）能夠更簡潔說明此關連性：父母表現出虐待行為，兒童則複製了這些行為。或許D型依附只是一種壓力的徵兆，而不是說明此關連性時的必要條件。

可是，依附可能扮演某種特殊的中介角色，在了解受虐兒童稍長後之攻擊行為時，此角色非常重要。與依附理論學者一致，我們也假設被歸為D型的兒童曾經經歷了某種重大的困境。會安撫及保護兒童的大人正也是令兒童害怕的那個人。照顧者的兩種形象彼此矛盾：一個是正面的、安撫心靈的形象；還有一個是負面、懲罰性的形象。對那麼小的兒童來說，將非常難以整合同一個人這些不同的形象。同一照顧者無法統整的形象有時被稱為*分裂的形象*（split images）。在本書之後接下來的部分，我們會使用

35

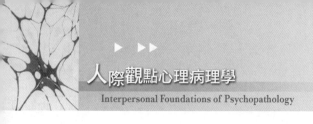

此概念來說明一個人在感受、想法與行為上突然的轉變與中斷。

 ## 依附型態的穩定性與預測價值

　　兒童的依附模式有多穩定呢？例如，從十二個月大到十八個月大期間的依附模式？如果家庭內的壓力水準在此期間處於合理的常數，依附模式將相當穩定。Lamb、Thompson、Gardner和Charnov（1985）回顧九項研究後指出，在兩個測試之間平均有77%的一致性（concordance）。在前一次的測試被評為安全型（或非安全型）的兒童，很容易在第二次測試也被評為相同的類型。要將一致性歸因於穩定的母子關係，還是兒童（由生理決定）的氣質呢？或許一位躲避型的兒童，基於生理上的因素，不太能引起其他人的興趣（包括母親在內），因此在兩次測試裡，對母親的離去與返回都不太感興趣。依據生理學上的假說，兒童的躲避型行為是因為某種天生的特質，而非母子關係的品質。

　　可是，生理學假說也意味著不管是誰帶兒童來接受測試，兒童在陌生人情境應該有相同的反應。如果兒童的反應視關係而定，那麼，在母親陪同前來之下接受測試，兒童所作的反應，可能不同於由父親陪同前來時所作的反應。許多研究也已指出，隨著陪伴的是母親還是父親，兒童會有非常不同的反應（Patterson & Moran, 1988）。因此，兒童的反應似乎端看兒童與父親或母親各自的關係而定。臨床工作者也在有時被父親、有時被母親帶來接受治療的兒童身上觀察到同樣的現象。當兒童離開父母加入治療師這邊時的分離表現，則因著不同的雙親陪同前來而有不同的表現。

　　兒童在陌生人情境的反應，也隨著兒童的生活壓力大小而有所不同。當家庭處在壓力下（如父親失業），不安全型模式比較常見（Egeland & Farber, 1984; Egeland & Sroufe, 1981a, 1981b; Patterson & Moran, 1988; B. Vaughn, Egeland, Sroufe, & Waters, 1979）。此結果也認為，氣質無法單獨決定兒童的依附模式。

氣質的角色

氣質（temperament）指的是由生理層面決定（因此在生命頭兩年裡是   36
相當穩定的），但隨著時間會透過成熟及經驗而得以修正的特質（M. K.
Rothbart & Ahadi, 1994）。氣質上的一項特徵就是兒童的一般反應性（gen-
eral responsiveness）：有些兒童對刺激的反應性要比其他兒童更高。氣質
上的另一個特徵就是兒童對壓力的感受性（susceptibility）。容易惱怒（dis-
tress-prone）的兒童在生活早期顯得易怒且難以取悅，並且要比其他的小
孩更常哭泣。依據A. H. Buss和Plomin（1984），早期的苦惱就是害怕與生
氣的前身。

兒童的氣質對於兒童稍長的經驗有兩個重要的影響。首先，同一事件
（如，陌生人進入房間）對於容易惱怒的兒童所具有的威脅性，要比沉穩
型的兒童來得大。經過許多次這類「具有威脅性」的經驗之後，容易惱怒
的兒童會開始預期威脅出現，比較沉穩的小孩則不會如此。因此，一個平
靜、穩定、可預測的環境可能就對容易惱怒的兒童相當重要，但對比較沉
穩的小孩，可能就沒那麼重要了。再者，照顧者對容易惱怒和對比較沉穩
型的小孩的反應有所不同（Crockenberg & Acredolo, 1983; Linn & Horowitz,
1983）。比起教養難養型小朋友，教養比較沉穩的兒童是比較愉快的，因
為處於苦惱當中的沉穩型小孩比較容易安撫，照顧者會感覺自己非常勝
任。

假設我們找出剛出生沒多久且氣質上屬於易怒的嬰兒，並在一歲時進
行陌生人情境測試。我們進一步假設在一歲時觀察到這些嬰兒通常屬於不
安全型依附。那麼，我們可以將他們的不安全特質歸因於他們的氣質呢，
還是他們對於照顧者的信任程度？Van den Boom（1989）針對出生十天與
十五天的嬰兒進行評估，找出十五位易怒型與十五位非易怒型個案。所有
的嬰兒都是健康的、來自低收入但完整的家庭的頭一胎。在生命頭六個月
期間，母親與嬰兒在家接受觀察。當嬰兒六個月大，要求易怒型嬰兒的母

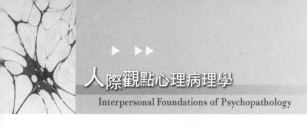

親來描述一下她們的小孩；如預期的，她們提到自己的小孩非常難教養。在家的行為觀察也指出，過了六個月之後，比起非易怒型兒童的母親，易怒型兒童的母親對自己小孩的反應性比較低。例如，她們通常會忽略小孩的哭泣。然後，小孩在十二個月大的時候接受陌生人情境測試。超過一半以上的易怒型嬰兒屬於不安全型依附（A與C型反應），而另一類型的嬰兒大多數屬於安全型依附（B型反應）。

Van den Boom（1994, 1995）後來又進行了另一項研究，她試圖了解是否可以透過對易怒型嬰兒的母親加以訓練而得以改變此種影響。她評估了將近六百名新生兒，找出一百名易怒型嬰兒。當這些嬰兒在六個月到九個月大時，其中半數的母親接受特殊的親職訓練，另一半則未接受訓練。所安排的訓練是設計用來改善每一位母親對自己小孩的敏感度。母親們學會去知覺及解讀嬰兒苦惱的訊號，然後給予有效的回應。她們被教導如何吸引嬰兒與之互動（如，模仿嬰兒本身的發聲），以及如何避免過度刺激嬰兒（如，只要嬰兒轉移目光就保持沉默）。這類的訓練不僅是增加了母親有關怎麼做的知識以及照顧孩子的效能感，也可能使母親相信嬰兒之所37 以易怒是因為嬰兒的氣質，而不是因為自己沒有做好母親的角色。

接受訓練的母親們在嬰兒九個月大的時候接受在家的觀察。她們比沒有接受訓練的母親們更能激發（stimulate）兒童，並且比較能掌控嬰兒的行為。她們的嬰兒被評為比較好社交的（sociable）；這些嬰兒也比較愛探索且比較少哭泣。接著，當嬰兒十二個月大，他們全都接受陌生人情境測試。在十二個月大時，受過訓練的母親的嬰兒有一般常態的行為表現（這些嬰兒與非易怒型嬰兒沒有什麼分別）；他們其中有68%被評為安全型依附。相反的，沒有接受訓練的母親（當嬰孩九個月大時接受在家觀察），似乎對於嬰兒的需求比較不敏感。她們主要是對嬰兒的負面行為有所反應，而通常忽略了嬰兒正面及輕微負面的行為。當她們的小孩在十二個月大時接受陌生人情境測試，72%被評為不安全型依附（大多為躲避型）。因此，氣質上易怒的嬰兒比較難教養。在沒有訓練之下，這類嬰兒的母親

比較容易放棄，而嬰兒變成不安全的依附。可是，父母親職訓練可以反轉此一傾向。很明顯的，氣質與教養相互作用，而產生了安全或不安全的依附。如果父母親（在自我防衛之下）會忽視易惱怒的兒童，這樣的忽略將會影響兒童的依附風格。

　　針對恆河猴的實驗性研究也支持這樣的結論。Suomi（1987, 1999）與其同事選擇性地撫育兩組恆河猴。一組是高度情緒化；另一組則是反應正常。然後調查者（依據這些母猴先前撫育其子女的情形）找出在母職行為（maternal behavior）品質上有所差異的兩組母猴。一組屬於高度滋養，另一組則是常態反應的。小猴出生後不久，調查者實驗性地將每一類型的小猴與每一類型撫養風格的母猴相互配對，產生了四種實驗條件——情緒化vs.常態的小猴，配上滋養型vs.常態型撫養風格的母猴。當小猴六個月大時，就被安置在較大的族群裡，與其他在不同撫養風格下成長的小猴生活在一起，然後觀察他們的行為。母職風格對於屬於高度情緒化的小猴有非常戲劇化的效果，但對於常態反應的小猴來說，就沒有特殊的影響。由常態撫養風格的母猴撫育的高度情緒化小猴，對於微小的環境障礙就會表現出情緒反應，也比較不去探索，而且通常屬於支配階級的下層。可是，由滋養型撫養風格母猴撫育的高度情緒化小猴則有良好的因應：牠們很早就離開母猴，探索環境比較不遲疑、達到支配階級的較高位置，並且很少表現出行為上的障礙（Suomi, 1987, 2000）。

更長時期的連貫性

　　我們應該預期出生頭兩年裡的依附類型會一直持續嗎？會這麼思考的一項理由就是，年輕兒童在內心形成了有關他人的形象，這些形象會影響兒童日後時的人際互動。如果兒童預期其他人是不友善的，兒童可能會有不友善的反應。然後，其他人又以拒絕或冷漠來回應兒童的不友善，就成了一種自我實現的預言（self-fulfilling prophecy; R. A. Thompson, 1999）。

　　可是，仍有些理由讓我們預期兒童內心有關其他人的形象將會隨時間

38

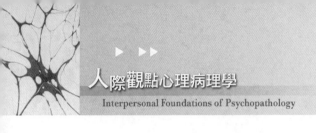

而改變。新的經驗會變更一個人抱持的期待、信念與態度（R. A. Thompson, 1999）。首先，兒童的真實世界（reality）可能有所改變。一位母親過去曾因為自己的難養型小孩而感到負擔沉重，現在則是發現已達學齡前階段的小孩生氣勃勃，因而心情愉快；一位母親曾享受於撫育自己貧弱的嬰兒，現在則是因為不斷和孩子在意願上的爭執而惱怒不已。第二，可能出現新壓力源，或者舊有壓力源可能消失。父母間的婚姻緊張情形可能對孩子曾有的安全型依附帶來不利的影響。第三，孩子長大成熟後，可能對照顧者的行為產生不同的觀感。曾經看起來強而有力的照顧者，現在可能看起來像是貧弱而易受傷的；曾經看起來嚇人且不可信靠的照顧者，現在可能看起來是認真且充滿善意的。最後，當小孩長大成熟，可能出現新的天賦（或缺點），使得兒童更能（或更無法）引起其他人的興趣。一個曾經不引人注意的兒童可能變成外貌姣好、聰敏、善於社交或擅長運動；先前給人希望的小孩可能反過來變成學習困難、社交拙劣或身體不靈活。因此，在十二個月或二十四個月大時的安全型依附可能開啟一個希望之旅，但卻可能在稍後出現反轉。基於這類理由，我們反對主張依附型態會隨著時間固定持續下去。

R. A. Thompson（1999）總結了有關依附連貫性的文獻。許多有關嬰兒的研究已經指出，安全依附型兒童在陌生人測試情境之外，對他們的母親展露出較多的正面情感。比起不安全依附兒童，他們也比較不容易感到挫折，通常也較無攻擊性。他們會比較熱心，也較不遲疑地服從母親的希望。因此，一歲時對母親有安全依附的兒童比較容易在兩歲時仍屬於安全依附。可是，當兩次評估間隔的期間增加時，相關值就開始變小。

有關長期連貫性的證據是混淆參半的。有些調查者提到十二個月大兒童的依附類型與兒童在學時的社會行為有顯著相關。例如，Main、Kaplan和Cassidy（1985）研究了曾在十二個月大時接受陌生人情境測試的六歲兒童。他們進行了一項有關分離焦慮的測試，其中包含了一些有關兒童與母親分離的照片（如，父母要外出旅遊兩週）；調查者詢問照片中的兒童是

什麼樣的感覺。如果做出的反應指出了某種適當的感覺（如，兒童覺得孤單、害怕、生氣或悲傷），那麼該反應就被認為是良好的（good）。如果做出的反應沒有談及或不願意提到感受，那麼該反應就被認為是不好的（poor）。例如，有個小孩表示照片中的兒童感覺很好，然後就開始重複著說出無法了解其意的 "widididi"。六歲大的兒童也被問到照片中的兒童可能在做什麼。如果回答是有建設性的（「渴望父母不要離開」），那麼就被認為是良好的；如果回答是非建設性的（「殺掉他們」、「跑開」），那麼就被認為是不好的。（六歲大時的）兩種分數都與十二個月大時的依附風格有顯著相關。

可是，R. A. Thompson（1999）所回顧的其他研究，有許多都沒有發現早期與稍後的依附風格型態之間有關係。文獻間的差異一部分可能是起因於三項方法學上的議題。第一，許多實證性研究將兒童分類為安全型（secure）、躲避型（avoidant）或抵抗－矛盾型（resistant-ambivalent），但他們省略了混亂型（disorganized）：混亂型可能是日後心理病理的最敏感預測因子（M. T. Greenberg, 1999）。第二，在許多研究，兒童的依附型態只評估一次（如，在十二個月大或十八個月大時），然後指出這一次的評估類型與兒童日後行為之間有相關。可是，這一次的評估裡可能不如由多次評估的綜合結果來得穩定或可靠。畢竟，兒童生活裡的壓力源來來去去，所以兒童在陌生人情境裡的行為也有某種程度的起伏變化。可是，比起一次評估的分類結果，在三次評估裡都穩定獲得的分類結果（如，在十二個月大、十八個月大與二十四個月大的評估都為躲避型）是較佳的預測因子。

第三，R. A. Thompson回顧的許多研究，都是來自美國完整、中等收入家庭的小孩。這類家庭的父母親通常是自願加入的，他們太過於快樂而無法測試他們的「驕傲與享樂」。然而，透過這類方式被選取的兒童一般並沒有承受太大的風險。他們不太可能展現出不安全型的依附（或稍長時的偏差社會行為）。他們構成了一個低風險的母群體（a low-risk popula-

39

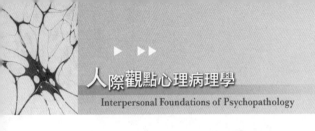

tion）。因為不安全依附與偏差的社會行為兩者在低風險母群體裡都非常少見，所以我們需要對數量龐大的樣本進行測試，才能夠證明早期依附與稍長之社會行為之間有達到統計上顯著水準的關係。當測試樣本較小而感興趣的行為又很少發生，統計考驗就會被認為缺乏統計力（Fagot & Kavanaugh, 1990; M. T. Greenberg, 1999）。事實上，許多研究是針對來自低風險母群體的兒童進行測試，卻沒有在早期依附與稍長行為結果之間發現關連（Bates, Bayles, Bennett, Ridge, & Brown, 1991; Bates, Maslin, & Frankel, 1985; Fagot & Kavanaugh, 1990; Goldberg, Lojkasek, Minde, & Corter, 1990; M. T. Greenberg, 1999; M. Lewis, Feiring, McGuffog, & Jaskir, 1984）。

然而，有些調查者曾對風險較高家庭的兒童進行研究（如，居住在不安全社區的不良家庭；沒了父親、只剩年輕又沒有工作的母親的家庭；父母當中有一位生病或心理能力受損的家庭）。這類家庭同樣都處在壓力下，這樣的小孩們在嬰兒期較多屬於不安全型依附（以及稍長時出現偏差社會行為）的個案。因此，在高風險樣本裡，就比較容易偵測到統計上的關連（M. T. Greenberg, 1999）。下一節中將檢視此關係的相關證據。我們引用的每一項研究至少符合三項方法學議題的其中一項——評估當中包含了混亂型依附類別在內；受試者接受不止一次的評估；或者受試兒童是抽取自條件不佳（高風險）的母群體。

不安全依附、其他的風險因素和心理病理

有許多因素造成兒童處於罹患心理病理的高風險當中，而持續多年的不安全型依附，似乎是其中一種。我們在本節探討一些其他的風險因素。

40 心理病理的多重路徑

心理病理的病徵與症狀源自許多起因。以對立反抗疾患（oppositional

defiant disorder）為例。此疾患的診斷準則（參見資料櫥窗3.1）反映出「一種否定、敵意及挑釁的行為模式」。要達到此疾患的診斷準則，兒童必須表現出表格內八項行為中的四項。這些行為暗示該名兒童很生氣（好爭辯的、挑釁的、故意惹惱他人的、易怒的、怨恨的、懷有惡意的），但我們需要額外的資訊來了解為什麼兒童要生氣（以及在生誰的氣）。或許，

資料櫥窗3.1 對立反抗疾患的診斷準則

A. 一種持續至少六個月的否定、敵意與挑釁等行為模式，期間出現下列至少四項（或四項以上）：

　（1）經常發脾氣。

　（2）經常與成年人爭辯。

　（3）經常藐視或拒絕服從成年人的要求或規範。

　（4）經常故意惹惱其他人。

　（5）經常將自己犯下的錯誤或不良行為歸咎於其他人。

　（6）經常是暴躁且容易被其他人惹惱生氣。

　（7）經常是生氣與怨恨的。

　（8）經常是懷有惡意與報復心的。

　　注意：只有當個案的行為發生頻次多於在一般人或可對照之年齡及發展水平上一般所觀察到的次數，才認為符合該診斷標準。

B. 干擾行為在社會層面、學業層面或職業功能層面，造成了臨床上的顯著損害。

C. 該行為並不是只發生於某種精神病性或情感性疾患發作病程期間。

D. 必須不符合品行疾患（Conduct Disorder）的診斷標準，而且如果個案是十八歲或更年長，必須不符合反社會型人格疾患的診斷準則。

註：節錄自 *Diagnostic and Statistical Manual of Mental Disorders*（4th ed., text revision, p. 102），American Psychiatric Association, 2000, Washington, DC: Author。取得許可後刊登。

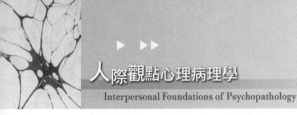
兒童喜歡父母親是比較有反應的、可取得的、可信的且安撫人心的（一項依附議題）。也或許，兒童拚命地想要從過度控制的父母那裡獲得更大的自由（一項成就自我議題）。換言之，兒童的對立行為可能源自於某種受挫的依附動機，或是其他受挫的動機。因為還有另一條路徑，所以得等到我們知道該名兒童為什麼生氣之後，才能夠了解這個疾患（或治療這樣的孩子）。

屬於風險因素的壓力源

　　不安全型依附只是數種風險因素裡的其中一種。M. T. Greenberg（1999）加入三種額外的類別，其中一類包含那些使兒童容易產生壓力的人格特質。例如，那些有易生氣的氣質、容易生病，或是有軀體上的不正常、畸形或外形受損的兒童，很容易被同儕排拒。雖然本質上不是與依附有關的議題，這類拒絕也增加兒童日常生活上的壓力。

41　　第二類則是包含與依附沒有直接相關的家庭環境壓力，包括因為貧困及物質剝奪所形成的長期壓力、居住環境中的實際危險、影響家庭安全的創傷，以及家庭內部的緊張和心理病理。

　　第三類則是包含雙親在訓練兒童或家事管理上缺乏效能所造成的壓力。例如，有些父母過度嚴厲和偏好處罰；其他有的父母親則是過度批評和控制；還有一些父母親則給予太少的輔導和結構。即使是感到安全依附的兒童——對於雙親的可取得性、反應性（responsiveness）與友好性（goodwill）感到安心——在試圖獨立時，也會經驗到極有壓力的權力掙扎和阻撓。

　　因此，這四種壓力來源非常多樣化——不安全依附、容易造成壓力的特質、家庭環境壓力、缺乏效能的親職教養。它們構成了四項重要的風險因子類別。依據M. T. Greenberg（1999），風險因素的數量愈多，出現心理病理的可能性愈高。這些風險因素並非一定與另一項風險因素各自獨立而無相關。例如，身體受虐的兒童可能經驗到好幾種來源相關的壓力：某種

不安全型（混亂型）依附、家庭暴力、缺乏效能的親職教養，以及父母親方面的心理病理。

風險因素與心理病理

M. T. Greenberg（1999）提出找出風險因素與心理病理之間關連時的一連串原則。其中一項原則提到不安全型依附本身並不會造成心理病理。在十八個月大時（並且沒有其他的風險因素）表現出躲避型反應的兒童，不會是未來罹患心理病理的候選人。可是，屬於不安全型依附並且目睹其他家人的暴力及心理病理表現的受虐兒童，將是未來罹患心理病理的候選人。

第二項原則是某種已知的心理病理形式不是由於某一特定的原因所致。對立反抗疾患可能源自不同的理由，就我們所了解的，對立反抗疾患兒童可能是因為受挫的依附動機或是因為受挫的心理分離希望而產生的反應。

第三項原則是某一特殊的風險因素並非總是產生同樣的疾患。三個孩子同樣都有憂鬱的母親、身體暴力的父親，以及不安全型的依附，他們各自所展露出的症候群可能有所差別。其中一個可能是非常焦慮，另一個非常憂鬱，而第三位則非常具有攻擊性。對於兩位兄弟——一位氣質上是意志薄弱、易受驚嚇與敏感，另一位氣質上則是吃苦耐勞、鐵石心腸與厚臉皮——對相同的壓力有不同反應時，我們一點也不感到訝異。

有關依附與心理病理的實證研究

不安全依附加上其他風險因素，可能成為年齡稍長時出現心理病理的前兆。在一項重要的縱貫性研究計畫「Minnesota親子計畫」裡（Egeland & Sroufe, 1981a, 1981b; M. F. Erickson, Sroufe, & Egeland, 1985; Sroufe, 1983），研究者們研究了一百七十四名由年輕單身母親所生的嬰兒。透過在十二個月大時與十八個月大時的陌生人情境測試，嬰兒們被歸為躲避

42

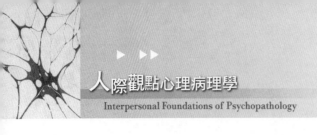
型、安全型或矛盾型。經過每位嬰兒所接受的兩次評估，調查者們可透過穩定的分類來辨識兒童。每一位嬰兒稍後在學齡前（M. F. Erickson et al., 1985; Sroufe, 1983; Troy & Sroufe, 1987）、小學階段（Renken, Egeland, Marvinney, Mangelsdorf, & Sroufe, 1989; Sroufe, 1990; Sroufe, Egeland, & Kreutzer, 1990），以及青春期（Urban, Carson, Egeland, & Sroufe, 1991）再度接受研究。在十二月大與十八個月大被評為不安全型依附的兒童，於稍大後的評估裡表現出同儕關係較差；和一開始被判斷為安全型依附的兒童相比，他們比較是喜怒無常、有比較強烈的壓力反應、表現出較多的攻擊和憂鬱徵兆。在十歲到十一歲的時候，原本的這些兒童當中有四十七名接受了夏日營隊的觀察（Urban et al., 1991）。那些在嬰兒期被評為安全型依附的兒童，社會勝任表現較佳，似乎也比較沒那麼依賴。

Lyons-Ruth、Zoll、Connell和Grunebaum（1989）研究了主要照顧者有憂鬱症的那些嬰兒。依據由嬰兒學齡前的老師後來所作的評量，那些在學齡前被認為最有敵意的兒童，一般在嬰兒期似乎都被認為屬於不安全型依附。在具有兩項早期風險因素（混亂型依附和憂鬱症母親）的兒童當中，55%在幼稚園時期被評為充滿敵意。而沒有這兩項風險因素的兒童，只有5%得到同樣的評估結果。Shaw和Vondra（1995）針對高風險樣本進行一項研究，並且發現十二個月大時的依附風格與三歲時的學齡前行為問題之間有相關。在十二個月大時被分類為混亂型（第一項風險因素），並且在兩歲時被雙親評為「難養型」（difficult）氣質（第二項風險因素）的兒童，在攻擊性方面特別偏高（Shaw, Owens, Vondra, Keenan, & Winslow, 1997）。

成人期依附

依據一些理論學家的說法（Ainsworth, 1991; R. S. Weiss, 1982, 1991），成年人對情感伴侶也有依附式的牽繫（bonds of attachment）。也就是說，

此種牽繫不僅是情感性的，而且具有壓力下的安撫能力。因此，當伴侶離異，他們有時會驚訝地發現，自己竟然會有失落、焦慮與壓力的感受（R. S. Weiss, 1973, 1975）。

　　一種與壓力有關的狀態，就是腦下垂體─腎上腺系統（pituitary-adrenal system）的輸出增加。當持續輸出一段時間，容易產生傷害性的生理效應。一來，這會壓抑免疫系統，所以人們容易生病（Levine, 1983）。從最近失去伴侶的人身上所抽取的血液樣本指出，在細胞層次的免疫活性（immunocompetence）是下降的。結果，哀慟的人比較無法抵抗疾病，而比較容易得到各種慢性疾病（Bartrop, Luckhurst, Lazarus, Kiloh, & Penny, 1977）。同樣的，認為自己孤單的那些人表現出相似的缺陷，也比較容易生病（如Kiecolt-Glaser, Garner, et al., 1984; Kiecolt-Glaser & Glaser, 1987; Kiecolt-Glaser, Ricker, et al., 1984）。因此，一生當中，與重要他人的分離似乎必須付出生理上的代價。「分離（separation）與隔絕（isolation）具有壓力與傷害性」這個觀點，也在下面五種類型的研究裡獲得證實。 43

有關隔絕的實證研究

　　許多稍早的研究已經指出，當人們與其他人完全隔絕時會變得焦慮不已。在某項實驗，男性大學生被付費邀請在隔絕的狀況下生活一星期（Zubek, Bayer, & Shephard, 1969）。在實驗條件下的每一位學生獨自待在一個裝潢明亮、配有空調的小房間裡，其中提供閱讀資料、拼圖、旅遊幻燈片和樂器。參與研究的受試者不能有訪客。另一組則是受到同樣的對待，但是他們被允許觀賞電視以及接受訪客。第三組則單純地只是定期來到實驗室接受測試。在隔絕情境下的受試者有20%發現隔絕難以忍受，他們在第二天退出實驗，酬金被沒收；而仍舊持續下來的人則提到自己感到孤單、焦慮不已、坐立不安以及憂心。他們也提到其他的焦慮症狀：有些人感覺到他們失去與現實生活的接觸，有些人出現暫時性的喪失定向感（disorientation），還有一些人則提到一些新奇異常或罕見的念頭。

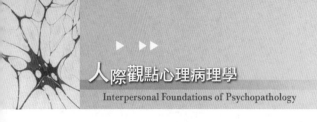
將孤單的處境賦予人性的方法

　　極地探險家和獨自航行者都提到類似的情況。他們提到他們會追憶起或回想起一些人，有時甚至出現某人的幻覺，並且將無生命世界賦予人性。例如，世界上獨自航行環繞世界的第一人Joshua Slocum（1972），曾經提到自己在海上航行四個月後開始和月亮說話。後來，當他變得孤伶伶一人，他也開始幻想有一位好夥伴。Nasby和Read（1997）研究了一位嘗試中途不靠站環繞世界航行的五十四歲男士；此次航行耗費一百五十天。第三天左右，他偶爾打電話回家，但那些電話讓他感到更悲哀和孤單。他寫下：「當我不讓自己回想其他美好的選擇，似乎就比較能應付我的孤單。」（擷取自Nasby & Read, 1997, p. 838）他要自己開始閱讀，但是當他讀到描寫「能和家人朋友分享所帶來的溫暖與愛」的內容，他發現自己失控地哭了起來。到了第四十一天，他開始擔心無法控制自己的憂鬱愁思。

　　在越戰曾被北越囚禁的戰俘（POWs）被訪問到他們如何因應被單獨監禁的處境。他們偏好的方法都是能夠產生某種人際接觸的感覺。例如，Deaton、Berg、Richlin和Litrownik（1977）找出了二十七種經常被提到的方法。其中一類很有用的方法就是進行一些活動，使被囚禁者能夠在自己心裡與守衛產生一些近似真實的關係。例如，一些戰俘會花時間去研究守衛的行為，以便（在自己心裡）嘲笑他，因此敵人就變成了一個重要他人。所有當中被認為最有用的策略就是透過密碼與另一位囚犯溝通，像是敲牆壁。相反的，不具人性的方法（做一些心智上的活動、記日誌、做一些儀式行為）似乎就不是那麼有用。

44

失落、寂寞與疾病

　　隔絕的人容易引發各種身體上的疾病。Kraus和Lilienfeld（1959）在一項早期的研究裡，使用國家重大統計辦公室（the National Office of Vital Statistics）的資料，研究過去兩年來美國的死亡率。他們指出，所有年齡

層的鰥夫寡婦都要比已婚者更容易早死。此一死亡率高於所有致死因素
（包括心臟疾病與癌症）。無獨有偶地，Berkman和Syme（1979）訪談了五
千名加州居民，並且評估這些人在九年期間內的壽命。他們發現已婚者這
一組活得比未婚者這一組來得久。已婚者這一組在三十至四十九歲、五十
至五十九歲和六十至六十九歲的死亡率分別為3%、12%和27%，而未婚
者這一組相對的比率則為9%、26%與34%。House、Robbins和Metzner
（1982）以及Shye、Mullooly、Freeborn和Pope（1995）也都提出相似的
結果。Young、Benjamin和Wallis（1963）研究了將近四千五百名年齡超
過五十五歲且喪偶的男士，他們發現在喪偶後頭六個月裡的死亡率增加至
將近40%。再婚的鰥夫的死亡率很明顯要比沒有再婚的低（Helsing, Szklo,
& Comstock, 1981）。

　　同樣的情形也出現在離婚與分居者身上。Carter和Glick（1976）指出
離婚對於人們健康帶來的負面衝擊。雖然兩性都受到影響，但對男性的負
面影響似乎比女性嚴重（D. R. Brown, 1996; Helgeson, 2002; Schone &
Weinick, 1998; Umberson, 1987; Waldron, Weiss, & Hughes, 1997）。可是，性
別上的差異在許多研究之間並沒有得到完全一致的結果（Hope, Power, &
Rodgers, 1999）。

　　研究最徹底的死亡因素就屬心臟疾病了。Moriyama、Krueger和
Stamler（1971）在一項研究裡對照了被診斷為有心臟疾病的喪偶者、離婚
者與單身者，和被診斷有心臟疾病的已婚者。三十五至四十四歲離婚男士
的死亡率除以已婚男士的死亡率，得到的比率若為1，表示這兩群有著相
似的死亡率；比率若超過1，表示離婚男士死亡率高於已婚男士。在每個
年齡層，單身、離婚與分居者每一類群得到的比率都大於1。在某些類
群，死亡率甚至是已婚者的二至五倍。

日常生活壓力

　　日常生活的壓力事件也會損害人們的健康，最有壓力的事件似乎都涉

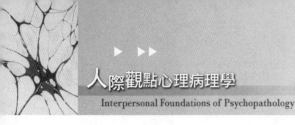
及分離和失落。T. H. Holmes 和 Rahe（1967）編纂一份常見生活事件的表單，並評定每一事件的壓力分數；數百人被邀請來評判每一事件需要進行多少調適。結婚這終身大事被評為「500」，而其他每一事件則依據和結婚事件的相對比較來評定。接著將每一事件的分數除以10，而得到表3.1中所列出的數值（這份壓力事件表在近幾年曾做更新。關於壓力源與常態的更新表單可參見 Hobson et al., 1998; M. A. Miller & Rahe, 1997; Moos, 1995; Moos & Moos, 1997。有關方法學的討論，請參見 Tausig, 1982）。

表3.1的生活事件是依據其壓力程度來排列。被認為最具有壓力的三項事件（配偶死亡、離婚和分居）全都與失去伴侶有關。下一級最有壓力的事件（入獄監禁）涉及到離家或離開家人，這類事件的壓力程度被認為和某位親密的家人死亡一樣。因此，人們認為最有壓力的五項事件都和某種重大人際失落有關。

社會支持的效果

許多研究者已經檢視過壓力、社會支持和易罹病性（susceptibility to illness）之間的關係。A. W. Williams、Ware 和 Donald（1981）在一項研究中，要求超過兩千名西雅圖居民完成一份有關近期壓力事件的問卷。參與者被問到自己在社會支持方面的資源以及在身體與心理方面的症狀。有許多壓力的人最常提及身體和心理這兩類症狀，而沒什麼社會支持則最常被像失業這樣的人所提到（Gore, 1978）。精神分裂症病人如果缺乏社會支持，則有非常高的死亡率（Christensen, Dornink, Ehlers, Schultz, 1999）。

社會支持是如何有助於減緩症狀？目前已經提出好幾種機轉。其中一種就是缺乏社會支持本身就很有壓力。也就是，人們想和其他人接觸，但人際接觸卻不可得（參見如 G. C. Andrews, Tennant, Hewson, & Vaillant, 1978; Lin, Simeone, Ensel, & Kuo, 1979）。第二種機轉是從時間上來看，社會支持能夠先發揮作用而緩和了後來發生之負面事件所產生的影響。也就是說，如果有他人可以支持自己，那麼負面事件似乎對此人來說就不是那

表3.1 社會再適應評估量表（Social Readjustment Rating Scale）46

順位	生活事件	平均值	順位	生活事件	平均值
1	配偶死亡	100	24	官司纏身	29
2	離婚	73	25	傑出的個人成就	28
3	分居	65	26	配偶開始就業或失業	26
4	入獄監禁	63	27	學業開始或結束	26
5	親近的家人死亡	63	28	生活條件改變	25
6	自己生病或受傷	53	29	修正或改變個人習慣	24
7	結婚	50[a]	30	與老闆不和	23
8	失業	47	31	工作的時數或條件有	
9	婚姻調解	45		所改變	20
10	退休	45	32	居住地點的改變	20
11	家人健康轉變	44	33	就讀學校的改變	20
12	懷孕	40	34	休閒娛樂的改變	19
13	性方面的障礙	39	35	宗教活動的改變	19
14	有新家庭成員加入	39	36	社交活動的改變	18
15	職場再適應	39	37	抵押借款或貸款少於	
16	財務狀況轉變	38		一萬美元	17
17	親密友人死亡	37	38	睡眠習慣改變	16
18	更換到不同的工作跑道	36	39	家庭聚會次數改變	15
19	與配偶爭執變多	35	40	飲食習慣改變	15
20	抵押借款超過一萬美元	31	41	度假	13
21	喪失抵押品贖回權或貸款	30	42	聖誕節	12
22	工作職責改變	29	43	輕度違規（如，收到	11
23	小孩離家	29		交通罰單、非法穿越	
				馬路、干擾安寧）	

註：[a]結婚經由人為指定壓力分數為500；沒有什麼事件的壓力程度被評為超過結婚的兩倍。為了方便，結果值再除以10。節錄自 T. H. Holmes & R.H. Rahe（1967），"The Social Readjustment Rating Scale," *Journal of Psychosomatic Research, 11*, p. 216。1967年版權為Elsevier Science, Inc.所有，取得許可後刊登。

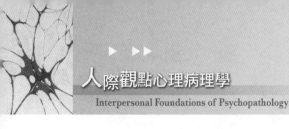

45　麼有壓力。依據此假設，單就支持資源的可取得性（availability），便可以緩和負面事件的體驗，使負面事件不那麼難熬（Dean & Lin, 1977）。第三種機轉就是具支持性的他人所說的話語，會使負面事件比較能夠被忍受，因此減緩壓力和易罹病性（如Cobb, 1976; LaRocco, House, & French, 1980; Thoits, 1982）。下一章內容，我們會更仔細探討此機轉。

成人的依附風格

　　依附式牽繫（attachment bond）這個概念也有助於釐清成年人在各種關係裡的行為表現。當我們說某位成年人依附著情人，意思是說這個成年人對這位情人感覺到一些情愫（affection），當這位成年人遇到壓力，這位情人將能安撫其心靈。因此，我們可能會問，在成人們身上是否有著各種不同的依附風格，就像從兒童身上所觀察到的依附風格。Hazan 和 Shaver（1987, 1990; Shaver & Hazan, 1988）提出三種成人依附型態，一種安全型以及兩種不安全型。他們簡短描述了每一種型態，然後讓成年人選擇出哪

47　一種型態最能捕捉他們在情感關係裡的感受。這些描述如下：

　　　安全型（secure）：
　　　我發現自己很容易和其他人親近，並且能自在地依賴他人。我通常不擔心會被遺棄或擔心人們與我太親近。

　　　躲避型（avoidant）：
　　　對於和他人親近，我多少有些不自在；我發現自己很難完全信任他人，很難允許自己完全依賴他人。當有人和我太親近，我會感到緊張不安，而且通常來說，我的愛人想要與我親近的程度超過我覺得自在的範圍。

　　　焦慮—矛盾型（anxious-ambivalent）：
　　　我發現其他人不願意如我想要的那樣和我親近。我通常會擔憂我

的愛人並不是真的愛我或是我的愛人不會想要和我在一起。我想要和我的愛人非常親密，這點有時候會把他們給嚇跑了。（Hazan & Shaver, 1987, p. 515）

　　這個樣本大約有兩百名男性以及四百名女性，他們的選擇如下：56%選擇安全型，25%選擇躲避型，而有19%選擇焦慮—矛盾型（嬰兒的分類比例分別是62%、23%和15%；Campos, Barrett, Lamb, Goldsmith, & Stenberg, 1983）。和躲避型或焦慮—矛盾型對照起來，那些自認屬於安全型依附的人認為他們的情愛經驗比較快樂、比較友好，且比較信任。他們的離婚率比較低，而且一般來說，他們的關係維持得比較久。

　　此後，有其他的人格問卷陸續開發出來，以評估一個人的依附風格。親密關係經驗問卷（the Experiences in Close Relationships Inventory; K. A. Brennan, Clark, & Shaver, 1998; Fraley, Waller, & Brennan, 2000）包含三十六道敘述，供人們評量自己。這些題目組成兩個不同的次量表。其中一個次量表描述的是一個人對於親近的喜好程度（closeness）——與愛人是親密或是疏遠。典型的題目像是「我覺得自己可以自在地和我的愛人分享自己私有的想法與感受」。另一個次量表描述的是一個人有關愛人是否會離我遠去的焦慮感。典型的題目像是「我擔心自己會被遺棄」，填答問卷的人會在每一個次量表各得到一個分數。

　　兩個次量表是不相關的（uncorrelated），所以一個人會得到這兩種分數的任一種組合。每個次量表都作為是圖表上的一個向度。圖3.1的X軸代表一個人對於親近的喜好程度（從喜歡疏遠到喜歡親近）。Y軸代表一個人對於伴侶離開的焦慮程度（從憂心到有信心）。圖3.1的每個象限分別描述了這兩個向度的不同組合情形。

　　█　右上角象限：描述的是想要與愛人親近並且有信心自己不會被遺棄的人；他們被稱為「安全型」（secure）。

　　█　右下角象限：描述的是想要親近卻擔心伴侶將會離開他的人；他

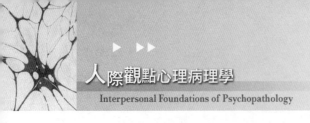
們被稱爲「對關係存有成見」（preoccupied with relationships；類似於兒童期的抵抗—矛盾型）。

其他的兩個象限描述的是那些偏好關係比較疏遠的人（類似於兒童期的躲避型）。

48

   ◱ **左上角象限**：描述的是不擔心會失去他們的愛人的人〔「排除—躲避型」（dismissing-avoidant）〕。

   ◱ **左下角象限**：描述的是非常擔憂會失去愛人的人〔「害怕—躲避型」（fearful-avoidant）〕。

因此，圖3.1提出了四種成人依附型態，而不是三種。

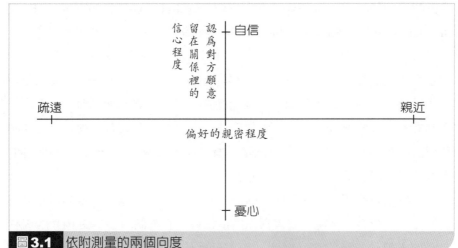

圖3.1 依附測量的兩個向度

Bartholomew（1990）一開始提出四種類型的分類方式。運用了Bowlby（1973）的理論，她推論認爲，兒童習得兩種內在運作模型（internal working models）。一個是有關兒童對其他人的印象（正面的vs.負面的），對照來說就是圖3.1的X軸。另一個內在運作模型關心的是一個人對自己的印象（正面的vs.負面的），對照來說就是圖3.1的Y軸。

Bartholomew指出，有負面自我印象的人一般會提到有比較多各種主觀的
苦惱（例如，比較沒有信心以及比較焦慮、憂鬱和寂寞）。在圖3.2，對他
人的印象以及對自己的印象分別再分成兩大類，以產生四種象限。每一種
組合都分別代表圖3.1提過的一種依附風格（Bartholomew, 1990;
Bartholomew & Horowitz, 1991）。

	對他人的形象	
	負面	正面
對自己的形象　正面	排除式躲避型	安全型
對自己的形象　負面	害怕式躲避型	存有成見型

圖3.2 「自我形象」與「他人形象」的四種組合

49

節錄自 "Attachment Styles Among Young Adults: A Test of a Four-Category Model,"
Journal of Abnormal Psychology, 61, p. 227。1991年版權為 American Psychological
Association 所有，取得許可後刊登。

有時候，案例有助於說明生命早期的某種深層經驗如何形塑一個人後
來對關係的看法。試想一位二十世紀超現實主義派藝術家René Magritte的
情形。Magritte十三歲的時候失去了母親。他的母親憂鬱了好多年，在他
還是小孩的時候就曾經自殺過好幾次。某天晚上，他的母親下床走向附近
的河邊投水自盡（Sylvester, 1992）。此意外事件的正確詳情並不清楚，
Magritte幾乎從來不對任何人提起母親死亡的事，包括他的妻子（E. H.
Spitz, 1994; Sylvester, 1992）。可是，就在他即將走到人生盡頭時，他告訴
他的傳記作者，當他母親被人發現時，她的臉是被睡袍給遮蓋住的，他還
說他唯一回憶起的感覺（或許是他在回憶時想像出來的），就是成為眾人
憐憫的焦點時那一股強烈的得意感受。

有位藝術史學家（E. H. Spitz, 1994）認為，Magritte那憂鬱且自殺身
亡的母親對小孩子來說是相當不易取得的（unavailable）。她承擔著身體

48

49

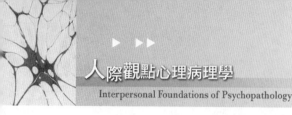
上的疼痛與疲勞，密集的連續生了三個兒子。René是最年長的孩子，看到母親被睡袍遮住頭的經驗（不管是真的看到、幻想的還是夢到的），似乎都留給他一些印象與感受，這些印象與感受持續影響他的藝術創作——因溺水死亡、臉部消失或隱藏起來、缺乏人與人之間連結的人類圖像。他的許多圖畫都描繪難以與另外一個人形成關係的人：這個另外一個人總是冷酷的、無生命力的，或是有如人體模特兒那般。

Magritte的圖畫創作裡，其中有一幅畫（圖3.3），反映出他對失落、分離或渴望既定的成見。這個令人心神不寧的畫作——《幾何精神》（*The Spirit of Geometry*），描繪母親與小孩之間的角色逆轉，其中沒有任何情緒。另一幅Magritte的畫作指出一些無法形成彼此連結的人們。在好幾幅畫作裡，人們彼此間都沒有眼神接觸。在一幅名為《愛人》（*The Lovers*）的畫作中，兩個人彼此親吻著，但是他們的臉因為被另一個人遮住而隱蔽不見。以及另一幅令人不安的畫作《葡萄豐收之月》（*The Month of the Grape-Harvest*），他將觀賞者安排在一個空蕩蕩的房間裡，從窗戶望出去，而窗戶外有一群男人往房間裡望著。房間裡並沒有任何東西可以讓這群男人望著，除了觀賞者以外，可是這群男人之中沒有一個人與觀賞者眼神接觸，就好像觀賞者不存在一樣。顯而易見地，Magritte長期以來對於人與人之間連結的既有成見就是這樣出現在他的創作裡。

☕ 摘　要

依附風格有助於澄清一個人身處於各種人際關係時的動機：是想要親近呢，還是比較喜歡疏遠？是覺得可以掌控關係呢，還是覺得只能無助地受到拒絕和遺棄的傷害？有些人為了保護自己不受到因他人拒絕而帶來的傷害，因此一直避免親近的關係。有些人渴望親密但卻極度害怕被遺棄。三種依附風格有助於我們了解在稍後幾個章節所介紹的人格疾患。

依附型態也澄清了一個人內心有關自己和有關其他人的形象，這些形

50

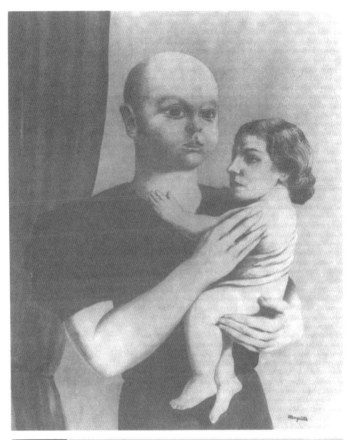

圖3.3 René Magritte的畫作「幾何精神」

象（認知）影響了該人的人際互動。那些認爲其他人很友善的人，在作爲上
就會不同於那些認爲其他人不友善的人。下一章，我們將檢視日常生活的人
際互動。我們摘述了一些強調「人際親和」與「成就自我」是人際行爲背後
之核心議題的實證證據。我們也指出一個人如何透過人際互動而有系統地追
求安全感，同時並指出人際互動可能會如何造成目標受挫和負向情緒。

51

第四章

人際互動裡的
人際親和與成就自我

　　人際行為可以透過其中的意義來加以組織。由於人際行為源自於背後 53
潛藏的動機（或目標），因此也就不訝異會有兩個具有組織作用的意義維
度可以來對應到「人際親和」與「成就自我」。本章，我們檢視一個已經
發展好幾年的當代人際模型，以解釋某些類型的心理病理。我們強調：(1)
行為背後的動機；以及(2)互動對方做出什麼樣的回應會使該動機獲得滿足
（或受挫）。我們所描述的原則會在後續的章節裡用來解釋人格疾患以及其
他類型的心理病理。

☕ 人際模型的歷史

　　各家人際理論，就像Horney（1945）、Leary（1957）和Sullivan
（1953）的理論，在1940年代與1950年代開始出現，主要是為了反抗當時
的主流理論，特別是心理分析理論和行為學派學習理論。行為理論將人際
事件化約為片斷的刺激和反應：一個人的行動可以看成是一種刺激，會引
發互動的對方有所反應，以當作是一種回應。然而，Leary（1957）主
張，人並非只是在別人面前「**做出**」行為而已。一個人向另外一個人炫耀
自己，「**該人當下正在『對』對方做了些什麼**」（p. 91）。「向他人炫耀」
這個動作傳遞了很多的訊息，包括想被對方認為他比較優秀。一個炫耀者

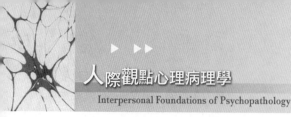
想要從聽者那邊得到某些東西，可是聽的人可能會（也可能不會）提供給他。我們的模型擷取了Leary的想法來澄清一個人想從互動裡得到什麼。

　　早期人際理論也挑戰了古典心理分析的思維。本來，心理分析理論的焦點在於有機體（organism）從周圍環境得到的能量，以及能量的起伏變化是透過性和攻擊等方式來消耗而產生的。其中特別強調那些「被認爲會妨礙能量釋放而造成精神疾病症狀」的內在歷程。然而，之後的心理分析學家（Horney, 1945; Sullivan, 1953）比較偏好從人們的社會互動來解釋精神疾病症狀。例如，Karen Horney（1945）認爲有三大類人際行爲是各種心理病理的核心部分：(1)遠離他人（moves away from other people）的行爲；(2)親近他人（moves toward other people）的行爲；或(3)抵抗他人（moves against other people）的行爲。雖然大部分人在日常互動中都會彈性展現這三種行爲，有些人（試著避免焦慮）則僵化地過度使用其中一種。在Horney的理論，一個具有順從人格的人便是學到藉由對別人友善和安撫別人（過度大方、自我犧牲、關心別人、同意別人）來避免自己的焦慮。而一個具有侵略人格的人，則是學到經由充滿敵意和支配別人（不慷慨、冷酷、多疑、挑剔）來避免焦慮。一個具有冷漠人格的人，則是完全不相信人與人之間的牽連，並學會爲了避免親近和攻擊這兩個部分，而偏好在工作、睡覺或吃飯都是自己一個人。下一節所提出的人際模型也找出了幾種行爲群組，不過，我們必須先強調兩個普遍的假設。

54

1. 人際行爲是受動機激發的：當A君開始與B君互動，我們假設A君的行爲是有目的的（屬於目標導向）。A君可能會也可能不會意識到這個目的，而且行爲的目的從日常瑣碎的到非常重要的都有。對一個人來說，一個特定目標的重要性也可能偶有變化。然而平均來看，和其他人相比，某些目的對某人來說就是比較重要。「被別人愛慕」對某人而言可能特別重要，但是對其他人來說卻不那麼重要。最後，我們假設，人們在重要目的獲得滿足時感到高興，重要

目的受挫時就會不開心（傷心、生氣）。

2. **兩個人對相同的人際互動可能有不同的知覺**：當我們觀察兩個彼此
互動的人，我們有時會忘記可以找出三種（或以上）不同的觀點。
假設我們觀察到Jack支配Jill，而Jill屈服於Jack的影響力。從
Jack、Jill和外在觀察者的角度來看Jack的行為與Jill的反應，可能
會得到不同的描述。如果說是「Jack在支配Jill」，從Jill與觀察者的
觀點來看，這個說法可能是正確的，但從Jack的觀點來看可能就不
是了。因此，從某一方的角度來描述某個人際行為時所使用的話
語，從其他的觀點來看可能就不正確。因此當我們分析一段人際互
動，表明立足點就顯得非常重要。如同我們將要說明的部分，立足
點的差異通常可以解釋何以會溝通不良、誤會和發生人際問題。

我們提出的模型大力藉助於其他的理論模型——例如，Benjamin
（1974, 1986, 1996）、Birtchnell（1993）、Carson（1969）、Horowitz和
Vitkus（1986）、Kiesler（1983, 1996）、Leary（1957）、Orford（1986），以
及Wiggins（1982）。本章介紹的這個模型接將分三個部分來討論：第一節
關注的是如何從兩個意義維度來組織人際行為；第二節則說明從理論上來
看，為什麼要以這樣的方式來組織人際行為；第三節則是思考某個人際行
為的互補部分——對方什麼樣的反應會滿足發動行為者的目標或動機。

應將這裡提出的模型當成一種（可以幫助我們系統性地思索人際歷程
與心理病理學的）概念工具，而（此時）不應當成是一個（可以精確預測
每個人在每個情境中之表現）的嚴謹理論。在我們檢視這個模型之後，我
們將用此模型來澄清研究文獻裡的三項議題。首先，我們重新檢視「社會
支持」這個概念，結果告訴我們社會支持若要有效用，應該要如何與接收
者的目標（希望）一致才行。然後我們用這個模型來說明不想要的社會支
持是如何使心理病理持續存在，甚至惡化。也就是說，一個原本好意的朋
友試著幫助一個憂鬱的友人，卻可能無意中持續（或加重了）友人的苦

55

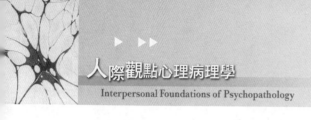
惱。最後，我們更廣泛地檢視溝通不良的情形。

沿著兩個主要維度來組織人際行為

　　一開始，我們先思考一個屬於人際層次的領域（如，人際行為或是人際特質）。有關人際行為的領域包含了符合「A對B（做了……）」這個架構的所有行為：「A支配B」、「A縱容B」、「A忽略B」、「A建議B」、「A愛B」、「A歡迎B」、「A照顧B」、「A利用B」、「A攻擊B」、「A屈服於B」、「A離開B」和「A依賴B」等等。我們的任務是去決定有哪些主要的意義維度貫穿了不同的行為，然後我們必須使用這些維度來展現此語意結構。

　　人際行為沿著許多意義維度而有所變化，但是在這麼多的意義變化中，有兩個維度特別突出。如果我們可以辨別出這些維度，就可以建構出一個圖形，在圖形標定出每個行為，以描述其大致上的意義，然後就可以將某一行為與其他不同的行為進行比較。兩種行為（如，「A歡迎B」和「A照顧B」）在圖形上會很接近，而另外兩種行為（如，「A避開B」與「A歡迎B」）在圖形上就會距離很遠。於是，各種行為在圖形上彼此的接近程度反映了它們在意義上的相似性。

　　諸多不同的統計程序可用來找出基本的意義維度：因素分析、主成分分析和多向度計量（multidimensional scaling）。為了套用這些方法，調查者必須先評估每一對人際行為之間的相似性（如，「支配對方」與「給予忠告」的相似性，或是「支配對方」與「使對方屈服」的相似性）。可是，相似性要如何評估呢？一個可能的程序就是請一組具有代表性的受試者來評定自己在過去一個月裡出現每一種行為的頻率。如果兩種行為具有相似的意義，那些經常表現其中一種行為的人們，也經常表現出另外一種行為；那些鮮少表現其中一種行為的人，也較少表現另外一種行為。作為相似性的一種測量方式，調查者要計算出受試者在每一對人際行為上的評

分之間的相關程度。兩個屬於高度正相關的行為，被認為彼此相似；兩個彼此負相關的行為，則被認為彼此不相似。

　　然後，就可以用因素分析或是某種類似的統計程序，來簡化相關係數的型態。這些步驟找出了相關係數型態所暗指的一些假設性維度。這些假設性維度統計程序也指出在原始的相關係數矩陣裡，有多少訊息可以由一個或兩個（或更多個）假設性維度來解釋。通常，為求簡潔，我們想找出最少量又能夠適度貼近原始相關係數矩陣之訊息的假設性維度。目前既存的一些準則，有助於我們決定出合適的最低量維度。

　　因素分析的步驟為每個人際行為在每個假設性維度上找到一個座標。於是我們可以畫出一個圖，在每個維度上顯示每種行為。例如，圖4.1在一個二維圖形裡說明各種人際行為。「A愛B」這個行為落在X軸正值的端點，「A忽略B」則落在負值的端點。「A支配B」落在Y軸正值的端點，「A屈服於B」則落在Y軸負值的端點。圖4.1中的其他行為，則反應了X軸與Y軸的其他組合。

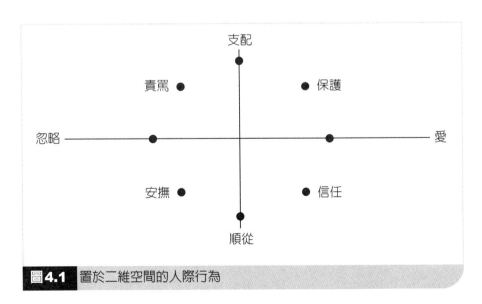

圖4.1 置於二維空間的人際行為

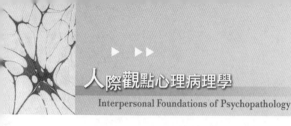
　　如果我們要描述人際特質的範疇，我們得先找出許多人際特質、邀請人們在每一項特質上評量自己，然後計算每一對人際特質的皮爾森相關係數（Pearson correlation coefficient）。因素分析因此可以顯示出最鮮明的假設性維度（Wiggins, 1979）。然後每一個特質可以在一個圖形上加以定位，如圖4.2。像是「親切的」與「慈悲的」落在X軸正值的端點，「冷酷的」與「吝嗇的」落在負值的端點；像是「自我肯定的」與「支配的」落在Y軸正值的端點，「順從的」與「不能自我肯定的」則落在負值的端點。

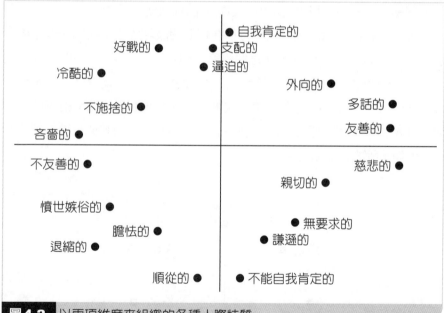

圖4.2 以兩項維度來組織的各種人際特質

　　過去五十年，許多調查者使用修改自這些方法的各種變革，來找出那些最顯著的意義維度；這些研究得到非常相近的結果。LaForge 和 Suczek（1955）、Leary（1957）首先以這樣的方式來描繪各項人際特質的特徵。之後的調查者們也將這樣的程序運用到許多其他的人際範疇裡（如，

57　　Benjamin, 1974, 1977, 1986, 1996; Berzins, 1977; Bierman, 1969; Carson, 1969; DeVoge & Beck, 1978; Kiesler, 1983, 1996; Locke, 2000; Lorr & Strack,

1990; Moskowitz, 1994; Strack, 1987; Strack, Lorr, & Campbell, 1990; Trobst, 1999; Wiggins, 1979, 1982; Wiggins, & Trobst, 1997）。這些調查者當中有大多數的人得到一個結論，就是兩項維度就能適切地貼近原始相關係數矩陣裡所包含的訊息。頭兩項維度實際可以解釋的變異程度，則因這個特定的方法、該研究選定的項目以及研究的脈絡而定。第二項之後的諸多維度只為各項元素的意義帶來一些細膩的差異，但前兩項維度似乎就提供了一個良好的優先估計值（first-approximation）。於是，我們將這兩項維度當作一個啟發性的工具，來幫助我們抽象地思考各項人際行為。

　　然而，統計程序並沒有幫這些維度命名。研究者們將X軸稱為連結（connectedness）、結盟（affiliation）、愛、溫暖和撫育（nurturance），我們用一個較高層次的詞「人際親和」（communion）來命名這個軸。而Y軸常被稱作影響力、控制、支配、權力或地位，我們用較高層次的詞「成就自我」（agency）來命名這個軸。因此，以「人際親和」作為水平軸，所代表的意義介於「連結的、關愛的或親近的」到「沒有連結的、冷漠的、疏遠的」。以「成就自我」作為縱軸，所代表的意義介於「有影響力的、控制的、支配的」到「屈服的、放棄控制的、順從的」。許多人際行為就以這兩項維度的某種組合方式來加以描述。在圖4.1，「A保護B」在人際親和維度上屬於正值，在成就自我維度上也屬於正值；「A批評B」在人際親和維度上屬於負值，在成就自我維度上卻屬於正值。各種行為都可以呈現在圖形上的某個位置。

58

　　請注意，圖4.1與4.2中的各項元素傾向坐落在一個圓形的圓周。因為用來描述「X的數值」與「Y的數值」的單位是隨興的決定，所以採用單位圓（一個半徑為1的圓）來思考人際行為或人際特質，有時比較便利。圖4.3就展示了這樣的範例。每項維度的數值從 -1（負值端點）經過0（中性值）到 $+1$（正值端點）。「A愛B」的行為座標為（1, 0）——這是人際親和維度的最大值，成就自我維度的中性值。「A支配B」的座標（0, 1）——人際親和維度的中性值，成就自我維度的最大值。「A建議B」屬於X

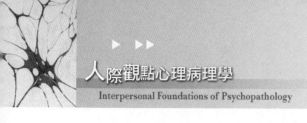
和Y的一種組合。在圖4.3，這個行為在單位圓上對應的座標為（.7, .7），反映出該行為的X值與Y值一樣大。

如果所有的元素落在一個圓，那麼每個元素的座標平方總和應該是一個常數：$x^2+y^2=r^2$。如果圓的半徑是1，那麼$x^2+y^2=1$。在圖4.3，像是「愛」這個元素，在人際親和維度是最大值（$x = 1$），在成就自我維度則一定為中性值（$y = 0$）。換句話說，一個元素在一項維度是最大值，在另一項維度一定是中性值。很明顯地，一個行為或特質在人際親和維度是最大值（$x = 1$），一般而言在成就自我維度就不會是最大值。相同的，像「支配」這樣的行為在成就自我維度是最大值（$y = 1$），一般來說在人際親和維度就不會是最大值。當圖形的元素沿著一個圓形分布，我們就說它們形成一個環形圖（circumplex）。

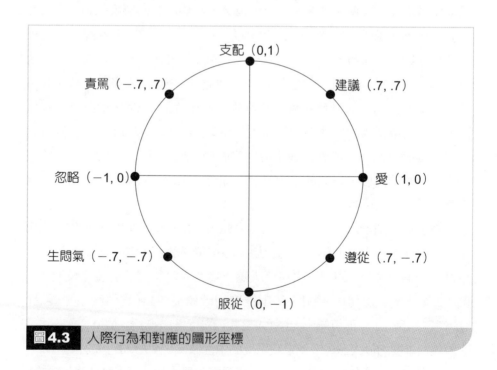

圖4.3 人際行為和對應的圖形座標

環形圖中兩個彼此接近的元素（有相似的X與Y座標）具有相似的意　59
義，它們之間屬於正相關。那些強烈展現出其中一種行為或特質的人，將
比較容易表現出另外一種；鮮少表現其中一種的人，也幾乎不會表現出另
一種。然而，在環形圖直徑上彼此對立的行為，具有彼此相反的意義；它
們之間屬於負相關：經常出現其中一種行為的人，鮮少會表現出另外一
種。因此，各個元素之間的接近程度透露出它們之間的相關程度。

Wiggins（1979）把圖形分成八個區域（八個象限），以創造出八種人
格量尺。為了了解他的程序，請思考圖4.2的各項特質。這一整個圖形可
以分成八等分，如圖4.4。象限一所包含的特質是具有高度的成就自我、
中性的人際親和（如，自我肯定的、支配的、自信的、逼迫的、堅持
的）。人們被要求根據這十六項特質進行自我評量，然後將這些自評的分
數加總。此量尺的得分因而測量到某種較高層次的特質（Wiggins稱為自
信的—支配的）。象限七所包含的特質則是具有高度的人際親和、中性的
成就自我（如，親切的、有同情心的、慈悲的、安撫的和溫暖的）。加總
每個人在這十六項特質上的評分，此分數被認為測量到「溫暖的—討喜的」
這個較高階的特質。象限八包含的特質則是在兩項維度上都有較高的數值
（如，高興的、愉快的、熱心的、好動的與外向的）。此象限的最後分數則
被認為測量到「合群的—外向的」這個較高階的特質。就這樣，Wiggins　60
創造出獨立的量尺來評估這八個象限。

一般來說，彼此接近的量尺（如，量尺七與量尺八）之間屬於正相
關，而在直徑上相對的量尺則屬於負相關。彼此成90°夾角的量尺，就像
量尺一（反映的是成就自我）與量尺七（反映的是人際親和），一般來說
是彼此不相關的：一個人在量尺一與量尺七上可能有任何一種的分數組合
——兩者都高、一者分數高而另一者分數低，或兩者都低——而量尺一與
量尺七之間的這些組合都會產生0.00的相關係數。

因此，作為一個啟發性的工具，我們用兩項最顯著的維度（即人際親
和與成就自我）來解釋人際元素的意義。當人際行為或特質被描繪在這個

59

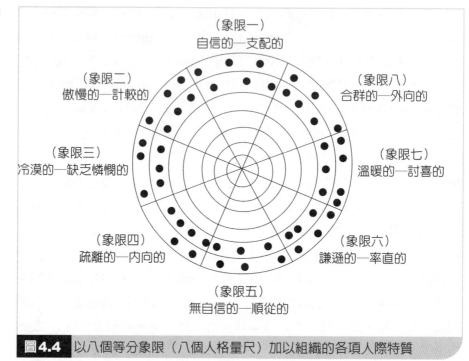

（象限一）
自信的—支配的

（象限二）
傲慢的—計較的

（象限八）
合群的—外向的

（象限三）
冷漠的—缺乏憐憫的

（象限七）
溫暖的—討喜的

（象限四）
疏離的—內向的

（象限六）
謙遜的—率直的

（象限五）
無自信的—順從的

圖4.4 以八個等分象限（八個人格量尺）加以組織的各項人際特質

註：節錄自 L. M. Horowitz et al.（1981），"The Prototype as a Construct in Abnormal Psychology," *Journal of Abnormal Psychology, 90*。1981年版權爲 American Psychological Association 所有，取得作者許可後刊登。

60　二維圖形上，它們的落點會傾向形成一個圓。彼此靠近的元素有相似的意義，彼此之間爲正相關；在直徑上相對的元素則具有相反的意義，彼此之間屬於負相關。介於這兩種極端情形之間的元素（指彼此成呈90°夾角的）則屬於彼此不相關。

 ## 將兩項維度當成動機來解釋

爲什麼「人際親和」與「成就自我」會強烈到可以當作組織人際行爲

的維度呢？一個可能的理由是，人際親和類的動機與成就自我類的動機引起了相對的人際行為。能將兩個人連結起來的行為，提供了一種令人欣慰的安全感。能影響別人或者能展現自己能力的行為，則提供了一種自主的觀感。如同我們所見過的，兩個維度反映了每個孩子都會遭遇到的兩項發展任務：(1)安全地與他人形成連結，以形成一個比較大的保護性社群，以及(2)能十分穩定且真實地覺得自己具有勝任能力、有影響力和具有效能（Angyal, 1941; Erikson, 1963）。

在我們了解背後的動機之前，一項人際行為對我們來說可能是曖昧不明的。當太太對先生說：「**我們出去之前，先把房子打掃乾淨吧。**」她的目標可能很大部分是屬於人際親和層次，她先生卻可能從成就自我層次來加以解讀。也就是，太太可能是希望經由一起做事來感受到親近，而先生可能認為是太太想要控制一切。在我們了解背後的動機之前，是無法找出此行為在圖形上的位置。

基本動機與人格發展

Blatt（1990）曾經寫到，人格是在兩條發展路線之交互作用裡形成的，一條是理想上可以通往與他人有滿意的親密程度（**人際親和**），另一條則是理想上會通往一個穩定的、實在的、自主的和有勝任能力的自我形象（**成就自我**）。其中一條路線的發展需要另一條路線的發展。第三章曾說過，兒童最初需要一種「能夠信任其他人」的觀感。我們已知，兒童會冒險離開成人去探索，他們相信成人會在他們需要的時候保護他們。因此，這種習得的勝任感需要正面的人際經驗當作基礎；反之亦然，要與某人親近是需要自信的。一個覺得自己很沒能力的人，可能因為擔心暴露出自己一直引以羞愧的秘密而遭到拒絕，所以無法自在地與其他人進行親密的自我揭露。根據Blatt的說法，人際困難的形成不是源自於連結（connectedness）的問題、個體化（individuation）的問題，就是兩種問題都有。

61

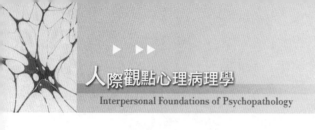
　　Blatt 和 Schichman（1983）提出兩種主要的心理病理結構，正好對應到這些發展路線。某些心理病理，像是戲劇型人格疾患（histrionic personality disorder），反映出患者扭曲且誇張地試圖維持人際間的連結。其他種類的心理病理，像是強迫型人格疾患（obsessive-compulsive personality disorder），反映出患者扭曲且誇張地試圖以某種會被接受的方式來進行控制與展現自我。雖然其中一個是反映出對於親近、親密和愛所抱持的成見，另一個卻是反映出對於控制、自主和自我定義所抱持的成見。

　　即便在那些能力有良好發揮的人當中，還是有人以其中一種動機為代價而過度誇大了另一種動機。一部得獎的影片《心靈病房》（Wit; Edson, 1999），探討的是一個女人強烈的成就自我動機如何模糊了她的人際親和需求。這齣戲是關於 Vivian Bearing，這位英語教授耗費多年時間來研究 John Donne 才華洋溢且複雜的作品〈聖十四行詩〉（Holy Sonnets），內容盡是關於生命、死亡與神的詩。雖然有些人認為教書是作育英才的專業，但 Bearing 教授的態度卻是相當工作及成就取向的。在劇中，她描述自己是固執、苛求、不讓步的，且「絕不放棄挑戰」。她說「二十年後，我可以很有自信的說，沒有人會成為像我一樣傑出（的學者）」。之後，她在五十歲時被診斷出卵巢癌末期。負責治療她的醫師是個腫瘤學的研究員，曾經修過她一門出了名很難通過的大學課程。和她如出一轍，這個醫師很少來到床邊關心她的病情，反而主要都是透過科學檢驗（以及他未來的前途）來看待她。隨著劇情發展，她的病例開啟了新的醫學陣地：她從八次痛苦的化學治療中存活下來（雖然她的癌症並沒有被控制住），她挖苦自己都已打破紀錄而聲名大噪了。然而，隨著她留院時間加長，她之前的那些成就都一一褪下。那時她才發現自己竟是如此苦悶的落寞、如此害怕與激動，還發現自己是如此強烈渴望與人接觸。在少有地展現出自己的脆弱後，她辛酸地得到這樣的結論：「此時該是回到簡樸的時候了，該是時候回到……我好大的膽子敢這樣說──仁慈。」因此，就在當下，她的人際親和需求終於趕上她了。

動機之間的衝突

在日常生活中，「成就自我動機」與「人際親和動機」有時會彼此衝突。假設有個女人跟自己的一位好友爭取一項競選職務並且勝出。在滿足她自己成就自我的過程中，她可能使好友失望且與她決裂，因而危及友誼。Exline 和 Lobel（1999）討論了此種衝突，並說明了努力追求自我主宰和自我定義，會如何與有關人際親和的追求相衝突。因為這個理由，人們通常會隱藏他們的成功，或輕描淡寫自己的重要性。在一項實驗中（Brigham, Kelso, Jackson, & Smith, 1997），大學生被告知他們的表現勝過其他學生，然後要與其他學生進行面對面的討論。結果證實，受試者不願將他們的成績洩漏給夥伴。因為類似的理由，很多學業資優的學生經常透過各種「偽裝」的策略，以便對同儕隱藏他們卓越的能力（Arroyo & Zigler, 1995; Cross, Coleman, & Terhaar-Yonkers, 1991）。在那些具有強烈之人際親和需求的人身上，這樣的衝突特別明顯。Santor 和 Zuroff（1997）告訴女大學生，她們在一項測驗中優於朋友，然後要求她們跟表現好的朋友為一組再做一次該測驗。那些有強烈人際親和需求的受試者，比較會改變她們的答案去符合那些表現好的朋友們。

總結以上，人際行為似乎是圍繞著兩大類的動機，「人際親和」與「成就自我」。而人際親和動機與成就自我動機有時的確會互相衝突，但是正常的發展是兩者都獲得合理的滿足。在許多心理病理，患者以犧牲另外一種動機為代價而誇大了其中一種動機。許多有關人際形式心理治療的研究，都是檢視那些彼此衝突的動機。例如，一個人可能想要與某個人親近，同時又想能自由地追逐自己的興趣。有時衝突會明顯出現在治療師與個案的關係裡。有大量的文獻檢驗了那些「可以找出這些衝突，並評估這些衝突在治療過程中可以有的改變」的方法（Beutler, 1979; Crits-Christoph & Connolly, 2001; Horvath & Luborsky, 1993; Luborsky & Crits-Christoph, 1998; Perry, 2001; Piper, Joyce, McCallum, & Azim, 1993; Safran & Muran,

62

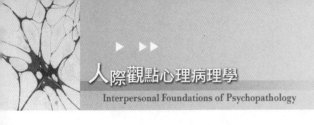
1996; Stiles, Shapiro, & Elliott, 1986; Strauss, Eckert, & Ott, 1993; Winston, Winston, Samstag, & Muran, 1994）。

 ## 人際間的互補

　　如果一個人的人際行為是源自於動機，那麼對方的反應可能使這個動機獲得滿足或受挫。當A君支配B君，我們假設A君是要B君屈服於自己；當A君對B君自我揭露，我們假設A君是要B君以親近來回報。換句話說，一個人際行為似乎是請求（invite）對方做出某種特定的反應。這種受邀的反應被稱為是這個行為的**互補**（complement; Carson, 1969; Kiesler, 1996; Leary, 1957）；我們假定這類互補行為將可滿足該人的目標、動機或渴望。當我們說一個人向對方請求一個特定的反應，我們暗指這個人的行為傳達出此人渴望獲得此行為的互補反應。例如，當A君對B君誇耀，A君不只是在列舉他的成就而已；A君其實是在請求B君「欣賞我、尊敬我、尊重我」。如果這個溝通不曖昧，雙方就會有同樣的了解。重點在於A君的行動是向B君請求某種特定的反應，B君可能同意、也可能不同意A君的要求。兩方中沒有哪一方一定會充分覺察到A君的渴望。

　　一項人際行為與其互補反應之間在形式上是什麼樣的關係呢？我們如何在二維圖形上來描述這項人際行為？根據人際模型，一項人際行為與其互補反應在人際親和層面是類似的（連結所請求的是連結的反應、疏離所請求的是疏離的反應），但是在成就自我層面則是相反的（控制所請求的是服從、服從所請求的是控制）。溫暖的控制（如，給予友善的建議）和溫暖的遵從（如，尋求忠告）彼此互補，彼此互相請求。疏離的控制與疏離的服從也是如此。當A君責罵B君（疏離的控制）時，A君是請求B君道歉或為自己答辯（疏離的服從）。當A君無助地向B君揭露個人的問題（溫暖的遵從），A君是請求B君來幫忙、給建議或給鼓勵（溫暖的控制）。

　　如果一個人請求對方做出某種特定的反應，但對方的反應並不屬於互

63

補，那怎麼辦？例如，如果有兩個人都想要影響對方，他們可能陷入權力糾葛，誰都不願意滿足對方的目標。同樣的挫折也發生在兩人都想遵從對方的時候。例如，一個人可能說：「今天傍晚你要做什麼？」而另一人可能回答：「我不知道，我讓你決定。」接著原本的人可能回答：「不，由你來決定。」另一人回答：「不，讓你決定。」沒有一方願意接受對方的請求而負責作決定，雙方都將有挫折感。

Kiesler（1996）與其同事（如Kiesler, Schmidt, & Wagner, 1997; Wagner, Kiesler, & Schmidt, 1995）將行動—反應序列（action-reaction sequence）分成四個步驟：(1)A君的內隱歷程（目標與其他的主觀事件）導致(2)A君的外顯行動，然後A君的外顯行動反過來導致(3)B君的內隱歷程（情緒反應、知覺、其他的主觀事件），B君的內隱歷程會導致(4)B君的外顯反應。此一描述強調有許多的主觀事件會促進雙方之間的溝通。結果，兩個人可能對於同樣的行為有不同的知覺。如同我們所說的，A君的意圖和B君對於A君意圖的覺知，可能有非常大的差異。A君可能希望能夠影響B君，但是B君可能沒有覺察到這個希望。或者，B君可能體認出A君的希望而試著順從，但A君可能不是這樣看待B君的反應。像這樣的系統性誤會將在「三項應用」（94頁）這一節當中進一步討論。

有關互補的實徵研究

Bluhm、Widiger和Miele（1990），Dryer和Horowitz（1997），Horowitz和Vitkus（1986），Kiesler（1983, 1996）以及Oxford（1986）總結了一些研究。有些研究採用嚴謹的行為學派術語來解釋互補現象，好像一個人際行為（刺激）會像自動反射那樣引發了對方的互補反應。根據這樣的解釋，一個行為與其互補反應就會構成一個固定的行為模式：刺激機械化且自動化地引發出反應。但文獻並不支持此種有關互補的解釋，這就是為什麼我們強調雙方之間的溝通。一個人際行為請求對方採取某種特定的回應方式，但是請求並不保證一定會得到想要的反應。

有關人際互補現象最清楚的研究是由Strong等人（1988）所進行的。作者們將人際空間分成八等分的圓（如圖4.5），他們將這些象限內的行為命名為領導的、自我膨脹的、批評的、不信任的、自我抹殺的、溫馴的、合作的與撫育的。八十位女學生（受試者）各與一位女性實驗同謀者互動——這位實驗同謀者是一位演員，經過訓練而能扮演符合八種象限的行為。（例如，在「領導的」實驗條件裡，此位實驗同謀者在行為上表現得讓觀察者們認為是屬於領導的行為。）每位受試者各與一位實驗同謀演員配對，這兩個人被要求根據主題統覺測驗（TAT; Murray, 1943）的圖片來共同創造一個故事。在互動期間，每個實驗同謀者扮演事先指派的角色。每段互動都錄影下來，並且寫出受試者的反應逐字稿。

依照每個實驗同謀者的行為類別，調查者檢驗了受試者們的反應。先

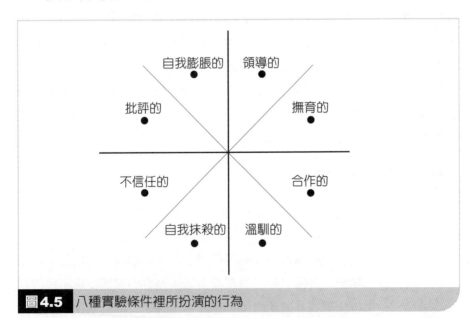

圖4.5 八種實驗條件裡所扮演的行為

註：節錄自S. R. Strong et al. (1988), "The Dynamic Relations Among Interpersonal Behaviors: A Test of Complementarity and Anticomplementarity," *Journal of Personality and Social Psychology, 54*, p. 799。1988年版權為American Psychological Association所有，取得許可後刊登。

來思考一下實驗同謀者是扮演「領導的」行為的那些場合（也就是她的行為是友善的─支配的）：在作者提出的系統中（Strong & Hills, 1986），有關「領導的」的互補反應是「溫馴的」（領導的行為所請求的是馴服的行為），所以調查者預期會出現高頻次的溫馴行為。出現頻次最高的單一反應實際上正是溫馴的行為；這類行為占所有反應的31.2%。另一項常出現的反應是其他形式的友善─屈服行為（參考表4.1，欄a）。因此，在「領導的」類別裡，受試者經常接受對方的請求，而在反應時採取互補反應。有些受試者沒有這麼做，但是大部分的受試者都這麼做了。同樣地，當實驗同謀者扮演溫馴行為（表4.1，欄d），受試者的反應通常是領導的行為。同樣的結果也發生在圖形右側的各項類別裡（屬於「有連結的」）。

然而，受試者對於「疏遠」行為的反應通常比較不常是互補性質的。

表4.1 受試者對實驗同謀者（刺激）之各種行為所採取的反應頻次　　65

受試者的反應	實驗同謀者（刺激）的行為							
	[a] 領導的	[b] 撫育的	[c] 合作的	[d] 溫馴的	[e] 自我抹殺的	[f] 不信任的	[g] 批評的	[h] 自我膨脹的
領導的	19.6	27.8	49.4	42.2	9.8	16.4	18.2	10.5
自我膨脹的	4.0	4.6	2.6	7.0	5.4	14.6	5.0	4.4
批評的	1.6	2.0	3.9	10.6	6.2	17.2	14.6	8.2
不信任的	2.4	1.6	2.8	0.6	4.2	3.8	14.3	6.0
自我抹殺的	5.2	11.8	7.9	4.1	20.7	16.2	9.0	7.1
溫馴的	31.2	7.4	4.9	2.4	12.4	2.1	19.2	11.9
合作的	29.5	30.6	12.1	1.2	15.5	10.6	8.6	32.0
撫育的	6.5	14.1	16.2	32.0	25.7	19.3	11.2	20.1

註：節錄自 S. R. Strong, H. I., Hills, C. T. Kilmartin, H. DeVries, K. Lanier, B. N. Nelson et al. (1988), "The Dynamic Relations Among Interpersonal Behaviors: A Test of Complementarity and Anticomplementarity," *Journal of Personality and Social Psychology, 54*, p. 806。1988年版權為American Psychological Association所有，取得許可後刊登。

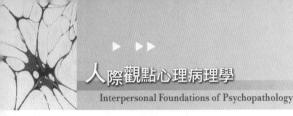

如同表4.1（欄h）中，「自我膨脹」（誇耀的）行為很少引導出屬於互補的「自我抹殺」行為。反而，受試者通常以合作的行為來回應對方的誇耀行為——彷彿受試者試圖將「冷酷的疏離行為」轉換成「較為溫暖的互動」。很清楚，人們不會自動採用「疏離的順從」來回應「疏離的控制」。他們可能拒絕對方的請求，然後試圖影響對方。一個人可能批評、怪罪或責罵對方，而對方可能回以批評、怪罪或責罵。或者，對方可能試著將冷酷行為的請求引導到一個溫暖的方向。Tracey（1994）提到，在美國文化，人們通常表現出友善行為，要多過於表現冷酷行為，即使當對方請求的行為是冷酷行為。友善行為比起冷酷行為有較高的基本發生率（base rate），這就是會出現反互補反應（noncomplementarity）的其中一項原因。

Tiedens和Fragale（2003）透過實驗來說明，人們同樣在非語言方面出現互補現象。在他們的實驗中，每個受試者都會與一位夥伴（實際上為實驗同謀者）一起工作，每個實驗同謀夥伴在任務過程中採用三種身體姿態當中的其中一種：「誇大的」（支配的）、中性的或「拘謹的」（屈服的）姿態。誇大姿態的夥伴把一隻手臂放在椅背上，右腳翹在左腿上，伸出右膝。拘謹姿態的夥伴則是有點無精打采地坐著，兩腿併攏且雙手放在膝上。每個受試者的「誇大程度」是透過錄影帶進行測量。與誇大姿態夥伴一起工作的受試者，在姿態上逐漸變得拘謹，而與拘謹姿態夥伴一起工作的受試者，則是逐漸變得誇大。在第二項實驗，受試者們相信自己被測量皮膚的電阻；實驗環境需要他們採取一種特殊的姿態，此部分是經由實驗操弄以決定是誇大姿態還是拘謹姿態。實驗同謀夥伴的姿態也是經過系統性的調整。受試者指出，當實驗同謀夥伴的姿態和他們自己的姿態互補，他們會比較喜歡實驗同謀夥伴。

同樣的，Sadler和Woody（2003）用一項精緻的統計模型來驗證互動雙方之間的互補現象。他們指出，一個人的支配行為似乎是接著對方的順從行為之後出現，反之亦然。他們也指出，一個人會配合對方行為的友善程度來表現相稱的行為。

受挫目標與負面情緒

如果A君向B君請求一項屬於人際親和的行為，但是B君的反應並未滿足A君的目標，那麼A君的目標就受挫了。如果A君很在意這個目標，那麼A君就會體驗到自己有負面的感受。假設A君請求屬於人際親和的行為（「今晚一起吃晚餐如何？」）卻遭到B君拒絕（「不，我不想吃。」），因為A君的目標因此受挫，那麼B君的反應便引發A君的負面感受（傷心、生氣）。A君可能因此而走開、或試著繼續協商，或找個方法使B君的某些目標受挫以當作報復。

劇作家精心安排主角們的目標受挫，以激發觀眾對於後續劇情的好奇心。其中一例就是Tennessee Williams（1947）寫的劇本《慾望街車》（*A Streetcar Named Desire*）。此齣戲有些場景表現出掙扎、協商以及最後的結果。劇情是關於一對年輕夫妻（Stella與Stanley）接待了來訪的Stella的姊姊Blanche。從他們較早的相處裡知道，Stanley與Blanche處得並不好。Blanche是一個活潑、輕浮、帶點豔麗的南方美女，一直試圖用她的女性魅力來操縱Stanley。而Stanley是個強壯、充滿男人味的卡車司機，拒絕被他的小姨子支配，於是兩人陷入了不斷的權力競爭。

資料櫥窗4.1是一個較早場景的片段，Stanley與Blanche彼此面質。學生們被要求檢驗劇本的每句話，根據每項人際維度來進行評分。不管是先對Stanley評分或是先對Blanche評分，每位學生都是先由「人際親和」維度開始，從−1（冷漠的）經由0（中性）到+1（友善的）去評分，然後接著是「控制」維度，從−1（屈服的）經由0（中性）到+1（控制的）。接著計算每句話的平均分數。在前四分之一的對話中，行為都不是互補的。根據平均得分，Blanche的行為是屬於友善—控制的（.4, .6），而Stanley的行為是冷淡的（−.3, 0）。例如，Blanche對Stanley說：「我想要請你立刻幫我一個忙。」而Stanley回答：「我想知道是要我幫什麼忙？」戲劇的張力就從這早期的非互補現象開始。在後續對話裡持續出現的阻礙

67

68

資料櫥窗4.1 戲劇《慾望街車》某一場景的對白片段

Blanche：我想要請你立刻幫我一個忙。

Stanley：我想知道是要我幫什麼忙？

Blanche：幫我扣上衣服背後的一些鈕釦！你可以進來！〔他低頭看著地上
走進布簾。〕我看起來如何？

Stanley：看起來不錯！

Blanche：多謝！現在幫我扣上鈕釦。

Stanley：我做不來這些。

Blanche：你們男人的手指真是又大又笨拙。我可以抽一口你的菸嗎？

Stanley：你自己來一根吧！

Blanche：喔～，謝謝！……看來我的皮箱好像爆開來了。

Stanley：我和Stella幫妳打開過行李箱了。

Blanche：嗯，你們真是做得很快又徹底！

Stanley：看起來就像你突襲了巴黎的流行時尚精品店。

Blanche：哈～哈！沒錯，衣服就是我的熱情！

Stanley：像這樣一條毛皮領巾要多少錢？

Blanche：這些可都是我的愛慕者送給我的呀！

Stanley：他一定對你非常的──愛慕囉！

Blanche：喔～年輕的時候，我可是令一些愛慕者心動不已呢。不過看看我
現在的樣子！〔她容光煥發地對他微笑著〕你想過去我是不是個
……很有吸引力的人？

Stanley：妳的外表還不錯。

Blanche：我要的是你的恭維，Stanley。

Stanley：可是我不熱中這些沒用的廢話。

Blanche：什麼……廢話？

Stanley：去恭維女人的外表。我從未見過一個必須要別人告訴她才知道自
己美不美的女人。況且有些女人對自己美貌的信心多過於他人的
稱讚。我曾經和一位空有美貌的女孩約會，她跟我說：「我很迷

69

（下頁續）

人，我很迷人！」我回她說：「那又怎樣？」

Blanche：然後她怎麼說呢？

Stanley：她什麼也沒說。我的話讓她像蚌殼般閉上了嘴。

Blanche：你們之間就此玩完了？

Stanley：我們的對話就此打住──如此而已。有些男人相信好萊塢的浪漫劇情，有些男人可不來這一套。

Blanche：我很確定你屬於第二種。

Stanley：沒錯！

Blanche：我無法想像會有哪個女人有這麼大的魅力能吸引你。

Stanley：沒～錯！

Blanche：你單純、直率又老實，帶點原始味。女人為了吸引你就得必須──〔她停一停做了一個不確定的手勢。〕

Stanley〔慢慢地說〕：將她的牌⋯⋯攤在桌上。

Blanche〔微笑著〕：嗯，我從來就不喜歡那些不乾不脆的人。這就是為什麼你昨晚走進來的時候，我對自己說：「我的妹妹嫁給了一個真正的男人！」──當然，我能夠告訴你的就只有這麼多。

Stanley〔急促地說〕：現在不要再這樣講下去了！

Blanche〔用雙手摀著耳朵〕：唔～！

註：節錄自 Tennessee Williams, *A Street Named Desire*。1947 年版權為 University of the South 所有，取得 New Directions Publishing Corporation 許可後刊登。

中，彼此的互動繼續維持非互補的現象。到了最後四分之一的對話，權力的掙扎變得明顯，雙方都展現冷漠的─支配的行為：Blanche 為（−.3, .7），Stanley 是（−.2, .7）。接著，在倒數第二句台詞，Stanley 大聲爆發出他那疏離的─支配的台詞（−1, 1）：「現在不要再這樣講下去了！」接著 Blanche 以她那疏離的─順從的（−.3, −.9）台詞作為互補：「唔～！」她的反應降低了戲劇張力，製造了一個短暫的親近感，然後布幕落下。這類

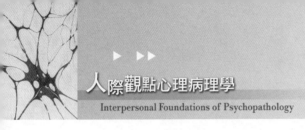
場景在劇中一直出現，製造劇中最後的高潮，Stanley 強暴了 Blanche，就像她是一個被操弄的物體一樣，然後 Blanche「精神崩潰」——被擊敗、無助、無法還擊。非互補造成的張力在此時獲得解除，觀眾也感受到 Blanche 的困境所產生的悲情。

有些人際理論學者將 X 軸描述成在敵意行為和溫柔行為之間變化（如 Leary, 1957）。事實上，Leary 將 X 軸稱為愛—恨維度（p. 64）。然而，在我們的觀點，「敵意」行為反映了和重要目標受挫有關的憤怒。這就是為何我們將這個維度的負值端點命名為疏離的或沒有連結的，而不是敵意的。在我們的觀點，愛的相反是冷漠，而不是敵意。疏離行為請求的是對方的疏離行為。一個想要獨處的人若遇到對方不斷給他愛或是親近，可能會感到受挫（惱怒、生氣；Moskowitz & Coté, 1995）。然而，敵意行為並不是請求對方的敵意行為，這只是表示有些動機或目標受挫了。

實驗上的證明

有關自我肯定者之自我的描述性特質（如，支配、強迫、堅決、控制；參考圖4.4，象限一），暗示了某種強烈的成就自我動機。如果一位自我肯定者的動機是想影響別人（並且不被他人影響），那麼這個動機若是遇到一位支配性較高的同事就會受挫。當一位自我肯定者和一位支配型的同事互動，這類挫折甚至會引起憤怒。

69　　　Shechtman（2002; Shechtman & Horowitz, 2003）透過實驗來考驗了這個假設。將不認識的受試者們兩兩配對，然後向他們介紹並告知他們將會一同處理一項問題解決任務。他們坐在相鄰的房間裡，房內各有一台電腦，他們透過電腦進行溝通。這些受試者的任務是沙漠生存問題，想像自己是飛機副駕駛，飛機墜毀在沙漠中，而他們要按照沙漠生存價值來將十二件物品排序。這十二件物品包括一支手電筒、一本名為《可吃的沙漠動物》的書、一夸脫（約一公升）的水。每位受試者和夥伴交換自己最初的排序，然後針對每一件物品交換意見。一半的受試者屬於自我肯定的人

（他們在自我肯定測驗中拿到高分）；而另外一半則屬於非自我肯定型的人（他們得到較低的分數）。

然而，事實上每個受試者接收到的溝通訊息並不是來自夥伴，而是看起來像是由夥伴發出的電腦格式腳本。這些溝通內容建議受試者改變他們的排序——例如，將受試者原本排名第四的物品改到第一。事先編排過的腳本也提供了為何建議如此改變的理由。訊息裡的用詞經由實驗上的操弄，讓夥伴看起來不是屬於支配型就是屬於非支配型的。在某一實驗條件下，夥伴的用詞是屬於支配型的（如，「手電筒是唯一可靠的夜間訊號配備，排名要更往前一些」）。在另一種實驗條件下，夥伴看起來不是屬於支配型的（「你覺得手電筒的排序是不是應該要高一點呢？它可能是一個可靠的夜間訊號配備」）。因此，實驗將自我肯定或非自我肯定的受試者，配搭一位屬於支配型或非支配型的夥伴，總共有四種實驗條件。

從受試者在實驗中的對話紀錄，每個帶有敵意（生氣）的評論都被辨別出來。以下是兩個例子：「我真搞不懂你在想什麼，只要照我的意思填寫就可以了！」、「這是一本怪書！」平均來說，自我肯定型受試者與支配型夥伴一起工作時，每次互動產生大約三個帶有敵意的評論。其他每一種實驗條件平均來說大約是0.5個或少於0.5個帶有敵意的評論。

如果自我肯定型受試者知道他們的夥伴不是真實的人，他們還會做出帶有敵意的評論嗎？在上述提過的四種實驗條件，受試者相信他們是和一個真實的人互動。因此，在細節上做了一項簡單的變更之後，同樣的四種實驗條件再進行一遍：受試者被告知他們是與一台電腦互動，而電腦在搜尋問題的最佳解決之道時會不斷更新它內部的標準。這時候，帶有敵意的評論鮮少發生，即使是一位自我肯定型受試者和一位「支配型」夥伴一起工作。很顯然，主要是因為認為夥伴是個人而激發出某項人際動機。因此，帶有敵意的評論主要發生於一位自我肯定型受試者相信，屬於支配型的夥伴是個人（使他或她對他人有所影響的人際動機受挫）。

總結來說，人際行為似乎是請求對方做出「可以使某項相對應之動機

70

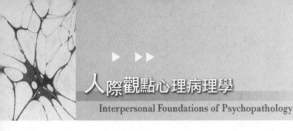
獲得滿足」的反應。當這個動機受挫，就會產生負面的情感。當我們在本書稍後檢視人格疾患時，我們通常要找出某項容易受挫、引發負面情感的強烈人際動機。

我們現在轉向人際模型的三項應用。其中一項應用澄清了社會支持的機轉；第二項應用描述了當沮喪的人接收到不想要的社會支持時所面臨的兩難；第三項應用則是檢視了日常生活裡的溝通不良。

三項應用

社會支持

在日常互動中，人們將自己的問題告訴其他人以尋求社會支持，而對方的反應一般都是安慰的話語。像在第三章描述過的，社會支持似乎會提高接收者的安適感（well-being; 如 Burleson, 1994; Burleson, Albrecht, & Sarason, 1994; DeLongis, Coyne, Dakof, Folkman, & Lazarus, 1982; Sarason, Sarason, & Pierce, 1990）。然而，我們仍須了解這個過程是如何運作的。在社會支持中有哪些是有效的因素？哪些類型的社會支持比較能有效減輕壓力？以及為什麼？

我們假設一個人是基於某項理由而總是選擇找其他人訴說困擾：這個訴說困擾的人想要從聽的人那邊得到一些東西。一個真正的支持反應可能被認為要可以滿足此人的渴望。於是，一個傾聽者要判斷一下訴說者想要什麼，然後以某種可以滿足對方渴求的方式來回應。對方想要的是建議？同情？獲得協助以解決問題？獲得協助以調節情緒？一個傾聽者要判斷什麼樣的反應將可滿足對方的需求。

什麼樣的線索是傾聽者可以使用的？其中一種線索就存在於問題本身。有些問題是可以解決的（可以修復的），而此人可能需要一些協助以解決問題。有用的忠告可能讓他得以解決問題，因此讓他獲得能力而更有

71

效率地行動（成就自我增加了）。其他的問題強調了主觀的苦惱，且此人可能想要一份有助於減輕苦惱的人際連結。不同的問題可能需要不同種類的支持。

兩種壓力源　人們會將自己的困擾告訴別人，這些困擾可大致分為兩大類，這兩類正可對應到「人際親和」與「成就自我」。有些情境讓人覺得被拒絕、遺棄、孤立、孤獨或寂寞，他們可能想要感受到令人安心的連結、被了解，或被愛。其他情境則讓人覺得自己很失敗（無能、沒力量、低等的、無法行動），他們就想要感受到更多的充能（empowered；有能力去表現、達成或執行）。當一個人對於勝任、熟練（mastery）或自尊等的觀感岌岌可危時，他（她）就需要一個有智慧的忠告，來幫助回復自己的控制感或效能感（Brown & Levinson, 1987; Goldsmith, 1994）。O'Brien 與 DeLongis（1996）檢視了各種產生壓力的問題情境。根據他們的觀點，人際親和的問題是牽涉到「努力追求愛、親近、友誼、聯繫、情緒關連、歸屬感、共同性、團體凝聚力、社群和維持關係」（p. 80），而成就自我的問題則是牽涉到「努力追求熟練、權力、成就、工作表現和圓滿達成工具性任務」（p. 80）。換句話說，人際親和的問題（其焦點在於疏離與異化）意謂渴望彼此是共同體（community）；而成就自我的問題（其焦點在於行動）意謂渴望有更大的成就自我觀感。有些問題則是反映了兩者的某種組合。

兩種社會支持　對於問題的典型反應也可以分成兩大類。Cobb（1976）在其關於社會支持的著作中，將社會支持區分出「情緒上的支持」，提供的是連結、結盟或溫暖；另一種則是「自尊上的支持」，提供的是更大的效能、成就自我或地位。他的區分方式再次強調了兩項人際維度。屬於其中一項維度的支持，給予一個人一些接納、同理和歸屬感；屬於另一項維度的支持，提高一個人的勝任感。Trobst（1999; Wiggins & Trobst, 1997）將一個包含不同形式之社會支持的樣本加以量化，然後透過實證推導出此二維結構。圖4.6顯示了各種沿著二維空間變化的社會支持。Cutrona 和 Suhr

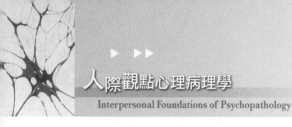
（1992, 1994）也將不同形式的社會支持分類到相對應的「人際親和」與
「成就自我」的類別裡（參考資料櫥窗4.2）。屬於「情緒支持」（emotional-
ly supportive；人際親和的）的支持類型似乎是要幫助他人感受到彼此間的
連結，而屬於「促進行動」（action-facilitating；成就自我的）的支持類型
似乎是要幫助一個人採取行動。

72

● 給忠告

● 幫對方作決定　　　　　　　　　　　　　　● 熱心地幫忙解決問題

　　　　　　　　　　　　　　　　　　　　　● 盡己所能保護對方

● 提醒對方發牢騷沒有用　　　　　　　　　　給對方一個擁抱 ●

● 暗示對方不要有太多抱怨

● 試著「保持距離」　　　　　　　　　　　　● 只是安靜聆聽
　● 避免涉入太多

　　　　　● 避免提出任何意見

圖4.6 以二維空間來定位的社會支持類型

一個相稱的假設　人際親和的問題暗示需要人際親和層面的支持，而成就
自我的問題則是暗示要有成就自我層面的支持（Horowitz et al., 2001）。爲
了幫助一個人感受到彼此之間的連結，一個傾聽者可能要同理、展現同
情，或是將了解展現出來。傾聽者可能要正確地重述對方的想法和感覺，
或是正確地仔細推敲對方的經驗。這些人際親和的反應應可減少孤立的感
覺。

　　要幫助一個人感覺自己更能勝任且更有效能，傾聽者要找到方法來減
少對方的無助感。有時，一個傾聽者可能建議或示範一個有效的解決方
式，或是幫助對方找出一個有效的解決方法。有時，相關的訊息可以幫助
一個人了解到任務的困難度，而減少對方的失敗感。「**我所有朋友的期中**

資料櫥窗 4.2 常見的「支持」反應

情緒性的支持反應

- 表達同理心和了解
- 告訴P，L很關心P
- 在當下陪伴
- 告訴P，這不是P的錯
- 向P再保證，事情將會好轉
- 表達關心
- 表達肢體上的情感（physical affection）
- 強調P的正向特質和優勢
- 同意P的觀點
- 允諾不會告訴其他人

促進採取行動的反應

- 告訴P有某個人可能能夠幫上P的忙
- 告訴P有某個人曾經遇過類似的經驗
- 提供一些訊息
- 給予忠告
- 提供幫忙
- 重新評估情境
- L跟P分享自己類似的經驗
- 和P一起禱告

註：P＝有問題的人；L＝傾聽的一方。節錄自 C. Cutrona & J. A. Suhr (1994), in B. R. Burleson, T. L. Albrecht, & I. G. Sarason (Eds.), "Social Support Communication in the Context of Marriage," *Communication of social support*, p. 122。1994年版權為 Sage Publications, Inc. 所有，取得許可後刊登。

考也都搞砸了，不過到了期末考，他們全都表現得很好」，這樣的評論也 72
很有幫助（Nowinski, 1999）。

　　社會語言學家 Jefferson 和 Lee（1992）以錄音帶記錄了職場同事間的

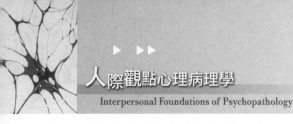
對話內容。他們找出兩種對話內容，分別稱為「服務型邂逅」（service encounters）與「訴苦」（troubles-telling）。此二者的區別剛好符合成就自我與人際親和之間的區隔。在屬於服務型邂逅的談話裡，說話者提到一個屬於成就自我的問題，例如「我已經在使用新的裝備，我沒辦法讓控制桿保持在下方，它一直跳起來」。說話者很明顯地可以接受建議（如，「試著把控制桿往下壓住三秒鐘，它就會一直保持在那兒」）。在屬於訴苦型的談話裡，說話者提到一個屬於人際親和的問題，例如「我昨晚在派對上的表現像個喝醉的白癡一樣，其他人一定覺得我很怪」。很明顯地，在這種情況，說話的人會接受同情，以中和那種被拒絕或被遺棄的感覺。

憂鬱者遇到的困境

憂鬱症（一種症候群）是一種複雜的經驗。通常包含悲傷的感覺，外加許多其他的心智狀態：特有的身體感覺、想法、感覺、期待等等。如同第七章所討論的，某個人的憂鬱症可能有比較強烈的隔絕感、孤單感、寂寞感和空虛感，而另一個人的憂鬱症則可能有比較強的失敗感、無法勝任感、羞愧感和受辱感。然而從外觀看來，這兩種憂鬱的人看起來可能都是很悲傷、消極被動和無助的。

假設一個人正苦於人際親和方面的一項失落（如，結束一段感情），此時正感到孤獨、與他人隔絕、內心空虛，而需要人際親和方面的支持。一個外在觀察者可能注意到這個人外觀看來很悲傷、消極被動且無助。因為察覺到這個人的無助，這名觀察者可能將此人的行為解釋成默默地請求屬於成就自我層面的支持──要求獲得忠告、影響力和控制感：「你應該要休個假，去旅行，好好玩一玩。」當然，這樣的忠告完全錯失了此人的失落和孤獨感。因此，在給建議時，觀察者是要求憂鬱的人屈服於其影響力（希望憂鬱的人會說出「我會試試看，謝謝你的建議」），但這樣的建議可能一點用也沒有。接下來，我們要更細膩地檢視一個常見的反應序列，這個序列甚至可能使憂鬱者的憂鬱一直持續下去。

1. 憂鬱的人會接近別人以尋求幫助。Coyne、Aldwin與Lazarus（1981）在四週的期間內和憂鬱及不憂鬱的人進行七次面談，以判斷這兩種人一般是如何應付壓力的。受試者們被問到在前一個月裡所發生最有壓力的事件——發生了什麼事以及他們怎麼處理。憂鬱與不憂鬱的人報告了數量相似的壓力事件，但是憂鬱的人比較常提到他們有向他人尋求幫助。Joiner、Katz和Lew（1999）發現負面的生活事件似乎會造成自尊下降，而導致一個人向他人尋求一些再保證。

2. 在接近別人時，憂鬱的人通常看來消沉與無助。憂鬱者外觀上的無助已有完整的記載而且進行過許多討論（如Seligman, 1975）。此外，許多調查者（如Altman & Wittenborn, 1980; Beck, 1967; Blumberg & Hokanson, 1983; Cofer & Wittenborn, 1980; Gotlib & Robinson, 1982; Hokanson, Sacco, Blumberg, & Landrum, 1980; Salzman, 1975）也都觀察到憂鬱的人通常會自我貶損，而他們的自我貶損通常給人被動、無助和無法勝任的印象（Horowitz et al., 1991）。

3. 互動的對方通常以給忠告和其他影響及控制他人的方式來回應憂鬱者外顯上的無助。Horowitz等人（1991，實驗三）以實驗探討了自我貶損的效果。受試者與一位同性別的實驗同謀夥伴互動。兩人會拿到一張標題的清單（如，「那種我覺得很容易或很困難與之交談的人」），然後他們選擇其中一個主題來討論。雙方輪流說話，實驗同謀夥伴總是遵守事先準備好的腳本，而三種實驗條件（自我貶損、他人貶損或沒有貶損）有各自的腳本。受試者隨機分派到其中一種實驗條件。每位受試者對實驗同謀夥伴的獨白做出反應，而他們的反應被分成兩大類：(1)建議對方採取不同的思考、感覺或行為；以及(2)只是單純的承認對方的說法。如預期般的，控制性的反應很明顯較常發生在面對一位自我貶損的實驗同謀夥伴時。對於由

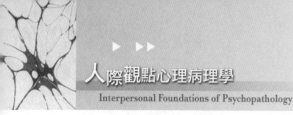

外表看起來很憂鬱的人所提出的評論，人們通常會以關心和希望提供幫忙等方式來回應（Coates & Wortman, 1980; Lowenstein, 1984）。然而，隨著時間過去，他們的行為變得愈來愈有控制性（Burgess, 1969; Coyne, 1976b; Hinchcliffe, Hooper, & Roberts, 1978）。例如，人們提到他們會試著讓憂鬱的人分心、提供忠告，或是要憂鬱者振作（Blumberg & Hokanson, 1983; Coyne, 1976b; Grinker, 1964）。Watzlawick、Weakland 和 Fisch（1974）認為其他人想要鼓勵憂鬱者的意圖其實是一種「要憂鬱者只能有某些感覺（歡樂、樂觀）而不能有其他感覺（悲傷、悲觀）」的要求（p. 34）。總結以上，憂鬱的人通常會接近別人以尋求幫助，而其他人通常給予忠告並接下管控權。

4. 當憂鬱者的憂鬱沒有消退，互動的對方提到自己會出現負面的情感。許多研究者已經探討了一個人的慢性憂鬱（chronic depression）對於不憂鬱的互動夥伴所造成的衝擊。Coyne（1976a）研究了憂鬱症個案與一位從未謀面的女大學生之間的二十分鐘電話交談內容。每位學生被分派給三種夥伴當中的其中一種：(1)一位正在接受憂鬱症治療的病人；(2)一位非因憂鬱症而正接受治療的病人；(3)非病人。交談內容有錄音存檔，之後學生要完成一份可以描述他們反應的問卷。交談之後，那些與有憂鬱症的病人交談的學生報告自己有負面的感受；比起與其他類型夥伴交談的學生，他們覺得自己有更多的敵意、更焦慮、更沮喪。他們也不願意與那位夥伴日後還有接觸。

其他研究已經證實了這項發現。在一項研究中（Howes & Hokanson, 1979），學生和一位演員一起工作，此演員為實驗同謀者，扮演三種角色裡的其中一種——包括一位憂鬱症的病人、一位有身體疾病的病人，或一位控制組的人。對於憂鬱症的實驗同謀，受試者給予更多的忠告與再保

75

證，但他們也表達了更多的拒絕、羞辱和不贊同。當他們稍後被問及是否願意在計畫的後續階段再和同一位夥伴一起工作，大多數的控制組及身體疾病組的受試者都表示願意（分別為95%與88%），但是在憂鬱症這一組的受試者就不是如此了（只有56%願意）。這些結果和許多其他的發現一致（如Boswell & Murray, 1981; Gotlib & Beatty, 1985; Gotlib & Robinson, 1982; Hammen & Peters, 1978; Hinchcliffe et al., 1978; King & Heller, 1984; Lowenstein, 1984; Robbins, Strack, & Coyne, 1979; Stephens, Hokanson, & Welker, 1987; Strack & Coyne, 1983; Winer, Bonner, Blaney, & Murray, 1981）。人們似乎發現與一個憂鬱的人互動是很令人嫌惡的，儘管他們的反應一開始是好心的，之後卻可能變成拒絕的。然而應該要提醒一下，憂鬱症的夥伴似乎發現，憂鬱症者彼此之間的互動，比起與非憂鬱症者的互動，更令他們滿意（Locke & Horowitz, 1990）。

人際間的誤會

　　根據Jefferson和Lee（1992），不管何時，只要訴說者和傾聽者不能了解彼此的希望，就會產生障礙。一位訴說者可能想要某種支持，但是傾聽者可能對此訊息有不同的解讀。如果一位傾聽者給了對方不想要的忠告，訴說者這一方甚至會拒絕這個忠告（如，「*是的，我已經試過了，但是沒有幫助*」）。當傾聽者的反應不符合他們的希望，人們會提到自己感到不滿意（Horowitz et al., 2001，實驗三）。

　　關於溝通不良的極佳範例出現在《心理遊戲》（*Games People Play*; Berne, 1964, p. 116）一書中。作者在這本書描述了一種他稱之為「你為何不──沒錯～但是」的人際「遊戲」。在此種心理遊戲中，一位玩家（白太太）向其他玩家描述一個問題（例如，「*我先生總是堅持自己修理東西，但他從不把事情弄好*」），其他玩家（紅太太、綠太太、藍太太）對此提供了各式各樣的忠告（例如，「*妳為何不買一些好工具給他？*」或是「*妳何不請一個木匠來？*」）白太太總是採取以「沒錯～但是……」開頭的

76

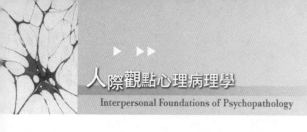

反應（「……我老公笨手笨腳的」或「……請一個木匠太貴了」）來回應這些忠告。最後其他的玩家用完了所有的忠告，根據Berne的說法，白太太就成為這場遊戲的贏家。

不過，我們的解釋與Berne不同。根據Berne的說法（1964, p. 118），白太太是被「想要擊敗其他玩家」的渴望驅動著——為了要拒絕他人的忠告而引誘他人給忠告。然而，根據我們的解釋，白太太的目標可能屬於人際親和，而不是屬於成就自我。她可能想要得到同情（而不是忠告），所以給她忠告的人等於是一直在使她人際親和的目標受挫。有趣的是，對於那些不想玩白太太心理遊戲的人們，Berne提出一個解藥——也就是，用以下這句話來回應，「這『的確』是一個難題」（p. 121）。根據我們的解釋，此一解藥提供了同情，也滿足了白太太的人際親和目標。

不搭腔的溝通（mismatched communications）常常發生在陷入苦惱當中的伴侶之間（如Jacobson & Margolin, 1979, p. 201）。例如，妻子可能想要的是同情，但她的丈夫卻可能給她忠告。失去親人以及罹患慢性病的人常常從好心的朋友那裡，得到不想要的忠告（Lehman, Ellard, & Wortman, 1986; Lehman & Hemphill, 1990）。例如，當有人的孩子過世了，像「至少你還算幸運，還有另外一個孩子」這樣的忠告是很令人不悅的；因為這樣的忠告完全忽略了這個人的重大失落。

有些溝通不良是因為人們沒有分清楚「人際親和」與「成就自我」。Tannen（1990）在她的書《你就是不了解》（*You Just Don't Understand*）當中提到，在我們的文化（美國），「連結」（人際親和）與「身分地位」（成就自我）都是和性別有關的。在Tannen的觀點裡，女性傾向於以連結為主（connection-oriented），而男性傾向以身分地位為主（status-oriented）。就她看來，女人會擔心其他人是不是在意她們。女人想要有親密感並且親近其他人，她們想要避免孤立感。根據Tannen的說法，男人則是擔心其他人尊不尊重他們。男人想要感到自己能夠勝任及自我敬重（self-respecting），他們想要避免失敗的感覺。雖然女人比較樂意接受「成為一

群、彼此信賴、彼此支持」的機會，男人則樂於接受「競爭、自我提升、獲得名聲」的機會，所以女人會提供同理，男人則提供忠告。

在我們的觀點中，所有人（男女皆同）在不同情境、不同時間裡都有著多重的人際動機。我們每個人有時渴望與他人有所連結，有時又渴望不要與其他人有連結；我們每個人有時渴望能影響他人，而有時又渴望其他人能給我們一些指引。一個在某種場合裡顯得強烈的動機，在另一個場合裡卻可能很微弱或沒有出現。因此，人們任一特殊的動機在許多不同場合裡的顯著性各有不同。對某些人來說，「想要能影響他人」的動機常常是很突出的；對其他的人來說，這樣的動機就不那麼顯眼。當我們描述一個人是支配型的，我們的意思是，在和他人有所連結時，該人通常會有動機想要去影響別人。當我們描述一個人是結盟型的，我們的意思是，在和他人有所連結時，該人通常會有動機想要去和其他人有所連結。這些人格差異（雖然與性別有些許相關）在解釋一個人的行為時似乎比「性別」有用。當互動的對方說「你一定覺得非常傷心」，有些人（不論性別）會經驗到充滿同情的支持；其他人感受到的則是對方擺出一種恩賜、硬要自己領情的態度。

結果，同樣的訊息可能讓兩人有完全不同的解讀。一段富有同理心的談話對於尋求連結的人來說可能是很有支持性的，但對尋求身分地位的人而言則算是一種強硬要人領情的態度。因此，生活裡充滿誤解（misinterpretation）與誤會（misunderstanding）的機會。A太太可能對B太太說：「親愛的，告訴我，妳老是有體重方面的煩惱嗎？」A太太可能認為她是透過親密的交流來打造自己與B太太之間的連結，但是B太太可能將此一疑問解讀為帶有敵意的批評。有些人在解讀其他人的言談時，會有系統性的謬誤。例如，偏執的人有一種系統性的謬誤（會在第七章介紹），容易覺知到帶有敵意的控制（批評、嘲笑、操縱、剝削）。

我們已經將此人際模型應用在三種不同領域：社會支持、憂鬱者的困境，以及日常生活中的溝通不良。在這三種所有的應用當中，我們已經考

77

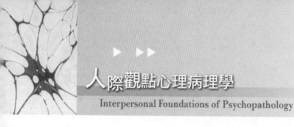
慮了行為背後的動機、人們的回應以及動機受挫的結果（負面影響）。如同在後面幾章所描述的，有所謬誤的解讀在心理病理中是很常見的。

人際模式是習得的腳本

為了滿足自己與其他人的動機，兒童會學習到一些將變成熟悉腳本的常見人際模式。當一個不斷重複的互動模式無法滿足此人自己的動機，這就是所謂的**適應不良**（maladaptive; 如 Kiesler, 1996; Strupp & Binder, 1984）。因此，一個在童年習得的腳本可能普遍出現而變成了在成年期觀察到的模式。現在來思考在童年期習得的人際序列會如何於成年期表現出來。想像一下一個常常被罵的孩子，總是以鬧情緒和自我辯白來回應。孩子（B）學到整個的人際腳本是：「A責罵B；然後B生氣和自我辯白。」因為內化了這個腳本，B學會了扮演兩種其中一種角色——責罵者或被罵者。然後，此一腳本會有三種不同的展現方式，如同 L. S. Benjamin（1996）所描述的。

腳本的三種展現方式

腳本可以經由**重演**（recapitulation）來展現（L. S. Benjamin, 1996）。被責罵的人（B）已過度學習到這種責罵的過程，可能會找到其他能再次做出這類互動模式的人（我們將這些人稱為A*）。「A責罵B」這個腳本因此變成了「A*責罵B」。例如，一個女人（B）以前經常被她母親（A）責罵，發現自己現在則是被她的先生、她的朋友、她的老闆（A*）責罵。Amitay、Mongrain 和 Fazaa（2001）曾指出，覺得以前被母親批評的女大學生們，會傾向和會批評她們的男朋友交往。

腳本的第二種展現方式稱為**認同**（identification）或**模仿**（modeling）。被責罵者（B）學習到這種責罵的過程，透過找到替代的被責罵者（稱之為B*），而開始扮演責罵者的角色。原本「A責罵B」的腳本現在變

成了「B責罵B*」。Amitay、Mongrain和Fazaa（2001）也指出，那些會責罵女兒的母親們，也比較容易有以前曾被自己母親責罵的經驗。此一機轉也說明了為什麼一個人曾經歷口語上、肢體上或性方面的虐待之後，現在會變成一個加害者。人們可能因為社會的譴責而隱藏或抑制加害別人的傾向，但是在展現這樣的行為是安全的時候，這樣的抑制可能就消散了（如，面對無助的動物或是面對孩童），而暴露出其他方面的某種潛在能力。

腳本的第三種展現方式稱為內射（introjection; L. S. Benjamin, 1996）。被責罵者（B）學習這種責罵的過程後，現在可能兩種角色都採用——責罵自己然後生氣並自我辯白。也就是，「A責罵B」的腳本變成「B責罵B」。B用這樣的方式責怪或低估自己，接著就會產生憂鬱、內疚或羞恥等感覺的反應。因此，一個憂鬱的人先會自我貶損，然後感覺到羞愧或內疚。Amitay、Mongrain和Fazaa（2001）也證明了曾受母親批評的女大學生們，傾向於自我批評。

扮演某種角色的潛在能力

有時一個人擁有某種能力，但此能力從該人的日常生活行為來看卻不明顯。例如，一個人可能說：「我沒辦法自我肯定；別人叫我做什麼，我總是照著別人說的去做。」對旁觀者而言，這個人可能是默認又順從。然而，這個人在面對寵物、小孩以及沒有威脅者的時候，卻可能令人驚訝地出現自我肯定的表現。

我們應該說這個人缺乏展現自我肯定的行為技巧？或者我們應該說，這個人難以行使已經具有的技巧（因為一些壓抑或干擾）？如果這個人的確缺乏某種技巧，我們可以考慮經由一步一步的自我肯定訓練來矯正這樣的缺陷。可是，如果這個人主要是難以行使既有的技巧，我們會反過來考慮，需要幫助這個人克服這些壓抑或干擾。

Schwartz和Gottman（1976）比較了非自我肯定者、中度自我肯定者

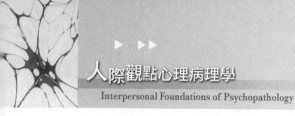

和高度自我肯定者等三種人，在三種實驗條件裡做出自我肯定反應的能力。在每一種實驗條件下，受試者被要求對於一系列不合理的要求做出自我肯定的反應。在第一個實驗條件（威脅性最低），他們寫下可能的反應（這是一項良性的、無關個人的作業）。在第二個實驗條件，他們被要求想像一個朋友正遭遇不合理的要求，他們爲了朋友的利益而在口頭上做出回應。在第三個實驗條件（最具威脅性的），他們被要求想像他們自己實際上遭遇到這些不合理的要求。結果顯示，在兩種威脅性較低的實驗條件裡，非自我肯定的受試者和自我肯定的受試者表現出一樣的勝任能力，但是他們在第三個實驗條件下，就有非常大的困難做出自我肯定反應。明顯地，這些人的自我肯定技巧是一種潛能，而需要獲得幫助以克服焦慮和其他干擾。

再來看另一個例子，那些用孤獨來描述自己的人，似乎在社交技巧測試上表現較差（如T. Brennan, 1982; French, 1981; Hansson & Jones, 1981; Horowitz, French, & Anderson, 1982; W. H. Jones, Hobbs, & Hockenbury, 1982; Solano, Batten & Parish, 1982）。行爲學派的作者們有時會將此類因缺乏某種社會技巧而造成的缺失，根據Bellack與Morrison（1982），歸因於反應方式倉庫有限（limited response repertoire）。然而，在某些狀況裡，孤獨的人似乎擁有能力，卻因爲焦慮、預期失敗以及其他來源的干擾，而無法展現他們的技巧。可是，當他們感到比較安全，似乎就可以有非常好的表現（Arkowitz, Lichtenstein, McGovern, & Hines, 1975; Glasgow & Arkowitz, 1975; Vitkus & Horowitz, 1987）。

摘　要

本章檢視了人際模型。根據此模型，一項人際行爲會引起某類反應，而滿足了相對應的目標或動機。當此目標或動機受挫，就會出現負面的情感。這些原則有助於描述不同類型的心理病理。一旦學習到了某種行動—

79

反應序列（如，一項人際腳本），這個人可能利用其他人來重演這段腳本（**重演**）；也有可能去扮演對方的角色（**認同或模仿**）；或是可能由自己來扮演兩種角色（**內射**）。這些原則在治療裡很重要，而治療裡的介入需要處理到該人的目標或動機（Piper, Joyce, McCallum, Azim, & Ogrodniczuk, 2001）。

　　如同下一章所描述的，在了解人際互動時，自己（the self）是非常重要的部分。有時，一項人際動機的浮現，是想要當作一種用來保護脆弱之自我形象的方式。有時只有在我們了解該人的自我形象之後，才能了解一項人際行動或反應的意義。

第五章

自我形象與人際歷程

人際動機通常與個人的自我形象（self-image）有關。那些只要自己落 81
單便認為自己無依無靠的人們，必須找到一些能幫助他們不再這麼想的夥
伴；那些覺得自己處於被凌虐的危險之中的人們，也必須想盡方法來避免
自己被虐待。之後幾章所提到的人格疾患，都是以「某種從自我形象裡衍
生出來的動機」為核心來加以組織的。因此，本章我們先來檢視自我形
象。自我形象在兩個寬廣的方面與人際歷程有所關連：(1)人際歷程塑造了
一個人的自我形象；以及(2)一個人的自我形象促成了特殊的人際行為。

現在讓我們來思索人際歷程如何影響自我形象。在G. B. Shaw（1916）
的名劇《茶花女》中，Eliza Doolittle充滿智慧地論述了上流婦女與賣花女
之間的差別不在於她說了什麼，而是她被對待的方式。當Jack與Jill互動
時，Jack的行為對Jill傳達出非常重要的訊息──Jack如何看待Jill這個
人、Jack想要從Jill身上得到什麼、Jack喜不喜歡Jill。這些訊息對Jill產生
情緒上的影響（R. S. Lazarus, 1991）。如果這些訊息滿足了Jill的目標，Jill
就會感到很棒；如果這些訊息使Jill的目標受挫，Jill就會感覺很糟。如果
Jack的行為表現出輕蔑，Jill就會感到自己不夠好；如果Jack的行為表現出
尊敬，Jill就會覺得自己被尊重。當人們一直被藐視，就容易覺得自己沒
有價值。當人們一直被責備，就容易感到罪惡。當他們被人欺騙，就必須
保持警戒。當他們被警告有危險，他們就會覺得自己容易受傷害和不安

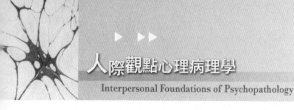
全。當他們長期沒有朋友，就會覺得自己不被喜歡且孤單。

反過來看，自我形象也會影響人際互動。如果一個人覺得自己容易受到他人的傷害，他就會找方法來避免自己被傷害。讓我們來思索那些有明顯攻擊性的學齡男童。他們之中有些人覺得自己容易被他人虐待，為了保護自己，他們會對其他人的惡意保持警戒，並很快反擊回去。即使旁邊的人一致認為對方的行為純屬意外，這些男童還是很容易認為對方是懷有敵意的（Dodge, 1993; Dodge & Coie, 1987）。本章將會提出一些例子來說明脆弱的自我形象是如何導致人際方面的不良適應後果。

我們一開始先討論有關自我（self）的概念，並且思考兒童對自己的看法在兒童期是如何演變的。從某些角度來看，自我形象猶如一種有關自我的理論：人們努力追尋，以便確認某些特徵、排斥其他特徵。舉例來說，球場上的土霸會表現出霸凌的行為，有一部分是要確認原本有關「**自己是強壯的、有影響力的，或地位崇高**」的假設。我們在本章經常提到類似的機轉，以便深化我們人際取向的心理病理學。

82 ☕ 自我與自我形象

William James（1892）區分了「**自我**」（self）這個用詞的兩種廣泛意義之間的差別。這個用詞的其中一個意義是指一個人「掌管身體」的執行者角色，在此角色裡，自我會控制及決定了身體的種種行動。James使用「**主格我**」（I）來說明自我在成就自我方面具有的意義（agentic meaning of self）。與成功的主格我有關的感受就是一種自信；如，「**我能夠執行那些將會滿足我的目標的種種行動**」）。我們將這種觀感稱為成就自我（agency）或效能感（efficacy; Bandura, 1977, 1986, 1997）。當我們說厭食症患者在控制、自我決定（self-determination）或權力（power）方面有某種受損的觀感時，我們所指稱的就是在James所說的「主格我」方面有某種缺陷。

James將「**受格我**」（me）這個詞保留給自我的另一個意義。對P這個

人來說，「受格我」指的是P對於P自己這個人的概念（P's conception of P）
——就好像P是一個外在的旁觀者來觀察P這個人。當人們從外在角度來
觀察自己，所對應的形象就是James所指稱的「受格我」。我們使用「自我
形象」這個用詞來說明自我的第二個意義。當厭食症患者執行了嚴格的自
我訓練（主格我），這個（來自「受格我」的）觀察帶來滿足與自豪。這
類感覺會激勵患者朝向新高的節食標準。滿意的自我形象（消瘦的受格我
真的可以做好自我控制）會進一步驅使執行者（主格我）繼續維持這個良
好的表現。

　　因此，James的這兩個概念（「主格我」及「受格我」）會交互作用而
影響一個人的表現。當一個人預期自己在某項工作不會有好表現，他們的
動機就會消退，表現也跟著下滑。以社會學習理論的語言來說，對效能的
預期較低的人在工作上的表現，不會和效能預期較高者一樣好（Bandura,
1977, 1986, 1997）。

　　Smedslund（1988, 1997）是這麼形容James的「受格我」：某個人（P）
投入到對某個客體（O）所做的一些行動（A）裡。這裡的P、A和O或許
是指有個嬰兒（P）伸手抓（A）一個玩具（O），或者是有一隻狗（P）咬
住（A）一個狗餅乾（O）。行動是朝向客體的。在每一個例子中，P是一
個在環境裡進行某些操作以達到目標的執行者（agent）。這些行為稱為操
作性行為（operant behaviors），因為這些行為是基於某些目的才會在環境
中進行的；這些行為都是有意圖的、受動機驅使的，以及目標導向的。

　　P—A—O的順序是否隱含了某個自我形象——也就是某種有關「受
格我」或「我自己」（my self）的觀感？肯定是沒有。P這個人多少覺察到
這個想要的客體，但是，對一個客體的某種覺察並不一定暗指此時有某個
自我概念存在。嬰兒及低等動物都會表現出「暗指對客體有某種覺察」的
目的性（意向性）行為。此種形式的覺察或可指稱為「對某個外在客體的
一種覺察」。一隻有意圖且熱切撲向狗餅乾的飢餓狗狗，有覺察到狗餅乾
的存在，但其中並沒有任何「暗指某種有關『受格我』或『我自己』的概

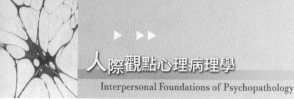
念」的經驗。同樣的，一個企圖伸手去拿玩具的嬰兒，有覺察到玩具的存在；而意圖打媽媽的兩歲大幼兒，也覺察到母親的存在。但是，這些例子當中沒有一個本身一定是反映出某個有關「受格我」或「我自己」的概念。

「受格我」的概念意謂，行動者的某項認知表徵（cognitive representation）是鑲嵌在行動者所持有的某個較大認知裡。假設一個叫作Peter的小孩（P）對某個物體（O）做了某一個行動（A），並且大叫著「Peter拿到玩具了」或「Peter正在吃狗餅乾」。因為Peter的說詞現在納入了某種對Peter的參照裡（a reference to Peter），所以我們會說P的較大認知將P納入成為自己較大認知的一部分。在這個例子當中，我們所談的就是Peter的自我覺察（Smedslund, 1988, 1997）。換句話說，當P這個人擁有一項將P包含在內的認知（此認知是將P包含在內，以作為本身的一項元素），我們就說P這個人有了自我覺察。

P的自我覺察可能引來某個外顯行為（P正拉著Rover的尾巴），或者，自我覺察可能是形容某個內在的狀態（P喜歡拉Rover的尾巴）。有關內在狀態的一個自我覺察，最後會導致像是「我的感覺」、「我的願望」、「我的需要」、「我的意圖」和「我的知覺」等等的概念。所以當這些概念浮現出來，就使該人得以喚起那些能形容自己這個人的「常見的自我覺察」（common self-awarenesses）。

很重要的是，要將「一個人對某一外在物體的單純覺察」和「一個人的自我覺察」區分開來。在比較簡單的例子裡，一個人參與了某項戲劇但不必同時是觀眾的一員；此人就只是一個參與者而已。在某個自我覺察裡，此人同時是一個演員，也是觀眾的一員，同時是一位參與者，也是一位觀察者。在這個狀況裡，我們稱之為「參與者—觀察者」觀點〔"participant-observer" perspective；或是「觀察者自我」（observing ego）〕。每位正常的成年人都有這兩種經驗：我們有時會在某個引人入勝的活動裡喪失了我們自己（僅是參與者而已），但稍後在象徵危險的火警鈴聲大作時又重

83

新拾回了自我覺察（參與者─觀察者）。

 ## 自我形象如同認知發展的工具

　　為了能夠解釋錯覺（illusion），一個人必須要能夠區分出「獨立於自我之外的物體」和「我所覺知到的物體」之間的不同。「該物體在我面前顯現的方式」（我的知覺）不一定就是「該物體真正的模樣」。一個看起來黑黑的物體，實際上可能是紅色的。大約在六至七歲時，大多數的兒童都已經能夠做到這樣的區分。這個年紀的兒童可以告訴我們，一個放在黑色濾網後面的紅色車子，實際上是紅色而不是黑色，也能夠告訴我們之所以會看成黑色，是因為觀看的條件所造成的（前面有一張黑色的濾網）。在這個過程，兒童不知不覺承認了某種「參與者─觀察者」觀點：「我（P這個人）看到（A）一個東西（O）是紅色的；不過，因為我是透過一個黑色濾網來看的，所以，我會把這個紅色的東西看成是黑色的。」

　　目前已有許多技術用來測量兒童的錯覺。研究者使用各種過濾器和鏡片來改變物體實際上的顏色、大小和形狀（Flavell, Flavell, & Green, 1983）。所以一個事實上是紅色的、小的或筆直的東西，可以變成看起來是黑的、大的或彎曲的，然後兒童被問到物體「實際上是什麼」以及物體「看起來像是什麼」。結果發現，兒童正確回答這個問題的能力會隨著年齡而有明顯的改善。只有非常少數的三歲兒童能正確回答這個問題，而幾乎所有的六至七歲兒童都能夠正確回答（Flavell, 1986; Flavell, Green, & Flavell, 1986）。那些設計用來加速此發展歷程的特殊訓練，似乎沒有太多的幫助（Flavell et al., 1986; M. Taylor & Hort, 1990）。

　　值得注意的是，三歲大的幼兒已經擁有相關的能力來理解錯覺。三歲大的幼兒能理解「假扮」的概念；例如，一塊玩具積木被「假裝」成是一輛車子，但不是真正的車子，塑膠製的假石頭可能看起來很像真的石頭，但並不是真正的石頭（Bretherton, 1984; Rubin, Fein, & Vandenberg, 1983）。

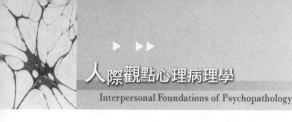

84

同樣的，三歲大的幼兒在經過些許的示範之後就可以正確預測到，紅色的車子進入黑色濾網裡就會看起來是黑色的，從黑色濾網出來之後看起來就又是紅色的車子。對孩子而言，看起來是紅色的一輛車子就是紅色的，儘管有濾網存在；看起來是黑色的一輛車子「實際上就是」黑色的。因為觀看車子的孩子已經具有「單純是參與者」（participant-only）的經驗，所以這類改變對他們來說似乎不會造成問題。相反的，七歲大的兒童已經能夠自在地採取「參與者─觀察者」觀點，而有助於產生新的理解。年紀較大的兒童已能夠將知覺上的改變（從紅色變成黑色）歸因於自己的心智作用，而不會認為是物體本身有了魔術般的變化。

在能理解錯覺後，七歲大的兒童將習得某種認知上的敏銳能力（cognitive subtlety）。現在，孩子們能夠將新的發現類推運用到其他的部分──他們會說，直接看著玩具車的人的經驗，是不同於透過黑色濾網來看玩具車的人。因此，兒童現在表現出一種更進一步的**觀點取替能力**（perspective taking）。Flavell等人（1983）給兒童看一個彎曲的吸管，但這個吸管透過一個會扭曲物體外型的瓶子來看的時候就變成筆直的。然後研究者們詢問每名兒童：「如果主試者直接看著吸管，主試者看到的是什麼？」兒童正確回答此問題的能力，與他們在「外觀─真實性之測試作業」（appearance-reality task）裡的成功表現有高度的正相關。

這兩種能力──區分外觀與真實的能力，以及描述其他人相反觀點的能力──都是以兒童的自我覺察能力為基礎所建立出來的成就。此時，每一位正常的兒童都會學得這些能力，但特殊的訓練對此歷程不會有太多的加速作用。例如，一位四歲大的兒童抱怨臥房朦朧的窗簾裡有個令人害怕的怪獸，實際上他是真的看到了一隻怪獸。他可能無法理解大人說的這個怪物「只是看起來像是」一隻怪獸。而大人保證且充滿自信的語調將使這個孩子感到安心，因為概念上的區別其實超出了大多數四歲大兒童的理解範圍。

社會互動與自我形象

現在我們回過來談論自我形象本身。一個人的自我形象起自於無數次一個人既是參與者又是觀察者的經驗——多次觀察著自己最常有的感覺、渴望、屬性、喜歡、不喜歡、希望、失望、才能天賦、缺點等等。許多的心理學家曾試圖描繪出一個人的自我描述在兒童期裡會有什麼樣的系統性變化（如Harter, 1999）。最早的描述比較會是那些可被觀察到的部分，像是身體的屬性（我有一頭褐髮）、擁有的物品（我有一部腳踏車），或是屬於某個類群（我是男生）等。隨著年齡增長，自我描述開始包括了性情、才賦和感受，像是「我很聰明」、「我很會打棒球」、「我喜歡畫圖」。再大一點之後，他們的自我描述會再加入人際上的性情（如，「我很害羞」、「我很友善」、「我喜歡競爭」）。

早期的學者（如J. Baldwin, 1897; Cooley, 1902; Mead, 1934）認為許多重要的自我特徵都是經由社會互動而發現到的。Cooley（1902，第十二章）認為每個人對其他人來說都像是鏡子一樣，可以將自己對對方外表、態度舉止、行為、目標、性格等等的看法，反映回去讓對方明瞭。

從嬰兒出生的第一年開始，成年人就會鼓勵孩子所做出的雙方交流，像是彼此互動的聲音、微笑和臉部表情。成年人的回應狀況（responsiveness）可將孩子帶入一種稱之為聯合注意（joint attention）的狀態中（一起注意著物體、行為或內在狀態），而有助於孩子學會如何標示自己的狀態。例如，當成年人說：「難怪你一直哭；原來你肚子餓了，你想要吃東西了。」成年人正在幫助孩子辨識及標定那些「最後有助於孩子形成自我觀念」的種種狀態。Kohut（1984）提出「感同身受式的鏡映」（empathic mirroring）一詞，這個用詞讓我們想到Cooley所說的「鏡中自我」（looking-glass self）。

85

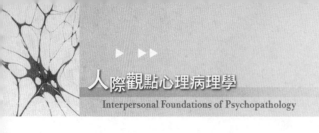
　　有些時候，大人必須使兒童的希望受挫（如，為顧及小孩的安全）。因此，隨著時間過去，當孩子的渴望、目標與意圖和大人的有所衝突時，孩子的渴望、目標和意圖將不可避免地被凸顯出來。孩子還想玩，大人卻要他上床睡覺；小孩想被抱，大人卻要他自己走路。挫折於是出現並凸顯了那些「可能會促成孩子之最終自我形象」的各種渴望、目標和感受。

　　幾乎沒什麼社會接觸的兒童（如，小孩的照顧者有憂鬱、退縮或缺席不在），也是處於不利的狀態中。沒有成年人給予的「感同身受式的鏡映」，兒童就沒有獲得太多的協助來標定及辨識自己內在的狀態（Raver & Leadbeater, 1995），可能因此耽擱了兒童形成一個清楚且精緻的自我形象。雖然實際的機制目前尚不清楚，但兒童期的社會隔離會是日後心理病理的其中一項危險因素（如Weinfield et al., 1999）。

　　人們在哺乳類動物身上進行了一些研究，以探討社會隔離對自我認知（self-recognition）的影響。其中一項近期的研究探討了黑猩猩從鏡子裡認出自己的能力。當正常的黑猩猩第一次看到鏡中的自己，牠們將鏡中影像當成另外一隻黑猩猩；牠們會發出聲音並擺出威脅性的姿勢。可是，沒幾天之後，牠們就能夠運用鏡子來梳理自己。Gallup（1970, 1991）設計了一種程序以測試動物使用鏡子來認識自己的能力。這些動物之前從來沒看過鏡子。首先將這些動物麻痺，然後用紅色、無味、非刺激性的染料將牠們的眉毛和耳朵染色。然後將鏡子放在籠子外面，而實驗者會觀察動物要花多少時間才會開始使用鏡子來檢查及梳理自己的眉毛及耳朵。在孤立環境下長大的黑猩猩，從未使用鏡子來梳理自己；可是，那些在有正常社會接觸之下長大的黑猩猩，不需幾天就開始這麼做了。此結果意味著社會互動有助於促進某種自我概念。

社會互動與對意圖的推論

　　如果社會互動會促進自己有關自我的某個形象，那麼也會促進自己有

關其他人的某個形象。兒童早年就會覺知到其他人的意圖（intention）或動機，這樣的能力使兒童內在得以形成一個有關其他人是否親切溫和的運作模型（working model）。因為兒童想要保有他們與依附者（attachment figures）之間的連繫，所以很重要的是他們必須有能力解讀照顧者的希望，以便取悅照顧者並保有彼此之間的關係。再者，如前面所介紹的，有些具攻擊性的兒童常會錯誤地將帶有敵意的意圖轉嫁給其他人，而認為意外的行動背後藏著帶有敵意的動機。下一段我們先來看看嬰兒解讀成人意圖的能力。

86

嬰兒「解讀」他人意圖的能力

　　當嬰兒大約九至十二個月大，他們在「了解其他人」這個方面有一項重大的突破：可以從其他人的行為推論出他們的意圖。在此之前（如六個月大時），嬰兒只能用相當細微的方式（如，轉向聲音來源）與成人互動。可是，到了十二個月大，嬰兒開始能與成人一起互動去注意一個共同的焦點（Tomasello, 1999）。當成年人凝視著一隻小鳥，嬰兒也會跟隨成年人的凝視方向，加入成年人的行列一起看著那隻小鳥。

　　「聯合注意」在兒童的心理發展中扮演相當重要的角色（C. Moore & Dunham, 1995）。聯合注意的一項顯著特徵就是雙方都各自具有解讀對方意圖的能力。如果成年人說「你看那隻小鳥」，然後小孩照著做了，這表示這個小孩能夠了解大人的意圖。同樣的，當幼兒交給成年人一個杯子，小孩的這個行動是有意圖的（有目的的）。小孩並非總是會這樣地對待無生命的物體。就這個程度來看，一歲大的幼兒已經具有解讀另一人之意圖的能力（Tomasello, 1995）。

　　在兒童開始模仿大人的時候，「推論單純意圖的能力」就顯得尤其重要。兒童觀察成年人的行為、解讀成年人想要達成什麼，並且於日後複製該行為來滿足自己類似的目標。大約十八個月大時，兒童甚至可以做出一項成年人試圖去做但沒有完成的行動。舉例來說，Meltzoff（1995）設計

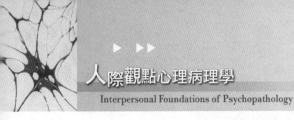

了一些兒童能夠模仿的簡單作業。例如，其中一項作業就是要兒童用一根桿子去按按扭，以發出鈴聲。成年人先向兒童示範這個程序，然後說：「換你囉！」在另一項實驗條件裡，成年人示範同樣程序，但在最後手「意外地」滑脫，使得桿子「意外地」掉落。因此，大多數的小孩都看到了這個景象，並且在兩種實驗條件裡同樣都有良好表現。所以，十八個月大的兒童能了解實驗者的意圖並成功完成作業。Carpenter、Akhtar和Tomasello（1998）也在十六個月大的幼兒身上得到相似的結果。

　　當兒童開始學習新的字詞，兒童也似乎能夠辨認出重要的線索，而判斷出哪一個物體才是成年人想要標定的（D. A. Baldwin, 1995）。Tomasello和Barton（1994，實驗四）設計了一個精巧的程序來證明這點。一名成年人實驗者教導兩歲大幼兒學習一個最新造的字（如，"toma"）；首先讓兒童觀察五個不同的玩具，然後實驗者將五個玩具放在不同的桶子裡，並且指著這些桶子說：「嘿，安妮，toma在哪裡呢？我們一起把toma找出來。」在其中一個實驗條件裡，實驗者在第一次嘗試尋找時就找到了玩具toma；然後看著玩具並微笑對兒童說：「呀～!」在另一個實驗條件裡，實驗者必須在找到玩具toma之前檢查過好幾個桶子。在檢查第一個桶子時，實驗者拿到的不是toma的玩具，然後皺起眉頭、失望地看著那個玩具。然後在第三次的嘗試裡，實驗者才微笑著說：「呀～!」之後實驗者測試兒童，看看他們是否能夠正確找出玩具toma。在每一個實驗條件中都有超過半數的兒童能夠正確找出玩具toma，而且兒童在兩種實驗條件裡的表現並無差別。因此，一個兩歲大兒童已經能夠利用成年人的微笑及皺眉來解讀究竟哪個玩具才是成年人所說的toma。

　　我曾經治療過一位憂鬱症的女性患者，有一次她突然將她二十個月大的女兒一起帶來治療室。女兒最初很開心地玩著玩具，直到她看見母親哭泣。女兒立即停止遊戲、走向媽媽，並且拍拍母親說：「不要哭，寶貝！」這個小女孩的行為並不只是像鸚鵡那樣重複先前的觀察經驗；這個行為本身似乎反映出某種比較簡單的觀點取替能力。這個小女孩已經能夠了解到

大人的痛苦，並且透過模仿來表現出過去學到的行為。比起七歲大兒童能夠了解不同觀看條件下之錯覺的複雜能力，此種觀點取替能力要簡單許多。可是，兩歲大幼兒解讀成年人之意圖和微笑（皺眉）的能力，其實也是一種的觀點取替能力。

有時候人的意圖有助於解釋為什麼人們會在不同的場合裡有不同的表現。假設風趣的Harry叔叔帶著他三歲的姪兒到他表演的地方。當姪兒與其他家族成員坐在一起時，Harry向姪兒說再見，便立刻到後台換上一件怪獸裝——這個人就是Harry叔叔，但是他看起來像隻怪獸。Harry叔叔神奇地變成怪獸，是否就和紅色汽車放到黑色濾網後面而變成黑色一樣呢？這可能是不相同的。因為和玩具車不同的是，Harry是有意圖的；他是為了做好笑的變裝秀才穿得像怪獸一樣，而這個意圖也解釋了從真正的Harry叔叔到一隻偽裝的怪獸所做的改變。從整個社會互動來看，很明顯姪兒清楚知道Harry傳遞出來的訊息：Harry喜歡他的姪兒，而打算裝成怪獸來令姪兒開心。

無法解釋的意圖改變

假設Harry叔叔要看管他三歲大的姪兒。再假設Harry叔叔的脾氣陰晴難料：他有時充滿愛意、溫暖且親和，但有時又突然變成帶有敵意、拒絕和冷酷。他的每一個意圖，以及他的外表，似乎都會從充滿愛意及溫暖，神奇地變成帶有敵意和冷酷。因此，這些改變都帶給小孩一些有關小孩他這個人的矛盾訊息：小孩有時候覺得自己是受歡迎且被喜愛的，但有時又感覺到被拒絕和被拋棄。如果Harry叔叔擔任小孩的主要照顧者會怎麼樣呢？當Harry體貼和藹，小孩會感到自己被喜愛、是大人想要的以及被保護著的；當Harry態度惡劣，小孩會感到自己不被喜愛、不是大人想要的以及不安全的。幼兒要如何理解這種不可預測又無法控制的轉變呢？這要比玩具車由紅變黑的情形複雜許多，因為成年人在意圖上、感受上和態度上都有所轉變。一位較年長、較有社會歷練的兒童，也許有能力整合兩個

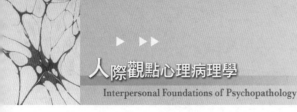
不同的Harry叔叔：他「實際上」是很友善，但有時候他會變得態度惡劣
88　（或反之亦然）。可是，比較年幼的兒童就無法整合這兩種矛盾對立的形
象：有兩位Harry叔叔，而且都會神奇地變成另外一個。

　　這種歷程也有助於說明第三章所提的混亂型依附風格（D型）。當那位
慈愛又窩心地照顧幼兒的照顧者又經常會令幼兒感到害怕，幼兒似乎會學
到有關照顧者的矛盾形象。我們將於第十一章來討論在某些類型的心理病
理，這些「分裂的形象」（split images）所帶來的後果。

自尊：有關自我形象的整體評價

　　自我形象的許多特徵都是屬於評價性的（evaluative），也就是都會引
發某種「贊同或不贊同自己」的態度。當這些特徵聚在一起，就會形成一
個對自我的整體評價，我們通常稱之為自尊（self-esteem）。相當多的證據
指出，比起其他小孩，那些曾被忽略、不當對待或虐待的兒童，比較容易
作負向的自我評價（如Beeghly & Cicchetti, 1994; Briere, 1992; Harter, 1999;
Kaufman & Cicchetti, 1989; Kendall-Tackett, Williams, & Finkelhor, 1993;
Vondra, Barnett, & Cicchetti, 1989）。

　　最早期的各種自尊測量工具裡的其中一項（Butler & Haigh, 1954），包
含了一百條由心理治療謄本中擷取出來的自我描述句，像是「我鄙視我自
己」及「我常感到丟臉」等。自此之後，開發出許多其他的自尊測量工
具。Blascovich和Tomaka（1991）整理了自1967年之後發表在文獻及論文
中的十九種自尊測量工具；其中三個最被廣為使用的包括Rosenberg
（1965）、Coopersmith（1967, 1975）及Roid和Fitts（1988）等所開發的自
尊測量工具。自尊測驗同時也與憂鬱、焦慮及害羞測驗呈現負相關（詳見
J. D. Brown, 1998; Peplau, Miceli, & Morasch, 1982; Peplau & Perlman,
1982）。

　　Tafarodi及其同事（Tafarodi & Milne, 2002; Tafarodi & Swann, 1995）

使用因素分析法找出兩個自尊向度。其中一個向度與「人際親和自尊」（communal self-esteem）有關（「我被喜歡的程度、我被接納的程度」）；另外一個向度則與「成就自我自尊」（agentic self-esteem）有關（「我的勝任能力和效能」）。作者將第一個向度稱為自我喜愛（self-liking）向度；第二個向度稱為自我勝任（self-competence）向度。J. D. Brown（1998, pp. 196-197）也提出一種相似的區分。測量自我喜愛的題目包括「我覺得我自己這個人很好」（正向的），及「我很容易貶低自己」（負向的）。測量自我勝任的題目包括「我是個有能力的人」（正向的），及「我不夠成功」（負向的）。

在一個負向的生活事件之後，人們一般都會提到自己經驗到自尊下降；生活事件愈是負向，自尊下滑的程度愈大（Joiner, Katz, & Lew, 1999）。Tafarodi和Milne（2002）曾指出，如果再將負向事件的型態（成就自我事件vs.人際親和事件）與自尊的型態（自我喜愛vs.自我勝任）加以區分，就能更清楚看到負向事件與自尊的關係。如果負向事件是人際親和事件（如，告白被拒絕），自我喜愛方面的自尊就會下降；如果負向事件是成就自我事件（如，表現失敗），自我勝任方面的自尊就會下降。

模糊概念和自我形象

用來形容自我的早期諸多概念都有良好的定義，但後期的概念就不是如此了。舉例來說，**男孩**（boy）這個概念有相當客觀的參照，但後來的概念，像**娘娘腔、懦弱、性感**及**神童**這些概念，就不是如此了。當我們說概念有清楚的定義時，我們的意思是有關這些概念的所有案例都能符合特定的準則。如，一位男孩被定義為「一個男性的人類小孩」。每一位男孩都符合這些準則，而且每一位符合這些準則的人都是一位男孩。此準則本身就是成為一個男孩的必要及充要條件。

然而，許多描述自我的概念無法做如此精確的定義。像娘娘腔這個概念，因為我們無法提出充分及必要的準則，所以它的定義很模糊。我們會

89

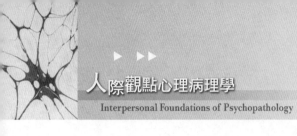
想到許多可能的準則——柔弱的、無攻擊性的、不強壯的、膽小的、取悅他人的、懦弱的——但這些準則沒有一個是絕對必要的。某些娘娘腔的人可能符合這些特徵裡的一小組特徵，但其他的卻是符合另一小組的特徵。在定義娘娘腔時，我們最能做的就是列出一般人要形容娘娘腔時最常想到的共同特徵，然後將這個列表當成一個理想化的原型（an idealized prototype）。然後我們就可以判斷某個人的特徵有多接近這個原型（Horowitz, Post, French, Wallis, & Siegelman, 1981; Horowitz, Wright, Lowenstein, & Parad, 1981）。一個人的特徵愈是與這個原型重疊，我們說這個人是娘娘腔的機會就愈大。但是只有非常少數被稱為娘娘腔的兒童能夠符合這個列表的所有特徵，而且這個列表中只有少數的特徵可以套用到所有娘娘腔的人身上。

某些學者認為自我形象可視為一個關於自我的理論、一組隨著時間在某種程度上可被修正的假設（Brim, 1976; Epstein, 1973）。如果有一位男孩拿自己與娘娘腔的原型作比較，並且在自己身上觀察到許多娘娘腔的特徵，他也許就會將自己歸類成是個娘娘腔。當然，這些特徵會隨著時間而有某些程度的改變。透過表現出一個非常有攻擊性或英勇的行動，一位符合娘娘腔最低標準的男孩得以向每個人證明，「娘娘腔的假設」（sissy hypothesis）已經被推翻了。可是，如果一個權威人物公開形容他是「一個非常乖，從不惹麻煩的小孩」時，娘娘腔的假設可能會死灰復燃。因此，一位符合這個原型最低標準的男孩，必須透過表現出那些能推翻這個假設的行為（如，變得有攻擊性或叛逆），以維護他的自尊。

「人際驗證」概念

為了提升自己的自尊，人們有時會創造人際互動以確認（或反駁）某個特殊的假設。具有此目的的人際行為就構成了一種人際驗證（interpersonal test; J. Weiss & Sampson, 1986；亦參見 Swann, 1996）。舉例來說，霸凌者愛欺負容易受騙的人，藉以「證明」他們是兇惡強壯的硬漢；自戀型

人格者常會引誘對方的欽羨，以「證明」他們是受愛慕的；強迫型人格者都是完美主義的，以「證明」他們不會被責備。後續的好幾章介紹了更多有關人際驗證的例子。

對自我不滿意：分歧和主觀痛苦

當一個人對他（她）的自我形象感到不滿意，就會苦惱於「實際的自我形象」和「理想中的自我形象」之間的分歧。有關此分歧的最複雜理論就屬 Higgins（1987, 1996）所提出的。Higgins 的理論使用「真實我」（actual self）來描述一個人「我就是自己平常的那個模樣」（me as I usually am）的自我形象。人們還會想像其他可能的自己，所以還有兩個重要的標準，分別稱為「理想我」（ideal self）和「應該我」（ought self）。理想我包含了一個人想要的許多特徵，而應該我則是包含許多其他人標準的性質（如，任務、義務及責任）。一位非常看重專業成就（她的理想我）的女性，卻因為責任感的緣故，可能得全心投入扮演母親及家庭主婦的角色（這是遵守她的應該我）。

90

分歧的型態

為了描述一個人的真實我、理想我以及應該我，Higgins 請受試者分別列出十個有關三種我的特質。例如，可能是用以下的問句來邀請受試者列出自己的特質：「你認為實際上的你是什麼樣子的人？」、「你理想中想要變成什麼樣子的人？」以及「你的母親認為你應該成為什麼樣子的人？」然後可以從中發現差異。一個男士可能描述實際上的自己是脾氣倔強的，而理想中的自己則是性情冷靜的。Higgins 的理論正是聚焦在這些分歧上。如果兩套的描述用詞彼此矛盾，那麼兩套用詞就算是彼此分歧。

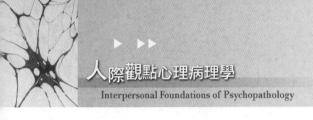
造成的苦惱型態

依此理論，苦惱來自於眞實我與其他兩部分（理想我及應該我）之間的差別。當眞實我與理想我不一致，該人會體驗到自己有所不足（「缺少了我所渴求的特質」）；例如，「我想成爲一個個性溫和的人，但偏偏我是脾氣暴躁的人」。當眞實我與應該我不一致，該人則會因爲失責而開始自我批評（self-criticism）；例如，「我很懶惰，但我應該要成爲一個勤奮的人」。前者反映出缺乏想要的（羨慕的）特質；而後者反映了自己表現出會使自己失責的特質。

Higgins（1987）認爲缺少想要的特質會導致沮喪、傷心以及其他與憂鬱有關的情緒；而使自己失責的特質則會導致激動、害怕、感到受威脅，以及其他與焦慮有關的情緒。因此，羞愧反映了自己缺少想要的特質，而罪惡感則是反映自己逃避了職責、責任和義務。總結來看，發生在眞實我與理想我之間的差異，使個體產生一種可能造成憂鬱症的失落感、缺乏感或剝奪感。發生在眞實我與應該我之間的差異，則會產生自己做錯了的感覺，進而導致焦慮。這種焦慮反映了在「我實際做了什麼」和「我應該做什麼」兩者之間的動機衝突。焦慮疾患（如，懼曠症或某些形式的強迫症）正是有關動機衝突和罪惡的例子。相反的，憂鬱疾患似乎是根源於失落、失敗、羞恥及不足等感受，而不是動機間的衝突。

91　## 兩個實徵上的含意

爲了測驗此理論，受試者首先描述自己，然後選出兩組受試者並進行比較。I組是理想組（ideal），是由眞實我與理想我之間有差異的受試者所組成；O組是應該組（ought），由眞實我與應該我之間有差異的受試者所組成。研究者假設，理想組比較容易罹患憂鬱症，應該組則比較容易罹患焦慮。受試者們都接受引導式想像作業，要想像一件會引發負面情感的事件，然後使用情緒形容詞檢核表來測量每一位受試者的心境（mood）。

Higgins（1987）在報告中指出，某種負面心境會使應該組的受試者們產生憂鬱，而使應該組的受試者們產生焦慮。

在另一項實驗裡（Higgins, 1987），找出同時表現出兩種分歧（I組和O組）或是沒有任何一種分歧（既不是I組也不是O組）的受試者。作者們假設，第一組的受試者們容易同時罹患憂鬱及焦慮，而第二組則不易罹患任何一種。在實驗促發作業（priming task）裡，受試者要描述其中一種標準（理想我或應該我）。其中一個實驗條件是以理想我為促發作業，也就是請受試者描述什麼樣的人是他們理想上想要成為的樣子。在另外一個實驗條件則是以應該我為促發作業，也就是請受試者描述什麼樣的人是他們的父母親認為他們應該成為的樣子。受試者們在進行促發作業之前與之後都要評量自己的心境。表5.1列出了結果。當研究者促發第一組（同時符合I組與O組）受試者們的理想我，他們被提醒他們的不足，也感到比較沮喪（增加3.2分）。在促發他們的應該我時，他們被提醒他們失責了，他們變得比較焦慮（增加5.1分）。表5.1的其他部分都沒有達到統計上的顯著。換言之，同時具有兩種分歧的人容易有兩種苦惱，沒有任何一種分歧的人就不容易有任一種苦惱。

表5.1 每種實驗條件下的受試者在沮喪及焦躁上的平均數增加情形				
	促發理想我		促發應該我	
實驗條件	沮喪	焦躁	沮喪	焦躁
I組與O組皆符合	3.2	−0.8	0.9	5.1
既不是I組也不是O組	1.2	0.9	0.3	−2.6

註：I＝理想；O＝應該。

 ## 自尊、解釋風格以及對世界的解讀

「對自我的長期不滿」是一組有關態度、信念、期望和感受的較大網

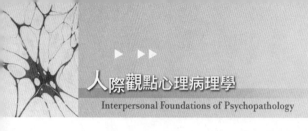
絡〔我們平常稱爲低自尊（low self-esteem）〕的一部分。我們在本節將討論低自尊者的其中一項表現，也就是一個人解釋成功及失敗時的特有風格：低自尊者容易因爲失敗而責怪自己，成功時卻不讚賞自己。一個人的解釋風格也爲人際互動帶來一些後果，如下文所介紹的。

歸因理論與自尊

人們通常想要知道原因，尤其是對個人有重大意義的事件背後的原因（Malle & Knobe, 1997）。我們會問自己一些諸如以下的問題：爲什麼我的同事好像在今天下午的會議裡對我不太友善？爲什麼那位面貌姣好的女子用她的雙手將我撥開？爲何我的物理學沒有考到好成績？爲什麼我今天會那麼嗜睡？社會心理學家已經著手研究了人們經常問自己的各種疑問以及人們平常給出的各種答案（詳見如Weiner和Graham於1999年的回顧）。

我們的答案〔如，我們的「因果歸因」（causal attributions）〕正好揭露出我們對我們自己解釋種種事件時所採用的特有方法。在某些狀況裡，這些特有的解釋和自尊之間有相關。藉由了解一個人典型會做出的解釋，我們更能感同身受到（empathize）該人的主觀經驗。我們就由此開始探索人們常問自己的其中一類問題。

對自我表現的歸因　其中有一類疑問所關注的是我們自己的表現：「爲什麼我在這項作業上表現良好？」、「爲什麼我在那項作業上表現不好？」一般而言，爲了提升自尊，我們會將自己的成功歸因於自己，將自己的失敗歸因於在我們控制之外的種種因素。「這次我考得很好，是因爲我很聰明以及我很努力」，或者「我考不好是因爲老師教得很差勁，而且這次考試也是個很爛的考試」。這種解釋的傾向稱爲快樂論的謬誤（hedonic bias）；此種傾向可以將（成功的）快樂放大到最大，並且將（失敗的）痛苦減到最小，所以又稱爲自利型的歸因謬誤（self-serving attributional bias; Weiner & Graham, 1999）。

92

　　大量的文獻已經正式論述了此種謬誤（詳見以下的回顧：Bradley,
1978; Mullen & Riordan, 1988; Weiner & Graham, 1999; Zuckerman, 1979）。
在某些研究裡，成功或失敗自然而然地發生；在某些研究裡，結果是經過
實驗操弄過的。例如，在某項研究裡，教師被要求解釋學生的優良或不良
表現。當學生表現優秀時，老師將此成功歸因於他們自己優秀的教學品
質；當學生表現不好，老師則將此失敗歸因於學生能力不好或不夠用功
（如McAllister, 1996; Weiner & Graham, 1999）。自利型的歸因謬誤實際上所
帶來的後果就是讓我們得以維持自己偏好的自我形象。我們在面對失敗時
會極力避免悲傷、失望和悲觀，使我們自己保持動機，並且不屈不撓地堅
持下去（S. E. Taylor & Brown, 1988）。我們也會將歸因顛倒過來，以解釋
為什麼我們的競爭對手獲得成功。對方贏得競賽，不是因為他們能力比較
優秀，而是因為對方運氣好（或是有其他臨時出現的優勢）。

　　我們也會使用相似的策略來解釋我們所認同的人的成功或失敗。「為 93
什麼我小孩的IQ分數那麼低呢？他一定是很聰明的，所以這個IQ分數無
法反映出他的能力。或許是施測者的資格有問題」。我曾經提供一位研究
者一些諮詢，這位研究者教導一隻大猩猩學習手語，然後讓這隻大猩猩接
受史丹福—比奈智能測驗（Stanford-Binet Intelligence Test）。因為對這個大
猩猩的差勁表現感到失望，這名研究者在解釋測驗結果時這麼說：「這個
臭鬼知道很多事情；她總是在受測時裝笨，並且拒絕合作。」

　　另外一個提升我們自我形象的方法是採用一種自我挫敗〔self-defeat-
ing；或自我殘障（self-handicapping）〕的行為來解釋某個後續將發生的失
敗。舉例來說，學生可能在考試前一晚外出去喝酒，於是隔天考試考得不
好，然後得以做出「我失敗了，不是因為我沒能力，而是因為我考前一晚
都待在宴會裡」的解釋（Arkin & Oleson, 1998; E. E. Jones & Berglas, 1978;
Midgley, Arunkumar, & Urdan, 1996; Urdan, Midgely, & Anderman, 1998）。
根據Covington（1992）的說法，對學生而言最糟糕的就是自己被標定為
「笨蛋」，所以避免被標籤的一個好方法就是為自己的差勁表現尋找一個顯

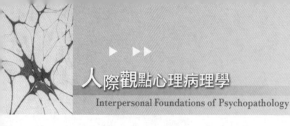

而易見的解釋。

低自尊者的歸因型態　可是，並非所有人都表現出快樂論的謬誤。有些人並不讚賞自己的成功。相反的，他們會將自己的成功（或失敗）歸因於在自己控制之外的各種因素。Rotter（1966）發展出一個用以評估一個人之「控制焦點」（locus of control）的人格測量工具：一個人是覺得對自己的命運有掌控感〔屬於「內在」（internal）的控制焦點；譯註：一般譯為內控型〕，還是，該人會覺得結果得視運氣、機會和其他外在因素而定〔屬於「外在」（external）的控制焦點；譯註：一般譯為外控型〕？使用這個測量的眾多文獻都指出，比起外控型的人，內控型的人（如，覺得在控制之中的人們）表現出較佳的生理及心理健康（Lefcourt, 1992; Weiner & Graham, 1999）。許多我們將在後續幾章裡談論的疾患，從神經性厭食症到依賴型人格疾患，都是以「患者在自我控制感方面的缺失」以及「此缺失在人際方面的起源」為核心來加以組織的。

　　Abramson、Seligman和Teasdale（1978）提出另一個與自尊有關的歸因理論。Seligman較早期有關憂鬱的無助理論（1975）認為，憂鬱是源自於過去許多無法控制的負向事件：因為從先前的失敗類化而來，個體並不預期行為和後果（成功或失敗）之間會有什麼可能性。根據這個理論，所造成的「習得無助」（learned helplessness）降低了一個人想保持堅毅的動機，並且造成適應不良的情緒反應，如憂鬱。

　　為了澄清無助的經驗，Abramson等人（1978）因此檢視了無助者解釋失敗的方式。他們曾寫到：「當一個人發現到自己的無助，他會問自己為什麼他會感到無助。他對於因果所作的歸因會決定日後無助的普遍程度和長期性。」（p. 50）然後作者們描述了解釋失敗時可能依循的三個向度：

1. 第一個向度是內在—外在向度（internal - external）：我的失敗是因為我自己內在的個人因素（如，「我沒有能力」或是「我不夠努力」），還是因為我自己之外的因素（如，「被某些原因阻礙」或是

94

「我運氣不好」）？

2. 第二個向度是穩定—不穩定向度（stable - unstable）：我的失敗是因爲不容易改變的特質所造成（「我沒有做好事情的能力」），還是因爲下一刻就可能有所改變的特質所造成的（如，「我沒有試著更努力一點」）？

3. 第三個向度是整體—特定向度（global - specific）：我的失敗是由於某項整體的特質所引起的（「我這個人不聰明」），還是由於一個比較特定的特質所引起的（「在時間壓力下，我覺得要快速解開這些數學題是很艱難的」）？

根據這個理論，徹底悲觀的失敗解釋方式（如，「我之所以失敗是因爲我很笨」——屬於內在的、穩定的且整體的解釋）使個體處在罹患憂鬱症的最大風險之中。這讓此人感到無望，因此沒有再次嘗試的動機。一項使人對未來保有希望的解釋（如，「我的努力不夠」）則使此人感到比較樂觀。

爲了評估一個人的解釋風格，研究者發展了一種包含諸多假設性情境的問卷（如，「你參加一個派對卻沒有認識到新朋友」）。填答問卷的人被要求說明會獲致該種結果的一項理由（在這道題，就是要說明爲什麼沒有認識到新朋友），並且根據三個向度的每一項來評量他們自己所給的理由。所得到的分數被認爲可以反映出填答者之解釋風格的特點（Peterson, 1991）。許多實徵研究也都指出，那些解釋失敗時採取內在、穩定及整體之解釋風格的人（如，「我之所以失敗是因爲我很笨」），一般來說比較悲觀，也有許多學校方面的問題、工作生產力較差，而且在長期的生理及心理健康方面預後較差（Peterson, Maier, & Seligman, 1993）。對此研究及測量工具的評論可參考C. A. Anderson、Jennings和Arnoult（1988）；Carver（1989）；以及Cutrona、Russell和Jones（1985）等人的著作。

第二個理論所關注的是一個人有關「態度和特質是否可被修正」的信

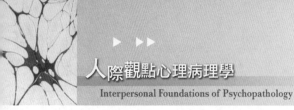

念（Dweck, Chiu, & Hong, 1995; Dweck & Leggett, 1988）。舉例來說，有些人認為智能是一個固定不變的「量數」（quantity），而其他人則是認為智能是容易改變的（經過訓練及練習而得以改變）。換句話說，有些人認為態度與特質是一個人與生俱來的，所以會永久固定不變（「你不是擁有就是沒有某種特質或態度」），而其他人則是認為態度和特質是可以訓練的（「只要經過訓練、努力和練習，你就會進步」）。如果人們相信他們生理上的天賦已經決定了他們的智能、體育能力或社交技巧，那麼些微的失敗將自動指向這是一種無法改變的障礙。Dweck 及其同事也指出了，那些同意第一種觀點的人比較可能會放棄；他們認為未來的挑戰只是會再次暴露出他們的不足罷了。另一方面，同意第二種觀點的人比較會接受挑戰，並且願意從錯誤中學習而熟練該項任務。

最後，還有第三個理論，是有關於自尊的歸因。此理論所關注的是一個人對於自己理解並解釋種種事件及他人行為的能力有多少信心（是有自信還是缺乏信心）：「我有能力了解自己問題的原因嗎？」Weary 及
95　Edwards（1994）將這個構念稱為「因果的不確定性」（causal uncertainty），並發展出一個量表，其中包含的題目像是「我不知道要怎麼樣才能跟人和睦相處」（Edwards, Weary, & Reich, 1998）。量表得分高的人是感覺自己沒有能力解釋為什麼會是這樣的結果；所以他們比較缺乏努力解決問題的動機。此測驗的分數同時也跟低自尊、憂鬱、焦慮及不可控制感（uncontrollability）之間有顯著的相關（Edwards et al., 1998）。

以上這些理論都有助於說明一個低自尊的人的主觀經驗。憂鬱的人、害羞的人以及孤獨的人幾乎全都經驗到這種無助及無望的觀感。他們將他們的挫折歸因於內在的、穩定的且整體的個人缺點；因此，他們的缺陷都是固定且無法改變的。基於所有的這些理由，他們很容易選擇放棄（C. A. Anderson et al., 1988）。

一個悲觀的解釋風格，無疑是會感到憂鬱、害羞或孤獨的人的一部分。可是，有人可能仍想要問，是否有可能設計一種練習來訓練一個人使

用不同的解釋風格，而得以降低一個人的憂鬱、害羞或孤獨（詳見 Foerstaling, 1985）。單單使用「歸因的再訓練」是否能夠修復一個人的自尊、以樂觀取代悲觀，並且協助一個人克服憂鬱？認知治療的程序可以改變一個人的歸因風格，但大部分可能是個案與治療者的關係使然。在認知治療中，治療師會傳遞許多細微的人際溝通。舉例來說：當個案說「我真的是無法勝任！」，然後治療師回應「我不了解為什麼你這麼說；有什麼證據指出你是無法勝任的？」，這樣的回應謙恭地指出治療師並沒有與個案抱持同樣的觀點，也沒有公開不贊同個案，或是也沒有因為認為無效而不理會個案的陳述。治療師的回應單純只是懷疑個案那內在的、穩定的且整體的歸因。如果此份關係和這些人際溝通不重要，那麼這個治療程序或許有可能每次都換一個新的治療師，或者使用非人的電腦程式來執行。

認為「歸因的再訓練只不過是一些死板的練習」的觀點經常被拿來嘲諷。一位電視喜劇演員 Al Franken 在電視節目《週六夜現場》（Saturday Night Live）中創造了一個名為 Stuart Smalley 的角色，是一位帶著低自尊且有憂鬱傾向的男子。在短劇中，Smalley 是一個電視訪問秀的主持人，經常發現他將自己些微的不幸加以放大，且毫不仁慈地責備自己。後來，他在治療中學到一項機械化的公式，當他碰到失敗，就會唸起那些平日練習多次且設計來改變他歸因風格的咒語。最後他總是說：「因為我夠好、夠聰明，而且該死的，人們都喜歡我。」因此，到了每集劇情的結尾，Smalley 先生就整個人沉浸在憂鬱裡了。這種幽默的方式凸顯了用死板的公式來幫助一個被會降低自尊的環境打倒的人，是多麼的不恰當。對一個能夠較仁慈評價自己的人來說，他（她）必須修正有關自己和有關其他人的形象。而這個步驟可能需要一份人際關係，有時候也需要接納某個天生而無法改變的限制。在和一位信得過、富有支持性且不隨便判斷人的治療師的合作之中，比較容易去面對及接納這些限制。

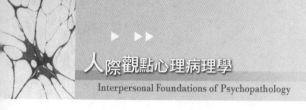
96　歸因與人際互動

　　一個人對人際事件的解釋有助於澄清一個人的感受，也有助於說明一個人何以對互動對方做出那樣的公開回應（Weiner & Graham, 1999）。

行為的解釋對情緒的影響　我們對我們自己行為的解釋決定了我們所感受到的情緒（emotion）。讓我們來思考罪惡感（guilt）和羞愧（shame）之間的差異。罪惡感指的是一個人的行為違背了某些內在的倫理標準（Lindsay-Hartz, de Rivera, & Mascolo, 1995）；罪惡感傳遞了個人責任感：「我應該用不一樣的方式對待他的。」相反的，羞愧意謂一個人沒有自制或負責：「自己的一些缺點（愚蠢、無法勝任、笨拙）暴露出來被其他人看見了。」因此，羞愧意謂有一位觀眾，但罪惡感則沒有。有時，因為人們不清楚他們自己的責任，而不知道自己是感到罪惡還是感到羞愧：「我體重過重是因為我沒有好好控制自己，還是因為在我控制之外的生理因素造成的？」有些疾患強調羞愧感，有些則是強調罪惡感。一位偏執型人格疾患患者（paranoid personality disorder）特別容易因羞愧而感到受傷；他們害怕被羞辱和自己全都曝光（Shapiro, 1965, p. 81）。相反的，其他疾患則是以罪惡感為核心（如，對於自己渴望做一件被社會禁止的行動而感到罪惡）。藉由了解罪惡感及羞愧感之間的不同，我們更能描繪一個人的掙扎。

對他人回應背後之意圖的解釋所帶來的影響　我們用來解讀對他人意圖的方式會影響我們的反應。許多我們平日自問的問題都是有關他人的意圖。「為什麼他幫我掛了外套？他是好心幫我，還是吹毛求疵呢？」、「為何我那好動的兒子不做他的家庭作業呢？是因為他不能專心，還是因為他太懶惰？」對這些問題的回答通常會帶來人際層面的後果。如果兒子就如字面上看來的那樣沒有能力完成他的家庭作業，那麼父親就會心生憐憫；但是如果兒子是任性閒晃而不做功課，那麼父親就會責備兒子且大發雷霆。

當我們觀察身陷困境的人們，我們會問：這些人是環境下的倒楣受害者，還是這些人是自找的？若是前者，我們會心生同情而提供協助；若是後者，我們會對這些人感到生氣，而不伸出援手（Weiner & Graham, 1999）。一個因生病而跌倒的人，會比因為喝醉酒而跌倒的人，更容易引起其他人的憐憫。因為生病的人不需要對他的跌倒負責任，但喝醉酒的人就要（Piliavin, Rodin, & Piliavin, 1969）。同樣的，因為接受輸血而感染愛滋的人會比因為性行為而感染愛滋的人，接收到更多的幫助和同情（Dooley, 1995）。

因此，我們回答這些問題的方式將會影響我們採取的回應。讓我們試著思索具有攻擊性之學齡男童的主觀經驗。小學時的攻擊行為經常可以預測差勁的學業表現、少年犯罪、青春期的學業中輟，以及日後的犯罪及心理病理（Hudley & Graham, 1993）。我們如何解釋有攻擊性的兒童的行為呢？如同前述，某些有攻擊性的兒童容易知覺到其他兒童帶有敵意的意圖，所以他們覺得自己很容易因為其他孩童的惡意而受傷（Crick & Dodge, 1994）。

為了更清楚探討這個現象，Dodge和Coie（1987）區分了兩種不同型 97
態的攻擊性男孩：主動挑起攻擊性互動的男孩（如，校園流氓）以及採取攻擊性的方式來回應他人行為的男孩。採取攻擊性反應的男孩被預期會出現歸因上的謬誤。先由教師選出高攻擊性反應的男孩，然後與其他男孩進行比較。實驗中會進行一項測試，使用了影片上的案例；影片裡的每一個案例都是播出一位兒童挑釁另一個兒童的內容。例如，其中一個案例是挑釁者拿走另一位小孩的玩具。每個案例都包含足夠的線索，使觀看者得以判斷出挑釁者的意圖（帶有敵意的、想要幫忙的或意圖不明確的）。在每一位男孩看完一個案例之後，會被問到挑釁者的意圖（「他是原本就有所打算的嗎？」、「他是想要幫忙的嗎？」）。然後男孩們也被問到自己在同樣的狀況下可能採取的反應。結果顯示，被歸類為高攻擊性反應的兒童，比起其他孩子，更常認為挑釁者的敵意是故意的。此外，他們通常會提到

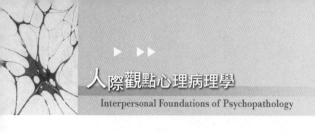

他們自己在同樣場合下同樣會採取攻擊性的反應。研究者們也研究同樣的這些兒童在真實遊戲情境中的表現，他們發現這些兒童在遊戲情境中的確出現許多的攻擊反應（如，用腳踢那個看似在批評他們的玩伴）。

那些曾對自己孩子身體虐待的成年人，也表現出這種謬誤。他們會解讀自己小孩不守規矩的行為背後是帶有敵意的企圖，然後過度反應（Milner, 1993）。在對太太施暴的先生身上也是同樣的情形，比起非暴力的先生們，他們很容易將太太的行為解讀成是帶有敵意的企圖（Holtzworth-Munroe & Hutchinson, 1993）。因此，攻擊性反應的男孩、虐待兒童的父母親以及虐待伴侶的配偶都有一個明顯的特質，就是他們在歸因上的謬誤以及攻擊性的過度反應。

既然如此，教育者、家長及治療師能夠藉由重新訓練一個人的歸因風格來修正其攻擊性嗎？對某些成人而言，歸因謬誤已深植他們的自我形象。經過許多年之後，一個人可能學習到藉由事先預期到其他人帶有敵意的動機來避免自己受到羞辱。舉例來說，在偏執型的人身上，他們的謬誤已經有了重重的保護，以至於當會談者詢問他們是否可能錯看了或是過度反應的時候，他們會認為會談者有不良的意圖。也因為這樣的謬誤如此根深柢固，他們可能不會迅速改採用當下討論時所需要的「參與者—觀察者」觀點。對這類的人們來說，他們的歸因謬誤難以修正。

可是，在兒童身上，這樣的謬誤可能有比較高的可塑性。Hudley 和 Graham（1993）發展出一套適合攻擊性男童的歸因再訓練方案。他們的方案（已在多所學校施行過）是針對十至十二歲的男童所設計的。此方案試圖訓練男童能更敏銳分辨出「故意的挑釁」和「不小心的舉止」之間的差別。整個方案總共進行十二次（每週兩次，共計六週）；每次訓練時間是四十至六十分鐘。由有經驗的教師以團體的方式帶領六位男童（每個團體裡有四位是攻擊性男童，有兩位是非攻擊性的男童）。第一次治療是要讓男童們去思索他人的意圖。透過玩遊戲、角色扮演、拍攝影片以及聚在一起討論個人經驗，男孩們開始會找出有用的線索，來幫助自己分辨「故意

的舉動vs.不小心的舉止」以及「敵意vs.前社交期（prosocial）意圖和不明意圖」的差異性。之後，男孩們將焦點放在他們可能採用的反應方式上（如，當有個孩童將牛奶灑在另一個孩童身上的時候）。然後將接受治療的這一組與兩組接受其他實驗條件的男童進行比較。進行比較的其中一組男童是接受同樣次數的「注意力訓練」課程，但此方案是聚焦在非社交性的技巧上，像是訊息分類技巧以及遵守指示等。進行比較的另一組則是沒有接受治療的控制組，單純只接受在方案之前與之後的評估。

　　接受「歸因再訓練」這一組在特別設計過的實驗室測驗中表現出明確的進步；他們清楚學會了如何適當回答測驗項目。在方案結束後，教師也報告這些兒童在攻擊性方面有微幅但顯著的減少。可是，在方案結束三個月之後，這些兒童被送去學校訓導處的次數就沒有改變了。因此，歸因再訓練只獲得中度的成效。可是，就如作者所說的，這些攻擊性男童裡有些人曾經有過相當苛刻而不容易抹除的經驗。例如，其中一位十歲的男孩在經過方案訓練後一點都沒有改善，他描述了在住家附近的公園裡經常有的經驗，他說在公園裡「*會碰到一些吸古柯鹼、行為狂野的不良少年，如果被他們抓到，他們就會搶走我們的球*」。他認為採取攻擊的報復行動是正當的，因為「*如果有人對你做了某些事，那麼你就要讓對方知道他們無法輕易得手*」（Hudley & Graham, 1993, p. 136）。因此，研究者們的治療方案是在對抗男童本身已經強烈統整過的一套態度、信念、期望及感受，這些也正是男童自我形象及他人形象中的一部分。所以這些所造成的行為並不是那麼容易就可以改變的。

☕ 自我形象元素的分化及整合

　　本書後面所介紹的一些疾患正好牽涉到某種認同上的障礙。認同障礙（identity disturbance）一詞有兩種不同的使用方式，有時用來指稱一種模糊的、鬆散的（diffuse）或未分化（undifferentiated）的自我形象；有時則

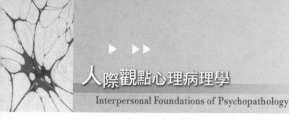
指稱一種不穩定、不連貫或未經整合（unintegrated）的自我形象。

自我形象可被視為一個知識結構（knowledge structure）。如同任何（有關一個人的汽車、鄰居或自己）的知識結構一樣，每個人各自有不同豐富度的可用細節，而且這些可用細節的統整程度也都不同。在生命的早期，自我形象通常比較簡單；之後不久，人們會更深入認識自己，不斷發現自己新的、更精緻的層面。到了成年期，某些人已經能具備相當良好的能力來描述自己的不同層面，但其他有些人就不是如此；這些其他人的自我形象仍相當模糊、鬆散，甚至還沒有定形。我們將在第十章討論與模糊之自我形象有關的心理障礙。

每個人在自我特徵的統整程度上各有不同。即使有兩個人使用相同的形容詞來定義自己，其中一人可能以某些有意義的方式將自己統整起來，但另外一人則不是如此。舉例來說，假設有兩人使用屬於同一組對立的形容詞。其中一人可能會說：「有時候我是友善的，有時候我是不友善的。」這兩個特徵（友善和不友善）雖然都被提到，但卻是未經整合的。另一個人可能會說：「有時候我是友善的，有時候我是不友善的；通常我是友善的，但在我辛苦工作一天，下班回家後必須為家人準備晚餐時，卻沒有一個人來幫忙我，那時我就會變得不友善。」這個描述似乎就整合了這兩個相互矛盾的特質。我們將在第十一章討論與某個未經統整（不一致、不穩定）之自我形象有關的心理障礙。

用以評估一個人自我形象之分化程度（範圍從「模糊或鬆散」到「經過詳細調整」）的程序已被發展出來。用以評估各種彼此分化的向度之間的統整程度（範圍從「統整度差」到「連貫一致」）的工具也已經設計出來（Campbell, Assanand, & Di Paula, 2000, 2003）。以下段落則是描述這兩種評估程序。

有關分化程度的實徵測量

為了評估一個人的自我形象的細節量，我們可能會簡單地邀請一個人

99

描述他們自己。可是，這樣的要求對於那些習慣不經思索就滔滔不絕說話的人來說，是輕而易舉的。任何一個人都可能說：「我是友善的、聰明的、勤奮又誠實的。」所以需要一個細膩的作業，而這個作業需要填答的人比較詳細地省思自己。Linville（1985）就設計了一種這樣的程序。實驗者給受試者看三十三項特質，每一項特質都各自寫在一張索引卡片上。這些特質包含好競爭的、沉靜的、放鬆的、粗魯的、有組織的、不友善的、深情的、愚笨的及風趣的等。受試者被要求檢視這些卡片，然後找出用來描述自己某些有意義向度的特質，歸類成一小組。例如，一個年輕男性想起他在學校的時候（這是一個向度），他可能選出「有組織的」、「愚笨的」、「好競爭的」等特質來形容當時的自己；然後，又想到自己與室友相處的時候（這是另一個向度），他可能選出「深情的」、「放鬆的」、「好競爭的」、「風趣的」等特質來形容當時的自己；如此繼續下去。受試者盡可能形成多套形容自己的特質組，每一組特質都是描述一個不同向度的自己。Linville的測量方法雖然有點複雜（Locke, 2003），但是卻與一個人所產生的向度數量之間有高度的相關（Rafaeli-Mor, Gotlib, & Revelle, 1999）。

　　一位具有分化良好之自我形象的人，被認為擁有較細膩的知識結構，一般相信這樣的人能夠從較多的角度、情境或角色來思索自己的部分。如第十章的內容，自我認同較鬆散的人，有時將自己形容成缺少一個「核心的我」。

有關整合程度的實徵測量

　　每個人在不同情境下的行為多少都有些不同，但有些人卻是表現出未經統整的不一致性。我們能如何決定出一個人的自我形象是否有這樣的對立情形？Donahue、Robins、Roberts和John（1993）給學生看一個包含六十項特質的表單（如，多話的、體貼的、負責任的、情緒化的），然後要求學生分別自評自己在五種不同情境中（與其他學生在一起、與朋友在一

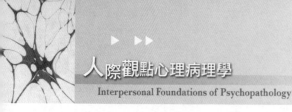
起、與情侶在一起、與父母在一起,以及與同事在一起時),在每一項特質上的表現。假設其中一位學生的自評結果如下:

100

			情境		
	甲	乙	丙	丁	戊
多話的	4	2	6	5	1
體貼的	2	6	6	7	2
負責任的	2	5	7	2	6

　　由此可看出這個人的評量非常不一致:相同的特質在不同的情境下有著非常不同的評比。一個人自我評量的一致性程度因此可以測量出來,而且每個人的一致性程度有很大的不同。某些人在各種情境之間有高度的一致性,但某些人卻相當不一致。研究者們也指出,平均來看,比起跨情境仍有一致的自我評量的人,那些自我評量比較不一致的人會比較憂鬱、比較神經質以及自尊較低。很明顯的是,自我形象未分化的人比較容易經驗到主觀上的苦惱。我們將在第十一章探討造成此種不一致的其中一項原因。

摘　要

　　本章探討了自我形象以及自我形象隨著時間的發展情形。就很大的程度上來看,遍及兒童期的人際互動形塑了一個人對自我及其他人的看法。隨著自我形象愈來愈複雜,自我形象就可以當成一個知識結構,以協助個體滿足各種人際動機。例如,透過更認識自己,個人可以明辨地選出那些將能夠滿足重要人際動機的長期友誼及伴侶。

　　當一個人自己的特徵與理想中的自己有明顯分歧時,該人就會經驗到負向情感。「經常感到不滿意」這點通常是一個有關態度、信念、預期及感覺的較大網絡(我們平常稱為低自尊)的一部分。低自尊者的其中一項

表現就是他們對失敗及成功的解釋風格：失敗時責怪自己，成功時卻不稱讚自己。

　　某些人際動機源自於一個人對自我的不安全感。舉例來說，某些人因為不確定自己是否受到他人喜愛，會拚命尋求證據來證明他們是受他人喜愛的。因此，他們平常就會慣例性地尋求他人的注意。同樣的，有些人總是懷疑別人想要羞辱他們，所以努力保護自己免受羞辱；就像習慣採用攻擊反應的兒童，他們總是警戒地找尋（並慣例性地發現）與其他人惡意有關的線索。

　　本書的第二部分，我們將運用截至目前為止所介紹過的原則來討論人格疾患。我們應該主張，一種人格疾患通常可以歸因於某種鮮明的動機。對大多數的人格疾患來說，會有一項或多項診斷準則提到了（或暗示了）某種鮮明的人際動機。某一人格疾患的其他診斷準則是描述(1)經常為了滿足該動機而採用的行為，以及(2)該動機受挫時所觀察到的反應。我們將在第六、七章探討這些議題。

Part 2

代表性的人格疾患

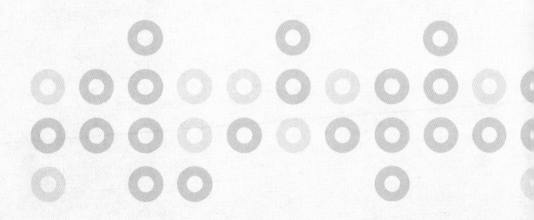

第六章

依賴型與畏避型人格疾患

本章焦點爲依賴型（dependent）與畏避型（avoidant）人格疾患。如 103
同大部分的人格疾患，每一種疾患都是以某種很鮮明且對一個人的安適感
（well-being）極爲重要的人際動機爲核心來加以組織的。顯然，這個動機
在這個人一生中會變得很突出，因爲這個人學到了自己有保護自我形象的
需要。人格疾患患者會用他們特有的方式來滿足這個動機。然而，一旦這
個動機受挫，生活就會變得混亂。

依賴型的人都是在成就自我方面顯得脆弱（agentically vulnerable）：
他們經常無助地感到自己無法勝任，並且無法獨自一個人來處理事情。他
們需要其他人的幫助，並且盡力避免自己與他人隔離。可是，他們的貧困
感由於無法解決自己的不適任感（sense of inadequacy），而使生活更形複
雜。畏避型的人也認爲自己不適任，也就是，他們會覺得自己比較差勁並
且容易受到羞愧以及他人拒絕的傷害。因此，他們與人互動時總是小心翼
翼，並且避開他們不信任的人。可是，這樣的策略卻使生活變得更複雜，
且加重了他們的痛苦。

這個具有組織能力的動機（以及用以滿足此動機的各種策略）通常是
透過人格特質來描述（如，「依賴的」、「畏避的」）。然而，人格特質這
個概念已經議論多年，所以若是將某些議論做些摘要並且採用一些「認爲
將特質視爲一個構念來運用是正當的」的方式來解決這些議論，將會很有

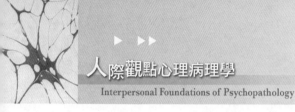
幫助。因此，本章納入了有關人格特質的探討。

　　本章我們先討論人格疾患的定義工作，此時的討論是強調特質與動機之間的關係，藉以指出動機在了解人格疾患時的重要性。之後，我們會介紹依賴型和畏避型人格疾患，並檢視一種用來評估動機及受挫動機的方法。

☕ 定義人格疾患

　　人格疾患第一次被提及，是在 Wilhelm Reich 的著作《性格分析》（*Character Analysis*, 1949）。Reich 是 Freud 的同事，他觀察到很多找他諮詢的精神疾病患者，實際上並沒有表現出那些已經被古典心理分析著作探索過的症候群——畏懼症、強迫思考症（obsessions）、強迫行為症（compulsions）、歇斯底里型癱瘓（hysterical paralyses）。因此，這些病人都經驗到真實的痛苦以及日常生活的重大問題，其中大多是人際問題。Reich 使用的「性格」（character）一詞相當於我們現在使用的「人格」（personality）一詞。他提出「性格盔甲」（character armor）的概念，意指人們會採取特殊的行為、思考及知覺模式來降低焦慮。根據 Reich 的看法，結果是，某些學習來的模式會變得愈來愈僵化；用 Reich 的說法，他們「鑽入某種盔甲裡」，保護自己而不感覺到焦慮。當然，這種僵化的模式同時切斷了兩個層面。例如，有些人將自己封閉起來而不去體驗信任與親密，他們可能因此得以避免掉不想要的失望、被拒或羞愧等感受（依此觀點看來，這些模式是具適應性的），但是，他們的行為卻可能使其他的動機受挫，因而使他們感到孤單、疏離、無聊或憂鬱；依此觀點看來，這些模式都是適應不良的。

　　當今，我們是從適應不良的人格特質來定義所謂的人格疾患。根據 *DSM-IV-TR*（American Psychiatric Association, 2000），人格特質是一種「一個人在知覺、連結及思考周遭環境及自己這個人的時候」的廣泛模式（a

104

pervasive pattern of "perceiving, relating to, and thinking about the environment and oneself"; p. 686）。也就是說，每一種人格疾患都反映出在行為及經驗上的某種特殊模式——與別人形成連結的方式、知覺及思考的方式、對待自己的方式。*DSM-IV-TR* 很強調這些特質應該具備的五種性質：第一，這些特質應該非常的鮮明、強烈或頻繁，以至於明顯偏離此人文化背景的期待。例如，一個人可能非常害羞到被同儕認為是非常極端的程度。第二，這些特質應該在許多情境中都很明顯。以反社會人格疾患為例，患者在各種背景脈絡裡（和家人相處時、與熟識者相處時、與陌生人相處時）都會表現出反社會行為。第三，這些特質應該是很穩定地持續一段時間。第四，這些特質應該至少可以回溯到青春期或成年期早期。最後，這些特徵應該是屬於適應不良的：造成一個人的重大痛苦，或損害一個人的社會或職業功能。例如，一位男士可能是強烈的完美主義者或是非常猶豫不決，以至於無法完成工作上交付的任務。或是，一位女性對他人非常猜疑，以致趕跑了她的朋友，因而現在感到寂寞、孤單和不被喜愛。*DSM-IV-TR*（p. 685）提出以下的定義：「*人格疾患是一種長期以來在經驗及行為上明顯偏離該人文化背景之期待的持久模式，是廣泛且沒有彈性的，是初發於青春期或成人早期的，是穩定持續一段時間的，並且會造成痛苦與損害。*」

請注意人格特質本身並不一定都是「壞的」、「錯的」或「病態的」；人格特質甚至可能是良好的、適應性的或是惹人喜愛的。一位死板地投身於工作的男士，可能相當滿意他的工作。他致力於工作，犧牲了與家人相處的時間對他來說並不是問題，除了他老婆之外；他太太不滿意他們的婚姻，威脅要離婚。另外一位具有獨到之批判眼光的女性，對於自己能挑出影片或期刊文章裡瑕疵的能力相當自豪；對於她的影評及期刊編輯工作來說，她那銳利、挑剔的眼光甚至可說是一項非常寶貴的資產。除非她因此逼走了身邊的朋友，不然她的批判能力可能不會是個問題。所以，除非特質造成主觀上的痛苦或損害了一個人的功能，不然特質不會被認為

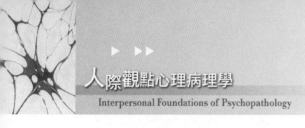
是適應不良的。

人格特質的概念在最近數十年來不斷被討論著。在接下來的段落，我們將回顧其中的一些議題，並且描述我們過去學到的一些教訓。這些洞識（insights）也強調動機在解釋人格疾患時的重要性。

105

人格特質與相關議題

人格特質比起軀體上的特徵症狀更爲複雜。人格特質（像是好社交的、自我肯定的或有良心的）通常被視爲一種標籤，用來標定某種由一起發生之行爲及內在經驗所聚集起來的集合體（an aggregate of co-occurring behaviors and internal experience；如Alston, 1975; Buss & Craik, 1983）。行爲通常是可被觀察到的，但內在經驗卻不行。內在的經驗通常需要經由一個人的自我報告（self-reported）或是從行爲上來加以推測。當特質是經由外顯的行動來推判時（如，有攻擊性），兩位不同的觀察者所作的觀察之間將會非常的一致；但是當特質是推論自內在經驗（如，受苦於罪惡感的），各個觀察者之間就不一定有很好的一致性。

到底某一特質的外顯表現和一個人的內在狀態（經驗）之間有什麼樣的關連呢？一位美國的心理學家G. W. Allport（1937）曾將特質視爲一種偏好使用某個特殊方式來行動的傾向。他曾描寫到「在彼此判斷之間的不一致性背後以及在遠離了實證觀察的錯誤及失敗之後，每一種人格之中都有實實在在的諸多心智結構（mental structures）得以說明（一個人的）行爲的一致性」（1937, p. 289）。用今日的語言來說，心智結構包含了種種的動機、目標和渴望，以及其他種類的內在經驗。我們不會只因爲觀察到某一類的特殊行爲，就說某人是「友善的」；我們同時還需要證據來證明此人有人際親和動機，而且還要感受到此人的和善。

就在Allport寫作的同時，美國心理學界正由兩大理論所主導：(1)心理分析理論（強調潛意識的動機、衝突與防衛），以及(2)行爲主義（強調精

確的方法學、實驗法以及被制約後的反射表現）。Allport同時反對上述兩種理論。相對於心理分析理論，他強調行為由意識來決定（如，意識上的目標），而非潛意識；相對於行為主義，他強調一個人對未來的計畫（同樣又是意識上的目標），而非一個人過去的制約增強史（reinforcement history）。

因此，首先他主張，各種特質都反映了一個人在意識層面的內在經驗——價值觀、願望、喜愛、興趣、滿意等等。友善的人與畏避的人彼此有著不同的希望；自我肯定的人與順從的人彼此也有著不同的希望，這些內在狀態都影響著一個人的行為。第二，Allport主張某一特質總是隱含著至少有某些程度的跨情境間一致性（cross-situational consistency）。一位被稱為友善的人會廣泛地表現出友善的行為——對同事、同儕、朋友，甚至是對陌生人都會如此。第三，Allport主張與特質相關的各種行為雖然有各式各樣的表現，但在意義上都是一致的。友善的人對其他人感興趣、會注意到其他人、回應其他人所做的和所說的、樂於給予他們協助、鼓勵與支持。友善不單只是一種受狹隘的刺激所引發的狹隘行為，相反的，友善意謂的是一整套在許多情境裡都會表現出來的相關行為。第四，Allport主張，某個擁有某一特質的人，對新的或熟悉的刺激都會表現出同一類的行為。即使是面對新情境裡的陌生人，友善的人都會表現出友善的行為。

最後，或許對我們來說也是最重要的，Allport明確指出，一個特質（如友善）通常意謂一種想要表現出此行為的動機。也就是說，該行為滿足了某些特殊的動機。友善的人並非只是一個被動回應刺激的人而已；而是這個人想要以友善的方式與人形成連結。如果這個人發現無法友善地與某人相處時，他們就會持續尋找下一位。如果有必要，他們甚至會創造一個能讓他們表現友善的情境。根據Allport的理論，一位好社交的人想要得到陪伴，一位自我肯定的人想要有影響力，一個戲劇型的人想要被注意，一位依賴型的人想要被照顧，一個膽小易受驚嚇的人想要獲得安全，而一位自戀的人則想要他人的羨慕。

106

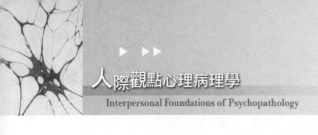
對於許多經過近數十年討論的特質，Allport的描述也引起了許多的疑問。我們現在就來探索其中的一些議題以及所得到的一些洞識。

一項特質可以「解釋」行爲嗎？

在平日的交談裡，我們常常用某項特質來解釋一個人的行爲。例如，我們會自問：「她爲什麼對著我笑？」然後想著「她對我微笑，因爲她很友善」。但是，如果我們用「友善」當作是對前述行爲的一種描述性的歸納（descriptive summary），那麼我們正犯下一個邏輯上的錯誤（如Addis, 1981; Hampshire, 1953; O'Shaughnessy, 1970; Squires, 1968, 1970）。然後當我們形容她的微笑是因爲她個性友善，我們正逾越這個描述的界線，而將「友善」當成了一種有關動機的構念。我們的推理因此變成了循環論證：「首先我們觀察到一個人在過去通常會表現出友善的行爲，所以我們說這個人是友善的」。然後我們又推論這個人有一個想要表現友善的動機，並且使用這個假設性的動機來「解釋」她的友善行爲。透過假定這個人有這樣的動機，我們得到了什麼？簡單來說，我們就可以說，過去的行爲可以預測未來的行爲，所以我們可以預期一個在過去總是很友善的人，在未來仍舊是友善的。使用一項描述性的特質（a descriptive trait）來解釋一個人的行爲，似乎沒有增加我們對行爲背後之機轉的了解；不過只是重複了同樣的意思而已。

在不落入此一陷阱的情形下，我們仍舊想尋找出一個可以解釋某一特質的動機。例如，我們可能會問，爲什麼畏避型的人要躲避社交接觸？是因爲這樣的人擁有一個生理弱勢的人際親和動機（biologically weak communal motive）？是因爲這個人想要避免被批評、被羞辱和被傷害？還是因爲這個人擔心被其他人吞沒而試圖保有他的自我？如同我們先前所說的，行爲通常是含糊不清的，而一項特質也因爲是一種有關行爲及經驗的歸納（a summary of behavior and experience），所以也就會是曖昧模糊的。當我們了解到一個人爲什麼要那樣做的原因，我們就比較能夠理解這個人

的畏避行為。在許多例子中，一項特質就如同一項行為，可能是起自於不同的動機。

就如以下的討論，人格疾患是從一組特質來定義的，一般來說，這些特質是集體地指向某種特殊的動機或是某類動機。例如，*DSM-IV-TR* 指出一位畏避型人格疾患患者具有（在其他特徵之中）以下的特徵：認為自己是不適任的；內心老是縈繞著自己會被批評的觀感；因為害怕被批評、不贊同、羞愧或被拒絕，而逃避人際間的接觸；以及只在有把握自己會被喜歡的情況下才與其他人有所連結。比起我們使用單一特質所能達到的程度，這一套較大的特質組能更精確鎖定在該人的動機上。如稍後所述，一位渴求人際親和的畏避型人格疾患患者，可能會為了保護自己不受到羞愧及拒絕的傷害，而犧牲掉人際親和。因此，只要是在描述某種人格疾患，我們就該試著從整體概念上來描繪這個在背後驅動該疾患的動機。

為什麼旁觀者們對一個人特質的觀察常常不一致？

在我們評定自己的社交性（sociability）的時候，我們要問的不只是自己的社交行為表現而已；我們同時也在檢視自己的內在經驗（Alston, 1975），包括我們種種的動機及興趣：「我有想要、有看重並且享受於社交互動嗎？」但是，一旁的陌生人並無法測量到我們的內在經驗。Gifford（1994）請六十位學生填寫「Wiggins 人際形容詞量表」（Wiggins's Interpersonal Adjective Scales; IAS, 1979）；他們在各種特質向度上評定自己（像是「外向性」及「親切」等），然後每位學生分別與兩位同性別的人互動（他們彼此之間都是陌生的）。每組的對話持續十五分鐘，並且被錄影下來，接著另請一組觀察員觀看這些影片，並且評定每位受試者在各個特質向度上的表現。

我們可以預期一位正在評量受試者的「外向性」特質的觀察者會同意受試者自己所作的評量嗎？結果顯示，兩者所作評量之間的相關程度並不是很高。以外向性特質來說，相關程度只有 .45。為了澄清這個結果，

107

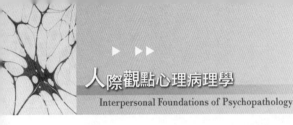
Gifford找出與外向性有關的各種外顯行為——點頭、姿勢、操弄的物品等。他指出，（不認識受試者的）觀察者大大地依賴外顯行為來判斷外向性這個特質。如果一位學生表現出許多與外向性有關的外顯行為，觀察者就會判斷該名學生是外向的；外向性行為的出現頻次與觀察者作出的外向性評量之間呈 .80的相關。然而，學生在評量自己時並不以相同的程度來參考自己的行為。他們作出的外向性評量和他們表現出外向性行為的頻率之間，只有 .41的相關。因為學生們比較能夠貼近地認識他們自己，所以他們可以使用關於自己內在之慾望、目標及滿意度等的知識來評定自己的外向性特質。

每一項被探究的特質也獲得了相似的結果。觀察者有關「親切」這個特質的評定和受試者表現出親切行為的頻次之間，有 .79的相關；但學生有關「親切」特質的自我評量和該行為的測量結果之間只有 .30的相關。顯然，我們主要是透過我們自己私有的、內在的狀態來判斷我們自己的親切特質，而觀察者則必須仰賴行為方面的線索。基於此一理由，人們要比與自己熟識的同儕們更能預測自己在實驗室中的情緒反應和行為（Spain, Eaton, & Funder, 2000）。

對觀察者而言，各種特質的可見度（visibility）各有不同，可見度高的特質都比較容易評估。有關可見度高之特質的例子有*多話的、自我肯定的和反抗的*，這些特質都會從外顯行為上表現出來；有關可見度較低之特質（強調內在經驗）的例子有*害羞、多疑*和*思考膚淺*。因為相對來說一項明顯可見的特質比較容易評量，所以不同的評估者之間彼此一致的情形要多於不一致（Funder & Dobroth, 1987; M. K. Rothbart & Park, 1986; R. N. Wolfe, 1993）。Funder和Dobroth（1987）請學生根據一百項特質來評定自己，此外，還另請兩位同儕（室友、朋友）來評量每一位學生。結果發現，對於比較顯而易見的特質，同儕們的評量彼此之間以及同儕們與學生自己的評量之間都有相當良好的一致性，但是在比較不那麼明顯可見的特質上，他們的評量之間並沒有良好的一致性。

108

害羞的人特別容易誤解。參與史丹福害羞門診（Stanford Shyness Clinic）的一項團體治療的成員們，被要求從特質表單中選出最能描述他們自己的各項特質。然後，成員們被要求告訴團體他們選擇了哪些特質。團體則針對他們每個人的分享進行討論。例如，其中一位成員認為自己是親切的，但其他團體成員卻將她的害羞解讀為冷漠；她想要與人接觸的渴望並未被其他人認出來。另外一位成員將自己形容為容易焦慮的，但其他成員並沒有在行為上觀察到焦慮的證據；事實上，其他成員反倒認為他是團體中最冷靜的成員。

根據 *DSM-IV-TR*，戲劇型的人一開始常被認為是親切、開放且迷人的，但是當人們更認識他們之後，這些特質「變薄了……因為（戲劇型的人）一直要求自己是大家注意的焦點」（American Psychiatric Association, 2000, p. 711）。換句話說，我們一開始是根據外顯行為判讀戲劇型的人，但是，稍後不久，隨著我們對他們有更多的了解並推論出他們的動機之後，我們就會修正我們先前的解讀。

在 *DSM-IV-TR*，用以定義人格疾患的特質中有一些是屬於可見度高的，有一些則是比較強調內在的狀態。這裡有一些 *DSM-IV-TR* 裡屬於高可見度特質的例子：「是易怒且具攻擊性的」（反社會型人格疾患）；「是驕傲或自大的」（自戀型人格疾患）；「表現出不恰當、強烈的憤怒」（邊緣型人格疾患）；「常有性的引誘或挑逗」（戲劇型人格疾患）；「過度致力於工作或生產性」（強迫型人格疾患）。這些特質都是比較容易判斷的，而且各評量者的判斷之間有相當良好的一致性。相反的，這裡也有一些低可見度特質的例子：「缺乏道德感」（反社會型人格疾患）；「長期的空虛感」（邊緣型人格疾患）；「內心總是不恰當地懷疑他人的忠誠」（偏執型人格疾患）；「內心總是縈繞著自己會被批評的觀感」（畏避型人格疾患）。因為在判斷這些特質時需要更深入了解一個人的私有經驗，所以偶然結識者的判讀也就很容易與被評量者自己的判讀，以及與其他偶然結識者的判讀，產生不一致。透過詢問一個人的內在狀態，我們有時可以

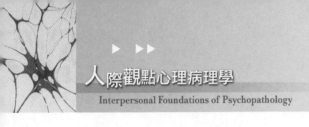
查明那些可見度較低的特質。

與某項特質有關的各種行為有多穩定？

　　如果一個顯著的特質（如，好社交的、戲劇化的、自戀的、膽小的、自我肯定的、依賴的）通常可以反映出一個顯著的動機（為了有人陪伴、為了尋求注意、為了得到稱羨、為了感到安全、為了有影響力、為了被照顧），那麼我們應可在許多情境中觀察到那些可滿足該動機的行為。也就是說，擁有該特質的人應該表現出跨情境的穩定性（stability across occasions）。請試想一個相當顯而易見的特質，如誠實。一個誠實的人應該一致性地保持不說謊、不偷竊和不欺騙，以維護自己的標準。與誠實相關的各種行為是否在各種情境下仍有相當的穩定性呢？如果我們觀察某人在某一測驗情境中有誠實的舉止，那麼這個人在其他情境下也能保持誠實的舉止嗎？我們能夠藉由觀察一個人先前的行為來預測該人在一個誠實測驗上的表現嗎？這些疑惑包含了兩個非常不同的議題，我們需要區分這兩個議題的差別。

　　一開始，先試著思索一項由 Hartshorne 和 May（1928）所進行的經典研究，他們以學齡兒童為樣本探究了**誠實**這個特質。研究者們設計出超過一打以上的測驗情境，讓孩子們有機會去欺騙、偷竊或說謊。有些情境是評量教室中、派對中或遊戲中的偷竊行為；其他的情境則是評估說謊和欺騙行為。這裡有一些關於典型測驗情境的例子。在「副本技術」（the Duplicating Technique）的測驗情境裡，兒童被要求先完成一份成就測驗（如拼字或算數），然後考試卷收回並複印。隔天這些考卷再交還給兒童（很明顯是還沒有評改過的），並請兒童負責改自己的考卷。然後將這些由兒童自己改過的考卷收回，並與原來的考卷相對照。另外一個測驗情境是「植入的一分錢」測驗（the Planted Dime Test），每位兒童都可以分到一個盒子，裡面有一枚一分錢硬幣以及好幾片的各種拼圖；一分錢硬幣被當成是其中一種拼圖的一部分。在處理一個與一分錢硬幣無關的拼圖之後，兒

109

童被要求將一片片拼圖放回盒子裡，並且將盒子放到一個更大的容器裡。每個盒子都經過計算，所以研究者可以判斷兒童有沒有將一分錢硬幣交回來。

表6.1所呈現的是與 Hartshorne 及 May 的數據相似的假設性資料。為了簡單明瞭，表中列出了十個不同的測驗情境（情境a到j），同時也列出每一位兒童可能做出的假設性反應。在這個例子中，「1」表示兒童在此情境中做出誠實的行為，而「0」則是表示兒童在此情境中做出不誠實的行為。如果我們計算出情境a的反應與情境b的反應之間的相關係數（r）；並且假設$r = .18$。我們用相同的方法計算出每兩個配對情境之間的相關係數。然後我們再將這些相關係數加以平均，即可得到所有配對情境之間的一個「相關係數平均值」（mean correlation coefficient）。假設此平均值為.23；這個數值將說明，在各種情境之間的一般配對裡，其中一種情境裡的誠實舉止與另一種情境裡的誠實舉止之間的相關程度。在此我們將這個數值稱為"mean-r"（$\bar{r}$; $\bar{r} = .23$）。事實上，Hartshorne 及 May 在報告中所提到的這個數值是 $\bar{r} = .23$（1928，表LXXII，p. 383），雖然不是相當強的相關，但很明顯是大於0。自從此研究的報告出爐後，許多作者都提出警告，認為此相關數值實在太低了——也就是在其中一種情境裡的誠實舉止和第二項情境中的誠實舉止之間沒有非常強烈的相關。他們下結論認為，「誠實行為」不全然是那麼穩定的——在某一場合中出現的行為並不能正確預測第二種場合裡的行為。

此一結果是否就意謂誠實是一個不穩定的特質？我們是否應該下結論認為一個誠實的人在不同情境裡不必然也是誠實的，或是下結論認為並不存在有一個可以跨越各種情境的較大動機？不，此一結果並非是如此。一個特質（如誠實）的判斷並不是根據單一的行為，而是根據許多的行為觀察。當我們說一個人是誠實的，我們的意思是我們在許多不同情境裡觀察過這個人，並且根據觀察的總和來看，這個人的舉止都是誠實的。我們會將特質保留給那些在各種不同情境裡都行為一致的人；他們都是屬於那種

110

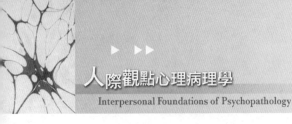
長期保有該動機的人。實際上，大多數的兒童隨著不同場合而有很大的改變（所以，相關係數平均值偏低），但是「大部分的兒童」通常不會被形容為「既誠實，又不誠實」。

　　為了更明確一點，試著思考表6.1的十種情境。表格的最後一欄告訴了我們，就每一個孩子來說，該名兒童有多常出現誠實的舉止。我們將一個孩子表現出誠實行為的總數稱為「A」（請看「總和」欄）。A的數值介於0（從未表現誠實）到10（總是表現誠實）。如果一位兒童的A值是9或10分，表示他是很不尋常的，幾乎在每種情境中都表現出誠實的行為；我們稱這個孩子是「誠實的」。同樣的，如果有一位兒童在「總和」欄的數值是0或1，表示這個孩子也很不尋常，幾乎在每種情境中都表現出不誠實的行為；我們稱這個孩子是「不誠實的」。大多數的兒童在A欄的分數都介於這兩種極端值之間，而我們不會說他們誠實又不誠實。因此，不同情境之觀察結果的總和（A）才是該項特質的真正基礎，而不是某一個過去的行為。

　　接下來我們可能會問，「A」（也就是這十種情境的總和）是否穩定？

表6.1	呈現兒童在各測驗情境裡是如何反應的假設性資料

| | 用以評估誠實的各種情境 | | | | | | | | | | 總和 |
兒童	a	b	c	d	e	f	g	h	i	j	（A）
1	1	0	1	1	0	0	1	1	0	1	6
2	1	1	1	1	1	1	1	1	1	1	10
3	0	1	0	0	0	1	1	0	0	0	3
4	0	0	0	0	0	0	0	0	0	0	0
5	0	0	1	1	0	1	0	0	1	1	5
6	1	0	1	1	1	0	1	1	0	1	7
—											
—											
—											
100											

如果有一名兒童在某一組的十種情境中（a、b、c……j）得到偏高的A值，那麼他在另一組的十種情境中（q、r、s……z）是否也同樣可以獲得偏高的A值？（同一名兒童）在一組十種情境裡的總和和另一組十種情境的總和之間有什麼樣的相關呢？如下面所述，此相關非常高，達 .75。

此相關的其中一種公式只需要兩個數值——m，是計算總和時納入的情境總數（本例中，$m = 10$），以及 $\bar{r}$（本例中，$\bar{r} = .23$）。這個相關係數的估計值稱為 α 值。α 值所估計的是該總和值的穩定性，也就是各種情境之間的相關程度（Cronbach, Gleser, Nanda, & Rajaratnam, 1972）。α 值的公式為：

$$\alpha = \frac{m\,(\bar{r})}{1 + (m-1)\,(\bar{r})}$$

111

當納入總和的有十種情境（$m = 10$），α 值就是：

$$\frac{10\,(.23)}{1 + 9\,(.23)} = .75$$

因此，我們推估相對應的十情境總和值之間的相關係數為 .75。

假設我們觀察兒童在二十種情境中的表現，得到每個兒童的A值（現在是從0到20），然後又測試同樣一批兒童在另外一組二十種情境裡的表現，結果會如何呢？第一組共二十種情境的總和，與第二組共二十種情境的總和之間會是什麼樣的相關情形呢？結果指出，$\bar{r}$ 仍然是 .23，但此時 $m = 20$。套用公式之後，我們得到 $\alpha = .86$。因此，二十種情境之觀察結果的總和是相當穩定的；一名在第一組情境獲得偏高之A值的兒童，很可能在第二組情境中也可以得到偏高的A值。

最後，假設我們評估每一名兒童在一百種情境裡的行為，然後經過總和而得到A值（現在是從0到100），然後再測試每一名兒童在另外一百種

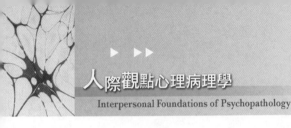
情境裡的行為。在這個案例裡，$\hat{r}$ 仍然是 .23，但現在 $m = 100$。α 值將為 .97，是極高的相關。我們現在可以預期每一名兒童在這兩組一百種情境裡得出的 A 會幾近相同。換句話說，當總和值愈大，本身就愈穩定。當 α 值非常大，我們幾乎可以預期一位得高分的兒童（如，一個「誠實的」兒童）若再次接受相同的觀測，也會得到高分。

總而言之，我們需要區分出「一個人在單一場合裡的行為」（單一次的觀察）與「將那些跨許多情境的表現予以總和之後的行為」之間的不同。從諸多觀察的某個總和值，可以認清楚某一項特質。這個總和值應該只能用來描述在各種情境下都舉止如一的人。正是這樣的人會有一組與該特質一致的強烈動機及目標。

許多種特質，像是衝動的、易焦慮的、完美主義的以及畏避的，通常會出現在人格疾患的診斷準則中，所以這些特質也就隱含有跨情境的一致性。例如，*DSM-IV-TR*（American Psychiatric Association, 2000）是這麼描述「反社會型人格疾患」：「有一種不尊重及侵犯他人權益的廣泛模式……必須出現在以下的三個（或更多）情境裡」（p. 706）。其中，「廣泛的」及「三個（或更多）」等用詞就表示了跨情境的一致性。此一特定性的準則也強調了一致性：(1)一再的做出會導致自己被逮捕的非法行為；(2)欺騙行為，必須是一再的說謊；(3)易怒且好攻擊，必須是一再的涉入肢體衝突或攻擊；(4)一直以來的無責任感，必須是一再的在財務契約上背信。所以*DSM-IV-TR*要求行為是一致的，而不是單一時間的觀察而已。所以我們不應該引用單一次的觀察就認定某個人是依賴的、畏避的、反社會的或衝動的。

112 我們應該將一項特質看成是全面性的還是視情境而定？

當我們說一個人是「攻擊性強的」，我們是應該將這個特質看成是一項全面性的特徵，會在任何一種挑釁情境裡表現出來，或者，我們應該看成是依情境出現的特定行為？已知有一個人在某些情境下要比在其他情境

裡更容易被激怒，但是最容易刺激到某位攻擊性強的人的情境，對另外一位攻擊性強的人來說，可能一點影響也沒有。請試想三位有高度攻擊性的學童。也許其中一位在感到被忽略時特別容易有攻擊性，第二位是只要被批評的時候就會有攻擊性，最後一位則是在覺得自己被控制的時候。這樣的差異很容易解釋。每一名學童都有自己獨特的歷史，也因此有一套獨有的目標、價值觀、信念與期待，而對某種已知情境賦予了特有的意義（Mischel & Shoda, 1998）。結果，某一情境對某位兒童來說可能會威脅到自己的某項重要動機，但同樣的情境對另一個兒童來說卻可能沒有威脅。

為了透過實證資料來說明這一點，Shoda、Mischel及Wright（1994）觀察參加六週暑期夏令營兒童的行為。首先，研究者找出五種經常在工藝課中出現的人際情境：(1)「同儕接近」情境，有一位同儕開始以正向的方式接觸該名兒童；(2)「同儕嘲笑」情境，有一位同儕嘲笑、挑釁或威脅該名兒童；(3)「成人讚賞」情境，有一位成年人讚賞該名兒童；(4)「成人警告」情境，有一位成年人警告該名兒童；以及(5)「成人懲罰」情境，有一位成年人懲罰該名兒童。

研究者探究了每一位兒童在五種情境中的反應。每一位兒童在各種情境裡（情境1、2、3、4、5）表現出的口語攻擊數量，將形成該名兒童的一個側寫圖（profile）。例如，有一位兒童的側寫圖顯示出在情境5（成人懲罰）有偏高的口語攻擊，在情境2（同儕嘲笑）的口語攻擊較少。另一名兒童則在情境2（同儕嘲笑）出現較多的口語攻擊，在情境5（成人懲罰）的口語攻擊較少。

有關兒童口語攻擊行為的側寫圖有多穩定呢？如果是在另外一種環境下（如，密室會議期間）觀察同樣這五種情境，那麼每一位兒童的側寫圖仍會與工藝課所觀察到的側寫圖一樣嗎？所以，研究者又再次於密室會議期間進行了整個程序。同樣評估了每一名兒童在相同的五種情境裡出現的口語攻擊。然後研究者計算每一名兒童的每兩種側寫圖之間的相關程度。平均來說，相關係數是.47，所以關於口語攻擊的側寫圖似乎是相當穩定的。

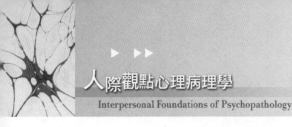

　　然而，即使側寫圖是穩定的，某些兒童在許多情境下都會變得有攻擊性，但某些兒童卻只有在極少數的情境下才會變得有攻擊性。其中一位兒童的側寫圖（Shoda et al., 1994，圖1）在五種情境的其中三種情境裡有顯著的高度口語攻擊：分別是情境4「成人警告」、情境3「成人讚賞」，以及情境5「成人懲罰」。當我們用某一項特質來描述一個人（如，稱某一位兒童是「有攻擊性的」），我們的意思通常是指這個孩子在許多情境下都會表現出該特質，而不是只表現在單一情境裡。

　　試想「對拒絕敏感」這個特質。如果一個人只在相當有限的情境下才對拒絕敏感，我們就不能說這個人是「對拒絕敏感」。我們可能會說她只有「在聽到父親誇讚哥哥的聰明才智時，才會對父親的拒絕敏感」。可是，我們不會在沒有符合條件的情形下就說她是「對拒絕敏感」，除非我們是暗中表示該特質已經有跨情境的普遍性（cross-situational generality）。

113

　　一項在多種情境下都出現的特質，可以用來預測一個人在某個新情境下的行為表現。Downey 和 Feldman（1996）發展一個「對拒絕的敏感度」的測量工具，此工具詢問人們在十八個假設性情境下的敏感度。想要獲得較高的分數，一個人就得在好幾種情境裡承認自己對拒絕敏感。高得分及低得分的人都是在一個新的實驗室情境裡接受測驗。主試者首先介紹一位夥伴（實驗同謀）給受試者認識，然後告訴他們等一下將會有兩次簡短的交談，以幫助他們互相熟悉。在第一次交談之後，他們坐在不同的房間裡完成問卷。接著實驗者告訴每位受試者將不進行第二次交談。其中一組受試者（實驗組）被告知他們的夥伴並不想再繼續；另一組的受試者則被告知時間已經用完了。接著受試者完成最後的問卷，那是描述他們此時的心情。如同事先的假設，在實驗條件下的高得分受試者指出，他們感覺自己被夥伴拒絕；低得分受試者就沒有這樣的感覺。很重要的是，在一個人被形容為具有某項特質之前，該特質會在多種情境下都表現出來。

　　對於某些人格疾患，DSM-IV-TR 特別要求要有跨情境的普遍性。例如，一位反社會型人格疾患的患者被假定，至少要在手冊裡列出之七項情

境的其中三項情境表現出反社會行為（2000, p. 706）。換句話說，兩個擁有相同診斷的人，可能有不同的側寫圖，但他們都必須在一種以上的偶然情境下表現出反社會行為。

總而言之，一項特徵不只是一組常見行為的總結；同時還描述了內在的狀態。內在狀態無法直接被觀察，所以，只是偶然間認識到某個人的觀察者，彼此對該人的判斷特別容易出現不一致。可是，不管可見度好不好，除非是在多種情境下都觀察到此特質的表現，不然不應該說此人擁有該項特質。因此，擁有某一項特質的人們可能有著不同的特質表現側寫圖。

依賴型人格疾患及畏避型人格疾患

依賴型人格疾患者似乎認為自己是無法勝任的（負向的成就自我）。他們會向可依靠的人尋求照顧。畏避型人格疾患者似乎經常預期其他人會出現帶有敵意的行為，並且覺得容易受到批評及羞愧的傷害。為了保護自己，他們會逃避社交接觸（負向的人際親和）。在接下來的段落中，我們將更充分地探索這兩種疾患。

依賴型人格疾患

資料櫥窗6.1列出定義依賴型人格疾患時的各項特徵。這些特徵似乎落在第四章介紹之人際空間右下角的象限。特徵1、2、4、6及8都是描述成就自我方面的某種缺失：都反映出某種自己無法勝任、缺乏效能的觀感。這類型的個案會將決定權及責任留給其他人（特徵1、2）、會缺乏自信心（特徵4）、會在獨處時感到無助（特徵6），並且害怕他或她自己被留下而要獨自一人照顧自己（特徵8）。另一方面，特徵3、5及7則是反映出個案使用人際親和來解決他們在成就自我方面的問題：會去贊同他人（特徵3）、會尋求照顧和支持（特徵5），並且會在一個關係結束時急切地尋找下一個關係（特徵7）。

114

資料櫥窗6.1 依賴型人格疾患的診斷準則

A. 廣泛且過度地需要被他人照顧，這導致了順從及攀附（clinging）的行為以及害怕分離。此模式始於成人早期，並在多種環境背景下出現，必須符合以下五項（或五項以上）的準則：

(1) 若無其他人給予極度的指導或保證，則難以做出日常生活中的決定。

(2) 需要有其他人幫忙扛起責任來打理他或她大多數的生活層面。

(3) 因為害怕失去其他人的支持或贊同，而難以表達對他人的不贊同。注意：不包含對報復的合理害怕。

(4) 難以靠自己開始進行計畫或做事（因為缺乏對自我判斷力或能力的自信，而非缺乏動機或能量）。

(5) 耗費過長的時間來企求其他人的照顧及支持，甚至因此願意做自己會不愉快的事情。

(6) 在落單時因為過分害怕自己沒有能力照顧自己，而感到不舒服或無助。

(7) 當某個親密關係結束，會急切地尋求另一個關係作為照顧及支持的來源。

(8) 內心總是不合理地縈繞著可能會被留下自己一個人來照顧自己而產生的恐懼。

註：節錄自 *Diagnostic and Statistical Manual of Mental Disorders* (4th ed., text revision, p. 725), American Psychiatric Association, 2000, Washington, DC: Author。取得許可後刊登。

　　某些作者認為依賴型的人在嬰兒期曾經有過安全型的依附型態（如L. S. Benjamin, 1996; Millon & Davis, 2000），所以他們對其他人有相當正向的觀感，視其他人是友善的、可能是有幫助的、願意來照顧我的。但是，之後的兒童期經驗顯然阻礙了他們的自主性。他們可能覺得自己沒有去探索、進行試驗和採取主動等的自由。結果，他們會覺得自己笨拙且沒有獨自發揮功能的能力。

案例 Millon和Davis（2000, p. 206）描述一位名叫Sharon的三十二歲女性，生在一個傳統的家庭，排行老二，有一個姊姊。她的父親是一個強壯且可靠的一家之主，母親則是家管。整個童年期，Sharon就像個小洋娃娃般地被對待。姊姊是她在學校的守護者，保護她不被學校的惡霸欺負，還協助她的課業。因為Sharon外型甜美又乖巧，所以深受老師喜愛。她從來沒學過開車，相反的，她依靠姊姊開車載她到任何她想要去的地方。高中畢業後，她嫁給一個很像她父親的機械工Tom；Tom是她第一任且是唯一的男朋友。起初，Tom喜歡一個能夠乖乖待在家中為他整理家務的妻子，而Sharon很樂意扮演這樣的角色。每天早上，Tom會載她到媽媽及姊姊那裡，然後晚上下班後再接她回家。可是，一段時間後，Tom開始覺得她貧乏又令人窒息。他強烈希望她去註冊讀專科，但她懷疑自己是否能夠做得到。她過去曾做過九年的教師助理工作，在這個職位，她只需要接受她所協助的教師給予的輔導及指示。不久前，她的姊姊在意外車禍中喪生，她覺得這個失落是天大的災難。於是她變得憂鬱並更加賴著Tom，Tom因此打算想要離婚。顯然，在過去有姊姊和先生兩人在身旁，因此兩人都還可以忍受她的狀況。可是，當姊姊過世，加上先生打算離婚，她因此變得更焦慮。

115

　　在姊姊去世及先生想離婚之前，Sharon算是依賴型人格疾患嗎？她在人際親和方面的需要顯然都能夠透過姊姊及先生獲得滿足。在他們能夠照顧她的大小事務時，也許她從中也體驗到某種間接的、替代性的勝任感。在還是一個「甜美的小妹」或「乖巧的太太」時，她只需要呼救，援助就會到來。如果她很滿意這樣的安排——也就是說，她並沒有感到主觀上的痛苦或功能受損——那麼依賴型人格疾患的診斷就不合適。但是，當這兩個關係都有了變化，她明顯經驗到痛苦，因此她才明確符合了依賴型人格疾患這個診斷。

認知上的特點 一個負面的自我形象意謂有一組反映出此人懷疑自己的認

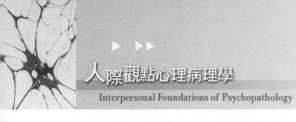
知（如，相信自己根本上來看就是沒有勝任能力的）。一個相關的範例是「當我獨自己一人，我是無助的」信念。這些信念會反過來引發表現焦慮（performance anxiety），並且損害一個人的功能（Beck & Freeman, 1990）。其他信念最能以條件句來描述：「如果我被遺棄，我將無法生存」；「只有找到具勝任能力的人，我才能發揮能力」。因為這些信念，個人發展出生活所憑恃的（強制性）規則（如，「我一定不能冒犯我的照顧者」）。Fleming（1990）也注意到有一種歸因風格會將過去及未來的失敗歸因於自我的某種缺點。然後這些歸因會強化了適應不良的結論：「如果沒有人照顧我，我無法處理事情。」

家庭背景　到底什麼樣的經驗會造成這樣的自我懷疑呢？許多學者（如 Millon & Davis, 2000）將這個結果歸因於主要照顧者的過度保護。習慣掌管他人生活的照顧者，將懷疑這件大衣披上了小孩的勝任感，也不鼓勵小孩的自主和自由探索。過度受到保護的兒童經常接收到關於有潛在危險及未來災難的焦慮訊息：「如果不握住我的手，你就不會安全」、「我會幫你做，你可能會把事情搞砸了」。這些警告並不是不和善（這些警告表達出一種對兒童安全的真誠關懷），但是這樣警告卻傳遞了會暗中損害兒童之自信和效能感的訊息。這些警告同時也建立了說話者的權威、能力優越，以及想掌控一切的希望。

　　某些人因為氣質而可能比其他人更容易受到這些訊息的影響。如同我們所見過的，某些剛出生的嬰兒就比其他嬰兒更容易感到痛苦（如 Kagan, 1994; M. K. Rothbart & Ahadi, 1994），而導致像是膽怯之類的問題。因此，這些問題行為可能會一直持續到成人期（如 Donovan, Jessor, & Costa, 1988; Hays & Ellickson, 1996; McGee & Newcomb, 1992）。因此，我們假設害羞、膽小的兒童要比非焦慮型的兒童，更容易覺知到危險，而且也比較容易相信關於潛在危險的訊息。除此之外，一件創傷性的生活經驗也特別容易損害一名易焦慮兒童的自信心。例如，一個真實的失落（如，父母中有

116

人死亡）或反覆的威脅（如，父母中有人威脅要離家），特別容易損害一名易焦慮兒童的自信心。

整體概念描繪　總之，依賴型人格疾患所描述的是一個自主性受到束縛的人。也許是這個人自出生以來，在生理上具有容易焦慮的脆弱體質。在過去許多年裡，他們老是經驗到自己在效能、主動創造性和信心上的某種缺失。可是，依賴型個案似乎能相信（至少有一些）其他人的善意，並且與他們形成連結。結果，一位具有勝任能力的夥伴可能同時滿足了個案的人際親和需求與成就自我需求。因此，依賴型個案會有高度動機來維持這樣的關係。可是，如果夥伴死亡、遺棄依賴型個案、威脅要離開，或對此關係感到疲憊，那麼先前的和諧狀態將被打破，依賴型個案就會因此陷入痛苦裡。

畏避型人格疾患

　　資料櫥窗6.2列出定義畏避型人格疾患時的各項特徵。這些特徵都落在第四章所介紹過的人際空間左下角的象限裡。其中有些人是有負面的人際親和觀感，有些人則是有負面的成就自我觀感。特徵5、6、7都是負面的成就自我，這些特徵都反映出不適任感（特徵5）、認定自己是笨拙且差勁的（特徵6），並且排斥讓自己去承擔可能會令自己困窘的風險（特徵7）。特徵1、3、4則是負面的人際親和──一個人預期其他人會有敵意。這些特徵包括在內心老是縈繞著自己會不被贊同、被拒絕或被批評（特徵1、4）。這些特徵也包含害怕會被羞辱和嘲笑（特徵3）。另一項其他的特徵（特徵2）則混合了不信任和不適任感，他們不願意在沒有獲得會被其他人喜愛的保證下，去和其他人互動。從依附的角度來看，此人對自己抱持負面的形象，對其他人也抱持負面的形象，也就是一種害怕又畏避的依附型態。

　　這些特徵有些是顯而易見的（從行為上來看），特別是一個人躲避他

人的行為。可是，有些特徵因為牽涉到內在狀態，所以就不是那麼清楚可見——害怕被批評、不被贊同或被拒絕；害怕被羞辱或嘲笑；感覺自己不適任；認為自己在社交上笨拙、沒有吸引力或比較差勁。因為這些特質都是不可見的，所以一個人經常會被誤解。例如，明明是個害羞的人，卻被其他人認為是冷酷且淡漠疏離的。

　　畏避型人格疾患者一般是害羞、安靜且退縮的，他們抨擊自己的社交勝任能力、預期會被批評和被拒絕，並對負向評價過度敏感。因為不願意讓自己承擔風險，他們會避免那些可能令他們困窘或導致批評、藐視或嘲笑的活動，而呈現一副低調的模樣。根據 *DSM-IV-TR*（p. 718），他們渴望與人接觸，但只在保證有無條件接納之下，才要親近某些人。

資料櫥窗6.2 畏避型人格疾患的診斷準則

始於成人早期且出現在各種環境背景下的一種廣泛模式，包括抑制社交、感覺自己不適任，以及對負面評價過度敏感，必須有下列四項（或更多）的特徵：

（1）因為害怕被批評、不被贊同或被拒絕，而避開明顯要有人際接觸的職場活動。

（2）除非能確定會被喜愛，否則不願意與人來往。

（3）因為害怕被羞辱或嘲笑，而在親密關係中多有保留。

（4）內心老是縈繞著會在社交情境裡被批評或被拒絕。

（5）因為覺得自己不適任，在新的人際情境裡壓抑自己。

（6）認定自己是社交能力笨拙、沒有吸引力或比其他人差勁。

（7）因為可能會令自己困窘，而異常地排斥使自己承擔風險或從事任何新的活動。

註：節錄自 *Diagnostic and Statistical Manual of Mental Disorders* (4th ed., text revision, p. 721), American Psychiatric Association, 2000, Washington, DC: Author。取得許可後刊登。

認知上的特點　Beck 和 Freeman（1990）描述了和畏避型人格疾患一起出現的適應不良認知。與自我有關的認知包括「我是比較差勁的」和「我沒有勝任能力」；與其他人有關的認知包括「別人總是在評價我」和「別人很容易會拒絕我、嘲笑我或羞辱我」等信念。然後就會出現條件式的信念，像是「如果我要嘗試某些事，我很可能會失敗」。接著是出現強制性的規則，如「我應該永遠不要嘗試新的事物」。根據 Millon 和 Davis（2000, p. 151），擁有這些信念的人預期自己會被羞辱或被批評，因此會對中性的線索做出過度的解釋。因為那些自己所預期的評價，而使得該人經常感到焦慮；因為「一直偵測」可能會被拒絕的徵兆，此人通常會感到憂鬱。藉由退縮，此人至少可以減緩自己的焦慮和憂鬱。

案例　為了舉例說明畏避型人格疾患，Millon 和 Davis（2000）提到一位二十二歲的大學生 Leslie，她經常將自己孤立起來，當作是一種防護罩，以免自己陷入焦慮。她尤其對要去上課感到焦慮；坐在教室時，她會懷疑別人可能會取笑她。每當她試著去上課，她的心跳就會加快，並且會開始冒汗。過去，她偶爾會在植物園當志工，但因為她的焦慮而無法維持規律的工作。當被問到關於朋友時，她很難說出任一位朋友的名字。她在高一的時候曾有一位男朋友，即便是當時，她總是害怕因為說出自己的意見就會失去這份關係。她幻想嫁給　位能無條件接納她的男人，但不敢奢望這個夢想能夠成真。現在她偏好自己一個人獨處，因為獨處時「沒人會看到妳的缺點或批評妳」而且「妳不容易讓妳自己出糗」。

　　Leslie 小時候經常體驗到父母許多無法猜透的拒絕。她的父母是相當成功的人，對她有很高的期望，但是卻過度批評她。父母對她說她是不小心生下來的，所以她覺得自己是父母親的累贅。再者，她的家庭生活沒有溫暖：她花很多時間在房間裡獨自一人作白日夢。因為她非常害羞，也常常受到其他小孩殘酷的揶揄，可能因此加深了會令她自我損傷的不適任感。漸漸的，她學會從社交中退縮，當作一種保護自己的方法。

118

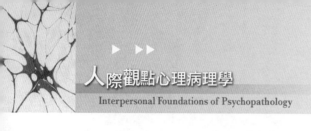
整體概念描繪　那些害羞且抑制自己的兒童們似乎都具有容易經驗到害怕及焦慮的生理體質；他們也經常準備好去預期及覺知到危險（Siever & Davis, 1991, p. 1655）。Kagan、Reznick及Snidman（1988）將一組在陌生情境中總是小心翼翼且自我抑制的兩歲大幼兒，與一組較為自發的對照組相比較。在七歲左右，第一組中的大多數兒童仍然是安靜、害羞且畏避社交的，而第二組的兒童則是比較多話、好社交的。

　　一個在氣質上比較容易焦慮的兒童特別容易受到批評、詆毀和拒絕的影響。非焦慮型的兒童能夠忽略批評和拒絕；他們甚至能夠反擊。然而，容易焦慮的兒童似乎將批評接收下來，然後開始質疑自己的勝任能力。如果其他人嘲笑他們的害羞、易焦慮或過度敏感，可能會進一步加重他們的不適任感。

　　根據L. S. Benjamin（1996）的說法，畏避型人格疾患者可能在過去某個時候曾經驗到正向的依附，所以能夠在成年時經驗到親密。但是，此人可能在往後幾年裡經驗到無情的批評、藐視和嘲笑。結果，這個人變得對批評、羞愧和拒絕過度敏感，因此有高度動機想逃避社交互動，以當作一種避免得到嫌惡後果的方法。等到自己變成了成年人，這個人變得渴望人際親和卻又無法信任大多數的人。因此，這個人經驗到「想要與人接觸」和「想要隔絕所帶來的安全感」之間的衝突。

評估人際的動機與行為

　　依賴型人格疾患與畏避型人格疾患的自我形象反映出不同形式的不適任感。依賴型的人覺得自己笨拙無能；而畏避型的人則覺得容易受到羞愧的傷害。他們也以不同的方式來保護自己：依賴型的人相信其他人能夠有所幫助而努力與他人形成連結；畏避型的人則不相信他人，並且極力避免任何可能引發羞愧的社交接觸。因此，兩類型的人同樣都是想要保護自己，但方式各有不同。有什麼樣的實證程序可用來探索他們在目標上的差

異？接下來的這一節就是要描述一種根據此目的而設計的測量工具。

人際動機的範疇

Locke（2000）建構了一種有關人際目標的測驗。該測驗中的每一道題目都描述了人們經常提及的各種目標。本測量工具總共六十四題，可以分成八個量尺而構成一個環形圖。每個量尺包含八題，正好對應到一個二維空間裡的某個象限；這個二維空間的橫軸及縱軸分別是人際親和及成就自我。圖6.1列出了示範的題目。有一道題目（目標）「當我擁有權威時，大家要服從我，對我而言這是很重要的」（象限一），是屬於高度的成就自我、中性的人際親和。另一道題目「其他人贊同我，對我來說這是很重要的」（象限六），是屬於高度的人際親和、偏低的成就自我。

每道題目都描述一個範圍相當狹小的目標。填寫者被要求以0（「對我不重要」）至4（「對我極為重要」）來評估每一道題目的重要性。將填寫者在每個量尺的八道題目上的回答加總後，可以得到一個代表該量尺的分數，並且每個量尺都有常模可以對照。在這裡我們以量尺一到量尺八來命名這些量尺。每一個量尺所測得的是比單一道題目所測得的還要大的動機類別。例如，量尺一的各道題目是測量像是「展現出自信心」、「大家服從我」以及「不會被告知該怎麼做」；整個量尺一是設計用來評估關於追求自主或自我認定的動機。在量尺一得高分的人，表示有強烈的動機想要負責掌管、想被認為是獨立的、正確的和有自信的；也就是擁有強烈的成就自我動機。量尺二及量尺八也都是有較高的成就自我。相反的，量尺四、五和六都是有偏低的成就自我；這些量尺都是描述對那些有成就自我缺失的人來說特別突出的動機。例如，量尺四描述了一種透過與他人保持距離以避免令自己陷入窘境的動機。量尺六則是描述一種追求贊同的動機，一種透過順從他人希望而獲得他人接納的動機。

各量尺同樣在人際親和向度上也各有差別。量尺六、七和八都有較高的人際親和。例如，在量尺七得高分的人，表示有強烈的動機想要與其他

119

120

119

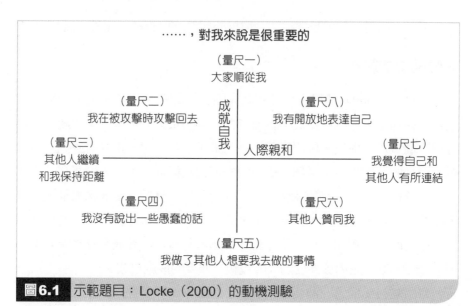

……，對我來說是很重要的

（量尺一）
大家順從我

（量尺二）
我在被攻擊時攻擊回去

成就自我

（量尺八）
我有開放地表達自己

（量尺三）
其他人繼續
和我保持距離

人際親和

（量尺七）
我覺得自己和
其他人有所連結

（量尺四）
我沒有說出一些愚蠢的話

（量尺六）
其他人贊同我

（量尺五）
我做了其他人想要我去做的事情

圖6.1 示範題目：Locke（2000）的動機測驗

120　人形成連結，以便獲得照顧和支持。量尺二、三和四則是比較缺乏人際親和動機。例如，在量尺三得高分的人，表示有強烈的動機想要去除與其他人之間的依附、想要隱藏自己私人的想法及感覺。

　　為了評估人際親和動機的淨值，我們會結合所有與人際親和有關的量尺。也就是，我們將擁有正向之人際親和的所有量尺加總（量尺六、七、八），再將擁有負向之人際親和的所有量尺加總（量尺二、三、四），然後計算兩者之間的差值。為了評估成就自我動機的淨值，我們將擁有正向之成就自我的所有量尺加總（量尺八、一、二），將擁有負向之成就自我的所有量尺加總（量尺四、五、六），然後計算兩者之間的差值。正確的程序我們會在附錄裡詳細說明。

　　總之，Locke的測量方法（細節請參考本書附錄）讓我們得以從三種水平來評估動機。第一，我們可以評估個別的目標（單一道題目）。第二，我們可以利用八個量尺來測得更廣泛的動機類別。第三，我們可以藉由結合彼此相關的每個量尺的得分，來評估兩個廣泛且抽象的動機強度

（分別為人際親和與成就自我）。

人際問題的範疇

　　當我們能夠描述一個人的人際動機，我們就更能理解該人的行為。一位強烈看重人際親和的人，可能會對朋友們彼此間沒有友善的雙向交流特別感到困擾。在大多數的人格疾患裡，會有一項非常突出的人際動機嚴重受挫，導致了情緒上的強烈痛苦。當一項重要的人際動機長期受到威脅或挫折時，我們就說是一種人際問題。以下幾個段落裡，我們將檢視受挫的動機以及相對應的人際問題。

受挫的動機　　一般來說，大部分的人都能相當成功地滿足他們自己最強烈的人際動機。他們找到方法來獲得到自己想要的親密、友誼、影響力、效能感、自主性等等；然而，有些人卻沒有那麼成功。一個人可能渴求親密卻發現很難得到，例如，因為害怕被拒絕，所以一位畏避型的人可能會逃避人際接觸，並且在不知不覺之中使其他人與之保持距離。又或者，一位依賴型的人過度想要獲得支持，卻可能讓人受不了而遠離。在上述兩種例子裡，他們保護自己的各種努力可能反過來傷害到自己。

　　為什麼人們會從事這種最後會使某種重要動機受挫的行為呢？我們就以非自我肯定（unassertive）的行為當作例子來探討。關於非自我肯定行為，有三大可能的原因。

1. 一個人偶爾會缺乏自我肯定的能力。如第十章的內容，有些人的自我感極端模糊——他們缺乏清楚的信念、願望及目標——並因此發現難以伸張自己的權益。Killingmo（1989）使用「缺失」（deficit）一詞來描述這樣的情形。

2. 有時候是動機之間有衝突。一個人可能為了滿足其中一項動機而犧牲另一項動機，例如，依賴型人格疾患者為了保有和諧的人際關係而選擇不要伸張自己的權益。

121

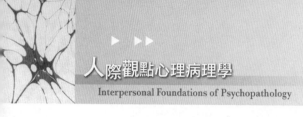

3. 有時候人們會不自覺地回到舊有但已不具適應性的人際模式（習慣）。一個非自我肯定的人可能「重演」（recapitulate）某種早期的腳本（詳見本書第四章）。也就是，一個人可能自動地重複較早期的模式，從不嘗試其他可能可以採用的行為。

因此，當一位依賴型或畏避型的人說「我發現我很難自我肯定」，問題可能是因為缺乏能力、因為有某種衝突，或是因為某種習慣性的不適應模式所造成的。

測量人際問題　當人們開始接受心理治療，他們最常用三種方式來描述他們的痛苦：不舒服的感受（「我覺得非常焦慮」）、干擾性的想法（「我想要殺掉我自己」）以及人際問題（「我實在很難向他人說不」）。通常人際問題是表現成性格上的某種缺失（「我發現我實在很難去做到⋯⋯」），或是性格上的某種過度（「我太常這個樣子」）。

擷取自病人所說過的敘述而形成了一種包含六十四道題目的測驗工具，名為「人際問題問卷」（Inventory of Interpersonal Problems, IIP-64; Alden, Wiggins, & Pincus, 1990; Horowitz, Alden, Wiggins, & Pincus, 2000; Horowitz, Rosenberg, Baer, Ureño, & Villaseñor, 1988）。圖6.2列出了以人際親和與成就自我為核心的示範題目。當人們填寫此項測驗，他們要閱讀每一道題目，並從0至4分圈選出一個數字來代表他們在該項問題上目前經驗到的痛苦程度。目前可用的常模資料所描述的是美國成年人的反應（Horowitz et al., 2000）。

然後形成八種由八道題目所構成的量尺，分別對應在八個象限上。這些量尺與象限分別標示為：支配／控制的（Domineering/Controlling）、懷恨／自我中心的（Vindictive/Self-Centered）、冷漠／疏離的（Cold/Distant）、社交抑制的（Socially Inhibited）、非自我肯定的（Nonassertive）、過分退讓的（Overly Accommodating）、自我犧牲的（Self-Sacrificing）、侵擾／貧困的（Intrusive/Needy）。為了方便而將各量尺標上

號碼，從量尺一（支配／控制的）到量尺八（侵擾／貧困的）。

　　在圖形裡彼此位置非常靠近的問題之間都有正相關；這些問題都反映出程度相似的人際親和問題與成就自我問題。有一個提到「開口要對方不要再打擾我，這對我來說很困難」的人，非常有可能再提到「讓別人知道我想要什麼，這對我來說很困難」。因為這兩個問題在圖形裡的位置非常靠近，它們的意義也很相似，所以有其中一種問題的人很可能也會有另外一種問題。同樣的，量尺六相當接近量尺五，所以這兩個量尺的題目彼此之間為正相關。另一方面，量尺五的問題就與量尺一的問題呈負相關。那些說自己實在無法伸張自己權益的人幾乎很少會抱怨他們有太高的支配性。關於相關的理論及預期的相關型態都在附錄裡有詳細介紹。

122

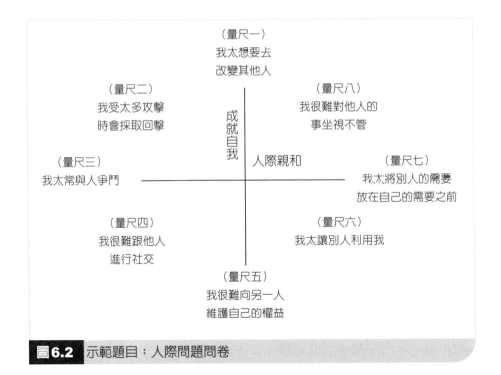

（量尺一）
我太想要去
改變其他人

（量尺二）
我受太多攻擊
時會採取回擊

（量尺八）
我很難對他人的
事坐視不管

成就自我　人際親和

（量尺三）
我太常與人爭鬥

（量尺七）
我太將別人的需要
放在自己的需要之前

（量尺四）
我很難跟他人
進行社交

（量尺六）
我太讓別人利用我

（量尺五）
我很難向另一人
維護自己的權益

圖6.2 示範題目：人際問題問卷

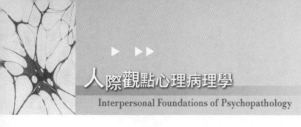
 兩個案例以及患者的人際問題

IIP-64可以讓我們得以描述一個人在每一種人際問題上所經驗到的痛苦程度。透過運用每一種量尺的常模，一個人的得分就可以被標準化。這些經過標準化的分數通常以標準化的T分數來呈現，也就是平均數為50，標準差為10。標準化T分數60經過計算（60-50）/10=1，表示此分數位於常模樣本平均數上方、距離一個標準差的地方。標準化的T分數通常會呈現在圖形中，如圖6.4及6.6。

依賴型人格疾患案例：D小姐

123

當D小姐尋求治療時，她已婚、二十五歲，是個家管，她的丈夫威脅要跟她離婚。她非常擔心變成獨自一人，會沒有能力照顧她自己。她尋求治療，希望治療師給她一些忠告，讓她成為更好的妻子，這樣丈夫才不會離開她。她指出，她無法對丈夫表達不贊同，或者當她感到氣憤時也無法告訴丈夫。她想要讓自己感覺到有更好的勝任能力，但是感覺更有勝任能力卻同時也令她感到焦慮。因此，她目前似乎陷入自主與依賴之間的衝突。

D小姐是兩姊妹中的姊姊，與妹妹相差十五個月。她相信母親比較喜歡妹妹，她發現她經常渴望得到一個像母親一樣的人的關心和照顧。她回想起在小學時的某個時光，當時全家搬到一個新城市，並且在好多年裡，她只要回家迷了路時就會感到焦慮不已；她也從未學習開車或是認得城裡附近的道路。她也提到她一直都覺得和父親很親近，父親在她形容是個充滿愛心和用心教養的人，往往不需要開口，父親就能了解她。她的丈夫，就像她的父親，似乎都很樂於擔任一個照顧者，她將先生形容為是他們三歲兒子眼中的「最佳父親」。她則形容自己是個不夠好的母親，覺得自己

無法扮演好照顧者的角色。她也堅信因爲自己缺乏勝任能力、低自尊以及很差勁，所以不會獲得一份除了家事以外的工作機會。

D小姐在開始接受心理治療之前即完成了IIP-64。使用美國女性的常模表，她在八個量尺上的每一個原始分數都被轉換成標準化的T分數。圖6.3顯示出每個量尺的標準化T分數。D小姐最大的痛苦在於量尺六（過度退讓）：她在此量尺得到的標準化T分數是77，高出平均值有2.7個標準差，使她在此類型痛苦的百分等級上落在百分級數99這個點上。她在量尺五也有相當大的痛苦（太過於無法自我肯定）；其標準化T分數爲71，相對應的百分等級是97。D小姐也提到最大的痛苦在於下面的人際問題：「對我來說很難做到的有：『沒有了其他人的協助，要我自己負責處理自己的事務』；『在需要時堅強起來』；『當問題浮現時去面質其他人』；『在我生氣的時候讓其他人知道』。」從D小姐的側寫圖（圖6.3）一眼就看出她在六個量尺上的苦惱程度與一般人相似，但在兩個量尺上明顯偏離平均值，也就是量尺五及量尺六。這樣的側寫圖是依賴型人格疾患者的典型表現，因爲一般來說這類患者會將自己形容爲無法自我肯定和過度退讓的。

還有另一種可用來呈現相同測驗結果的方式，也就是使用圓形圖（圖6.4）。對每一個量尺來說，都有一條從圓心向外擴張到圓周的線段來表示，每一條線段上的點可用來表示該量尺之標準化T分數的位置。同樣的，得分高於60就表示相當高了，高於70就表示有非常大的痛苦。整體來看這個圓形圖，一眼就看出D小姐最大的苦惱在於量尺五和量尺六。

畏避型人格疾患案例：A小姐

當A小姐來尋求治療時，她是一位憂鬱、二十三歲的女性。她有一個交往三年的男友，她不確定男友是否愛她。A小姐經常會激怒男友來確認對方對她的愛，並且還說到她自己也發現她的激怒行爲已經到了快使男友出手打她的程度。他很害怕她的挑釁行爲會讓她失去這份關係。她形容自

125

124

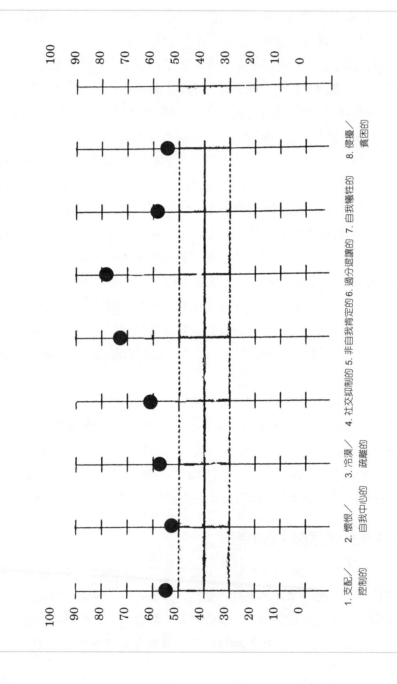

圖6.3 D小姐在人際問題問卷 64 題版的得分（標準化 T 分數）

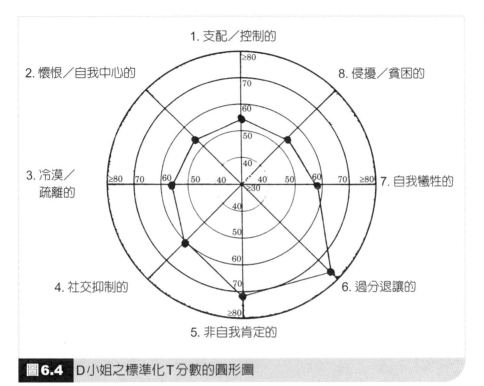

1. 支配／控制的

2. 懷恨／自我中心的

8. 侵擾／貧困的

3. 冷漠／
疏離的

7. 自我犧牲的

4. 社交抑制的

6. 過分退讓的

5. 非自我肯定的

圖6.4 D小姐之標準化T分數的圓形圖

己是一個非常害羞的人，並且非常在意別人的批評、不贊同和拒絕。她表示自己想要有更多的社交接觸，但是她又不相信別人會好好對待她，因此，她才將自己與其他人隔絕起來。

　　A小姐是家裡四個小孩中的老么（她有一個哥哥，兩個姊姊）。雖然她相信自己是母親最喜愛的小孩，但她卻形容母親很冷漠、好批評且難以取悅。她總是試著當一個乖小孩來取悅母親。她的父母在她十三歲的時候離婚，在她的看法裡，父母關係的決裂造成了她與其他三位手足之間的強烈競爭。她提到，她在青春期總感覺自己是被遺棄的小孩，即使到了現在，她仍然覺得處於被其他手足排斥的危險之中。她和其他女性（如，姊姊、男友的姊姊、嫂嫂）相處時，特別覺得自己容易受到傷害。她形容這些女

127

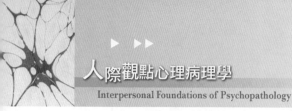

人已經準備好要背叛她、嘲笑她或使她受苦。也因為這樣，她覺得獨處時是最安全的。

A小姐在接受心理治療前就完成了IIP-64。圖6.5顯示出A小姐在每個量尺上的原始分數。使用先前介紹過的常模，她在每一個量尺的原始分數轉換成標準化T分數。最高的標準化T分數出現在量尺四（82，過於社交抑制），她的苦惱位居常模樣本的百分等級第99.9位。A小姐也在量尺五（過於無法自我肯定）顯示出相當大的痛苦，其標準化T分數為71，相對應的百分等級為98.5。圖6.5顯示了A小姐的側寫圖，圖6.6則是以圓形圖呈現出相同的測驗結果。此一型態正是畏避型人格疾患者的典型表現。

A小姐評為最苦惱的問題包括：「對我來說很難做到的有：『融入一個團體』；『向新朋友介紹我自己』；『與其他人進行社交互動』；『相信我在別人眼中是惹人愛的』；『忽略其他人的評價』；『對其他人伸張我的權益』。」她也提到最大的苦惱在於以下的問題：「我太害怕別人」、「如果人太多，我會感到很困窘」、「我對批評太敏感」以及「我對拒絕太敏感」。

Alden和Capreol（1992; 1993）研究七十六位畏避型人格疾患的年輕成人。圖6.7的每個點都顯示出每一位患者人際問題的平均落點。幾乎每一位畏避型患者都落在象限四和象限五。然後患者被隨機分派到短期團體治療或是等候治療的控制組。治療組接受十節每週一次的團體治療，分別有三種治療形式：(1)行為治療，包括漸進式肌肉放鬆和反制約訓練；(2)社交技巧訓練；或是(3)以發展親密關係為主的技巧訓練。在人際親和方面得到最負向分數的畏避型患者只有在行為治療中獲益。其他病人都從三種治療方式裡獲益，特別是以親密為焦點的治療。顯然，行為治療是那些在親密方面有嚴重問題的人比較能忍受的。

128

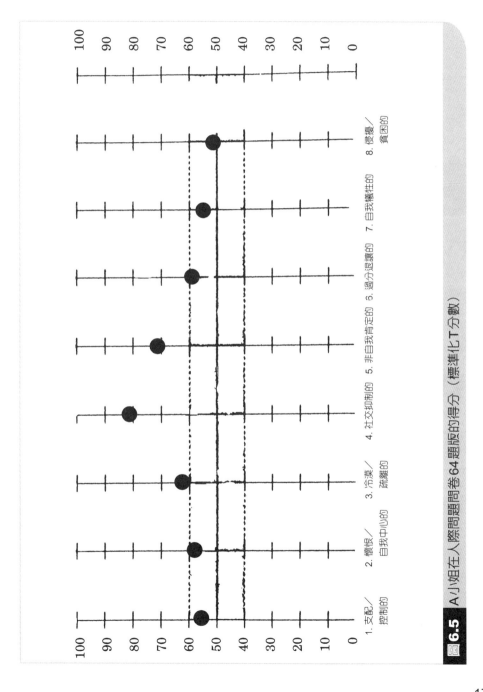

圖 6.5　A小姐在人際問題問卷 64 題版的得分（標準化 T 分數）

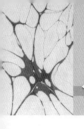

127

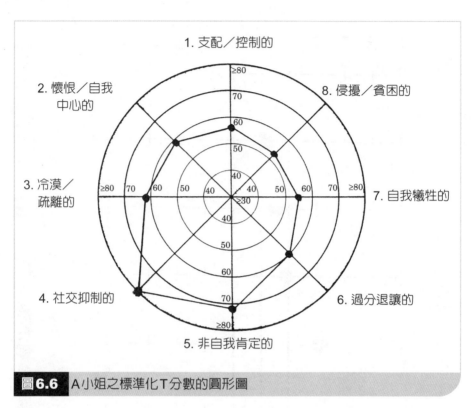

圖6.6 A小姐之標準化T分數的圓形圖

128 ☕ 摘　要

　　本章我們檢視了「人格疾患」這個概念以及兩種比較容易理解的人格疾患。在這兩種人格疾患裡,人格疾患的各項特徵都描述了一個人的動機129 以及用以保護脆弱自我的策略。依賴型個案努力與一位有勝任能力的照顧者形成連結;畏避型個案則努力保護自己不被他人羞辱及批評。我們也檢視了用來測量人際目標(以及受挫的人際目標或人際問題)的方法。下一章我們將探討其他兩種人格疾患——強迫型及偏執型人格疾患,這兩種人格疾患也都反映出某種「使用另外的策略來保護其脆弱之自我形象」的動機。

128

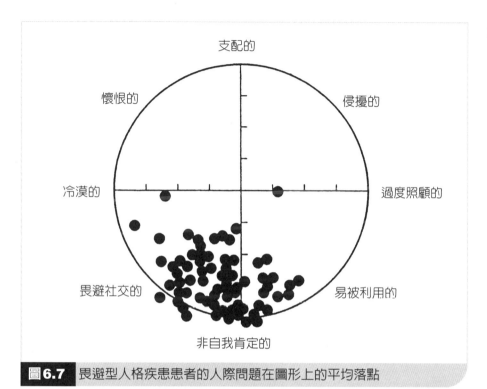

圖6.7 畏避型人格疾患患者的人際問題在圖形上的平均落點

註：如同L. E. Alden & M. J. Capreol (1991, 1993), "Avoidant Personality Disorder:
Interpersonal Problems as Predictors of Treatment Response," *Behavior Therapy*中所作
的討論。1993年版權為Association for Advancement of Behavior Therapy所有，取
得許可後引用。

第七章

強迫型和偏執型人格疾患

131

大多數的人格疾患透露出三種訊息：(1)某種鮮明的人際動機；(2)用來滿足該動機的策略；以及(3)該動機受挫時的後果。有關許多人格疾患的 *DSM-IV-TR* 診斷準則清楚描述了這個動機；例如，對依賴型人格疾患來說，此動機「*是一種過度地需要被照顧*」（p. 725）。可是，在某些人格疾患，診斷準則就沒有清楚提到這樣的動機。其中一例就是強迫型人格疾患（obsessive-compulsive personality disorder），我們將在本章檢視此一疾患。如同依賴型和畏避型人格疾患，強迫型人格疾患也關注著某種用來保護自我形象（self-image）的特殊策略。

強迫型人格疾患者特別擔心自己失控、犯錯、被批評和丟臉。他們因此努力（向自己或其他人）確認自己的控制感、勝任能力以及達到的成就，並且使用各種成就自我的策略（agentic strategies）。可是，這些行為會帶來主觀上的苦惱和功能受損，而使他們的生活變得更為複雜。因此我們便將這樣的狀況稱為是一種人格疾患。

除了強迫型人格疾患，本章還探討偏執型人格疾患（paranoid personality disorder），同樣也強調了某種用來保護受到威脅之自我形象的成就自我策略。強迫型與偏執型人格疾患在許多重要層面都有明顯差異（如，在構成疾患的基本動機方面以及在用來保護自我的策略上），但兩種疾患也有許多共通點，像是都具有某種敏銳的關注型態（a keenly focused attention）而有助於他們應付威脅。

☕ 強迫型人格疾患

我們首先介紹強迫型人格疾患，包括這群人的關注型態，然後藉由案例來說明此疾患。接著，我們對此疾患進行整體概念描繪（formulation），並指出如何將此種整體概念描繪運用在治療上。最後，我們也指出，強迫型人格疾患和所有的人格疾患一樣，都是一種模糊的概念，而這個事實具有重要的影響。

概述

依據 *DSM-IV-TR*，強迫型人格疾患者腦海裡老是盤繞著「次序、完美主義，以及心智上和人際上的控制，因而付出自己喪失彈性、開放性及效率等代價」（American Psychiatric Association, 2000, p. 729）。「心智上的控制」（mental control）指的是一個人針對自己的注意力歷程（attentional processes）、感受、想法和其他心智歷程所進行的控制。強迫型人格疾患者僵化地關心細節；他們喜歡追求完美及講究秩序。資料櫥窗 7.1 列出八項診斷準則。尋求治療的人當中有 3% 至 10% 符合此一診斷；男性出現的比率是女性的兩倍。

成就自我的顯著性　強迫型人格疾患者專注於和成就自我有關的事務：有所實現（achieving）、有所完成（accomplishing）、擁有控制（having control）、做得正確（being right）、被尊重。反而不重視人際親和動機，像是結盟、情感、親密和同理心（empathy）。因此，各種成就自我動機就顯現在他們：(1)對工作和生產力的熱愛；(2)對正確和完美的重視；(3)強烈的自我控制；以及(4)對支配和順從的敏感性。

請試想他們對工作的奉獻。如 *DSM-IV-TR* 所描述的，強迫型人格疾患

132

資料櫥窗7.1 強迫型人格疾患的診斷準則

這是一種有關「腦海裡不斷盤繞著次序、完美主義，以及心智上和人際上的控制，因而付出自己喪失彈性、開放性及效率等代價」的普遍模式：始於成年早期並在各種場合情境裡出現：必須符合下列各項裡的四項（或更多）：

（1）腦海裡不斷盤繞著細節、規則、表單明細、次序、組織或排程，嚴重到喪失該活動要點的程度。

（2）表現出會妨礙任務達成的完美主義（如，因為無法符合自己過度僵化的標準而未能夠完成某一計畫）。

（3）過度致力於工作與生產性，而排除休閒與社交情誼（不能以經濟上的明顯需要來說明）。

（4）對於有關道德、倫理或價值觀的事務，過度負責、謹慎且缺乏彈性。

（5）未能捨棄老舊或缺乏價值的物品，即使它們不具有情感上的懷念價值。

（6）除非其他人順著自己做事情的方式，否則會抗拒委託他人或與他人共事。

（7）對自己與他人都吝嗇花費：把錢財看成是必須為未來災難預作準備而儲存起來。

（8）表現出僵化與固執。

註：節錄自 *Diagnostic and Statistical Manual of Mental Disorders* (4th ed., text revision, p. 729), American Psychiatric Association, 2000, Washington, DC: Author。取得許可後刊登。

者很少會準時下班回家，經常是超時工作。每一個嗜好和玩樂都被當成需要專注投入的正經事務。他們就好像被驅使著要完成工作、表現優良和負起責任。我們可能會將他們的奉獻看成是一種對自己的考驗：透過工作，在那些會帶來相當客觀之成果的可管理事務上，他們可以持續展現出自己是足以勝任的。

　　完美，當然是一個非常高的標準，強迫型的人會小心翼翼地避免可能的失誤。藉由專注每個細節，他們可以將遺漏、疏失或犯錯的機會減到最

133

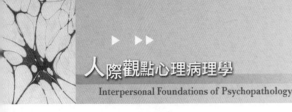
低。可是，努力追求完美，也造成其他問題。如果關於完美的標準不清楚，他們可能就無法確定自己是不是已經符合最高標準，那麼就可能難以在最後時限前完成工作。

完美主義也可能表現在道德層面。他們的道德觀極爲認眞且一絲不苟，甚至有些僵化，並且堅持其他人也要像他們一樣嚴苛地遵循道德規範。*DSM-IV-TR* 提到有個人不願借零錢給友人打電話，並引用諺語「從不借錢給人，也不向人借錢」（Neither a borrower nor a lender be）來證明自己的拒絕是正當的。完美主義也可能以自我批評的方式呈現出來。強迫型的人無情地對待自己的錯誤，絕不寬容。結果，他們可能會發現自己變得很難作決定（以免是個錯誤的決定）、很難丟棄過時或穿壞的衣服（以免有一天會用到這件衣服），或是捨不得花錢（以免有一天會需要用到錢）。畢竟，「你從不會知道……」。

控制，對他們來說極爲重要，某些種類的活動有助於他們獲得控制感：重複核對細節、將雜物垃圾清理掉、將事物依序排列歸放、將要做的事情組織起來列成清單，然後照著去做、遵守規則、按表操課。*DSM-IV-TR* 提到有個人不知道將已完成的工作清單放到哪裡去了，於是試著回憶以重新列出該清單，並且花了很多時間尋找那張清單。強迫型的人對於有關身分地位（status）的規則相當敏感——是誰主宰、誰必須服從。當他們自己負責管理，他們會想要求下屬好好服從。

關注型態　完美主義者必須能夠專注在細節上。David Shapiro（1965）在其著作《神經質型態》（*Neurotic Styles*）裡描述了不同的人注意環境事件的方式，Shapiro 首先區分兩種注意力視野之間的不同，即圖像（figure）和背景（background）。圖像（注意力視野的中心）是相當區隔分明、精細且清晰的；背景（注意力視野的周邊）則是相當模糊、曖昧且屬於印象形式的（impressionistic）。

圖像和背景通常是透過「雙聽」作業（"dichotic listening" task）來比較

（如Cherry, 1953; Matlin, 2002; Wood & Cowan, 1995）。在典型的研究裡，受試者被要求注意某一耳所聽到的訊息（即圖像），並且忽略另一耳所聽到的訊息（即背景）。稍後受試者被要求回想這兩種訊息。有關圖像的細節（受到注意的訊息）都被良好地回憶出來，但關於背景的細節就不是這樣了。受試者通常只能回憶出那些沒有特別去注意的訊息的大致型態——說話者的性別、聲音的品質、對說話者的印象。

　　似乎每個人將注意力分配在圖像和背景的程度，都有所不同。Shapiro提到，強迫型的人投注在圖像的注意力程度，遠遠超過背景。也就是說，他們似乎以高於一般水準的力氣來專注在圖像上，並忽略周邊會使其分心的元素。對Shapiro來說，強迫型的人的行為就像是多風天氣裡射出的箭：必須將弓拉開形成足夠的張力，給予箭足夠的力量，才不會因為突如其來的陣風而偏離原來的飛行路徑。

案例　Millon和Davis（2000, p. 172）提到一位年輕男士，在他接受會談時已經結婚兩年；他的老婆比他年長八歲。他非常專注在自己的事業上，就在會談的期間，他很快晉升到中階主管。他因無法解釋之胃痛和夢魘而來尋求治療。他詳細描述自己對不同食物、煙霧和閉塞自負的心靈（stuffy interiors）有多麼敏感。他的胃痛最近開始干擾他的睡眠，並且作了有關失控的惡夢。當被問到他典型的一天生活時，他長篇大論說了一堆，而且顯然他對自己的鉅細靡遺、正確性和預測能力感到十分驕傲。一般來說他上班會早到，以便在公事正式開始之前可以「使事情順利進行」。他也會因為預期隔天早上可能遇到的問題而在同事們都離開後繼續留下來加班。他通常不願將工作託付給其他人，因為其他人有可能把事情搞砸。他小心翼翼監督下屬的工作，並且在下屬犯錯時就立刻訓誡他們。他從來沒有放下工作好好休假去。他的老婆說他是一個完美主義者，她說一旦他在意某件事，他就會一直掛念著。她也抱怨他沒有花太多時間和她相處。當被問到他的童年時，他說自己的父母是疏離且嚴格的。只要大聲嬉鬧就會被懲

134

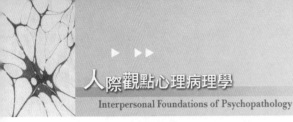
罰，而他也照著被告知的方式去做。他喜歡花很多時間去做獨自進行的活動，像是閱讀和畫圖；但是他回想起一種感覺，就是上色時只要錯誤的一筆，他的畫就毀了。

病源學

　　為什麼強迫型的人那麼致力於成就、正確性和控制？為什麼工作那麼重要？為什麼他們要如此受制於細節和完美主義？心理動力學家和行為學家從「長期的親子互動型態」來解釋其起源，Pollak（1979, 1987）回顧了相關的文獻。依據他的回顧，理論家和臨床工作者似乎同意強迫型的人過去通常是接受權威式的教養（authoritarian parenting）。也就是說，小孩子被迫要遵守規矩，並且服從父母親僵硬的價值觀和期待（如L. S. Benjamin, 1996; Millon, 1981; Millon & Davis, 2000; Pollak, 1979, 1987）。這些壓力也澆滅了自主、自發與創造力。許多案例裡都提到父母親無情地修正小孩所犯的錯誤。L. S. Benjamin（1996, p. 243）就曾經提到一位女士總是矯正她那九個月大的嬰兒在玩遊戲時的表現。嬰兒要將各種不同尺寸的彩色環圈放在垂直的塑膠柱子上。當小孩子將環圈放進柱子，那位女士就立刻重新依據尺寸大小，將環圈以「適當的」順序重新排入柱子。

135　　　經過無數次這樣的經驗，受批評的小孩可能發現自己很難取悅大人，結果，他可能就不會預期自己會從每次相處裡得到多少快樂。小孩也學到，失誤、不完美和不經意的疏忽都容易招致批評。他們不太相信那些不費太多力氣就獲得的熟練和控制感。相反的，努力、專注和小心戒慎，才是最必要的。小孩因此可能會相信，熟練、勝任和贊同等等，都與自發性（spontaneity）不相容。冒個險或是偏離常規將會帶來威脅。為了減緩這個焦慮，他們必須找到方法「不被責難」（beyond reproach）。長大以後，他們發現了一些領域（通常是和工作有關）可以帶來一些認可而有助於他們肯定自己。

　　在兒童成長歲月裡所發生的學習，將會透過三種典範類化到後續的行

為上，我們曾在第四章詳細介紹過：

1. 透過重演（recapitulation），一個人預期其他人會評價和批評自己。因此，受到許多批評的孩子就變成一個隨時準備被批評的大人。
2. 透過認同（identification），一個人開始評價和批評其他人。也就是說，受到許多批評的孩子變成了一個好批評的大人。
3. 透過內射（introjection），一個人扮演了兩種角色——先批評自己然後再像被批評的孩子那樣來回應。如此過程裡，這個人（現在是自我批評者）將內化父母親的標準。就好像父母過去批評孩子，這個人現在也依樣畫葫蘆地批評自己。如同父母親過去控制小孩那樣，他們現在也用同樣的方式來控制自己。

就這樣，自我控制和自我批評變成一個鮮明的人格特徵。因此，強迫型的人既是批評者又是被批評的人，像是探照燈那般地聚焦在自己身上：「我能勝任嗎？我合適嗎？我有負責任嗎？我有沒有做到可以不被責難的程度？我是可以被接納的嗎？」他們一直不懈怠地尋求肯定。

Pollak的回顧裡也暗示，父母本身也展露出一些強迫特質（如，講究次序、完美主義、重視良心）。從父母到小孩之間的傳遞，也可能有一部分是因為遺傳基因（或許有一些人天生從次序裡得到快樂；也或者有 些人天生就對於自己沒有獲得他人的讚賞過度敏感）。可是，此種傳遞也可能有一部分是學習而來的。例如，一個敏感的小孩很早就發現批評很傷人，並且找到方法來取悅苛求的父母親。未來的研究可能會指出生理因素如何與社會歷程相互作用，而促成了強迫型人格疾患的形成。

整體概念描繪

強迫型人格疾患是以諸多的成就自我課題為核心來加以組織的，像是控制、成就、勝任能力與效能。我們假設當他們於兒童期一直被批評、被逼迫、被控制和被修正，這些課題就會凸顯出來。他們學會表現出受認可

136

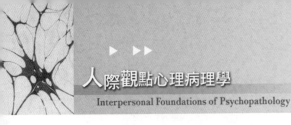
的行為，並且避免有風險、自發性的行為。就這樣，他們學會遵守規矩、注意細節、努力工作、講究次序、膽小、認真謹慎以及完美主義。透過將父母親的標準內射進入自己的內心，他們也變成了會自我批評，並且習慣了自我控制。

　　可是，有時候他們的高標準和僵化行為會干擾其他的生活層面。精神疾病問題也因為類似下列的理由而出現：

1. 他們難以作出決定（以免沒有被選擇到的方式才是正確的）。然後他們可能會發現自己很難完成工作，而造成了工作上的問題。
2. 他們孜孜不倦地追求成就自我方面的目標，卻引發他人的反感。例如，他們如此強烈的動力、缺乏彈性或固執，可能觸怒其他人。
3. 受挫的親和自我目標可能造成苦惱。例如，他們可能發現自己渴望親密的關係，然後開始抱怨起自己的孤單和沮喪感受。

　　一個有效的整體概念描繪對治療很有幫助，將有助於說明一個人當前的問題，並且找出主要的治療目標，協助澄清這些問題的起源，且指出此人那些受目標所引導的種種努力是如何得到反效果的。因此，整體概念描繪將使必須處理的核心議題顯露出來。假設有一位男士討厭自己的猶豫不決，無法在最後期限前完成工作。整體概念描繪暗示了他在決策上的一個問題，也就是嚴重擔憂自己會犯錯，這個關連是他自己先前沒有看到的。一個整體概念描繪因此使治療師警覺到一些重要的治療議題。

　　第二，一個整體概念描繪強調與治療關係有關的敏感度（sensitivities）。當治療師知道個案對任何失控都極為敏感，此了解就有助於避免陷入缺乏建設性的權力糾纏裡。例如，治療師也許避免說出一些可能使個案認為治療師想要掌管一切的話語。與其提供建議（如，「你應該有你自己的公寓」），治療師反而可能採用疑問句的方式來提出自己的想法：「如果你有了自己的公寓，你想它會是什麼樣子？」

　　第三，一個整體概念描繪是一項豐富的假設來源（這些假設都需要進

一步驗證）。如果有人符合某個疾患的診斷準則，整體概念描繪可能暗示了到目前爲止尚未揭露之細節——問題的其他層面、問題的源頭、問題對人際關係帶來的後果、該人所面對的兩難困境等等。透過進一步的詢問，治療師通常可以確認這些假設是否爲眞，因此能更充分了解這個人。

和畏避型及依賴型人格疾患的關係

強迫型人格疾患者，就像畏避型人格疾患者一樣，似乎都將父母親形容爲好批評的。但是在與疾病相關的特質上，這兩個疾病有很大的差別：完美主義和成就取向 vs. 退縮及社交畏避。爲什麼有這樣的差異？一開始，強迫型患者提到他們的父母很嚴苛且威權（Pollak, 1987）。可是，父母親的嚴苛批評可能仍傳遞著對他們未來的期望：「只要你試著付出足夠的努力，船到橋頭自然直。」對未來的控制仍是唾手可得。

可是，畏避型患者所提到的批評似乎比較全面且悲觀。如果一個小孩被告知，因爲某個無法改變的全面性缺陷而多麼令人失望（「你就像你的祖母一樣不聰明」），這樣的缺陷似乎是內在的、穩定的且全面的，不是可以控制或加以改變的。他們可能無望地覺得自己承受著這個特質，並因此退縮在自我防衛裡。

強迫型人格疾患也可與依賴型人格疾患相比較。對依賴型的人來說，父母親的照護風格可能被形容爲過度保護，而不是好批評。可是，過度保護（不管是什麼樣的類型）也傳遞了某種隱含的批評。比起鼓勵「試著更努力一點，追求更高標準的目標」，過度保護式的訊息似乎是令人氣餒的行動：「永遠不要你自己一人單獨去嘗試；你缺乏能力，這點我會幫你做。」這類的訊息可能促成了某種無助的依賴性情（helpless dependency）。

強迫型人格疾患是一套模糊的組合

要符合強迫型人格疾患的診斷，必須表現出八項特徵裡的任何四項。沒有一項特徵是作出強迫型人格疾患這個診斷時絕對必要的，同樣是被診

137

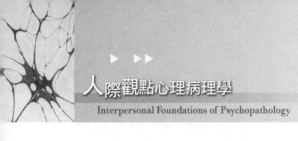
斷爲強迫型人格疾患的兩個人，可能沒有一點是相同的。如本書所提過的（詳見第五章），每一項採用此種定義方式的構念，都被認爲是一個**模糊的概念**（fuzzy concept）。

　　和每一種人格疾患一樣，強迫型人格疾患也是一種模糊的概念。*DSM-IV-TR*列出n項的特質，患者要滿足其中一小套m項特質。可是，沒有哪一項特質是成爲此診斷時一定要有的。爲什麼人格疾患是採用這樣的定義方式呢？依據我們對強迫型人格疾患的整體概念描繪，這類人會試圖滿足某種成就自我動機，此動機表現在特定的目標上（如，在工作上有所成就、覺得自己是勝任的、避免犯錯、試圖完美）。有許多不同的方法來滿足這些目標：建立一絲不苟的次序與組織、完成龐大驚人的工作量、追求完美、展現出缺乏彈性的道德感等等。資料櫥窗7.1裡的診斷特徵，列出了一些比較常見的目標導向式的成就自我行爲（agentic behaviors）。可是，這些行爲裡沒有一項是一定要有的，而是其中的任一組合都可以用來滿足這些人的動機。

　　讓我們回想不同的特徵a、b、c……h。在強迫型人格疾患裡，各種特徵全都是特別用來滿足該動機的目標導向行爲（或說是特質）。整體概念描繪（稱之爲"F"）意謂的是F的特徵大於或等於a、b、c……h。因此，這些特徵提供了證據來支持整體概念描繪F。如果一個人表現出足夠的這些特徵，那麼F看起來就宛如眞有那麼一點道理。因此，當我們觀察到完美主義、對工作的熱愛、過度認眞謹愼，以及吝嗇花費的風格（或其他任四個特徵的組合），我們將暫時假設F是有效的：也就是該人正努力滿足某種成就自我動機。

　　資料櫥窗7.1裡的諸多特質之間是否有相關呢？Pollak（1979, 1987）回顧了那些檢視諸多特質之間相關程度的研究，這些被研究的特質像是**講究次序、完美主義和認眞謹愼**。他下結論認爲這些特質之間實際上都是正相關的：相關的程度一般都介於 .30 和 .40 之間。爲了舉出具體範例來說明，請試想表7.1的假設性資料。想像一下，我們蒐集一千份從母群體裡

138

隨機抽樣的資料，並判斷每個人是否擁有這每一項特質。在表7.1連續的欄位裡，特質一一被標名為a、b、c……h。輸入「1」（或「0」）代表此人有（或無）此特質。表7.1最後一欄顯示每一個人擁有的特徵總量。最後一欄得分≧4的人將符合四項或四項以上的標準。

				特　質					得分（符合的
參與者	a	b	c	d	e	f	g	h	特質總數）
1	1	0	1	1	0	0	0	0	3
2	1	1	0	0	1	1	0	0	4
3	0	0	0	0	0	0	0	0	0
4	0	1	0	1	0	1	0	0	3
5	0	0	1	1	1	1	1	1	6
6	0	0	0	0	0	0	0	0	0
7	1	1	1	1	1	1	1	1	8
8	0	1	0	0	0	0	0	0	1
9	1	0	0	0	1	0	1	0	3
1,000	0	0	0	0	0	0	0	0	0

表7.1 用以指出八項特質之分布情形的假設性資料

表7.1最後一欄的分數從0到8。因為不同的特徵擁有接近 .35的平均皮爾森相關值，我們可以運用本書第六章的公式（參見155頁）計算出 α 值，以描述最後一欄分數的穩定度。當數目 $n = 8$ 且平均相關係數 $r = .35$，α 值接近 .81。換言之，比起個別的特徵，總和後的分數是更為穩定許多的（ $\alpha = .81$ ）。如果每個人可以接受再測，兩次測驗的分數彼此之間將有約 .81的相關。

　　整體來說，這八項特徵描繪了一種理想上的案例，而人們接近該理想（或原型）的程度不一。只有極少數的人完美地符合此一理想。有些人完

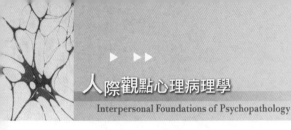
全沒有這些特質（0 traits），有些人符合一項，有些人兩項等等；偶爾有人會擁有全部八項特質。若使用 *DSM-IV-TR* 採用的切分值（cutoff），擁有四項或四項以上特質的人，就可以診斷為強迫型人格疾患。在那些符合此一標準的人當中，分數較高的人都是強迫型人格疾患這個類別的較佳範例。那些表現出所有八項特徵的人則是教科書的案例。請記住此一切分值是人為的，有三項特質的人和有四項特質的人之間的差異，可能沒有像有四項特質的人和有八項特質的人之間的差別那麼清楚。這也就是為什麼我們將八項特徵看成是一種原型，而人們與其相似的程度不一。經過這麼做之後，原先採用二分類別的方式就被轉換成一個連續性的變項，如同一般所偏好的那樣（如 Livesley, Schroeder, Jackson, & Jang, 1994; Widiger, 1989; Widiger, Sanderson, & Warner, 1986）。

139

方法學上的意義 ▊

某一類別患者的異質性　那些表現出八項強迫特徵其中四項的人們，構成了一個非常異質的族群，有七十種可能的組合。再者，可能某個人符合標準 a 至 d，另一位卻是符合標準 e 至 h，這兩個人可能沒有一點相同之處。基於此，在我們研究任何一位被診斷為人格疾患者的時候，異質性（heterogeneity）其實是一項常規。可是，在研究樣本裡的異質情形一般來說是不受歡迎的，所以研究者通常偏好比較有一定程度的同質性的組別。如同以下介紹的研究所指出的，如果我們選擇該疾患的某個特徵並且比較兩組具有同質性但在該特徵上有差別的組別，那麼研究的結果通常會比較清楚。接下來的段落內容會舉例說明這個程序。

開刀之後的警戒型注意力者和畏避型注意力者　F. Cohen 和 Lazarus（1973）做了一項有趣的研究，得到了一項受到後續研究者肯定的結論（參見 Carver et al., 1993; Mischel, Cantor, & Feldman, 1996; S. E. Taylor, Lichtman, & Wood, 1984）。該研究關注的是六十一位從二十一歲至六十歲因疝氣、膽囊或甲

狀腺疾病而需要接受手術的患者。病人們在手術前的晚上接受會談，以便
判斷他們對於自己的手術程序有多少認識、除此之外他們還想知道什麼、
對手術有何感受等等。從會談之中，調查者評估每一位患者會去思索即將
進行之手術的細節、風險與步驟的程度。在連續線某一端的患者，被稱爲
是逃避注意型的人（attentionally avoidant；屬於否認的人），因爲他們似乎
避免去想有關手術的種種。而連續線另一端的患者被稱爲是警戒型的人
（attentionally vigilant），因爲他們似乎專注在與手術相關的種種細節上。因
此這兩組人在此一向度上有非常大的差別。

例如，一位逃避注意型的病人會說：「我所知道就只是我得了疝氣，
我很自然就認爲醫師們知道他們在做什麼……而我什麼也不必多想。」相
反的，一位警戒型的患者先是描述了醫學上的問題以及手術步驟的細節，
然後就補充說：「我知道所有的事，而我已經做好準備……這是一個大手
術……你會被麻醉，你的心將會停止，你就進入休克狀態。」在手術之
後，比較兩組各自的恢復速度：他們住院的天數、併發症的數量（發燒、
感染、頭痛、噁心）以及服用的止痛藥量。

結果指出，逃避注意型患者似乎要比警戒型患者恢復得更快，他們比
較快出院，出現的術後併發症也比較少。調查者下結論認爲，手術可能是
屬於對於逃避否認式因應策略有較佳反應的壓力類型。其他的調查者也報
告了相似的結果。很明顯的，如果患者不去專注在有壓力的細節上，患者
就比較可以調適自己要接受手術這事件（Carver et al., 1993; Mischel et al.,
1996; S. E. Taylor et al., 1984）。可是，此結果在解釋上必須要保守一些，
因爲逃避注意型的人可能單純只是比較有能力讓自己分心而不去注意疼
痛、身體的舒服或其他的手術併發症。在這樣的狀況下，他們也就比較不
會去抱怨手術後的併發症並且很快就出院回家，那是因爲他們讓自己分心
不去注意頭痛以及其他的術後併發症。

逃避注意型的風格有時被稱爲**自我麻痺**（blunting），因爲這類型的人
是被動地不去注意那些具有威脅性的訊息。相反的，警戒型的人有時候被

140

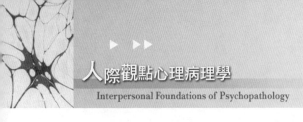
稱爲監督型（monitoring）或敏感型（sensitization），因爲這類型的人主動地尋求資訊而引發了進一步的焦慮（Aspinwall & Taylor, 1997; S. M. Miller, 1987; Mischel et al., 1996; S. E. Ward, Leventhal, & Love, 1988）。一般來說，如果壓力無法被控制，那麼自我麻痺似乎是比較具有適應性的作法，而如果壓力是可以被控制的，那麼監督型的作法似乎是比較具有適應性的（Carver & Scheier, 1994; Compas, Malcarne, & Fondacaro, 1988; S. M. Miller, 1979; Mischel et al., 1996; S. E. Taylor & Aspinwall, 1996）。

S. M. Miller和Mangan（1983）比較了女性的自我麻痺型與監督型在接受陰道婦科檢查時的情形。在接受檢查之前，每一組的患者多多少少接受了有關該檢查程序的資訊。依據病人稍後的自我報告，自我麻痺型在接受比較少資訊的狀況下感覺比較自在，而警戒型在接受較多訊息的情況感覺比較自在。很明顯的，有些人在壓力情境下可以從獲得的訊息中獲得好處（Brouwers & Sorrentino, 1993; Scheier, Weintraub, & Carver, 1986）。

偏執型人格疾患

偏執型人格疾患者，如同強迫型人格疾患者一樣，展露出戒備的關注型態以及強烈的控制需求。偏執型人格疾患者有一個容易受傷的自我形象，並且長期以來總是懷疑其他人的動機。他們因此尋找那些代表其他人有不良企圖的線索，藉以保護自己免受傷害。

概述

偏執型人格疾患者的特徵是，只依據一點點證據或是在缺乏證據之下，就在很多方面不信任其他人。其他人被看成是有不良企圖的陰謀者，企圖利用、傷害、背叛或欺騙他們。偏執的人預期他人會出現不懷好意的行爲，結果他們找到了許多「假警報」（false positives）。這一類型的人總是努力解讀出在親切的舉動、無心之過和隨興的說詞背後所隱藏的意義。恭

維、幽默話語以及其他純粹是親和他人的行動，都經常被誤解成是成就自我的行動（agentically act），彷彿其他人意圖去操縱、強制或批評他。

　　資料櫥窗7.2列出了偏執型人格疾患者的七項診斷特徵。一個人必須符合這些標準之中的至少四項（再加上主觀上的苦惱或功能受損），方才符合這些診斷準則。儘管在這些標準裡並未明確提到，但偏執的人通常會試圖偵測出那些代表「其他人企圖揭發令其羞辱之缺點」的早期徵兆。當這一類型的人的懷疑獲得確認，他們一般會採取反擊或回以憤怒（診斷準則6）。大多數的診斷準則描述了患者的戒備特質（vigilance）。他們在沒有太多證據下就懷疑起他人不懷好意的意圖（診斷準則1）；在沒有思辨下就懷疑配偶或伴侶不忠貞（診斷準則7）；在沒有給予解釋的機會下，強迫性地質疑朋友或同事的忠誠（診斷準則2）；對於背後隱藏的不友善意圖保持警覺（診斷準則4）；覺得他（她）的特質遭受攻擊，但是其他人並沒有明顯如此覺得（診斷準則6）；常常回想起先前被羞辱、受傷害與被輕視的經驗（診斷準則5）；在自我揭露方面謹慎保守，以免讓對手有可乘之機（診斷準則3）。

　　依據 *DSM-IV-TR*，偏執型人格疾患者在人口群的發生率約0.5%至2.5%，在心理健康門診治療裡約有2%到10%。此一疾患較常在男性個案身上被診斷出來。該疾患似乎源自於兒童期和青春期；早期的徵兆包括同儕關係差、過度敏感、社交焦慮以及孤僻（American Psychiatric Association, 2000, p. 692）。

　　偏執型人格疾患者一般不好相處，有以下幾個原因：

1. 當他們懷疑他人不懷好意時，他們通常會生氣——好辯論、挑剔、挖苦諷刺。他們會批評其他人，並且通常官司纏身。

2. 由於他們不信任其他人，因此努力追求自主，不受其他人的控制。可想而知，他們也很難與權威人士及同事形成連結。

3. 偏執的人是如此戒備及遮掩，看起來好像是他們對其他人很冷漠、

141

142

141

| 資料櫥窗7.2 | 偏執型人格疾患之診斷準則 |

A. 一種普遍地不信任且懷疑他人，像是他人的動機被解讀為懷有惡意的。始於成年早期並且出現在許多場合情境裡，必須符合下列各項裡的四項（或更多）：

（1）在沒有充分的證據下就懷疑其他人是企圖剝削、傷害或欺瞞他（她）。

（2）內心總是先入為主地以不適當的懷疑來看待友人或同事的忠誠或可信賴性。

（3）不願向他人坦誠告白，因為會不恰當地害怕自己所分享的訊息會被惡意拿來對抗他（她）。

（4）努力解讀出良性的說詞與事件背後所隱藏具有要求性或威脅性的含意。

（5）一直懷恨在心，例如無法忘記被羞辱、被傷害或被輕視。

（6）知覺到對其性格或名譽所做的攻擊，但其他人並不明顯覺得如此；因此會很快地回以憤怒或攻擊回去。

（7）在沒有思辨下，會重複不斷懷疑配偶或性伴侶的忠貞。

B. 並非只發生在精神分裂症、帶有精神病特徵之情感性疾患，或其他精神病性疾患的病程期間，而且不是因為某種一般醫學病情直接產生的生理效應所導致的。

註：節錄自 *Diagnostic and Statistical Manual of Mental Disorders* (4ᵗʰ ed., text revision, p. 694), American Psychiatric Association, 2000, Washington, DC: Author。取得許可後刊登。

142

拒絕屬於人際親和的邀請（communal invitations），並且引發其他人給予充滿敵意的回應（這樣正好確認了他們自己一開始的期待）。

認知風格

偏執型人格疾患者都是「銳利的觀察者，以無與倫比的注意來看待細節」（Millon & Davis, 2000, p. 391），特別是那些會威脅到他們自己的細

節。依據Shapiro（1965）的說法，這類人「用固著且帶有成見的期望觀看著世界，而且……不斷搜尋著，僅只是爲了獲得確認」（p. 56）。Shapiro加註說「帶著懷疑的注意……有某個目的」，也就是「有目的性地尋找著某些事情」（p. 59）。

偏執的人有一個任務：去偵測有關欺騙、隱瞞、剝削、背叛、迫害及其他形式的敵意等等的證據。有關對立面的合理證據卻被忽略。當偏執的人偵測到一小部分證據，他們很快就被說服而認爲自己的懷疑獲得了確認：「他『想要』欺騙我。」然後這樣的發現增強了原本那個要自己加強警戒的需求。

偏執的人的關注型態可以從信號偵測理論來說明（Millon & Davis, 2000）。他們評估人際方面的證據時，就好像是雷達螢幕上的光點：這是否代表惡意？一些指標忠實地反映出惡意，有些則否。如果一個人正確偵測到有關惡意的證據，就是命中或正中紅心（a hit or a true positive）。有時候，偏執的人有傑出的正確命中，但更多的時候，他們做出的是假警報（false alarm）。比率偏高的假警報顯示出他們的偏差或歧見。依據Millon和Davis（2000），此一策略在戰爭期間可能是有用的，因爲此一非常時期裡，爲了將「找出敵人」的命中率提高到最大值，所以假警報可被容忍（譯註：正如中國人古老的諺語「寧可錯殺　百，不肯錯放一人」）。可是，在日常生活情境裡，偏執的人似乎扭曲了現實狀況（Shapiro, 1965, p. 64）而且有個「容易扭曲且過度反應」的名聲。

案例

案例一 Millon和Davis（2000, p. 374）描述了一位男士被法院要求來尋求諮商，因爲他拒絕將小孩的贍養費付給前妻。在會談期間，他生氣了。他的雙手交叉在胸前並且瞪著會談者，質問會談者所提問題的相關性。當他被問到爲什麼如此逃避時，他說：「因爲你從不知道事情會在什麼時候反過頭來傷害你。」他相信他的前妻對他不忠實，並且懷疑他的兩個小孩

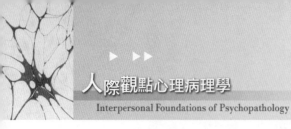
（分別是七歲和十二歲大）的親生父親是他以前最好的朋友，這位朋友和小孩一樣都有棕色的頭髮。（他的前妻也是棕色頭髮，而他似乎忽略了此一事實。）在會談同時，他也有工作上的困擾；他懷疑他的同事變更了時間以騙取他的錢，並用這些錢來繳付他們自己的帳單。他覺得同事企圖讓他無法顧好家庭而羞辱他。當治療師詢問他為什麼會相信這些事情時，他懷疑治療師問這個問題背後的意思，感到自己被羞辱，並因此而生氣。他回想起自己過去幾年來所遭受到難以忘懷的不公平待遇，他決定要予以報復。

143

案例二　有位精神科醫師曾經用貓來當作研究對象，進行一項有關酒癮的實驗。其中一個實驗（讓酒精可以被貓拿到）廣為人知，該名精神科醫師收到了一封信，抗議他用貓來當作研究的受試。這封信裡提到研究者趁貓兒尋求酒癮的治療時折磨牠們。然後又主張酒鬼都是屬於貧民窟裡心智薄弱的白痴，所以應該被留置在貧民窟裡；他又強烈要求該名精神科醫師運用他的影響力，出錢來消滅酒鬼。之後寫信的人表示自己鬆了一口氣，因為自己只是個平凡人，沒有傷害過生靈，所以晚上不怕會看見充滿害怕與恐懼的死貓──因為他確定動物在研究者完成實驗之後必定都死掉了。最後，他加註表示，任何一種對研究者的懲罰肯定都不會是過分的，他希望有一天可以讀到研究者被五馬分屍且長期受苦的消息，並提到他（寫信者）會因此而開懷大笑。

從這封信的語調來看，寫信的人似乎對研究者懷有相當殘酷的衝動。我們如何說明或解析這類如此強烈的反應呢？在接下來的內容裡，讓我們看看一些說明。

機轉

生理上的各種機轉（mechanism）可能在每一種人格疾患裡都扮演某種角色。容易罹患偏執型人格疾患的人在生命一開始就帶有某種容易經驗

到苦惱的生理體質（biological readiness）。除了生理因素外，我們亦假設負面的童年經驗也扮演某種角色。心理動力理論和人際理論學家都認為一個偏執的人有關其他人的形象，都是源自一個充滿羞辱和殘酷虐待的歷史背景（如Cameron, 1963; McWilliams, 1994; Millon & Davis, 2000; Searles, 1956; Shapiro, 1965; Stone, 1993; Sullivan, 1956）。重複的羞辱經驗影響了兒童有關自己以及有關其他人的形象。Sullivan（1956）曾經寫到「偏執的根本在於：(1)覺察到（自己）比較差勁⋯⋯；以及(2)將責任轉嫁給其他人」（p. 156）。顯然，因為希望自己能夠抵擋掉那些因自己的缺失而預期會出現的羞辱，所以偏執的人就開始對那些象徵其他人敵意的徵兆變得過度敏感。

　　圖7.1呈現了人際模型是如何描繪這個過程。在兒童期，某位人士（O）羞辱了某人（P）。在圖7.1的上方，O的行為落在第二象限〔沒有連結的支配（disconnected dominance）〕，而P的回應則落在第三象限〔沒有連結的順從（disconnected submissiveness）〕。此模式被過度學習之後，並且導致了兩種型態的成人行為：(1)透過「重演」，P預期來自其他人的虐待；(2)透過「認同」，P發現某種可以避免被羞辱的方法，也就是去扮演施虐者的角色。因為這麼一來，P開始會嚴厲地斥責其他人。因此，這位曾經被羞辱的兒童就透過虐待其他人而得以保護自己免受他人的欺負。

　　認同可能會以兩種不同的方式展現出來，如圖7.1下半部的圖形所表示的。在左半部，P抵抗了可能的羞辱——嚴厲斥責、批評、訴訟。在右半部，P找了其他人來予以斥責，而不必有真正的對抗（如，將酒癮者指責為「屬於貧民窟的心智薄弱的白痴」）。因此，透過「重演」，偏執的人（P）預期其他人有不良的企圖；透過「認同」，P會試圖搶占上風。

　　心理分析文獻強調偏執型人格疾患對投射（projection）的使用，並描述為是一種不成熟地減緩焦慮的方法（詳見如Cramer, 1991, 1999, 2000; Cramer & Block, 1998）。依據該理論，投射發生在一個人否認了自己不被接受的動機、衝動或特質，並且將它們反過來轉嫁給其他人。例如，案例

144

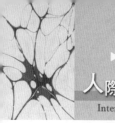
一開始學到的模式　　　　成就自我

　　　　　●O

　　　　　　　　　　　　　　　人際親和

　　　　　●P

稍長後的模式　　　成就自我　　　　　　　成就自我
（認同）

　　P●●其他人　　　　　　　　　●P

　　　　　　　　　　人際親和　　　　　　　　　　　人際親和

　　　　　　　　　　　　　　　●其他人

圖7.1 偏執型人格疾患的人際機轉

二的寫信者可能將自己的敵意轉嫁給實驗者。依據心理分析理論，透過認為其他人是應被責怪的，偏執的人現在可就沒有過失了。

　　投射的正確意義可能隨著不同的寫信者而有相當大的不同，實驗研究的更大主體是相當複雜且有些不確定的（參考D. S. Holmes, 1968, 1978; Holmes & McCane, 1989所作的回顧）。在更為近期一些，有些調查者檢視了更單純的基本歷程，像是一個人因為自己的不幸而責怪其他人（如，配偶）的傾向（readiness）。Tennen和Affleck（1990）回顧二十五個以曾經發生意外、心臟病發、火災或其他不幸事件的人為對象的研究。研究的參與者全都被問到他們如何因應創傷事件（如責怪他人、責怪自己）。在大多數的研究裡，責怪其他人的人花比較久的時間復原；他們待在醫院的時間比較長，有比較多的併發症，並且抱怨比較多的身體症狀。作者推論責怪其他人是一種不成熟、幼稚的策略，在壓力的減緩上並不是很有效。例

145

如，一位男士將自己的心臟病發怪罪於他的妻子，這將增加而不是減少他所承受的壓力。

偏執的人似乎努力想要感到自由——免於其他人的惡意、免於照其他人的意思去做、免於成為超過自己能力所及的專家。可是，因為有一些威脅會危及他們那容易感到被羞辱的自我形象，他們一點兒也不自由；他們必須持續保持警戒，以保護他們自己（Shapiro, 1981）。

整體概念描繪

為了對本段落的內容下個結論，我們現在對偏執型人格疾患進行整體概念的描繪，並且使用此整體概念描繪來找出一些治療上的含意。我們比較了偏執型人格疾患和其他人格疾患。一開始，我們假設偏執的人在童年曾經有過被羞辱的經驗，結果，此人學到了自己是有缺陷的，而其他人是充滿敵意的。到了成年期，偏執的人變得有強烈的動機要去阻斷其他人帶有敵意的意圖；因此，偏執的人變成普遍地懷疑且過度注意著那些代表自己會被羞辱的可能線索。偏執的人於是獲得了一種「過度敏感、好爭辯和躲躲藏藏」的名聲。由於他們不能夠保護自己不受羞辱的傷害，他（她）因此會感到沮喪或焦慮（或兩者都有）。

在治療上的含意　有關偏執型人格疾患的整體概念描繪暗示了一些治療上的含意（治療可能是相當困難的）。首先，偏執的人一開始不容易信任治療師。因此，治療師必須要有耐心和忍耐力，願意慢慢贏得他們的信任。第二，一旦一個人的言談或行為有一絲絲的曖昧模糊，偏執的人很容易就偵測為欺騙、隱瞞或操縱。因此，治療師的評論必須簡短、乾淨利落且不含糊。囉嗦或複雜的陳述會引來誤解，過度的友善或支持性都可能被誤認為是操弄的手段。例如，治療師以名字稱呼一位中年男子，以表達友善，卻可能因此被個案認為是不尊重。

第三，偏執的人可能很容易覺得受到傷害；他們害怕自己的缺點會暴

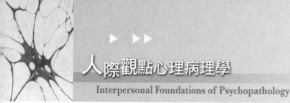
露出來，且被用來對他們不利。因此治療師應該忍受這類型的人的警戒性。同時，如果覺得比較安全時，他們可能就會鬆懈他（她）的警戒心。第四，當自己的疑心信念受到挑戰，偏執的人很容易覺得是被批評、被控訴或是被誤解。在質疑這類型的人的信念時，治療師應該非常小心。如果治療師直率地反駁他們某個特殊的信念時，偏執的人可能將此訊息解讀成是一種操縱（Shapiro, 1965）。從偏執者的觀點來看，信念是不證自明的，而且治療師的反駁是不具說服力的。最後，在治療的某些時刻，偏執者很容易去責怪、斥責或奚落治療師。整體概念描繪有助於治療師保持距離並且避免做出強烈的情緒回應。透過尊重的傾聽和非防衛性的回應，治療師有機會展現出自信心、一種對於治療的認真態度，以及對於個案的善意。

146

與其他人格疾患的對照

偏執型vs.畏避型：

　　偏執型和畏避型人格疾患有許多共通處，兩者都反映出某種負面的自我形象以及某種保護自我的動機。可是，畏避型的人似乎比較容易責怪自己（「如果我參加宴會的話，可能會讓自己陷入窘境」），而偏執型的人則是容易責怪他人（「他要我參加宴會，好讓我出糗」）。畏避型的人透過被動退縮的方式來回應威脅，偏執的人則是容易採取抱怨、爭論或反擊回去。因此，畏避型的人似乎是從衝突裡退縮下來，偏執的人則似乎是透過爭鬥（fight）、面質或表達憤怒而覺得自己變得更強。

偏執型vs.強迫型：

　　我們也比較了偏執型和強迫型人格疾患。在兩種病理狀態，成就自我動機（維持控制、保有顏面）是特別重要的。在兩種病情中，患者都是努力表現理性（rational）——注意到並且專心於細節上。可是，兩種疾患卻反映著內心不同類型的成見。強迫型人格疾患個案似乎全部精神都只注意著他們自己的表現（免得受到責罵、讓自己蒙羞），而偏執型個案似乎全神貫注於內在的狀態：其他人的不良企圖、自己內心裡會令自己丟臉的想

法和感受。這兩類的人都是過度警戒的：強迫型人格疾患個案試圖避免犯錯，偏執型人格疾患者則試圖避免蒙羞。

摘　要

　　本書的第二部分檢視了四種在成就自我方面有缺失或易受傷害的人格疾患。為了努力保護自己不用受苦於惱人的感受和思想，這四種疾患的患者各自展現出一套特殊的目標導向行為。請注意，這四種疾患並非相互排斥的，因為這四種疾患每一種所相對應的主題，都涉及到一個人生活裡的不同情境，所以一個人可能符合一種以上的人格疾患標準。也就是說，同一個人在某些情境裡可能是依賴型，在其他情境則是畏避型；或者同樣一個人可能在某些情境裡是畏避型，在其他情境則是偏執型。與某一疾患有關的主要動機和策略，可能與另一疾患有關之動機和策略一同發生。

　　在本書的第三部分，我們會以人際取向來檢視第一軸的疾患和症候群。然後我們在本書第四部分回頭檢視其餘的六種人格疾患，這些人格疾患是以我們到目前為止尚未介紹的主題為核心所組織起來的。在這些人格疾患身上所觀察到的脆弱體質類型（the kinds of vulnerability）也與某些症候群有關，所以我們也在本書第四部分檢視了這些症候群。

Part 3

第三部分

常見的症候群

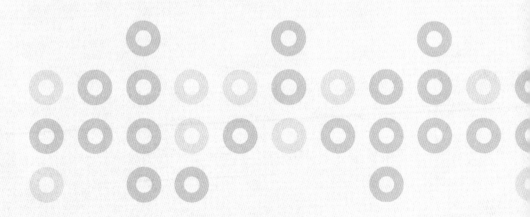

第八章

症候群與第一軸疾患：
憂鬱性及恐慌性疾患

現在，我們要從人格疾患轉到症候群（syndromes）。根據*DSM-IV-* 149
TR，症候群指的是「某種病理狀態的一種主觀表現」（American
Psychiatric Association, 2000, p. 828）。症候群是一組通常會一起出現的症
狀（及客觀病徵）的集合體。最常見的症候群都是以「因受挫之人際動機
而產生的負向情感（如，悲傷、害怕、生氣）」作爲組織的核心。我們在
本章裡假設，同樣一種症候群，在不同人的身上，是因爲不同的理由而發
展出來的。例如，某個人是源自於某種受挫的人際親和動機，而另一個人
則是源自於某種受挫的成就自我動機。結果，兩位同樣感到憂鬱的人可能
因爲不同的理由而都變得憂鬱。

我們在本章檢視了兩種典型的症候群，然後我們會描述有關症候群之
四種令人疑惑的現象，並且提出一個得以用來了解症候群的概念化方法，
以幫助我們說明這些令人疑惑的現象。最後，則討論兩種屬於第一軸的疾
患，並且說明爲什麼同樣的症候群會基於十分不同的理由而發生在不同的
人身上。

症候群的本質

一個症候群一般會包含一些共同發生（co-occurring）的心智狀態——

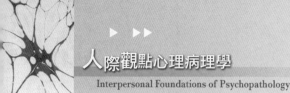

主觀上認為不愉快且傷及能力表現的內在經驗。症候群可能包括不舒服的感受（feelings；如，悲傷）、不舒服的身體感覺（bodily sensations；如，疲倦），以及不想要的認知（如，令人困擾的想法）。以下是兩個例子。

例一：恐慌發作

*DSM-IV-TR*有關恐慌發作（panic attack）的描述如下：

> 在不同片刻裡的一種強烈害怕……是在沒有真實危險的狀況下出現，並且至少伴隨十三項身體或認知症狀裡的四項。十三項症狀包括：心悸、出汗、發抖或顫慄、感覺呼吸困難或窒息感、梗塞感、胸痛或不適、噁心或腹部不適、頭暈或頭昏沉、失去現實感或失去自我感、害怕失去控制或「即將發狂」、害怕即將死去、感官感覺異常（paresthesias），以及冷顫或臉潮紅。此發作是突然發作且迅速達到最嚴重程度（通常在十分鐘內），並且通常伴隨一種有危險迫近和即將死去的觀感以及一種想要逃離的強烈渴望。（American Psychiatric Association, 2000, p. 430）

150　　　　此段描述包含了感受（如，害怕即將死去）加上身體感覺（如，噁心），以及令人困擾的思考（如，「我就要死掉了」）。

例二：重鬱發作

重鬱發作（major depressive episode）包括持續至少兩週的憂鬱心情（或是幾乎對所有活動都喪失興趣和喜樂）。根據*DSM-IV-TR*，重鬱發作的患者還會表現出：

> 至少需額外再經驗到下列症狀中的四項，這些症狀包括：在食慾或體重、睡眠及精神動作式活動（psychomotor activity）等方面有所改變；活力下降；出現無價值感或罪惡感；在思考、專注或決策等方面有困難；反覆想到死亡或是有自殺的念頭、計畫或嘗試。（American Psychiatric Association, 2000, p. 349）

基本的必要條件（憂鬱的心情）通常是從一個人的自我陳述當中表現

出來（「我很憂鬱」、「悲傷」、「無望」、「沮喪」、「心情低落」），但其他的病徵也被認可是憂鬱心情的表現（p. 349）。例如，患者可能抱怨自己會有「煩躁」的感覺或完全沒有了感覺。某些患者主要是提到自己在身體方面的不適（身體上的疼痛），有些患者則是強調自己變得易怒或暴怒（一味地責怪其他人）。簡言之，極為不同的主訴都被當成是憂鬱心情的證據。

所以，症候群本身是一個模糊（fuzzy）的概念：在不同人的身上會有十分不同的表現。有位男士的恐慌發作是強調(1)心悸，(2)呼吸急促，(3)胸痛，以及(4)害怕即將死去；另一位男士則是強調(1)失去自我感，(2)感官感覺異常（無法解釋的搔癢），(3)頭暈，以及(4)害怕失去控制。有些人可能會懷疑自己心臟病發作，而有些人可能相信自己快要發瘋了。因此，一個人的症狀表現不一定會和另一人的症狀表現相重疊，但兩種症狀表現都可構成恐慌發作。

相同的，重鬱發作的狀態也因人而異。某位女性可能會感到悲傷，並提到有(1)過度飲食，(2)嗜睡，(3)活力下降，和(4)無價值感。而另一位則可能抱怨身體上的疼痛，並提到有：(1)喪失食慾，(2)失眠，(3)難以作決定，以及(4)反覆的想到死亡。一種令人疑惑的現象就是：症候群本身是一個模糊的概念。為什麼症候群會在不同的人身上構成不同的經驗呢？

另一種令人疑惑的現象是：症候群可能是由一個相當微小的事件所引發的。反應與誘發事件之間不成比例，這不是不常見。在單一次的發作過後，個案可能想要知道自己為什麼會有如此強烈的反應——為什麼一件工作上的小挫折、一個批評、一個拒絕或是一個失落，就能引發如此強烈的反應。

第三種令人疑惑的現象是：症候群可能包含一些看似與前置事件無關（或只是有間接關連）的症狀。例如，可以理解當一個女人變成寡婦時，將會感到寂寞、孤獨及悲傷。但是，有些寡婦卻還提到有自尊下降的情形（如Lopata, 1969），或覺得自己被丈夫遺棄了。寡婦會感到悲傷、寂寞或孤獨（這些感受直接在寡婦經驗到失落之後出現），這一點我們從不訝異，

151　但爲什麼她們會感到自尊下降呢？或者，爲什麼她們會感到被遺棄呢？這樣的現象也需要加以解釋。

第四種令人疑惑的現象是：症候群似乎隨著時間過去而愈來愈容易被引發。在第一次憂鬱發作後，第二次發作的機率是 .50到 .60；發作兩次之後，第三次發作的機率是 .70；經過三次發作之後，第四次發作的機率將近 .90。因此，第一次發作通常有一個明顯促使憂鬱發作的壓力事件——朋友死亡、未婚妻取消婚約、失業或離婚，但第一次或第二次之後的發作，促發事件就不再那麼明顯了（American Psychiatric Association, 2000, p. 349）。這個現象也需要加以解釋。

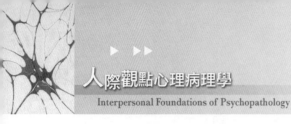 以模板的概念來認識症候群

我們將在接下來幾節的內容裡說明一個用來認識症候群的方法，並用來解釋上述四個觀察到的現象。我們發展出一個「模板」（template）的概念，這是一個人獨有的一組經驗經過多年演進後的一項心智結構（mental structure）。模板的概念可以幫助我們解釋何以相同的症候群（如，憂鬱症）會源自於受挫的人際親和動機、受挫的成就自我動機，或前述兩種情形的某種組合。

模板的概念

爲了解釋以上的四個現象，我們擷取了連結論者（associationist）的想法而提出模板的概念。症候群可視爲一種反應模式，這些反應包含某些感受、身體感覺、想法及期待等等。我們假定一個已知的反應（如，悲傷）不會單獨發生，一個悲傷的感受同時還會伴隨其他的感受、想法及身體感覺。對任何人而言，在一個悲傷事件之後發生的一組反應，與另一個悲傷事件之後所發生的那一組反應，彼此多少會有一些差別。在某個悲傷事件後，某人可能感到很丟臉；但在另一個悲傷事件之後，這個人卻可能是感

到生氣。可是，橫跨許多悲傷的事件，某些成對的反應卻時常會一起發生。因為每個人的經驗都是獨特的，所以對某人是最常發生的成對反應，對另一人就可能不是最常發生的。每一個反應（一種感受、認知或身體知覺）都會被儲存在神經系統內，而一起發生的諸多表徵（representations）之間就變得彼此有所關連。一段時間後，相關表徵之間的網絡就會形成，而此一網絡在作用上變成一種與症候群的未來表現有關的模板或藍圖。

想像一個不安全依附的男孩，他的人生充滿了不想要的分離經驗。在每次的分離經驗裡，他有可能在不同場合裡經驗到多少有些不同的心智狀態。一般來說，對於每一次不想要的分離，他都會感到悲傷（一種人際親和上的挫折）。他可能經常感到被遺棄和孤單，有時候可能會感到焦慮，有時則是感到生氣，更有些時候他可能會想「我是沒人要的」。多年之後，這些不同的反應變成彼此有關連，而且其中某些連結會比其他的連結強烈。隨著時間過去，因為人際親和動機受挫而使得相關的元素逐漸形成了一個網絡。根據我們的觀點，這個網絡會形成此男孩日後回應分離事件時所依據的一種模板。

現在來思索另一位有不同一組經驗的男孩，他的表現經常受到批評（成就自我受挫）。每一次被批評時，他在不同場合裡也都會採取多少有些不同的獨特回應方式。一般來說，他可能在喪失自尊後會感到悲傷。通常他會覺得丟臉和羞愧，有時候可能是覺得生氣，或者是認為自己無法勝任或無能。數年之後，這些反應之間漸漸形成了連結（同樣的，某些連結要比其他的連結強）。隨著時間改變，他最終也會習得一種模板（因為受挫的成就自我動機而產生的）。因此，雖然這兩位男孩可能都學到一種以悲傷為主的模板，但這兩個模板卻沒有同樣的成分。

所以，症候群可被視為一種受到強烈活化的模板。根據此觀點，單次的重鬱發作可能包含悲傷感受再加上其他相關的元素；對某人來說，這些外加的元素是被遺棄及無助的感受，而對另一人來說則是羞愧及無能的感受。同樣的，恐慌發作包含了害怕感受再加上其他因人而異的相關元素。

152

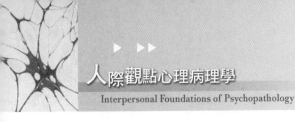
因此，一個人本身有關憂鬱和有關恐慌的模板之間，可能具有許多共同的元素，例如，兩種模板都包含了無助、被遺棄和孤獨等感受。這種重疊性將可解釋為什麼重鬱症經常出現在恐慌症者身上（American Psychiatric Association, 2000, p. 435）。

解開謎團

現在來思索前面所提到四個令人疑惑的觀察現象。首先，為什麼同樣一種症候群在不同的人身上會有不同的表現呢？現在這個問題比較容易回答了：症候群的表現形式之所以會不同，是因為每個人都有獨特的個人史，也因此有一組自己獨特的相關元素。

那為何丈夫過世造成妻子的自尊下降呢？我們假定這位寡婦的憂鬱模板是一種由許多來自過去、彼此強烈相關的元素所組成的網絡。根據連結論的傳統來進行研究的心理學家們曾認為（如Bower, 1981; A. M. Collins & Loftus, 1975），活化作用會擴散到其他相關的元素：某個元素被活化，將引發某個相關元素的活化。因此，一個悲傷感受很容易會引發某個有強烈相關的元素（如，被遺棄感或羞愧感）。元素之間的關連愈強，活化的強度愈高。

假如這位寡婦有一種憂鬱模板，模板中可能帶有一個我們稱之為「低自尊」的元素，因為她個人特殊的背景，低自尊在她的憂鬱模板中可能和其他元素之間有所連結。當模板中的諸多元素被活化時，她的低自尊也會被活化。另一位寡婦（有不同的背景和模板）在感到十分悲傷時，可能就不會經驗到自尊下降。

153

如此微小的事件是如何促發整個症候群的呢？假設一個人的焦慮模板包含許多彼此緊密連結的元素：害怕被遺棄、預期的孤單及無助、孤立感、就要死掉的感覺，以及像是心悸、噁心、呼吸急促等等的身體感覺。假設現在有一個相當微小的事件，只活化了模板中的少數元素，也許一位高度依賴的女性很氣她的丈夫，開始想像要結束這椿婚姻。當她想到要與

先生分離，她開始覺得有些焦慮，然後此一活化擴散到了此網絡中的其他元素（她的孤立、無助等）。所有的這些反應互相強化，包括各種身體感覺在內（如心悸、呼吸急促）。最後，在活化的擴散及累積之下，她的焦慮就像雪球一樣愈滾愈大。

Goleman（1995）創造了「情緒劫持」（emotional hijacking）一詞，戲劇性地呈現了當某種症候群被活化時而導致失控的情形。較低層次的腦部結構——包括杏仁核（amygdala）及海馬迴（hippocampus）——在情緒的處理中扮演了重要的角色。這些結構幫助我們去形成關連性、記住這些關連性、儲存並得以提取這些情緒記憶、精確估量某一事件的情緒意義，然後經驗到該情緒。比較高層的腦部結構（包括左前額葉皮質）使我們能夠藉由思考事件以及重新評估，來調整自己的情緒。然而，這個較高層次的處理過程相對來說是比較慢的。從感覺器官來的訊息會先傳遞到視丘，然後直接送到杏仁核。相反的，通往皮質的腦部迴路就比較複雜。因此，杏仁核要比前額葉更能快速地對刺激做出回應。所以，早在我們思考（或再評價）事件前，情緒和情緒的意義就已經被登錄了。再者，神經衝動會由杏仁核傳遞到腎上腺，釋放激素使身體處於緊急狀態。結果，一個相當微小的事件，透過情緒的連結，造成內分泌系統的動員，這使得理性思考的歷程相形見絀並且妨礙了我們對事件的再評價（re-appraisal）。Goleman（1995）認為較低層次的（皮質下）腦部結構：

> 宣告了一個緊急狀態，為了此一緊急議題而動員了大腦的其他部位。就在新皮質……有機會充分了解當下的狀況之前，此種劫持現象在那一個立即的、誘發此反應的關鍵時刻就已經發生了……。有關這類情緒劫持的證據就是，一旦該瞬間過去了，這些被動員的腦部結構又恢復平靜，而不知道剛才怎麼了（p. 14）。

因此，當恐慌發作、發脾氣或重鬱發作，就可能好像走過了「楚河漢界」（point of no return：譯註：中譯時採用中國象棋用語來比喻，因為在

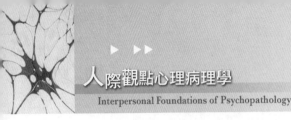

中國象棋裡，兵卒一過楚河漢界就不能回頭）然後變得失控。雖然誘發的事件可能相當輕微，但此人卻可能再也不能調節自己的情緒反應。

　　第四個令人疑惑的問題是：如果某種症候群先前曾被強烈的活化過，為什麼之後就變得更容易浮現呢？我們假定症候群第一次被活化的時候，某一壓力事件直接活化了模板中的諸多元素，例如，配偶早死可能會產生強烈的失落感、悲傷感、寂寞感、沮喪感與無助感等。此一強烈的活化可能進一步強化每一組成對元素之間的連結，結果，每個元素都獲得了更強的傳播能力，能夠將活化擴散到其他元素。在許多次的重鬱發作後，即使是相當微小的元素（感到疲倦、感到疼痛、感到煩躁）也可能會活化其他元素。所以這個身為一個整體的症候群（syndrome as a whole）將變得很容易就被活化，而使得重鬱發作就如同「晴天霹靂」般地意外發生了。

　　症候群的觀點有助於解釋以下的實徵發現。Miranda 和 Persons（1988; Miranda, Persons, & Byers, 1990）分別比較了兩組女性：(1)從未有憂鬱症的女性；以及(2)現在雖無憂鬱，但因過去曾有嚴重的憂鬱而容易罹患憂鬱症的女性（很明顯有憂鬱的模板）。首先，這兩組女性都完成一份了失能態度量表（Dysfunctional Attitudes Scale, DAS; Weissman, 2000）。此量表主要評估與低自尊有關的負面信念，如「如果我犯錯，別人會看輕我」等。因為容易罹患憂鬱的受測者在施測時並無憂鬱，所以理論上來看，她們的模板尚未被活化，因此，預期兩組在 DAS 上應無差異。如事先的預期，兩組的得分相近。然後，研究者使用一項標準的情緒誘發程序來引發每位受試者的悲傷情緒。被活化的悲傷情緒現在應該會活化易罹患憂鬱之受試者的模板中的其他元素，所以她們現在的 DAS 得分應該會更高；事實上也是如此。在完成情緒誘發程序後再次施測 DAS，易罹患憂鬱的女性比從未憂鬱的女性有更多的失能信念。關於一個人容易罹患憂鬱之體質（vulnerability to depression）的細節，請參考 Ingram（2003）及 Ingram、Miranda 和 Segal（1998）。

154

在「人際親和」與「成就自我」方面的脆弱性：不同的模板

因此，兩個同樣罹患憂鬱的人，可能有不同的模板。就其中一種人來看，人際方面的失落、寂寞和悲傷可能是其核心部分；對另一種人，卻可能是以失敗、自我批評和悲傷為其核心。結果，兩者的憂鬱促發事件可能是不同類型。前者會對人際失落特別敏感，後者則是對批評或失敗特別敏感。再者，這兩種人可能也有不同的憂鬱經驗——其中一種憂鬱的人可能體驗到孤立和分離，而另一種憂鬱的人則是感到無法勝任及羞愧。前者我們稱為憂鬱症的人際親和模板（communal template for depression）；而後者則稱為憂鬱症的成就自我模板（agentic template for depression）。

心理動力及認知—行為取向的學者們也區分出兩種憂鬱症亞型，「人際親和」與「成就自我」兩種（如 Arieti & Bemporad, 1980; Beck, 1983; Blatt & Schichman, 1983; Pilkonis, 1988; Pilkonis & Frank, 1988; Robins, Block, & Peselow, 1989; Strauss, Buchheim, & Kaechele, 2002）。其中一型強調的是受挫的人際親和目標；另一型則是強調受挫的成就自我目標。Blatt 及其同事（如Blatt, 1974; Blatt & Schichman, 1983; Blatt & Zuroff, 1992）則對照到依賴型及自我批評型的憂鬱症體質。我們或許可以說依賴型憂鬱症體質是源自於促使某種人際親和模板成形的個人史，而自我批評型憂鬱症體質則是源自於促使某種成就自我模板成形的個人史。

155

實徵研究

為了評估各種型式的脆弱性（vulnerability：譯註：當與疾病有關，取「易罹病」之意，其他中譯時則取「脆弱性」之意），Blatt及其同事修訂出一項測量工具，即憂鬱經驗問卷（Depressive Experiences Questionnaire; Blatt, D'Afflitti, & Quinlan, 1976），此問卷包括兩個分量表，其中一個用來

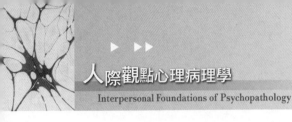

評估依賴，另一個則用以評估自我批評。有許多研究指出，依賴的人要比自我批評的人更友善。Mongrain、Vettese、Shuster和Kendal（1998）區分出三組女性：(1)在依賴方面得分高的人；(2)在自我批評方面得分高的人；(3)在兩方面得分都不高的人（控制組）。每位女性接受觀察，看看她們與男朋友在討論一件彼此意見不同的議題時的互動情形，此研究透過錄影記錄了他們的互動情形。然後，請每位女性受試者根據各種特質維度來評定自己的行為（參見Moskowitz, 1996），女性受試者的男友和三位客觀的觀察員也分別評定這些受試者們的行為。結果發現，依賴型女性認為自己特別可愛；她們的男友及三位觀察員也都同意這樣的評定。相較之下，自我批評型的女性認為自己比較不可愛，而且帶有敵意；她們的男友及三位觀察員也同意這樣的評定。在一個以約會情侶為對象的類似研究中，Zuroff和Duncan（1999）也發現，自我批評型女性對關係有負面的觀點，這個觀點促使他們在互動期間產生負面思考和負面情緒。自我批評型女性經常對男友表現出明顯的敵意行為。

Mongrain（1998）也指出，比起自我批評型的人，依賴型的人比較會去要求及接受社會支持。學生們連續撰寫日記二十一天，要註明他們要求或接受到社會支持的時間。他們同時也要提出五位熟識的人，以便這些人可以證實受試者的說法。依賴型受試者認為其他人對他們有好的觀感，並且其他人都是可以取得的支持來源；他們也覺得自己是屬於某個社交網絡中的一員，並且能夠向其他人請求協助。他們熟識的人也證實了這樣的看法。另一方面，自我批評型受測者表示他們幾乎不會去尋求社會支持。他們不覺得受到尊重，也不相信他們可以依靠其他人提供的幫助。他們熟識的人也表示這些人確實很少會要求社會支持。

依賴型和自我批評型的人是否有相同的憂鬱經驗呢？顯然並非如此。Zuroff和Mongrain（1987）比較了三組女性受試者在實驗室作業上的表現：依賴組、自我批評組和控制組。請每位受試者想像自己處在兩種假設性情境中的一種：(1)「拒絕」經驗（男友決定要結束他們之間的關係）；

或(2)「失敗」經驗（她的入學申請未被接受）。在試著想像自己處在指定的情境之後，每位受試者被要求用一連串可能的感受表單來評量自己的情感。在想像自己身處於拒絕的情緒後，依賴型受試者報告了那些與失去連結（disconnection）有關的不舒服感受，像是感覺被忽略、沒人要、不可愛、寂寞、不被照顧以及被遺棄（人際親和受挫後的反應）。他們在這些字詞上的評量也明顯高於其他兩組（這兩組彼此沒有差異）。想像自己身處於失敗情境後，自我批評型受試者報告了那些與沒面子有關的不舒服感受，像是低下感、罪惡感、自我批評、像個失敗者以及無價值感（成就自我受挫後的反應）。他們在這些字詞上的評量也明顯高於控制組，但並沒有明顯高於依賴組。仍可能有一些詞彙要比本研究使用的詞彙更能清楚描述成就自我感（agentic feelings；如，愚笨、無能、傻瓜、羞恥、輸家等）。因此，這三組彼此明顯不同。比起其他兩組受試者，依賴型受試者提到在人際親和方面有更多受挫的經驗；比起控制組，自我批評型受試者提到有更多成就自我方面的挫折。

156

自我批評的起源

有大量文獻描述了那些後來變成憂鬱的人的兒童期經驗。他們的父母通常被描述為「拒絕的」、「不照顧的」、「過度保護的」及「虐待的」（如B. Andrews, 1995; J. Brown, Cohen, Johnson, & Smailes, 1999; Lewinsohn & Rosenbaum, 1987; Lizardi et al., 1995; Rodriguez et al., 1996; Segrin, 2001）。在與非憂鬱的手足的會談中，也證實了這些描述（Oliver, Handal, Finn, & Herdy, 1987）。

只有極少數的研究曾試圖探討父母的對待方式與兒童脆弱性之間的關連性。然而，比起依賴，自我批評在兒童期的起源則有比較詳盡的研究。好幾位研究者也指出，自我批評型受試者通常將他們的父母描述為好批評、拒絕的和要求高成就的（Koestner, Zuroff, & Powers, 1991; McCranie & Bass, 1984; Thompson & Zuroff, 1999; Whiffen & Sasseville, 1991）。所以如

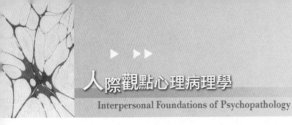
同先前提到的，我們可能預期一個曾經被批評的年輕女性會展現出下列任一種的後果：

1. 經由重演，她日後可能會選擇一個愛批評她的男友。
2. 經由認同或模仿，她可能會找一個可以讓她批評的人（如，變成一個好批評的母親）。
3. 經由內射，她可能會內化這兩種角色，即責備自己後而覺得無法勝任及不足。

以上三種形式全都在有關自我批評的女性、她們的母親及男友的研究中得到驗證（Amitay, Mongrain, & Fazaa, 2001）。

其他症候群的模板

在「人際親和脆弱性」與「成就自我脆弱性」之間的差異，同樣也出現在其他的症候群裡（如，焦慮及暴怒）。可是，目前沒有研究是對這些脆弱性進行系統性的探究。我們假定某些人在人際親和方面受挫時，會變得焦慮或暴怒（如，感到被遺棄了或可能被遺棄），其他人則是在覺得自己的表現已獲得或可能獲得負面的評價而失掉面子時，會變得焦慮或暴怒。

近期的研究已將具有相同症候群的人們區分出各種亞型（subgroups）。例如，讓我們思索屬於第一軸疾患的社交恐懼症（social phobia）。社交恐懼症患者被認為「（當他們暴露在某些類型的社交或表現情境時）會表現出臨床上的顯著焦慮，通常就會導致逃避行為」（American Psychiatric Association, 2000, p. 429）。Kachin、Newman和Pincus（2001）研究了這類個案提到的人際問題。這些身為一個群組（as a group）的受試者們似乎又可再分為兩大組。其中一組的人形容自己是過度友善且易屈服的，他們似乎擔心自己會使人不愉快，或者搞砸了關係。某些人終日擔心自己必須出席某社交場合，深怕自己去了可能會被忽略或不被喜歡。另一

157

組的人則形容自己有過度的敵意且好掌控，他們似乎擔心可能會被羞辱。有些人是害怕公開演講，惟恐別人注意到他們顫抖的雙手或聲音而認為他們軟弱無能、愚蠢或瘋狂。因此，第一組似乎展現了某種對「人際親和」敏感的特質；第二組則是展現了某種對「成就自我」敏感的特質。

重度憂鬱症

在本節，我們會討論一種常見的心境疾患（mood disorder）重度憂鬱症以及一種焦慮性疾患（伴隨懼曠症的恐慌發作）。兩者都是以（相對應之模板被活化時就會表現出來的）症候群的角度來定義的第一軸疾患。為了了解此疾患，必須了解：(1)該模板是如何形成的，以及(2)為什麼該模板會被活化。

何謂重度憂鬱症？

為了符合重度憂鬱症的診斷準則：(1)一個人必須符合「重鬱發作」的診斷準則；並且(2)本次發作無法以某些更嚴重的疾患來解釋，如精神分裂症或雙極疾患。重度憂鬱症是一個相當使人耗弱的疾病，而且經常伴隨其他的第一軸疾患，如恐慌症、強迫症及神經性厭食症等。超過15%的重度憂鬱症患者會自殺，其終生盛行率（lifetime incidence）預估女性是10%至25%，男性是5%至12%。此發生率似乎與種族、教育、收入或婚姻狀態沒有相關。在被診斷為重鬱發作的一年後，大約有40%的人仍符合此疾病的診斷準則。

某些人可能具有容易罹患憂鬱的生物體質，但我們目前還無法精確指出究竟是什麼樣的生物機制導致一個人日後會有憂鬱症。除了生物因素，人際失落（若從廣泛的定義來看）經常是第一次重鬱發作的前置因素。**失落（loss）**這個用詞所指的不是人際親和方面的失落，就是成就自我方面的失落；例如，失去所愛（屬於人際親和）或被羞辱而喪失顏面（屬於成

158

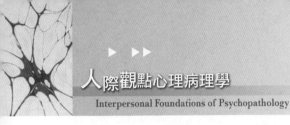

就自我）。率先強調失落會引發日後憂鬱的學者是Freud。在他十分著名的文章〈哀悼與憂鬱症〉（Mourning and Melancholia; 1917/1963），他特別強調失落的重要性並且討論「失落」在憂鬱及哀悼中扮演的角色。

哀傷 在〈哀悼與憂鬱症〉一文中，Freud認為憂鬱在某些方面很像哀傷（grief）；舉例來說，兩者都反映了一個重大的失落。哀傷的人遭受死亡所帶來的失落，而憂鬱的人同樣的也遭遇某些其他形式的失落（如，一個自己尊重的人搬走了、跟別人結婚，或者因為被人欺侮、羞辱或背叛而失了面子）。在哀悼過程中，存活者需要切斷與過往者的連結，並適應失落。人類不是那麼容易就可以切斷與依附者（an attachment figure）之間的連結。根據Freud，去除依附（detaching）的過程是相當緩慢且漸進的，最後使能量獲得解脫，此人才能將該能量重新導向到新的愛之客體（new object of love）。某些狀況下，哀悼者對於死者有矛盾的情感，好像對客體又愛又憤怒。從這樣的案例身上，我們聽到存活者同時表達了生氣及渴望。「該死的！他為什麼不好好照顧自己？」或「她的死去毀了我們的聖誕節！」

當成人哀悼心愛的人過世，他們可以找到一些方法讓自己能保有死者久一點：他們會想像自己與死者對話、回想無數的記憶、回到過去常去的地方、不斷看著過去的照片，或有時採用逝者的行事風格。很明顯的是，許多文化都可以看到葬禮餐（funeral repast）的習俗──人們聚集在一起吃飯、談談死者，並且安撫其他每個人的失落感。成人們時而彼此分散對死亡的注意，時而又聚在一起哀悼死亡。遲早，存活的人會接受這個失落，並且最終形成新的依附。

哀悼歷程對年幼的孩子來說可能是非常困難的。兒童通常會因為父母的某個行為而責備自己。「因為她很氣我，所以才死掉（或離開）的」、或是「她因為我做的一些事而生氣」（如Harter, 1986）。再者，兒童在認知及情感上也不具有能力可以使用具有安撫效果的幻想來中和殘酷的現實。

除非有一個仁慈的、可信任的成人先採取主動精神，談論死者，強調死者
對兒童的愛，並向兒童再保證他們將會獲得照顧，不然，兒童的悲傷、焦
慮或生氣將會大到難以抑止。這種情況下，兒童對失落的成見可能就會持
續一生。

憂鬱　Freud的理論（1917/1963）承認了生理因素在憂鬱中扮演的角色，
但卻是更強調早期經驗所扮演的角色。根據此理論，憂鬱如同哀傷，都是
對失落的一種反應。某些人因爲與分離及失落有關的早期經驗，而對失落
特別敏感。對他們來說，可能因爲成年期某個眞實的分離或是某個象徵性
的失落（會使該人又再次感受到被遺棄、被虐待、被批評、被忽略或被拒
絕），而又活化了這些相對應的感受。有憂鬱症的人就如同處於哀悼中的
人一樣，對新的依附關係不太感興趣。根據Freud的理論，這樣的牽絆終
究會斷絕，能量獲得了釋放，然後新的依附得以形成。

　　依據Freud，憂鬱者通常會對失落的或令其失望的客體有矛盾的感受 159
（或許未被察覺到）。也就是說，因爲失去了一個曾經敬重的重要他人（正
向情感），而引發挫折（產生了負向情感）。根據此理論，在憂鬱之中，這
些混合的感受會直接朝自我襲來，結果，憂鬱者對自我有了矛盾的感受。
在試圖安撫自己的各種努力裡（透過吃東西、睡覺和過度使用酒精或藥
物），可能觀察到朝向自己的正向感受；在一個人對自己的氣憤裡（自我
批評、自我責備和自我傷害）可能觀察到朝向自己的負向感受。現在我們
要回過頭來看看理論及實徵證據所具有的兩項含意。

實徵資料

　　人際取向將憂鬱症歸因於因失落所引發在人際親和與成就自我方面的
挫折，特別是來自關係方面的失落（伴侶不忠、分居）或是因爲失去面子
（失業、聽到兒子成癮於藥物的消息）。此主張具有兩個含意：首先，在憂
鬱症發作之前的事件，通常反映了某個會使某一人際動機受挫的失落。第

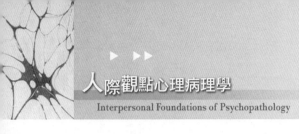
二，如同在哀悼中的人，憂鬱者對於失落一直抱有成見，並因而對其他人興趣缺缺。以下幾個段落的內容檢視了每一個主張的證據。

促發憂鬱的事件　有相當多的資料顯示，單次的憂鬱發作最初是被一個「退場事件」（exit event；包括關係的失落或是失去面子）所促發（如G. W. Brown, Bifulco, & Harris, 1987; Paykel et al., 1969; Paykel & Tanner, 1976）。Paykel及其同事以實徵研究考驗了此一假設。他們會談了一百八十五位憂鬱患者，以及一百八十五位在年齡、性別、婚姻狀態、種族及社會階級上相配的其他人。研究者記錄了在憂鬱發作之前六個月（而對照組則是在相對應的那一段時期裡）的每一個重大生活事件。憂鬱患者很明顯有更多的退場事件。呈現出彼此間最大差別的事件有：(1)與配偶的爭吵增加；(2)分居；(3)親近的家人死亡；(4)家人罹患嚴重的疾病；(5)有家人離家；(6)自己罹患嚴重的疾病；以及(7)工作條件改變。這些事件裡有大多數都反映出某種失落：某種人際親和方面的挫折（像是失去一份重要的關係），或是某種成就自我方面的挫折（像是因為被解雇而喪失自尊）。容易發生其中任何一種失落的人（因為有相對應的模板）似乎就有罹患憂鬱症的風險。G. W. Brown等人（1987）進一步探討了易罹病之脆弱性所扮演的角色。

與憂鬱有關的行為屬性　憂鬱者經常表現出「暗示著某種以自己為焦點並且對其他人明顯缺乏興趣」的行為。舉例來說，相較於其他人，憂鬱者在交談時的眼神較少看著對方，且經常低著頭（如Dow & Craighead, 1987; Fossi, Faravelli, & Paoli, 1984; Kazdin, Sherick, Esveldt-Dawson, & Rancurello, 1985; Troisi & Moles, 1999; Waxer, 1974; Youngren & Lewinsohn, 1980）。他們的表情較無生氣（除了悲傷之外），也很少有笑容（如Ellring, 1986; Fossi et al., 1984; Gaebel & Wolwer, 1992; Rubinow & Post, 1992）。他們也比較少使用肢體動作和點頭（Ekman & Friesen, 1972, 1974; Fossi et al., 1984; Kazdin et al., 1985; Troisi & Moles, 1999）。憂鬱者也比較投入去做自

160

我接觸（self-touching）、按摩和抓癢（I. H. Jones & Pansa, 1979; Ranelli & Miller, 1981）。我們把這些行為歸因於該人太強烈專注於一個需要解決掉的重大問題（受挫的動機）。

除此之外，與非憂鬱者相比較，憂鬱者比較少說話、比較沒有反應，而且說話比較慢、比較安靜，且有比較長的停頓（如Ellring & Scherer, 1996; Hale, Jansen, Bouhuys, Jenner, & van der Hoofdakker, 1997; Segrin, 2001; Talavera, Saiz-Ruiz, & Garcia-Toro, 1994; Vanger, Summerfield, Rosen, & Watson, 1992）。這些反應也都反映出他們少有與他人連結的興趣；他們也似乎希望別人不要試圖與他們有連結。因此對其他人來說，憂鬱者似乎是退縮的（Troisi & Moles, 1999）且缺乏社交技巧（見Segrin, 2001的回顧）。

從他們談話的內容也可以看到他們以自己為焦點——未經邀請就主動自我揭露的內容裡盡是傳遞愁苦的感受和自我貶抑（如Blumberg & Hokanson, 1983; Breznitz, 1992; Gotlib & Robinson, 1982; Gurtman, 1987; Segrin & Flora, 1998; Wenzlaff & Beevers, 1998）。對憂鬱者有重要意義的其他人可能提供一些社會支持，但就如第四章所描述的，提供社會支持的過程可能反過來燒到自己，因此令憂鬱者和對方感到挫折。

因此，憂鬱者的兩難困境十分複雜。一個受挫的動機活化了某個模板，並且掃出一個必須解決掉的重大問題。當該人轉而向內求，試圖解決問題，外顯的行為卻是要其他人離遠一點；有些人會就此遠離一些，但有些人會提供一些社會支持。不管是哪一種，就如第四章描述的，這個過程會進一步使某種人際動機受挫，而使該人的憂鬱持續下來。

☕ 伴隨懼曠症之恐慌性疾患

就像某種人際失落會導致憂鬱症一樣，失落的威脅也會造成焦慮。本節我們將檢視一個有關這個現象的範例。

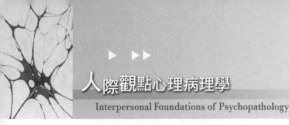
概述

一些定義　一開始我們先區分有線索引發和無線索引發的恐慌發作。一個屬於有線索引發的恐慌發作，是由某個特殊情境引發的（如，一個小又密閉的電梯）。相反的，無線索引發的恐慌發作似乎是就像晴天霹靂那樣，是意外發生的；似乎不是被任一明確的情境所活化。在伴隨懼曠症之恐慌性疾患裡，一開始的恐慌發作是屬於沒有線索引發的，患者不知道是什麼引發恐慌發作。典型來說，患者在驚訝之中發作且感到相當沮喪。許多人害怕他們就要死去、心臟病發作或失去對身體的控制，這類解釋都會增加他們的焦慮。

　　恐慌發作是如此的戲劇化和不愉快，以致患者會立即尋求緩解。對某些患者來說，解決之道就是回家。家可以提供一個安全的、無危險的天堂，給人舒服、照顧及保護。如果外面世界很混亂，那麼家裡的世界就是熟悉、親切且可控制。一旦回復平靜，患者便會試著了解及解釋先前的恐慌。典型的解釋是將恐慌歸因為情境，像是身處人群之中；因為搭乘汽車、公車或飛機旅行；在高速公路上開車；經過一座橋或穿過一條隧道；在超市排隊等待；或是，深陷在理容院的座椅上。某些人因而對離家感到不自在，害怕再度遭遇到這些情境，然後又再次發作。只要留在家中，患者就感覺比較好而且似乎能控制焦慮。

　　DSM-IV-TR 將懼曠症定義為「對於那些若是恐慌發作，自己會難以脫逃（或會感到困窘）或可能無法獲得協助的諸多場合或情境，感到焦慮不已或是逃避面對」（American Psychiatric Association, 2000, p. 429）。無論焦慮是如何開始的，不管是生理上的或心理上的，會有以下的心理層面後果：患者預期會有另一次恐慌發作，並且透過躲在家裡以避免另一次發作（Barlow, 2002; Craske & Barlow, 1993）。要符合伴隨懼曠症之恐慌性疾患之診斷準則，患者需要有兩次或兩次以上的無線索引發之恐慌發作，並且之後也確實形成懼曠症才行。

161

　　伴隨懼曠症之恐慌性疾患是尋求心理治療協助的患者當中最常見到的畏懼症（Burns & Thorpe, 1977; Chambless, 1982; Marks, 1970）。此種病情的人口發生率大約0.6%，女性是男性的三倍（American Psychiatric Association, 2000, p. 436）。通常開始於青春期晚期到三十歲中期之間，第一次發作很少是在四十五歲之後（Burns & Thorpe, 1977）。首次的恐慌發作會持續數分鐘到數小時。之後患者會變得對外在的焦慮徵兆保持警覺，並且避免來到初次發作的地點。可是，儘管患者如何努力，焦慮仍然盤旋不去（Foa, Steketee, Grayson, Turner, & Latimer, 1984），在一年之內，恐慌發作變得愈來愈頻繁，並且發展出懼曠症。

　　因為有關焦慮和憂鬱的模板之間通常具有共同的元素（如，無助感、孤獨感），所以易罹患其中一種病情的人，通常也容易罹患另外一種病情。例如，重鬱症出現在近一半至三分之二的懼曠症患者身上。其他焦慮疾患（如，社交恐懼症、廣泛性焦慮疾患）也都可能與重鬱症一起發生。兒童期的分離焦慮疾患也與重鬱症有關連。懼曠症並不容易治療，接受治療的患者中，大約有30%的患者可以痊癒；治療之後的六至十年裡，仍有40%至50%的患者雖然有改善，但仍有症狀；而且有20%至30%的患者沒有改善（American Psychiatric Association, 2000, p. 437）。

　　某些懼曠症患者完全足不出戶；其他的患者則是只願意在配偶、朋友或小狗的陪伴下出門（Marks, 1970; Matthews, Gelder, & Johnston, 1981）。有位懼曠症女性患者，只願意在丈夫答應隨時陪在身旁才願意外出用餐；當先生必須上盥洗室，她會在盥洗室門口等待，直到先生出來。

　　假如有個人遇到一項真實的危險事件（如，火災或地震），可能會使此人對於離家的焦慮升高。舉一個戲劇化的例子（Marks, 1970），1930年代有位住在維也納的猶太女性患有這類嚴重的懼曠症，她大部分的時間都待在家中。當納粹掌權時，她必須逃離，不然就會被抓到集中營。所以她真的選擇離家，甚至旅行到一個陌生的國家兩年。她仍然很緊張，但並非做不來。最後她在紐約安頓下來，建立了一個新家。然而，當她免於被迫

162

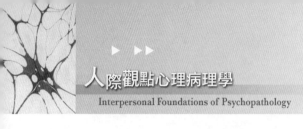
害而安全之後，她的懼曠症復發了，於是她又開始足不出戶。顯然，這位女性可以區分出她的焦慮具有的優先次序，就像第三章描述過的駕駛人，當他在高速公路上面對快要撞車的時候，他讓自己轉移焦點不去注意危險，因此可以保持那樣的冷靜和警戒。可是，當危險過去，焦慮卻又浮現。

促發恐慌的因素　已知有兩種事件會促發（之後可能會導致懼曠症的）恐慌發作。其中一種是已失去重要他人所造成的失落，或是可能會失去重要他人所造成的威脅性失落；另一種是內分泌系統的功能瓦解（如，甲狀腺機能亢進）。一項促發事件（不論是生理上或心理上的）都會導致自主神經裡的交感神經大量放電，造成了恐慌。

- 人際失落：懼曠症的焦慮特別容易在受到人際失落的威脅時發生（A. J. Goldstein & Chambless, 1978; Marks, 1970; Matthews et al., 1981）；例如，當配偶威脅要離婚或父母罹患致命的疾病。舉例來說，一個短暫但強烈干擾的想法可能活化一個既存的焦慮模板。我們因此假定：(1)一個具有容易罹患恐慌之體質的人，可能是因為早期的經驗而變得敏感，以及(2)嚴重的焦慮會被某種預期性的失落所引發（如Harper & Roth, 1962; M. Sim & Houghton, 1966）。

- 內分泌的障礙：內分泌功能不良也會引發恐慌發作（D. F. Klein, 1964; Liebowitz & Klein, 1979; Mendel & Klein, 1969; M. Sim & Houghton, 1966）。內分泌功能不良（例如，在子宮切除術、甲狀腺功能不良或生產之後出現的內分泌功能不良）也可能會引發恐慌。早期的研究指出，30%到50%的懼曠症患者在首次發作的時候都有醫學方面的問題（A. J. Goldstein & Chambless, 1978; D. F. Klein, 1964; Liebowitz & Klein, 1979）。

　　不論恐慌是如何被引發的，焦慮似乎會不斷地加劇，到達失去控制的程度。以Goleman（1995）的說法，就是發生了「情緒劫持」。然後患者會急忙趕回家，好讓自己緩和下來。因為不知道如何解釋自己的恐慌發作，患者只好歸因於各種情境（如，擠擁的商店或超市）。懼曠症患者通常會害怕下一次的恐慌發作，而發展出一種「對害怕的害怕」（fear of fear; A. J. Goldstein & Chambless, 1978; Michelson, 1987）。他們也會變得對焦慮的內在線索過度警覺，待在家裡變成一種讓自己比較舒服的方法（Barlow, 2002）。

　　總之，很重要的是要試著區分出以下的層面：(1)會活化某種焦慮模板的刺激情境——通常是人際性質的，像是有人即將死亡；(2)患者對於因此而發生的恐慌發作所做出的解釋——通常是非人際性質的，像是擠擁的商店；以及(3)患者想要待在家裡的理由——為了避免再次發生恐慌。因此，我們對疾病的解釋可能會與患者本身的說法不一樣。

懼曠症患者特有的人格特徵

　　我們假定容易罹患懼曠症的人擁有某種模板，此模板使他們在經驗失落時容易出現無法控制的焦慮。素質（diathesis）一詞指稱此種脆弱性或敏感度，而素質—壓力模式（diathesis-stress model）則假設擁有這類素質的人，在遭遇壓力時，會發展出此疾患（Rosenhan & Seligman, 1995）。假如有位罹病體質非常高的人，只要一個即將發生的失落，就會引發恰恰足夠的壓力，這個人就可能發展出此種疾病；如果這個人都沒有碰到壓力，或許他就不會發展出此疾病。如果模板或促發事件很微弱（weak），此症候群就不會被活化。

　　我們能夠說擁有焦慮模板的人都有一個或多個共通的人格特質嗎？答案是不一定。每個人的焦慮模板之間多少有些差異，所以誘發症候群的事件也因人而異。某些懼曠症患者可能將自己形容成容易緊張的煩惱者，害怕未來會發生的危險（如Bowen & Kohout, 1979; Buglass, Clarke,

163

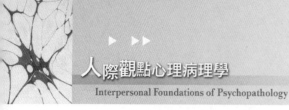

Henderson, Kreitman, & Presley, 1977）；其他的患者可能形容自己是有社交焦慮的，害怕出糗或被拒絕（Arrindell, 1980; Foa et al., 1984; A. J. Goldstein & Chambless, 1978; Liebowitz & Klein, 1979; Marks & Herst, 1970）。三個同樣有容易焦慮體質的女性，彼此可能在意十分不同的事情——其中一位在意自己可能失去勝任能力；第二位則是在意會失去面子；第三位是在意失去一份關係。

曾經，有許多心理學家認為懼曠症患者是像小孩子般被過度保護的依賴型的人（如Barlow, 1988, p. 364; Matthews et al., 1981）。例如，行為治療師Wolpe（1958）是這麼描述一位有懼曠症的女性：

> 因為是個獨生女，……她被母親不可置信地過度保護著，母親總是堅持要一直待在她的身旁。她幾乎沒有一件事情是被允許可以獨自一個人去做的，為了避免受傷而被禁止玩遊戲，甚至在她高中的最後一年仍然每天由母親護送上下學……母親還幫她帶課本。（p. 4）

許多後續的研究都已探討了懼曠症患者是否都像個孩子般被過度保護著。這些研究得到的結果並不一致（Emmelkamp, 1988; Matthews et al., 1981）。某些研究提到「母親的過度保護」和「對母親的依賴」都有偏高的發生率（如Solyom, Silberfeld, & Solyom, 1976），其他的研究則未提及（如Parker, 1979）。在一個研究中，懼曠症的女性將自己描述成一直像個小孩般地依賴著；可是，當她們接受一份有關依賴的各項特定指標（如，在學校不尋常的順從）的客觀評量時，她們與對照組之間並無不同（Buglass et al., 1977）。因此，一個焦慮模板似乎並不意謂有一個單一且統一的人格特質。某些具有焦慮模板的人看起來膽小、依賴又害怕天然災害；但有些似乎是害羞及容易有社會焦慮的；其他的看起來則似乎是喜好掌控的（以便當作一種管理自己焦慮的方法）。

與人格疾患的關連性 畏避型或依賴型人格疾患與這些第一軸疾患之間有

164

什麼樣的關連呢？畏避型或依賴型人格疾患者通常感到能力不足、低自尊、懷疑自己的能力。因此，他們有許多的機會習得一個焦慮或憂鬱模板，使他們容易罹患各種第一軸疾患，如重度憂鬱症或伴隨懼曠症之恐慌性疾患等。事實上，*DSM-IV-TR*（American Psychiatric Association, 2000）也註明了畏避型人格疾患患者比其他人格疾患患者，更容易有某種憂鬱或焦慮疾患（p. 719），特別是伴隨懼曠症之恐慌性疾患（p. 720）。另一方面，許多其他有人格疾患的人都很焦慮或憂鬱，但未完全符合任何第一軸疾患的診斷準則，因此，兩者都可能在沒有另一種病情的情況下發生。

促發因素　什麼類型的失落會活化某種模板並引發一次恐慌發作呢？其中一種就是父母或配偶即將死亡。有的患者預期這個失落有強大的破壞性，而這個預期本身會引發恐慌；其他的人可能是預期會失去面子——被拒絕、被批評或預期會失敗。在其他的狀況下，恐慌可能發生在一個人開始分離時。例如，想像有一個人不顧一切地追求獨立自主，朝此方向的初步努力卻活化了某種焦慮模板。以下的個案研究說明了這個過程，內容是描述一位曾被過度保護但還不到可以算是依賴性格的懼曠症女性患者。此案例節錄自 M. J. Goldstein 及 Palmer（1975）所撰寫一本有關個案研究的書籍內容，此案例也說明了人際因素是如何促成一個人的焦慮模板，以及後來出現的懼曠症。

案例[1]　V 小姐是一位二十七歲的高中數學教師，與她的寡母同住。她覺得自己是一個喜歡獨處又害羞的人。近數個月以來，她變得無法離開家但不覺得恐慌，她的懼曠症也讓她無法再繼續教書。問題發生在一年前，當時她與母親出外購物準備過聖誕節。她的母親是一個大嗓門的人，如果沒有得到她要求的服務，她就會糾纏店員當眾吵鬧。當 V 小姐突然感到自己有

---

[1] 節錄自 Michael J. Goldstein & James O. Palmer (1975). *The Experience of Anxiety: A Casebook, Expanded Edition*，1975 年版權為 Michael J. Goldstein 和 James O. Palmer 所有，取得 Oxford University Press, Inc. 許可後刊登。

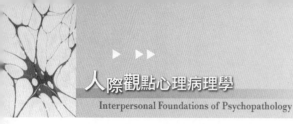

股想要逃離的衝動，她們卻正好困在百貨公司的人潮中。然後她感到恐慌且盡己所能地趕快獨自開車回家。她的母親非常生氣，V小姐也無法解釋自己是怎麼回事。接下來的數週裡，她有好幾次類似的發作——在教堂派對、雜貨店、朋友家中，之後約一星期就恐慌發作一次。恐慌發作似乎只在她身處公共場合時發生，在家中時從沒發生過。

V小姐四歲時，父親在軍中服役時被殺害。她的母親那時無法應付此一突如其來的轉變，所以祖母過來與她們同住。祖母會處理家事，而母親則沉溺在自己的想法中，V小姐則玩著自己的洋娃娃。她的母親及祖母在很多方面都過度保護著她。其中一項就是，她們總是走路送她上下學，她一再被警告不能在沒有大人的陪伴下過馬路。她是學校裡唯一一個只要天上有朵雲就會帶雨衣上學的人。她很喜歡小動物，但大人不許她養寵物，以免寵物將細菌帶回家。同伴的來訪也都被婉拒，所以她沒什麼玩伴。

雖然她是個新教徒，不過一直到八歲以前她都是就讀天主教女子學校。她就讀一所公立高中時，大人警告她有許多的危險。她母親買新衣服給她，但她很快就發現母親的品味跟學校其他女孩不同。她沒有約會，只有少數幾位女性朋友。可是，在她高年級時，她和一位帶有攻擊性又會罵粗話的女孩關係親近；她的母親及祖母都不贊成這份友誼，但是V小姐仍違抗她們，私底下與這位朋友來往。

後來，在她就讀當地的二年制專科學校時，祖母過世了，母親因此又進入第二次強烈的哀傷裡。她發現祖母相當富有，她與母親都繼承了祖母的財產。母親自稱無力處理商務，所以V小姐必須將財務整理清楚；她對於自己成為一個女性實業家感到驕傲。之後她上了大學，完成了數學系學士學位，並且得到教師資格。

後來她遇到了一個男人，她母親也鼓勵她嫁給這個男人。男方的雙親負責籌劃婚禮。在完成婚禮之後，她發現她的先生在婚前曾經有過並且希望能夠繼續維持同性戀的生活。這樣的消息讓她感到憂鬱又丟臉，彷彿她得為自己陷入這樣的情況負起責任。他們離婚後，她回家與母親同住，並

165

獲得另一份教職。不久後，她對住在家裡感到不滿意，於是開始她人生中第一次拒絕母親的一些要求。她甚至計劃跟朋友出國旅行，但卻在最後一刻取消了計畫，因爲她覺得不能獨自留下母親。當她的懼曠症發生，她的母親認爲這是她假裝的，並告訴她要「重新振作起來」。

分析 V小姐可能在氣質上就很容易焦慮。比起勇敢進取的嬰兒，容易受到驚嚇的嬰兒會引發大人更多的保護行爲。再者，容易受到驚嚇的兒童可能比較相信及留意大人們種種有關危險的警告。因此，許多次與害怕有關的事件促成了一種焦慮模板。

　　V小姐的生命中有兩個最痛苦的時期。其中一個時期是她學齡前的歲月，母親在父親死後長期的憂鬱。另一個時期可能發生在母親當年極力撮合的婚姻失敗所獲得的驚人發現之後。這樣的經驗可能增強她質疑自己的判斷，並且質疑自己是否有能力當一個能夠充分勝任的成年人。

166

　　除此之外，她與母親的關係也將變成焦慮模板的能量來源。她的母親是多年來與她最常互動的人。我曾經請研究所學生閱讀原始的個案史，然後用常見的人格特質來描述她的母親。最常被提到的特質列在表8.1，這些特質似乎落在兩個彼此相反的表單。有些人形容她的母親是好支配的、

表8.1 用來形容V小姐母親的特質	
類別一	**類別二**
好支配的	貧困的
好控制的	脆弱的
侵擾的	憂鬱的
好要求的	不安全的
過度保護的	無助的
批判的	害怕的
堅持己見的	不能勝任的

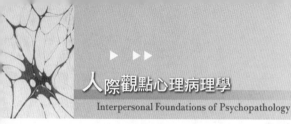
好要求的以及過度保護的（類別一）；其他的人則是形容她的母親是無助的、不能勝任的、害怕的以及憂鬱的（類別二）。因此，在某些情境，她的母親是有堅強的意志力而且有明顯的自信；但在某些情境，她似乎又是沒有安全感和無助的。

　　現在來思索由母親的行為所傳遞出來的訊息。在某些情境下，母親的控制行為要女兒順從；而Ｖ小姐是一個恭順的人，會注意母親的警告，並且順從母親的忠告。然而，在某些情境下，母親的無助顯然是要女兒扛起責任（如財務方面），因此而保護母親免於焦慮及無助。所以搬離母親的住處可能帶來兩種威脅：自己的危險（母親一直保護她免受在這個危險世界的傷害），以及母親的危險（她一直保護母親免於焦慮及無助）。

　　我們應該將Ｖ小姐形容成「依賴的」嗎？也許不行。畢竟，她在某些重要的方面的確是個非常勝任的成年人（如，有能力看管家族資產、管理家務、在高中教數學）。我們假定她在婚姻失敗後想要更多的自主，我們也假定她在購物中心逃離母親的衝動反映了這個動機。換句話說，我們假定她陷入表8.2所描述的一對彼此衝突的動機，如：(1)接受現狀，繼續與母親一起生活；或(2)離開家裡，建立她擁有自主的生活方式。每個選項都同時包含一個正向及一個負向的後果：

1. 如果繼續和母親一起住，在母親的照顧下她是安全的(＋)；但這樣的生活安排將會減損她的自主性(－)。

2. 如果她離家以追求更多的獨立自主，她可能獲得更大的自主性(＋)；但這一步將開啓防洪閘門，造成可能的災害，像是遺棄或背叛母親、推卸了自己的責任義務、使自己暴露在危險中、造成母親的不悅及焦慮、造成自己的焦慮感及罪惡感。她愈是想離家，她的焦慮及罪惡感就愈強烈。

　　表8.2裡的兩種選項描繪了她在動機方面的衝突情形。在與母親購物時出現的逃離衝動，顯然是觸動了她的神經、活化了她的焦慮模板，然後

167

表8.2	V小姐彼此衝突之動機的性質	
選項	正向後果	負向後果
1. 繼續留在母親家中	母親感到滿意； V小姐獲得保護	V小姐覺得自己像個孩子
2. 離開家，追求自主	V小姐感覺自己 像個成人	母親感到焦慮； V小姐感到罪惡； V小姐焦慮不已

引發了恐慌。藉由立刻逃回家（選項1），她感到比較安心，因此開始了她與懼曠症之間的糾纏。

在這個特殊案例中，顯然有一項人際親和動機與一項成就自我動機相衝突：接受「家」所提供的安全，還是擺脫家庭尋求自主。她「幾乎上演的」自主表現（逃離）戲劇化地揭露了獨處的危險以及遺棄母親所引發的罪惡感，因此誘發了恐慌。然後，在這個特殊案例中，一個人本身想要離家的動機似乎誘發了一個「預期性的失落」，而此失落將引起恐慌發作。

整體概念描繪

有許多因素都被認為可能是造成一個人容易出現恐慌的促發因子（Liotti, 1991）。首先，某些兒童在氣質上就容易焦慮。他們特別容易覺察到危險，將種種警告內化於心，並且採信他人的擔憂。第二，某些兒童曾有過一些引發焦慮的經驗（anxiety-arousing experiences；如，早年的失落、父母冷漠不關心、嚴重的拒絕），促使他們形成自己獨特的焦慮模板。第三，某些兒童的照顧者容易焦慮、過度保護，這些照顧者不斷拯救他們以免於受到想像的危險的傷害，卻因此減損了兒童本身的勝任能力及自信心。

第一次誘發恐慌發作的刺激情境可能是生理方面的（如，甲狀腺功能不良），或心理方面的（如，預期性的失落威脅）。典型的心理壓力源似乎

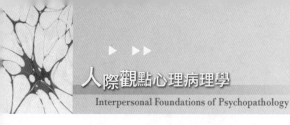
包括：(1)父母即將死亡；(2)某些其他的預期性失落，包括失面子；以及
(3)個人自己追求自主的強烈（卻感到衝突的）渴望。不管是由什麼引起
的，恐慌都隨之而來，促使此人迅速回家以求安適。之後此人將恐慌歸因
於相同的情境，並且透過待在家裡以逃避這些情境。

168   根據本書的論點，症候群可能源自某種受挫的動機。受挫的動機導致
了負向情感，進而活化某種既存的模板。然而，該動機卻不是該症候群獨
有的。某些人可能是在人際親和動機受挫時才變得憂鬱，但某些人則是在
成就自我動機受挫的時候變得憂鬱。下一章，我們的討論將延伸到另外兩
種症候群及第一軸疾患。

第九章

調節衝動、想法及行為時的困難：強迫性疾患和飲食疾患

我們在第八章探討了兩個常見的症狀，即重鬱症和恐慌發作，這兩個 169
症候群都反映患者喪失對自己情緒的控制。現在，我們要再探討兩種症候
群，這兩種症候群反映出患者喪失對自己衝動、想法或行為的控制。在這
兩種症候群，患者學到了自我控制能力對其自我形象具有特殊的重要意
義，所以失控令患者非常困擾。矛盾的是，患者愈是難以調節自己的衝
動、想法或行為，就愈做不到。我們將詳細介紹一種可用來說明此歷程的
理論機轉。

第一種疾患是強迫性疾患〔obsessive-compulsive disorder；和強迫型
人格疾患（obsessive-compulsive personality disorder）不同〕，此疾患是此
人無法調節自己不想要的攻擊性想法和衝動。第二種疾患是神經性厭食症
的暴食／清除型（binge-eating/purging type of anorexia nervosa）。本章我們
先談強迫性疾患，再談飲食疾患，每個案例的解釋都擷取自和我們人際取
向心理病理學相關的各家理論。

強迫性疾患和喪失控制

下面的章節中我們提供一些定義和範例，然後我們探討幾種強迫性疾
患，包括想傷害其他人的強烈慾望。接著更仔細檢視此種人際類型的強迫

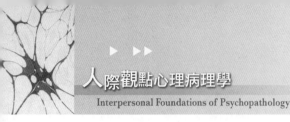
性疾患。

定義和範例

　　DSM-IV-TR（p. 457）將**強迫意念**（obsession）定義爲一種被自己認爲是侵入性且不合宜的持續性念頭、想法、衝動和影像，會造成此人明顯的焦慮或痛苦。這對患者來說可能沒什麼道理，但也因此而相當苦惱。常見的一個例子就是有「**我的雙手布滿危險的細菌**」的想法。強迫意念被認爲**與自己不一致**（ego-dystonic），因爲患者認爲強迫意念「不是眞正的我」（不理性的、且不可能加以控制的）。患者承認這種強迫意念是自己產生的（而不是其他人造成的），並對強迫意念的發生感到疑惑。如果患者接受了強迫意念是有根據的（「**我的雙手眞的布滿了細菌**」），我們會說這是**與自我一致的**（ego-syntonic），並且稱之爲**妄想**（delusion）而不是**強迫意念**。

170

　　有強迫意念的人可能只是試著予以忽略或壓抑。患者也可能會嘗試透過某些行動來「抵消」（undo）強迫意念。強迫行爲是一種重複的行動（compulsion；如，洗手），可以暫時緩解因強迫意念而造成的痛苦。藉由完成這個舉動，患者感覺舒服些；然而，此種緩解是短暫的，強迫意念很快就會再出現，而這個循環本身會一直重複發生。強迫意念和強迫行爲有時會一起發生，某個男人可能有個擾人的強迫意念，認爲自己的手被污染了，因此他在行爲上強迫性地洗手以除去細菌。根據*DSM-IV-TR*（p. 458），只有在強迫意念或強迫行爲造成明顯痛苦、花費許多時間，或明顯干擾該人正常慣有的作息或功能，才符合此疾患的診斷準則。

　　以下是幾個有關典型的強迫意念的臨床案例：

　　個案一：男性，在小孩出生後沒多久，發現自己不斷想把小孩摔下樓梯。因為發現自己有這種謀殺衝動而感到困擾不已。每次想摔死小孩的念頭浮現之後，他覺得自己罪孽深重。

　　個案二：女性，一位護士，一直認為自己的雙手布滿致命細菌，深

怕污染了她所接觸的病患。雖然知道她的強迫意念不合理，她每天還是每小時洗手好幾次，她用酒精清洗雙手，直到痛為止。

個案三：男性，一位牧師，在每個禮拜週日上午的講道時，經常有股強烈慾望想說一個污穢的笑話。他知道自己這個衝動很不恰當，但這個渴望如此強烈，以至於他擔心某個週日上午自己會脫口說出這些不恰當的話。

個案四：男性，發現自己在高速公路開車時，會有股衝動想要開車去撞別人的車。對於自己有這樣的念頭，他深感羞愧。

個案五：中年女性，自認自己溫柔親切，但只要開了車，她就有一股強烈的衝動想要去撞路上的腳踏車騎士。她對這些衝動念頭感到非常羞愧，因為這些都違反了她個人深信的價值觀。

個案六：女性，每天早上開車送小孩上學，傍晚時接孩子參加放學後的活動，然後再接他們回家。在每段路程之後，她都覺得自己有可能撞到路人。為了減緩自己的緊張，她必須再走一遍，折返回到先前的路線。一開始，她這種衝動性的核對動作有助於減緩緊張，但不久後她就發現自己有了另外一個問題：第二趟可以緩和對第一趟的憂心，但她現在卻需要第三趟的路程來核對第二趟是否有人被撞。

每個時代常見的強迫意念內容似乎多少有些不同。在過去，與「宗教」有關的強迫意念最為常見，但現今最常見的主題通常與「攻擊和暴力」有關。上述六個例子顯示出攻擊性的衝動、想法或幻想——傷害他人、傳染病毒給他人、嚇到他人、衝撞他人的車、謀殺，以及撞倒路人。這些標的可能是患者自己的某個家人、某個朋友、某個陌生人或患者自己，典型的強迫行為包括核對（如，檢查櫃子裡面是否藏了炸彈）、禱告（以彌補自己冒犯他人的衝動）和洗手（以消除污穢和細菌）。

171

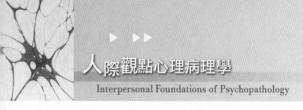
三種常見的強迫意念

　　我們選擇三種常見的強迫意念來說明它們的範圍。第一種很清楚是屬於人際層面的，我們稱爲想要傷害他人的強烈慾望（an urge to harm someone else；如，小孩、伴侶、陌生人、路人和腳踏車騎士）。有這種強迫意念的人通常非常喜歡社交且有良心，所以他們一點也不可能去做這樣的行動，因此在發現自己有這樣的攻擊性衝動時，他們會感到非常痛苦。所以，這種想要傷害其他人的強烈慾望似乎違反了他們內在的標準，但就是沒辦法將這些想法甩掉。因爲他們的「眞實我」（actual self）不符合「理想我」（ideal self）及「應該我」（ought self），所以他們很容易覺得苦惱（參見Higgins, 1987, 1996）。

　　第二種是害怕自己會傷害其他人（a fear of harming others）。這個類型的強迫意念反映出患者擔憂「我可能會在意外或無心之中傷害到其他人」或者「我可能已經傷害到其他人了」。以下是有關這類型念頭的例子，包括擔心自己不小心會傷到其他人、把小孩鎖在櫃子裡、燒了自己的家或散布疾病。此種強迫意念裡的攻擊性不如先前介紹的第一種那麼明確，但仍舊會引發羞愧和罪惡感。有這種強迫意念的人很擔心自己可能會傷到其他人。他們常常感到罪惡及羞愧（如，擔心被批評或犯錯）；相反的，單純型畏懼症（simple phobia；如，害怕搭電梯）患者時常擔心在非人際情境裡被傷害（R. M. Turner, Steketee, & Foa, 1979）。

　　第三種稱爲害怕傷害自己（a fear of harm to oneself）。這類強迫意念所擔心的苦惱想法像是「我的身體可能因爲看不到的危險而受傷」。有關這類型想法的例子包括「我可能意外踩到生鏽的釘子而得到破傷風」或「我可能因爲吃了餐廳裡的食物而得到 AIDS」。這些強迫意念和單純型畏懼症一樣，都害怕一種具有威脅性的對象，但這些對象（細菌、病毒、污垢、毒物和炸藥）都是看不到的。無形的危險特別難避免，所以強迫性疾患患者就透過打掃、洗手及核對行爲來保護自己──搓手，清洗地板，清

洗用過的器具，檢查有無爆裂物、生鏽的鐵釘、污垢的痕跡。即使這些危險無法消除，至少，清掃、洗淨或核對等行動本身提供了一時的控制感。

想傷害他人的強迫意念正是強迫性疾患裡一種比較明確的類型。這種強烈但令人困擾的慾望正好涉及到其他人。在某個瞬間，患者突然有股衝動想做出可怕的行動——把嬰兒丟下樓梯、在教會禮拜聚會裡開個污穢的玩笑、開車衝撞腳踏車騎士。作為一個參與者兼觀察者，患者注意到此種具有攻擊性的衝動而感到可怕。此種想要傷害他人的強烈慾望因而引出了一個理論上的重要疑問：一位在其他方面都有良好社會化表現的人出現此種衝動（顯然是反社會性質的），其根源為何？若套用學習理論的用詞，是什麼增強了這個想傷害其他人的強迫性慾望？為什麼這個強烈的慾望會採用此種特殊的形式（如，衝撞腳踏車騎士）？此種強烈慾望對患者具有特殊的意義嗎，還是一點意義也沒有？心理分析理論也針對這些問題提出部分的回答，所以，我們接著就來簡短回顧心理分析理論的解釋。

172

從心理分析取向來看強迫性傷人意念

接下來的部分我們簡短回顧心理分析如何解釋想傷害他人的強迫意念。我們檢視了心理分析早期及後期的理論，然後說明如何將此理論套用到想傷害他人的強迫意念上。

早期的理論

能量的概念在Freud的早期理論中扮演主要的角色。能量是一個廣受十九世紀作家歡迎的概念，也是初次被用來解釋生命中行為的流動：當人們吃、喝和呼吸，表示在接收能量，然後在生活裡將能量消耗掉。根據這個理論，有些能量用在神經系統控制下的一些歷程。這些精神能量（psychic energy）的釋放或消耗被認為會帶來愉悅。如果無法釋放精神能量（因為童年時期學到的抑制），內心感受到的就是某種緊張或壓力，就像日

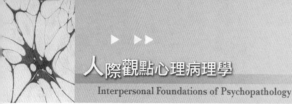
常生活常用的比喻所形容的「從內心底部浮上來的情緒」（bottled up emo-tion）、「被強烈怒氣噎住而說不出話來」（choked with rage）。可是，當能量從突然的生氣、澎湃的愛意或性高潮之中釋放出來之後，此人將經驗到釋放和愉悅。如果累積的能量沒有直接釋放，此人就必須找到間接的方式來釋放能量，作夢和精神疾病症狀就是這些間接方法之中的兩種。根據這個理論，想傷害他人的強迫意念可能是一種宣洩累積能量的間接方法。為了這個理由，此種強迫意念或許提供暫時的釋放、愉悅或滿足。

後期的理論

然而，能量的概念受到許多後期心理分析理論家的爭議：我們應該將能量看作是生理能量的轉換，還是能量只是代表一種比喻？當理論漸趨成熟，Freud 就比較少運用能量這個概念，而較常使用本能（instinct）這個生理學概念。根據這個觀點，一個人擁有很多種的本能（Freud 從來沒有說清楚有幾個），如飢餓本能（hunger instinct）。身體產生很多軀體方面的「刺激」（如，下視丘的活化），這些刺激產生了許多心理上的經驗——包括對食物的渴望、對食物的想法以及尋找食物的衝動，而這些心理效果驅動了行為。根據這個後期的理論，本能因此搭起了身體世界和心靈世界之間的橋樑（Cameron & Rychlak, 1985）。對每一個本能來說，個體會有明顯的動機去尋找一個適合的客體（object）：就飢餓來說，此客體指的就是某種特別的食物；就性來說，此客體指的就是某個特別的人。當本能的「目的」（aim）最後被滿足時，軀體上的刺激就會緩和下來，產生一種釋放和滿足。

根據此版本的理論，或許可以從攻擊本能（aggressive instinct）來解釋想傷害他人的強迫意念。當此人被挑釁，軀體上的刺激（或許是某些特殊的荷爾蒙升高所造成的）在心理上產生了一些後果——攻擊性的衝動、想法、感覺——然後促成了攻擊行為的發生。可是，在社會化過程中，人們也會學會壓抑自己的攻擊性。所以，當我們受到充分程度的挑釁，我們

173

就會經驗到某種在動機層面的衝突。我們應該做出攻擊行為（滿足生理上的壓迫力）還是應該壓抑自己的攻擊衝動（滿足社會層面的壓迫力）？我們需要在這兩種彼此衝突的要求之間找到妥協。因此，在有關此種心理病理狀態的心理分析解釋裡，動機上的衝突扮演一個基礎的角色。因為想傷害他人的強迫意念（這是一種短暫的心智狀態）阻止了這個還不是太強烈的蓄意行為，而可能被認為是彼此衝突的動機之間的一種妥協方式：這樣就可以承認自己的攻擊傾向，但卻不用將這個禁止行為表現出來。

心理分析理論的發展觀點

心理分析理論的論述也包含連續的兒童發展階段。像 E. Erikson（1963）之類的作者們都強調每個發展階段裡相關的人際主題。尤其是，最初的兩個階段反映了兩項在發展來說相當重要的主題。

第一階段「口腔依賴階段」（oral dependent phase）從出生到十二至十八個月。在這個期間裡，嬰兒無助地依賴成人供給食物和照顧。飢餓的新生兒反射性地將嘴轉向任何刺激臉的刺激物。一旦雙脣含到了一個物體，就會開始吸吮；如果這個物體提供牛奶，新生兒就會一直吸吮到滿足為止。從這個開端起，嬰兒變得愈來愈有技巧和母親互動。根據 Erikson（1963）的說法，這個階段奠定了有關信任還是不信任（trust or mistrust）的基礎，端視嬰兒在每次互動所感知到的結果而定。與其說是嬰兒信任父母親，不如說是嬰兒期待被餵養和被照顧。在此階段無法信任照顧者的嬰兒，就會帶著某種障礙進入下個階段。

大約在一歲到一歲半，兒童開始可以站或走，這使他們能夠去探索世界。當兒童更能勝任這些移動，他們會有更多的探索性和自我肯定。大約在此時期，如廁訓練開始了，兒童也進到第二階段——肛門期（anal phase）。這是生命中第一次，兒童被期待要能夠調節自己的身體、注意身體內在的感覺，並且練習控制相對應的括約肌（以及之後的膀胱）。成人很重視這項成就，並且會清楚的表達讓孩童了解這個希望及期待。這代表

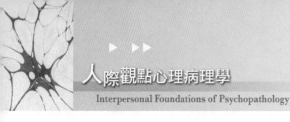

嬰兒開始了自我控制和自我調節。

　　學習控制括約肌和膀胱並不容易，如果父母沒耐心、生氣和焦慮，如廁訓練就會變成是情緒性的指責。成人表達他們的不贊成是很常見的，而且有些成人不知不覺當中用了虛構的東西來嚇唬孩子（如，**有可怕的怪獸埋伏在廁所裡，等著抓偷懶打混的小孩**）。焦慮會阻擾如廁訓練時所需的精細動作控制，並且很有可能會形成一種充滿焦慮及缺乏身體控制的行為樣板。

　　另一種自我控制也在此階段受到重視，就是關於情緒的控制。一個善於社交的小孩必須學會控制負向情緒。處於「恐怖的兩歲」（terrible twos）的小孩是出了名的壞脾氣（生氣、暴怒、攻擊、身體受傷），這是兒童必須學會壓抑的部分。同樣在這個範疇裡，父母會獎賞表現出自我控制的小孩，並且責備、羞辱或批評沒有控制自己的孩子。當這項訓練變得特別嚴厲且產生嚴重的糾纏和緊張，就形成了一片沃土來滋養以焦慮為底子的行為樣板（anxiety-based template）。

　　Erikson（1963）將肛門期的人際議題稱為「自主vs. 羞恥與懷疑」（autonomy vs. shame and doubt; p. 251）。小孩在此階段是對自我調節充滿信心，還是抱持自我懷疑？根據Erikson的說法，羞愧使一個人感到彆扭（self-conscious）以及「**完全曝光而意識到被眾人的眼光所注視……自己的困窘，（有股）衝動想要鑽到土裡**」（p. 252）。懷疑心正是羞恥的兄弟。懷疑正反映出個體覺察到自己的某些部分可能是低於標準。批評、羞愧和挫敗都會逐漸傷害兒童為了追求自主所做的努力，所以兒童必須要處處小心、約束自己的衝動，並且避免犯錯。根據心理分析的觀點，孩童期所習得的態度、期望、內心感受以及限制，可能無形中會打下強迫性疾患的基樁。

彼此衝突的動機以及防衛歷程

　　不管一個人變得有多麼自我局限，仍有些情境會推著這些限制往前

走。一位異常善良的護士照顧一個囉嗦且不懂感恩的病人；一位房地產經紀人爲了一位委託案主辛苦奔波數年，結果案主卻透過其他房地產經理人買了房子；一位建築師辛苦好幾個月爲案主設計了一件優雅的建築作品，案主卻要求另一種可笑的風格。即使是最懂得自制的人也都會覺得生氣或想要報復，這個人此時意外地跳脫自制而陷入衝突裡：是要做出攻擊還是壓抑下來？衝突可能會突破任何類型的自我控制——性衝動、親密的感受、生氣的感受、自我揭露等等。表9.1制式化地描繪了攻擊所引發的假想性衝突，也說明了各種競爭的行爲以及每個行爲的假想性後果。

爲了減少衝突感，我們通常要找到妥協的解決之道。例如，我們發現方法來爲他人的攻擊行爲找到藉口，因此降低了我們的憤怒：「難怪她這麼暴躁和不講理——因爲她害怕自己死掉……。」心理分析理論的作者們辨識出一些人們常用來減少衝突感的防衛機轉。兩種通常和強迫性疾患特別有關的機轉是：反向作用（reaction formation）和抵消作用（undoing）。反向作用是處理矛盾感受的一種策略：人們爲了掩飾負面的反應，而更強調正面的反應。當正面的感受被強化，就會模糊掉負面的感受，因此這個人看起來就變成完全是個充滿愛心、熱心和親切感的人。

抵消作用是一個人先表達了一種被禁止的感受、想法或衝動，然而透過具有中和作用的行動來象徵性地加以否認。此人可能有個想法（「我要殺了他」），然後以另一個想法來加以否認（「當然囉，我不是這個意思；我眞正的意思是，我會試著幫忙她」）。當這個策略可行，此人最先表達了

表9.1 攻擊所引發之衝突的性質		
選擇	正向的後果	負向的後果
攻擊性的行爲（如，批評、責怪、打鬥、反對、反抗、抗爭）	釋放了緊張感	感覺自己不道德、造成羞愧感、罪惡感、焦慮感
壓抑自己的攻擊性	感到自己更開明、高貴、值得尊重	感覺自己懦弱、像個窩囊廢、被剝削

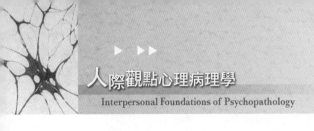
攻擊性（滿足了自己強烈的攻擊慾望），然後又中和掉這個攻擊性（滿足想自我控制的渴望）。可是，當一個人處在極大壓力下，這些策略可能都會失效。不被接受的想法或幻想（「我要殺了她」）就會不斷的跑回來，因為太常浮現，也或許是太強烈，而很難加以否定、中和及抵消。然後，此人可能就會失控，變成了我們提過的想傷害他人的強迫意念。看起來很矛盾的是，一個高度社會化且自我克制的人怎麼會喪失對攻擊性之衝動、想法或幻想的控制？為什麼會這樣呢？還有壓力又是如何逐漸傷害一個人的自我克制呢？我們將從 Wegner（1994）的諷刺歷程理論（theory of ironic processes）來檢視這些問題。

諷刺歷程、負荷超載和強迫性的慾望

Wegner（1994）的理論所關心的是日常生活中的各種矛盾：

1. 一個疲累的失眠者，努力試著讓自己入睡，卻發現自己反而愈來愈清醒。
2. 一個在節食的人，努力試著不去想食物，卻變得像是著了魔那樣非常渴望吃到蘋果派。
3. 一個憂鬱的人，努力嘗試讓自己忽略一段破碎的戀情，卻沒有辦法不去想到感情破裂的細節。

為了解釋這些現象，Wegner 提出自我調節的兩個成分：一個稱之為操作性歷程（operating process），另一個稱為監控歷程（monitoring process）。操作性歷程包括一個人用來得到想要的結果的任何一種行動。一位試圖壓抑悲傷感受的人可能會：(1)吹著愉快音調的口哨；(2)想一些正向、快樂的想法；(3)投入愉快、能讓自己分心的活動；以及(4)對自己遇到的挫折採取正向（愉快）的解釋。根據 Wegner 的理論，這些過程都是有意的，需要好好的思考和專注；這些過程可能非常複雜。另一個歷程，即監控歷程，就

176

只是負責搜尋在追求想要的結果時可能會有的失敗；這個歷程非常單純，不需耗費多少力氣就能自動執行。當偵測到失敗（如，節食者不小心吃了含高量卡路里的食物），該人必須再次啓動操作性歷程，或許會更努力地嘗試看看，或是採用另一個不同的策略。

如果操作性歷程有效，那麼目標就可以達成。然而，操作性歷程可能非常費力。例如，一位有責任感的護士可能希望能夠控制自己的憤怒，但是某一天發生了太多的事件：有位難纏的病人不斷地抱怨著、有位督導對她工作表現的批評有欠公平、有位同事的缺席加重了她的工作負擔、醫療的程序又有非常多的要求。與這些狀況類似的情境都需要她用心去處理——這些問題都需要擷取她操作性歷程方面的資源。當接近自己處理容量的極限時，她不經意地咒罵一聲；然後她的監控歷程立刻偵測到這個口誤，接著她就感到罪惡和自責。然後這些內在狀態又進一步妨礙了操作性歷程。

因此，那些會分散注意力的因素干擾了操作性歷程裡有限的可用資源。換句話說，分心因素降低了一個人壓抑不要的想法、情感和行爲的能力。這就是爲什麼要處在壓力下的人節食是那麼困難的原因。隨著每次的失敗，諸多的情緒反應帶來更多的分心因素，進一步妨礙了操作性歷程。

因爲監控歷程是在搜尋失敗，因此人們必須在心裡持續記住不想要的結果。根據Wegner的理論，當我們內心持續記住不想要的想法，這樣反而使它更容易被提取，並提高它發生的可能性。因此很諷刺的是，監控反而提高了原先我們試圖壓抑的衝動、想法和行爲發生的可能性。

Wegner、Schneider、Carter和White（1987）透過實驗來檢視想法抑制（thought suppression）的現象。受試者被要求在三個連續的五分鐘期間裡描述他們的「意識流」（stream of consciousness）。他們被要求描述自己腦海中所浮現的任何想法、五官感覺、內在畫面以及回憶等等。開始的第一個五分鐘（階段一），實驗者離開房間，參與者對著錄音機報告他們的意識流。

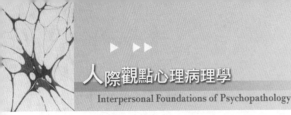

接著，每一個人被分派到兩種實驗條件裡的其中一種：先壓抑（sup-press-first）和先表達（express-first）。接著開始第二個五分鐘（階段二），參與「先壓抑」這個實驗條件的人被告知：「接下來的五分鐘裡，在你做動作之前先說出你的想法，除了一個例外。這次，請『不要』想一隻白熊。可是，若你說了『白熊』這個字或是內心浮現『白熊』的字眼，請記得按一下在你桌上前方的電鈴。」為了不想白熊，受試者必須監控自己的想法，結果，反而更容易想到。在「先表達」實驗條件裡的受試者也收到同樣的指導語，但省略了「不要」；也就是說，他們被告知要持續想著白熊。然後在階段三（最後一個五分鐘），這兩組的受試者所接收的指導語則是另一組剛才所聽到的。表9.2說明了這整個實驗設計。

177

表9.2　該研究的實驗設計

176

實驗條件	階段一	階段二	階段三
先壓抑	練習	壓抑	表達
先表達	練習	表達	壓抑

註：節錄自 D. M. Wegner, D. J. Schneider, S. C. Carter, & L. White (1987), "Paradoxical Effects of Thought Suppression," *Journal of Personality and Social Psychology, 53*, p. 7。1987年版權為 American Psychological Association 所有，取得作者許可後刊登。

表9.3　五分鐘期間裡受試者報告想到白熊的平均次數

177

實驗條件	壓抑	表達
先壓抑	6.3	22.1
先表達	7.3	16.4

註：節錄自 D. M. Wegner, D. J. Schneider, S. C. Carter, & L. White (1987), "Paradoxical Effects of Thought Suppression," *Journal of Personality and Social Psychology, 53*, p. 7。1987年版權為 American Psychological Association 所有，取得作者許可後刊登。

表9.3呈現了每一個實驗條件下的受試者在階段二及階段三期間按下電鈴的次數平均值。表9.3包含兩個有趣的結果。首先，受試者在壓抑階段裡對白熊念頭的壓抑非常不成功。兩組實驗條件的受試者在試圖壓抑白熊的念頭時，想到白熊的時間平均起來不只一分鐘。第二，兩組在表達階段也有所不同（當他們能隨意去想白熊的時候）。就如表9.3所呈現的，「先壓抑」這一組似乎出現比較大的反彈效果（rebound effect）：在經過壓抑念頭的階段二之後，這組受試者在階段三（表達）想到白熊的次數，多於另一組（先表達）在表達階段裡（階段二）所提到的次數。顯然，因為在壓抑期間要監控自己的念頭，反倒增加他們出現那些念頭的機會。

強迫性疾患的整體概念描繪

這一節總結了我們對強迫性疾患的整體概念描繪。我們先從想傷害其他人的強迫意念開始，然後再來思索為什麼此一整體概念描繪不能套用到其他類型的強迫性疾患。最後，我們檢視強迫性疾患和強迫型人格疾患之間的差別。

想做某種禁止行動的強迫性慾望

想做某種禁止行動的強迫性慾望，可能可以從「要不要將禁止行為表達出來（vs.壓抑下來）」的動機衝突來理解。可能屬於此類動機衝突的例子包括攻擊行為、性行為、情緒性的表達和飲食。我們假設，在人類成長期間，有些行為標定為被禁止而變成帶有情緒。作為社會化過程的一部分，人們得學到要壓抑這類行為，練習嚴格的自我控制。可是，在後來的歲月裡，這類行為可能會被挑起，而且壓力源、負向情感和其他分心因素都會吸走自我控制所需的資源。結果，操作性歷程開始不穩定而發生口誤。

為什麼一個強迫意念會採用這樣特殊的形式呢（如，一股想傷害某人

178

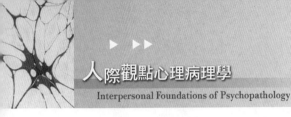
的孩子的衝動，一股想傷害路上腳踏車騎士的衝動）？有時候很容易就可以理解強迫意念的內容。如果某個男人因為自己三歲大的小孩擾亂了他的婚姻或造成他強烈的挫折，就可以理解為什麼他會有某種（不想要的）衝動想傷害小孩。可是，關於那個想傷害路上無辜騎士的強烈慾望呢？為了解釋這一點，我們必須了解「腳踏車騎士」對於有這類衝動慾望的人來說具有什麼樣更大的意義。請思考一下一位由筆者所治療的女士，她從小就羨慕她的兩位小弟。她自己患有氣喘且體弱多病，但兩位小弟卻非常健壯——因為健康良好、精力充沛、運動能力佳而總是獲得他人的讚賞。他們都曾經是騎腳踏車的愛好者，她還鮮明地記得自己有多羨慕他們一起參加一百英里腳踏車馬拉松的經驗，周圍都是充滿羨慕的祝福群眾。多年後，一次充滿緊張的家庭爭執，重新喚起了她內心的這個羨慕感受，並且促使她開始出現想衝撞腳踏車騎士的強烈慾望。

其他類型的強迫性疾患

想做某種被禁止行動的強烈慾望很容易解釋，因為它直接指出了彼此衝突的動機。然而，強迫性的恐懼（obsessive fears）卻模糊多了。在概念上我們應該如何來了解一個強迫性恐懼（「我可能會傷害某個人」）呢？我們是該單純地將它看成是一種恐懼，像是害怕地震或意外事件（「我害怕我的孩子可能會從樹上掉下來」）？或者，我們應該將它看成是一種對自己的衝動、意圖或希望的害怕（「我害怕我有可能會去傷害我自己的小孩」）？換句話說，一種傷害他人的害怕反應可能是反映出一種因為(1)無力控制，或(2)某種被禁止的慾望，而產生的害怕。為了在這些解釋當中做出選擇，我們需要更多和個案有關的細節資料：這個人是否主要受苦於一種自己無法勝任的無助感，還是受苦於因為某種被禁止之衝動而產生的動機衝突？

擔心被傷害的強迫性害怕也可能是很模糊的。例如，Foa（1979）描述某個強迫性疾患的男性患者，深怕被傳染到「公的細菌」（因為和其他

男性接觸而得到這些細菌）。我們應該照字義將這個害怕解讀爲是一種畏懼症（phobia），一種從其他男性那裡傳染到細菌的非理性害怕，還是，我們應該將此害怕解釋爲這個男士害怕與其他男人有身體上的接觸呢？如果是後者，爲什麼這名男士會害怕與其他男性接觸呢？照字義來看，他是不是害怕被傷害，還是他害怕自己本身想要和其他男性親近的衝動？這兩種不同的解讀，都凸顯了這個原初的抱怨本來就具有的模糊特質：這是一種單純的害怕還是一種動機上的衝突？

和強迫型人格疾患的關係

在想法及行爲上想做某種禁止行動的強烈慾望，似乎有三種先決條件：(1)該人過去學到要壓抑某些特定類型的行爲；(2)壓抑該類行爲的習慣已持續數年；(3)當前有一個情境，誘發了這個被禁止的行爲、使衝突更爲惡化，並促使症候群發生。換句話說，想做某種被禁止行動的強烈渴望，似乎是因爲那些在當下已經超載的系統無法再控制的動機衝突所造成的。

179

此整體概念描繪不同於我們對於強迫型人格疾患的整體概念描繪（第七章）。我們在第七章的整體概念描繪，強調的是更廣的成就自我主題：廣泛性地追求心智上和人際上的控制；將自己定義爲勝任的、細心的、不被責難的（beyond reproach）。因此，在整體概念描繪此種人格疾患時，我們假設這類患者感覺到被審查或被評價。經過一段時間，這類患者學到保持專注、注意細節、追求完美；這些能力現在都有助於拓展自我的形象。

相反地，想做某種禁止行爲的強迫意念似乎是比較範圍局限且聚焦的。這兩種疾患是相容的，但沒有哪個是另一個的先決條件。一個人不一定要是完美主義、強調細節且努力工作，才會喪失對先前壓抑之衝動的控制。然而，強烈看重自我控制的人可能比較不會同時得到這兩種疾病，所以這兩種疾患之間的相關可能很弱。就如*DSM-IV-TR*所描述的，強迫性疾患「可能和……強迫型人格疾患有關連」（American Psychiatric Association, 2000, p. 458）。換句話說，其中一種疾患發生時，經常沒有伴隨另一種。

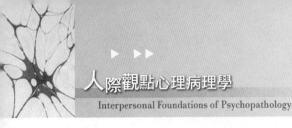
基於此一理由，我們認爲這兩種疾患是不同的。某些類型的強迫性疾患（如，對不可見之危險的強迫性恐懼）似乎反映的是更直接且明確的害怕，而不是一般被壓抑的行爲（不利地反映出該人的自我形象）。此處沒有明顯的理由認爲，這些類型的強迫性疾患和強迫型人格疾患之間有關連。

負擔超載和暴飲暴食

*DSM-IV-TR*有關飲食疾患這一章節，包含兩個主要的診斷類別：神經性厭食症及暴食症（bulimia nervosa；也請參考Brownell & Fairburn, 1995; Fairburn, 1997; Garfinkel, Kenney, & Kaplan, 1995）。神經性厭食症患者的特質是拒絕攝取維持正常體重的食物量。儘管他們不斷嚴格限制自己飲食，許多神經性厭食症患者仍定期發作或偶爾暴食，他們表示那是因爲自己的飲食行爲失控了；於是就形成了神經性厭食症的暴食／清除型。在暴食之後，他們使用自我引導的催吐或是靠瀉藥、利尿劑或灌腸，來「抵消」自己的失控（Fairburn & Wilson, 1993; Garner, Garner, & Rosen, 1993）。

暴食症患者的特徵則是過量飲食，但體重通常維持在正常範圍。他們也相當在意體重，一般來說也都會進行節食，但會週期性的躲起來大吃大喝（通常是高熱量食物）。暴食行爲通常是由憂鬱心情或人際壓力所引發。暴食後他們會產生羞愧感，並尋找各種方法來抵消自己的暴食行爲：「清除型」（purging type）的暴食症患者會自我催吐或使用瀉藥、利尿劑或灌腸來抵消暴食行爲；「非清除型」（nonpurging type）的暴食症患者則藉由運動、禁食或其他補償方法。

180

因此，暴食症患者與神經性厭食症的暴食／清除型患者一樣，都會嚴格控制自己的飲食行爲。可是，在壓力下就容易失去控制（Grissett & Norvell, 1992）。關於這點，就像強迫性疾患患者在壓力下容易失去對攻擊性的想法及衝動的控制。這兩類疾患所強調的都是戲劇性的失去自我控

制。此外，用來解釋它們的機制也很相似：當患者感到有壓力，操作歷程就會超載。當操作歷程失去功能，個體就會瘋狂地沉溺於飲食。最後，如同強迫性疾患患者，人際因素似乎在飲食疾患的病因學及維持上扮演某種重要角色。

暴食型的厭食症尤其令人印象深刻，因爲他們表現出鋼鐵一般的意志，但他們仍偶爾會失控。因爲厭食症會危及生命而必須特別重視。因此，我們來仔細討論暴食／清除型的厭食症。這裡的原則也同樣適用於暴食症。

神經性厭食症

神經性厭食症特別常見於青少年晚期及成年早期的年輕女性。根據*DSM-IV-TR*，厭食症通常是由生活壓力事件所引發。厭食症有四個診斷的準則。第一，個人拒絕維持該年齡及身高一般應有的最低體重。「拒絕」這個用詞表示這個疾病不是因爲喪失食慾。第二，個人強烈害怕體重增加或變胖（即使客觀來看體重已明顯過輕）。第三，個人對於自己的外型或體重有扭曲的知覺，並且不斷使用體重計或鏡子檢視自己是否肥胖。舉例來說，一個骨瘦如柴的女性提到，一站在鏡子前，就會立刻注意到自己凸起的腹部，雖然很不明顯，但在她的眼裡卻已損毀了自己的外型。第四，對厭食症的女性而言，隨著體脂肪減少的比例，使得腦下垂體功能不良，造成動情激素的分泌異常偏低，因而有停經的症狀（無月經）。禁食也帶來生物化學層面的重大改變，如輕微貧血或高血脂症，然後病人可能會提到一些醫學上的障礙，如便秘、腹痛及昏睡。此時就必須住院，以治療體液及電解質方面的失衡，並且恢復正常體重。在住院的病患中，超過10%的病人死於飢餓、自殺或電解質不平衡（Hsu, 1995）。

DSM-IV-TR（p. 585）把神經性厭食症區分爲節食型（restricting type）及暴食／清除型兩種。在暴食期間，病患通常會在很短時間內吃下大量的高熱量食物，然後會試著透過各種清除方式（催吐、吃瀉藥、利尿劑或灌

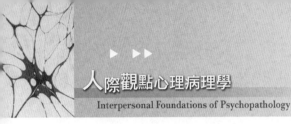

腸）來「抵消」他們的縱慾。

背景特質

典型來看，厭食症患者通常是一位女性，在一個舒適的家庭中成長，是家中的模範兒童——好女孩、順從、合作、勤奮又聰明，一點也不叛逆、難管教或愛反抗。女孩的父母親不忘她是「他們的完美小孩」，他們從來就不必爲她操心。Bruch（1973, pp. 262-263; 1982）描述一位嚴重厭食症女患者的故事，她在六歲時收到一份聖誕節禮物。雖然她對那份禮物很失望，但仍表示她收到了自己所期待的禮物。父母親並不認爲她的「優秀」是一種問題，但是，即使女孩已經長大成人，她仍記得自己沒有權利去表達她的期望。

在典型的案例裡，變得厭食的女性通常在十二到十八歲之間開始覺得自己太肥胖，並且開始稍微節食。這種節食通常是由某些壓力源所引起：可能是有人取笑她或毀謗她的身材；或者看見照片中自己不討好的身材而覺得丟臉；或是在打算前往參加夏令營或上大學時對自己的體重感到困窘。在辛苦節食後有了回報，女孩因爲變瘦而受人讚美，她將這種讚美解讀成一種尊重的象徵而持續節食。漸漸的，女孩的節食愈來愈嚴重，但是在更受歡迎之後，取而代之的是女孩開始出現社會退縮。不管自己變得有多瘦，她仍認爲自己必須不吃東西。最後，她開始尋找其他減重的方法（自我引導式的催吐、利尿劑、瀉藥或灌腸）。根據 *DSM-IV-TR*，厭食症者的自尊開始變得與她們的身材密切相關。體重減輕似乎是一種令人印象深刻的成就，一種表示自己嚴格自我訓練的象徵；但體重增加則似乎成爲一種無法接受的自我控制失敗（APA, 2000）。因爲厭食症患者對這類失敗很敏感，因而經常感到憂鬱——社交退縮、易怒及低自尊（Ruderman & Besbeas, 1992）。

Crisp、Hsu、Harding 和 Hartshorn（1980）調查一百零五位厭食症住院女性病患的病程。平均來看，她們在15.6歲時的體重是最重的，此時體

181

重平均為120.7磅〔譯註：約54公斤；比常模體重多出10磅（譯註：約4公斤）〕：16.6歲時開始輕微節食，節食的情形到了17.3歲時最為嚴重。平均約在17.7歲時出現月經停止的症狀，而體重在19歲的時候達到最低點，平均約為82.3磅（譯註：約37公斤；比最初體重減少了32%）。平均來看，她們約在20.8歲時住院治療，其中約半數的女性患者出現暴食及清除行為。她們全都接受神經性厭食症的治療，大約在25至29歲，她們一般都回復到正常的體重。其他的調查者們也都提出類似的結果（如Eisler et al., 1997）。可是，復發率仍偏高（Kordy et al., 2002），而且有關強迫意念、強迫行為及社交互動等的問題通常會持續存在（Gillberg, Rastam, & Gillberg, 1995; Kasvikis, Tsakiris, Marks, Basoglu, & Noshirvani, 1986; Nilsson, Gillberg, Gillberg, & Rastam,1999；亦參見Graber, Brooks-Gunn, Paikoff, & Warren, 1994; Heatherton, Mahamedi, Striepe, Ficld, & Keel, 1997; Herzog, Schellberg, & Deter, 1997）。

典型的整體概念描繪：成就自我目標與神經性厭食症

到底是什麼使一個人想停止進食？如同我們曾在第二章提到的，厭食症通常強調了某類能夠克服飢餓驅力的成就自我動機（如，想要透過達到社會上最高審美標準，以便獲得其他人的尊敬和羨慕的動機；想要透過自我控制和自我決定來證明自己是個有效能的人的動機）。在變成厭食症之前，患者總是努力取悅他人，而現在，隨著她們減重成功，她們因為獲得能力感（包括性的吸引力）及變得美麗，而感到非常快樂。

試想一個兒童，她因為生理上的緣故而輕微過重，並且不時接到許多充滿要求的忠告：「意志力，小莉，意志力！」、「小莉，只要妳減個四、五公斤，妳就會變得非常美！」、「沒有什麼是妳不知道的，小莉（而妳知道為什麼！）」。像這樣的訊息，不斷從譴責過重女性的電視節目、雜誌文章及廣告文宣中傳遞出來。這些訊息宣稱，特別是針對女性，苗條的身體才會被看重、令人羨慕及被賞識。

182

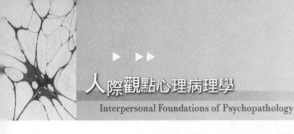

美國社會的理想女性形象近幾年來是愈來愈瘦（p. N. J. Myers & Biocca, 1992）。Downs和Harrison（1985）調查超過四千則電視廣告，發現其中超過一千則當中含有與吸引力有關的訊息。根據作者的推估，一般人每天接收到十四則（一年就超過五千則）像這樣詆毀過重女性的訊息（Lautman, 1991; p. N. J. Myers & Biocca, 1992; Silverstein, Perdue, Peterson, & Kelly, 1986）。

也難怪一個順從、希望取悅他人的女孩會內化這些訊息（Stice, 1994; Stice, Shupak-Neuberg, Shaw, & Stein, 1994; Striegel-Moore, 1995）。經過內射作用的過程，一個過去不斷受到批評的兒童，將會扮演這兩種角色（批評者和被批評的人）來對待自己。因此這個女孩不斷責備自己太胖了，而引發自己的羞愧、罪惡及憂鬱。結果，她的家人、她的文化，現在就連她自己，都強烈要求她減重。她屈服於這些壓力而開始節食，而且隨著她成功的達成目標，她為自己啟動的控制而感到高興。受到自我效能感和有能力感的驅動，她將自己節食的規則加以簡化，以提升這些過程：剛開始可能只是不吃甜食；此時可能開始限制自己只吃穀類、水果及蔬菜；再來可能就只吃蔬菜；到了後來，或許就只吃萵苣而已了。規則愈簡單，愈容易決定不吃，減重的速度愈快，愈是感到無比的驕傲。我曾治療的一位厭食症女性，她喜歡在超市做收銀員的工作，因為看到那些自我放縱的顧客，便會對自己嚴格的自我控制感到非常驕傲。自律及變得苗條的成就也讓她們覺得自己很重要，就像「某個了不起的大人物」（Becker, 1973）。許多厭食症患者也採用其他的自我控制法，像是慢跑、游泳、空手道、舉重和體操。

可是，患者這種超越自己的勝利其實是不堪一擊的。畢竟，禁食是需要下定決心和警覺心的。因此壓力（及相關的分心因素）會使這個系統超出負荷，一項重大的壓力源就導致不經意的自我放縱。一位我治療過的女性病患，每當與男友爭執過後，就可預測她接著會出現暴食。然後她不經意的自我放縱會帶來自責且氣餒的念頭（*我搞砸了！*），堅決的心意也變

弱，並且再陷入暴食裡。

根據Wegner的理論，壓力及負向情感都會使人的操作歷程超載，造成自我控制瓦解。這樣的失敗會不斷提醒這個人「苗條是一個容易破碎且難以戰勝的成就」。很明顯的，厭食症者通常對自己控制飲食的能力缺乏自信心，但那些有暴食情形的厭食症患者則有具體證據說明她們很容易失控。這也許可以說明爲什麼有暴食情形的厭食症患者那麼難治療（Steinhausen, 1995）。

其他動機：人際親和目標與神經性厭食症

與厭食症相關的諸多行爲也有助於滿足人際親和動機。家族治療師Minuchin（1974; Minchin, Rosman, & Baker, 1978）指出，兒童的症狀可以保護家庭的和諧。例如，在某些家庭中，攻擊行爲被嚴格禁止；面質、打架及公開表示反對也不被允許；家庭成員沉默地同意隱藏及否認有關衝突的證據。因此，父母雙方可能對彼此不滿，父親有可能因此而將自己隔離在工作中，母親則堅強地獨自持家。當他們對婚姻的不滿意定期浮現出來，孩子的厭食症就可以將父母親的注意力帶離彼此的衝突和不滿，並將注意力導向一種常見的病因上，也就是孩子過分瘦弱的身體。因此，孩子的厭食症狀可能有助於保護家庭的和諧。

依賴動機（dependency motive）有時也隱含在神經性厭食症之中。在某些家庭中，患者在形成厭食症之前曾經是個很特別的小女孩。可是，在性生理成熟後，她的地位開始改變。她被期待要離家、上大學、選擇某種職業，並爲成人期作好規劃。某些女孩發現這些期待非常擾人且具威脅性，可是，禁食正好扭轉了這一切。只要她成功減重，她成人女性的曲線就會消失，她的月經也會停止，並且使其他人想要照顧她。畢竟，誰會遺棄一個骨瘦如柴、需要人撫育的小孩呢？因此，厭食症可能有助於她回復先前的身分，並且滿足她的被照顧需求。

183

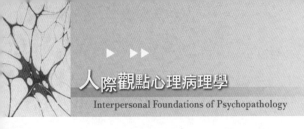
治療方式

最急切的治療目標就是幫助厭食症患者恢復體重（Rock & Curran-Celentano, 1996）。患者可能必須住院，才可以從靜脈注射營養劑、治療醫學上的併發症，或移除病態的社會環境（Garner & Needleman, 1996）。單純的藥物治療似乎沒有幫助，但嚴格的行為治療有時候能有效使患者開始進食。例如，獎勵（以吃東西作為會客的條件）有時候可以使患者暫時進食。

治療也必須檢視個案的人際議題，特別是禁食和苗條對患者自我成就與人際親和層面具有什麼樣的意義。動機上的衝突也需要加以探索及澄清。禁食的致命後果也需要被明確指出。Russell、Szmukler、Dare和Eisler（1987）認為家族治療比個別治療更有效，至少對青少年個案是如此（參見Humphrey, 1987）；但是，一般來說沒有哪一種治療方式是特別有效的。接受治療的厭食症患者中，只有50%至60%的人在治療之後回復到正常的體重（Hsu, 1990; Steinhausen, 1995），甚至在這些成功個案中，對飲食仍然存有重大的成見。有關治療的進一步討論，請參考Johnson、Tsoh和Varnado（1996）以及Wilson和Fairbern（1998）。

184　飲食衝突的實驗性研究

我們先前已經從「自我控制的崩解」談到「超載的操作歷程」，例如，一個重大的拒絕經驗可能引發暴食行為。此機制也已在非臨床樣本的實驗中得到驗證。Herman和Polivy（1975）發展了一項量表，題目包含「你多久節食一次？」、「你是不是花了太多時間在食物上，並且太常想到吃的東西？」、「在吃過頭之後，你是否會感到罪惡？」依據作答，將受試者分為「節制」（restrained）或「非節制」（unrestrained）兩組。節制組的人對過度飲食有明顯的衝突；他們提到自己常常想到食物、經常進行節食，而且通常在過度飲食後感到罪惡。一般來說，節制組似乎吃得比非節

制組少，但在壓力之下除外。例如，當節制組處在憂鬱狀態下，他們吃得比較多。相反的，非節制組的人在憂鬱時，反而吃得比較少（Polivy & Herman, 1976）。很顯然的，憂鬱是壓力的產物之一，會造成操作歷程超載，並逐漸損害節制組好不容易贏得的自我控制感。

　　Polivy和Herman（1976）以女大學生為受試者並操弄高低焦慮情境的實驗來檢測這個假設。實驗中，節制組及非節制組受試者都收到三個冰淇淋容器，以用來評比不同口味的品質（巧克力、香草和草莓）。受試者被告知花點時間來品嘗每種口味各五次。然後受試者被告知本實驗目的在於研究不同的感官經驗如何彼此影響，所以她們現在都要接受觸覺刺激，以判斷觸覺刺激對她們味覺喜好的影響。在低焦慮的情境中，女性受試者們被告知會定期體驗到輕微的搔癢及刺痛感；高焦慮情境裡的女性受試者們，則被告知她們將會受到痛苦的電擊。在等待實驗的下個步驟時，她們受邀可以隨自己意思去吃冰淇淋，吃多少都行。她們等了十分鐘，預期的觸覺刺激實際上並沒有發生。在等待的期間裡，她們被單獨留下，所以她們可以在不被觀察的情況下試吃冰淇淋。在低焦慮的情境下，節制組和非節制組吃掉的冰淇淋量並無差別；但在高焦慮情境下，節制組明顯吃得比非節制組多。因此，高度焦慮使她們平常的自我控制超載、被打斷。

　　Heatherton、Herman和Polivy（1991）將此研究加以拓展，另外再納入一項人際壓力源。受試者隨機分派到三個實驗組或一個控制組中。其中一個實驗組（電擊組），受試者預期將會受到疼痛的電擊；另外一組（失敗組），受試者試圖解開一個無解的問題；第三組（演講組），受試者被告知要在一組嚴苛的評審員面前進行兩分鐘的即席演講。受試者平均食用的冰淇淋數量顯示於圖9.1。首先注意到控制組受試者的結果。如事前的預期，節制組（有正常飲食的）吃掉的冰淇淋比非節制組少；然而，在三種實驗組情境裡，節制組的受試者（此時處在壓力下）吃得比非節制組還多。有趣的是，節制組與非節制組的最大差異出現在即興演溝這個實驗條件裡。演講情境是這三種實驗條件裡最直接的人際互動（在一組嚴苛的評

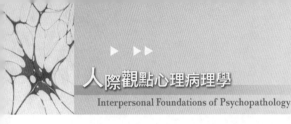
185

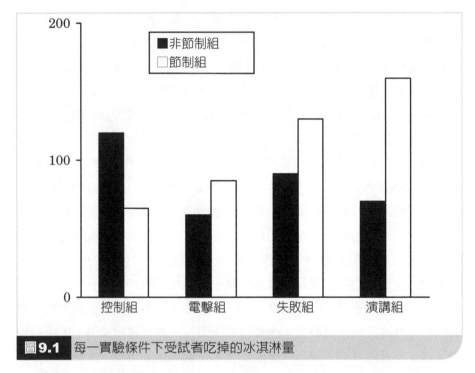

圖9.1 每一實驗條件下受試者吃掉的冰淇淋量

註：節錄自 T. F. Heatherton, C. P. Herman, & J. Polivy (1991), "Effects of Physical Threat and Ego Threat on Eating Behavior," *Journal of Personality and Social Psychology, 60,* p. 140。1991年版權為 American Psychological Association 所有，取得作者許可後刊登。

審員面前演講），而且是干擾受試者平日之自我控制最明顯的實驗條件。

　　高要求的認知作業也同樣干擾了節制組受試者的自我調節。A. Ward 和 Mann（2000）也證明了，對節制組受試者來說，高度的認知負荷干擾了受試者抵抗進食的節制能力。在某項研究裡，受試者被告知研究者想要探討情緒對表現的影響。為了引發愉悅的情緒，實驗者請他們吃一些好吃的食物（如，巧克力餅乾、玉米脆片，和 M&M's 巧克力糖）。在接受高負荷的情境裡，受試者必須記住一系列的藝術幻燈片，並且進行一項反應時間作業（以踏板回應電腦隨機發出的嗶嗶聲）。在低負荷的情境，受試者只進行反應時間作業。整個實驗過程中，受試者都可以拿到食物。結果顯

示，節制組處於高認知負荷的情境下，會吃得更多；然而非節制組則表現
出相反的模式。

摘　要

　　我們在本章討論了兩個與強迫性疾患和飲食疾患有關的症候群。這兩
種特殊的症候群都反映出一種在動機上的衝突。這兩種疾病，都是為了一 186
股想要去做及展現自我控制的動機，而壓抑了一個相對立的動機。然而在
壓力下，操作歷程會因此超載而使個體喪失控制。結果，個體表現出自己
不想做出的行為，並且感到相當痛苦。

　　我們從理論上的分析，也清楚說明為什麼用懲罰來治療與這些症候群
相似的疾患時會失敗。舉例來說，早期用來治療強迫性疾患的一項行為技
術**思考中斷法**（thought-stopping），就是使用懲罰的一項技術。當個案出現
不想要的想法，治療者便採用電擊、用拳頭敲擊桌子、或大叫「**停！**」等
方式來懲罰個案。雖然粗糙，但此技術卻是直率且單純到令人驚訝（Reed,
1985）。可是，這個治療方法已被證實是無效的，我們現在已經可以說明
為何無效：一個人要壓抑被禁止行為的負擔如果超載，懲罰只會為此人帶
來焦慮、不贊同、責難，和其他使人分心的情緒包袱。懲罰技巧也因此暗
地裡破壞了治療應該達成的任務。相反的，有效的治療通常會試著減緩負
向情緒，如罪惡及焦慮，治療因此符合理論上的提醒（同時也比較有人
性）。

　　至此，我們已經（在本書第二部分）討論了人際取向如何看待一群具
代表性的人格疾患樣本；另外，我們（在本書第三部分）也討論了一群具
代表性的症候群樣本。在本書第四部分，我們將一同思考一些反映出個案
有認同障礙（identity disturbance）的人格疾患。認同障礙會在人際上造成
一些後果，並在某些症候群或人格疾患的形成發展中扮演某種關鍵角色。
假如某種特殊的症候群和某種特殊的人格疾患有著相同形式的認同障礙，

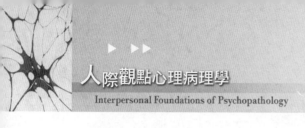
那麼這兩種疾患應該具有某種共同的要素，因此它們同時發生的可能性就大於或然率（greater-than-chance）。這兩種疾患不一定會同時發生；事實上，它們通常沒有同時發生，因為它們分別有自己獨特的必要條件。可是，如果沒有這種關鍵的認同障礙，這兩種疾患也將不會發生。

Part 4

第四部分

自我認同障礙：一項整合

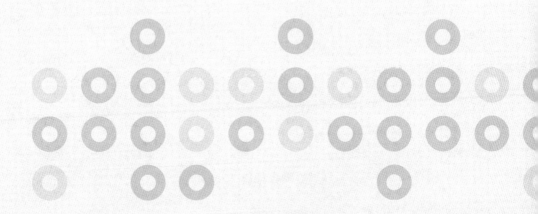

第十章

鬆散的自我認同和缺乏長遠的方向：戲劇型人格疾患及其他相關疾患

本章探討戲劇型人格疾患（histrionic personality disorder）。此疾患的 189
患者似乎過度看重人際親和，而犧牲其自我認定（self-definition）和自主
性。他們準備好與其他人形成連結，但卻付出一個代價：他們會留下一個
有些鬆散或模糊的自我認同。如同稍後本章所描述的，鬆散的自我認同有
助於解釋這類患者某些顯著的行為特徵。因此，這些特徵當中有些有助於
解釋相關的第一軸疾患，這些相關的疾患都具有一些和戲劇型人格疾患共
通的要素，我們也會檢視這些第一軸的疾患。

　　一個清楚的自我認定有助於一個人規劃出各種長期的策略來滿足重要
的動機；也就是，一個清楚的自我認定賦予了一個人方向和目的。清楚的
自我認定也幫助一個人堅守一套連貫的價值觀、想法和標準。相反的，一
個自我形象模糊的人，似乎比較衝動、追求短期目標和立即的滿足。因
此，這樣的人無法清楚描述長遠的目標、價值觀和個人特質。取而代之的
是，昨日的承諾似乎已遺落路旁，這樣的人沒有方向或清楚的自我觀感。
可是，有趣的是，自我形象鬆散的人很難忍受孤獨；當一個人獨處的時
候，他們會抱怨空虛或無聊。

　　反社會型人格疾患（antisocial personality disorder）也有鬆散的自我形
象，本章同樣會加以探討。不論是基於生理上或環境上的原因，反社會型
的人似乎與照顧者之間只有微弱的依附。此種缺乏依附的情形造成他們不

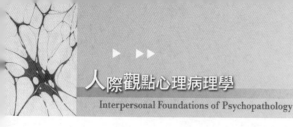
關心其他人的權利、感受或願望；他們似乎很少經驗到羞愧、罪惡或懊悔自責。因此，戲劇型與反社會型人格疾患兩者同樣都有鬆散的自我形象和大範圍的野心，但是在與其他人有所連結時，兩者的表現就有很大的差異。

本章從戲劇型人格疾患（與相關的第一軸疾患）開始，我們將澄清鬆散的自我認同所具有的意義。然後，我們會檢視反社會型人格疾患，試著說明其與戲劇型人格疾患之間的異同點。

190　⬤　## 戲劇型人格疾患

我們在這一節探討戲劇型人格疾患的診斷準則並且舉例說明。然後，我們探討此疾患的可能成因，以解釋為什麼人際親和動機在此會如此顯著。戲劇型人格疾患有一種特別的關注型態，所以我們也檢視了此種關注型態所造成的人際困境。最後，我們藉著整體的概念描繪讓你更了解這個疾患。

概述

診斷準則　資料櫥窗10.1列出了戲劇型人格疾患的八項診斷準則，如同 *DSM-IV-TR* 所描述的（American Psychiatric Association, 2000）。一個人必須符合其中診斷準則的五項或五項以上（還需要經驗到主觀的苦惱或功能受損），才具備下此診斷的合格條件。符合診斷準則的人經常是活潑熱情、表現戲劇化的人，希望可以成為眾所關注的焦點。他們經常想藉由外觀讓別人留下深刻印象；他們花很多的時間、精力與金錢在衣服及配飾上，進而尋求他人的贊同與稱羨。他們也可能透過性挑逗或不適切的性誘惑來吸引大家的注意。如果無法成為關注的焦點，他們有時會編造故事、創造一個事件或做一些戲劇性的事情來吸引大家的注意。一開始，別人會被他們明顯可見的溫暖及率真所吸引，但這樣的魅力會隨著時間而逐漸消逝。

資料櫥窗 10.1 戲劇型人格疾患之診斷準則

一種情緒表現過度和過度尋求他人注意的廣泛模式，始於成人早期並在各種環境背景都會表現出來，必須符合下列各項中的五項（或五項以上）：

（1）當自己不是當下場合裡的注意焦點，會感到不舒服。

（2）與他人的互動通常以「不合宜的性誘惑或性挑逗行為」為特徵。

（3）情緒會快速轉變及膚淺表達。

（4）總是使用身體外觀來吸引他人的注意。

（5）說話風格為過度的印象派主義及缺少細節。

（6）在情緒的表達上會自我編導（self-dramatization）、戲劇性和誇張化。

（7）易受暗示，如，容易受他人或外在環境影響。

（8）自認的關係親密程度超過實際上的情形。

註：節錄自 *Diagnostic and Statistical Manual of Mental Disorders* (4ʰ ed., text revision, p. 714), American Psychiatric Association, 2000, Washington, DC: Author。取得許可後刊登。

　　戲劇型人格疾患者也被形容是情緒化的人；他們所展現的悲傷、憤怒或欣喜等情緒強度，很容易大大超出任何一個已知情境所引發的程度。對旁觀者來說，他們情緒的表達似乎過於誇張（如，對於一個微小失落就會表現出無法控制的啜泣；對於一個微小的挫折就表現出暴怒）。因此，他們常被形容為自吹自擂與戲劇性的，看起來膚淺又虛假。

　　另外的兩種特性也包括在診斷準則內。第一，戲劇型人格疾患者很容易有「印象派與缺乏細節」的說話型態。例如，他們會提出一個非常強烈的意見，但卻只能提供模糊、混亂與未經證實的理由來證明自己所提的意見。第二，戲劇型的人也傾向有高度的易受暗示性；他們的意見與感受很容易被其他人和當下的主要氣氛所影響。

　　案例　Millon和Davis（2000, p. 237）曾描述一位二十三歲的單身女

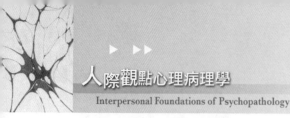
性，由婦科醫生轉介她來作心理衡鑑。她被描述為外向好動、感情豐富與「裝扮得太誇張」。這一年半來她開始感到一些令她十分衰弱的疼痛，但這種疼痛似乎無法從醫學角度得到合理的解釋。在整個會談中，她的臉部表情與肢體語言戲劇性地表達了她所說的意思。例如，當她談到那些疼痛，就在她說她感覺「我絕對會死掉」的時候，她還閉上雙眼並將頭往一旁落下，表現出一副自己死掉的樣子。但是，請她更清楚說明疼痛的狀態時，她卻開始搔首弄姿而無法或不願意進一步說明詳情。她隨意談論起那些偏離會談主題的話題，很快從一個話題就跳到下一個話題，並且三不五時插入一些關於性的雙關語。她認為她的原生家庭快樂且適應良好，但承認自己與母親之間有衝突，並抱怨她的哥哥們都把她當小孩子來看待。她說她跟父母親之間很親密，每天都打電話回家。她也說自己最近沒有認真交往的對象，但卻咯咯地笑著說大多數的男孩都「覺得我很迷人」，並補充說他們「只想要我的身體」，還說要認識其他人並非難事。在會談的當時，她在一家成人俱樂部擔任舞者，她特別喜歡這個工作所帶來的眾人目光與金錢。她覺得與其他女孩比起來，她是一個藝術家；她的家人以為她目前在教授芭蕾舞。

當這些特質——外向的、引人注意的、情緒化的、模糊的以及易受暗示的——同時放在一個人身上，或許會讓人感到疑惑。為什麼一個情緒化又引人注意的人，卻無法精確描述自己的意見？為什麼這樣的人易受暗示？我們需要一個有系統的說明來幫助我們澄清，為什麼這些特質會集合在一起，以及這些特質又是如何造成戲劇型的人主觀上的苦惱。這些都是接下來幾個段落的重點。

病因學

我們假設戲劇型人格疾患者具有特殊的生理體質而容易發展出諸多戲劇型的特徵。例如，先天氣質較外向的小孩，可利用此外向氣質來滿足自己「想要使其他人投入到彼此關係並與其他人有所連結」的動機。如果一

191

個外向的小孩有很強烈的「想要使其他人投入並與他人有所連結」的需求如，因為是與一位不易取得（unavailable）的主要照顧者一起生活，這個孩子活潑好動的友善特質剛好有助於使其他人投入並與其他人連結。同樣的，一個天生情緒化的人，也可能運用此種情緒性特質來使其他人投入並與他人連結。有關情緒的表達使這個人揭露了自己私人的內在經驗，從而使其他人投入，因此，外向與情緒化都可用來滿足人際親和方面的許多目標。若這些策略奏效，這個人不會發展出人格疾患。

　　「人格疾患」意謂：(1)該人過度、廣泛且僵硬地展現著某些特質；以及(2)原本用以滿足重要動機的策略反過來傷害到自己，所以這些策略實際上是阻礙而不是滿足重要動機。事實上，其他人可能對於此人過度的情感表現和自我揭露感到嫌惡，進而躲避這個人。如此一來，這樣的人可能會覺得被忽視或忽略，並因為重要動機受挫而回以強烈的負向情感反應（悲傷、生氣）。 192

　　戲劇型的人怎麼會有如此強烈的「使其他人投入並與他人連結」的需要呢？目前只有極少的研究資料提及戲劇型人格疾患的病因。從現有的資料來看，我們假設這類患者在成長歲月裡，相對來說比較得不到照顧者的關愛。在某些案例裡，母親在他們的童年時期是憂鬱且退縮的；在其他的案例裡，母親討厭承擔照顧責任（Fitzgerald, 1948; Krohn, 1978）。還有另外一些案例，母親固然是和藹可親且善於交際，卻沒有滿足小孩在許多方面的基本需要（L. S. Benjamin, 1996）。結果，小孩可能會發現並養成那些可以吸引成年人注意的方法。這樣的小孩可能會是可愛的、有趣的、戲劇性的或賣俏的，這些能力可用來吸引其他人的注意並形成連結。當這樣的策略奏效，有助於這樣的小孩使其他原本不易取得的人們投入到彼此的互動中。L. S. Benjamin（1996）假設在某些案例，身為照顧者的成年人甚至會阻礙小孩發展及展現出勝任能力，因此，成就自我方面的許多目標被更迫切的人際親和目標所遮蔽。在上述任何一種情形，「連結」與「關係」就會獲得很高的優先順位。

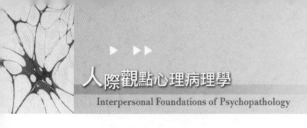
關注型態與其結果

　　戲劇型的人也有其特殊的關注型態，以幫助他們與其他人有所連結（Shapiro, 1965）。此種關注型態可能剛好與強迫型人格疾患的關注型態相反。強迫型人格疾患會發現自己很容易就注意到並專注在注意力範圍裡的「景物」（figure），戲劇型的人則是很容易對注意力範圍裡的「周邊刺激」（peripheral stimuli）有相當高的反應。當戲劇型的人將焦點集中在注意力範圍裡的某些對象時，某個（源自內在經驗或外在環境的）周邊刺激會搶走放在先前對象上的專注。因此，這個新的對象將取代先前的對象而成為注意力範圍裡新的景物（Shapiro, 1965）。我們認為比起其他人，戲劇型的人對新奇的刺激比較有反應，而且似乎是更為活潑及自發的。

　　由於這種關注型態的緣故，造成戲劇型的人比較不容易將注意力長時間集中在單一目標上，並且很難仔細、有系統且連貫地解釋、證明或描述一個複雜的觀察所得。這樣的困難在戲劇型的人進行會談時格外明顯。例如，我曾對一位一直都與父母同住且聰明的年輕女性提出以下的問題：「你提到你的父母在結婚二十五年後，最近決定要離婚。請多談一下這個部分，你想為什麼在這麼多年之後，他們決定要離婚？」這位女性在短暫思考後接著說：「我實在不清楚，他們在一起時總是看起來很快樂。」或許，這位女性從來沒有觀察到、沒有仔細想過或者沒有消化整理有關父母親婚姻失和的訊息，也或者，她在會談期間太分心了，以至於無法好好從整體來組織及描述自己的答案。

　　再來看另一個例子，一位主試者對受測者施測羅夏克墨漬測驗（Rorschach test），在詢問階段（inquiry phase），他問了以下這個問題：「你提到這張卡片看起來像隻蝙蝠，請再多告訴我一些，這張卡片如何看起來像隻蝙蝠？」大多數的人會根據墨跡圖形的形狀、顏色或明暗來說明自己的知覺。但這位受測者卻說：「這很難解釋；不知道怎麼回事，一個

193

關於蝙蝠的念頭就這樣突然出現在我的腦袋裡。」接著看第三個例子，一位會談者要求一位非常聰明的女性受訪者形容一下她的男朋友：「他是個什麼樣的人？」她微笑了一下然後說：「我的男朋友？嗯，他像是，哇～！我的意思是，就像，哇～！」在這三個案例，以她們的聰明才智來說，他們的回答竟然沒有太多的細節，實在令人感到驚訝。

因為此種印象派的風格，戲劇型的人有時候看起來天真無邪。美國劇作家Tennessee Williams曾在他的一些劇作中描繪了具有這類特質的「南方美女」。在他所寫的《慾望街車》劇情中，Blanche DuBois就是一例。在Blanche的父母過世後，家中的遺產給了她和她的妹妹，身為姊姊的Blanche負責管理這些遺產。可是，多年後，這些財產從她的手中悄悄喪失了，而且不知道是怎麼不見的。當她的妹夫質問並要求她解釋財產是怎麼消失殆盡的，她卻只是將手伸到行李箱裡一堆紙張和物品中，拿出一堆混亂的法律文件，而不願意或無法去回想自己的記憶或聚焦在細節上，以便仔細說明是怎麼喪失的。總之，我們假設戲劇型人格疾患的診斷準則5（「印象主義的風格」）就是源自於這類型的人的關注型態。

此種關注型態帶來的第二種結果是，其他人的話語（思想、信念與意見）構成了新的刺激，很快就吸引了戲劇型的人的注意。他們接受了其他人的新建議，並以此取代自己先前的信念和感覺。因此，比起其他大多數的人，戲劇型的人比較容易接受暗示（準則7）。再者，在接受別人建議的過程中，戲劇型的人可能會因此覺得跟其他人有了比較好的連結。曾有一位戲劇型的女性告訴我以下的經歷：「我昨天告訴我的朋友我不喜歡打字員這個工作，因為太無聊了。我的朋友說『梅蘭妮，你不該只是個打字員而已；你那麼活潑又友善，你可以當個空中小姐』。」她想起當時聽了之後自己就這樣想著：「她是對的，我是活潑又友善，我應該去當空中小姐的。為什麼我沒有想到呢？」顯然，另一個人的話語產生了一個強烈的瞬間衝擊。或許這就是為什麼戲劇型人格疾患患者被認為比其他人更容易被催眠的原因（如Spiegel & Fink, 1979）。

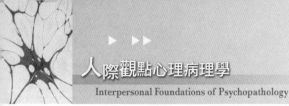

因為戲劇型的人很熱烈地接受了其他人的話語及建議，所以我們認為他們會很快就鬆開自己的人際界限。「人際界限」（interpersonal boundaries）一詞指的是在屬於我們自己和屬於其他人的心智經驗（mental experiences；如，感受、信念、態度與志向）之間的區隔。關於維持人際界限，對大多數的人而言都沒有什麼困難。我們聽到有人大肆吹捧我們並不喜歡的電影，而我們很容易就可以自己保留原先不喜歡這部電影的理由。

194　　有時候我們選擇鬆開自己的人際界限。當我們觀賞一齣戲劇，我們會讓自己去認同劇中的某個角色，而短暫失去我們身為觀察者的身分。或是，當我們聆聽一位擁護某個觀點的演講者演說，並且覺得自己很融入那個觀點時，彷彿是我們和演講者聯合起來一起宣傳同一個觀點。在如同這些案例的狀況裡，我們樂於讓出我們與他人之間的區隔性（separateness）。

但是，比起大多數的人，戲劇型的人似乎比較不去控制上述的歷程。藉著鬆開人際界限，戲劇型的人讓出自己與其他人之間的區隔性。稍後我們會討論這樣的人要付出的代價，這裡我們先檢視這樣做的好處。首先，戲劇型的人短暫感覺到自己與對方融洽一致。第二，得以在別人面前表現得很溫和、友善與投入，因此維持了彼此的關係。第三，藉著鬆開人際界限，他們顯然得以演出某種特殊的人際角色（American Psychiatric Association, 2000, p. 712）來加深自己與他人之間的連結。也就是，他們似乎清楚知道其他人對於「不幸的受害者」、「絕望的自殺者」、「性感如狐的淑女」、「值得資助的藝術家」、「出身名門的公主」或「生病的不幸者」有著什麼樣的期待。例如，當對方是個樂於助人的人，那麼藉由讓自己擔任一個不幸的受害者，可以加深了自己和對方的關係。若這樣的人是宴會或教堂聚會的東道主（譯註：這裡採用中文的類似字眼，泛指接待或宴請賓客的主人，最早見於《左傳》一書中的〈燭之武退秦師〉），「接待客人」必須很有自信且不羞怯，賓客們將因此著迷並且覺得被親切地款待。

薄弱的人際界限與自我認同鬆散

　　試想一位太快鬆開自己人際界限的人所要付出的代價。對自我的觀感是源自於彼此一致的內在經驗：相當一致的信念、價值觀、目標、興趣、喜好、特質等等。如果一個人太快鬆開人際界限，這樣的人就會為了搭配其他某個人的內在狀態，而經常改變自己的內在狀態。因此，這樣的人無法經驗到足夠的一致性，以形成清晰的自我觀感。「自我認同鬆散」（identity diffusion）一詞與模糊或不清楚的自我觀感有關。在我們檢視這個概念之前，讓我們複習清晰的自我觀感具有的意義。

　　成年人清晰的自我認同反映了一個關於「（受格）我」（me）的穩定形象，此形象明確劃分出自己和其他人。自然而然面對不同情境時，每個人偶爾都有某種程度的不一致；我們在不同情境下都有某些程度的改變。為了感覺自己有相當程度的一致性，每個人必須找方法來統整這些明顯不一致之處（Gergen, 1968）。例如，人們可能注意到在不同的情境或角色下，他們的行為會有系統性的改變（如，「我工作時嚴肅認真，但與朋友共進晚餐時，我喜歡逗他們開心」）。就這樣，這個人將一個被觀察到的不一致轉化成正當的規律性（lawful regularity；如Vallacher, 1980）。也就是，這個人有了經過分化的自我（differentiated the self；有時我嚴肅認真，有時我是個小丑取悅他人），但這兩個面向現在都被整合進入一個較複雜的（但連貫的）規律性之中——工作時嚴肅以及扮演小丑取悅朋友。自我的分化與整合將攜手產生出一個更複雜但連貫一致的自我觀感。

　　Asch和Zukier（1984）描述了人們一般常會用哪些方法來整合自己或其他人各種彼此相反的特質。其中一個方法是，人們會依情境或角色來將特質進行分離（「在講求理智的事務上，我是聰穎的，但在實作事務方面，我是笨拙的」）。另一項方法是，人們可以以將某一特質視為達成的「手段」，另一項特質則視為欲達成的「目的」〔「我必須對兒子刻薄（或嚴格、堅決），那是為了讓他成為一個好人，才能確保他將來幸福快樂」〕。

195

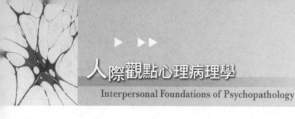
透過上述以及其他許多的方法，人們創造了一個比較一致的自我形象。

對於一個太快鬆開人際界限的人，你覺得如何呢？日復一日，這樣的人採用了他人的信念、意見、嗜好與興趣等等，持續改變自己的形象。新的價值觀與目標不斷取代先前的價值觀與目標，結果，這樣的人勢必犧牲掉有助於形成清晰之自我形象的一致性。他們難以描述自己長期的目標與抱負，他們缺乏那些要透過長期之計畫、目標與方案來達到的方向。*DSM-IV-TR* 透過以下的特徵，間接提到了某種鬆散的自我認同：易受暗示（準則7）、情緒快速轉變及膚淺表達（準則3）、缺少細節的印象派說話風格（準則5），以及自認的關係親密程度超過實際上的情形（準則8）。

自我形象持續變動的人，將發現很難描述自己這個人。有此經驗的人表示他們「對於自己是誰，感到很困惑」。鬆散的自我認同令人十分苦惱。一位聰明且善於表達的女性在治療中抱怨她好像缺乏「一個核心的我」（a core me）。她說：「不管別人告訴我什麼，我似乎都會相信，我覺得我沒有自己真正的意見或信念。我姊夫為我弄來我現在的工作（雖然我不喜歡），然後，從上禮拜開始，我變成一位素食者，因為我女朋友是一位素食者。但我問我自己，我到底是誰？」L. S. Benjamin（1996）引述一位戲劇型的人說過的話：「我總是在看鏡子，就只是為了確定有個人在那裡」（p. 171）。自我認同鬆散的人會抱怨自己感覺到內心是空虛、空洞或虛弱的；他們有時會說他們覺得不真實，或是就像自己有個「虛假的我」（false self）。當他們獨自一人的時候，空虛的感覺似乎變得更深。顯然，人際間的連結有助於這樣的人避免有空虛的感覺。Wilkinson-Ryan 和 Westen（2000）以及 S. Taylor 和 Goritsas（1994）都已提出有關自我認同鬆散的客觀測量。

整體概念描繪

我們假設戲劇型人格疾患者習得了一種誇張地「想與其他人有所連結」的渴望。這樣的欲求很明顯是起源於童年期多年來所習得的不安全感。如

果主要的依附對象很不容易取得（unavailable；如，因爲憂鬱、退縮或內心沉浸於其他狀態裡），小孩可能會形成一種易焦慮的依附，並且害怕分離、失落與孤立。可是，經過幾年後，這樣的人可能學會使用他們的內在天賦，使其他人投入到彼此關係中（如，變得可愛、善於社交、活潑、充滿朝氣活力、成爲宴會中的靈魂人物）。簡言之，我們是以「想要感覺彼此親近且有連結」的需求爲核心來組織戲劇型人格疾患。爲了與他人有所連結，其中一項策略就是，藉著活潑、戲劇化或情緒化的模樣來吸引其他人的注意。另一項策略則是鬆開自己的人際界限，因此得以藉由（短暫）共有的感受及認知來與其他人有所連結。

如果有人太快鬆開自己的人際界限，勢必要犧牲自己堅定的自我感，並且在獨處時感到茫然。隨著一個人鬆散的自我認同而來的特殊問題有： 196

1. 戲劇型的人可能會因缺乏長期的目標與方向而感到困擾。
2. 很容易忘記短期的目標、委託與承諾，所以對其他人來說，這樣的人是膚淺或不可信賴的。
3. 因爲強烈渴求人際間的連結，這樣的人似乎是貧困或好操弄的，而導致其他人拒絕這個人。
4. 孤立會使這樣的人感到寂寞、空虛、憂鬱或焦慮。

與依賴型人格疾患之間的對照

戲劇型人格疾患者強烈地渴望與其他人接觸，因此與依賴型人格疾患者很相似。這兩類都是對孤獨感到不舒服，也因爲這樣，這兩種疾患很容易同時發生（American Psychiatric Association, 2000, p. 712）。但是，這兩種疾患被認爲是反映了不同的人際經驗。依賴型人格疾患者很明顯是在兒童期被過度保護，並且被鼓勵將他人的關心看得比自己的控制權還重要。遲早，他們會學會避開風險以及避開其他人的不滿。Baker、Capron和Azorlosa（1996）也指出了這兩群疾患在家庭環境上的差別。比起戲劇型

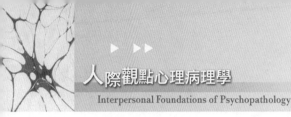

人格疾患者的家庭，依賴型人格疾患者的家庭不鼓勵獨立，也不強調成就。

　　與依賴型人格疾患者有關的各種人際問題，位於人際空間的右下象限（太過被動又太過友善）；這些問題可反映在類似下列的陳述中：「我太想要討好別人了」、「我太讓別人利用我了」，以及「當我必須堅強時，我很難做到」。相反的，戲劇型人格疾患的各種人際問題，通常位於人際空間圖的右上象限（太愛控制又太過友善）；這些問題可反映在類似以下的陳述中：「我對別人坦露太多了」、「我太想獲得其他人的注意」，以及「我發現自己很難忍受自己不在其他人關心的事務範圍內」。戲劇型人格疾患者所用的策略顯然要有更多的主動性（initiative）以及對他人的控制更多。

兩種相關的第一軸疾患

　　某些用來減輕壓力的策略不是適應良好的就是適應不良的。例如，一位非常能夠維持自己專心程度的人，可能將使用蒐集資訊的策略，當作一種減輕壓力的策略。可是，同樣的能力卻可能反過來傷害到自己，而產生了像是「慮病症」（hypochondriasis）這類的第一軸疾患。同樣的，戲劇型的人也擁有一些可用來減輕壓力的能力。例如，他們有能力讓自己分心並且忽略那些會引起焦慮的細節，這些能力有助於他們免於焦慮。可是，同樣的能力也會反過來傷害到自己，而產生了第一軸的疾患。我們現在就來看看兩個例子：「轉化性疾患」（conversion disorder）與「身體化疾患」（somatization disorder）。

轉化性疾患

　　典型的轉化性疾患反映出某種無法從已知的醫學異常來解釋的「肌肉運動缺失」（motor deficit；如，癱瘓）或「感官感覺缺失」（sensory

197

deficit；如，耳聾）。因為這暗指有某種神經學上的病情，所以有時又被說是假性神經學的（pseudoneurological）。典型的肌肉運動損傷包括手腳的無力或癱瘓、吞嚥困難以及說話困難；典型的感官感覺損傷包括眼盲、複視、耳聾以及喪失觸覺或痛覺。這些症狀並非故意「佯裝的」，但在醫學上很難說得通。舉例來說，一個學生抱怨手部痙攣而無法寫作，但她卻可以用同樣的肌肉群抽洗一副紙牌。而有另一個人無法用他的聲帶來說話，但卻可用正常的嗓子咳嗽。

很重要的是，在下此診斷前，需要排除可能的醫學解釋，有時這是需要一些巧思的。例如，Malmo 及其同事們（Malmo, Davis, & Barza, 1952; Malmo, Malmo, & Ditto, 2003）描述一位表示自己耳聾的病患，當主試者在此病患的腦勺背後拍手，此病患並沒有出現驚嚇反應。之後，主試者分別在此病患的頭、頸與手臂接上電極片，並暗中透過耳機播放一個很大的聲音。一開始，主試者觀察到肌肉收縮，但在隨後的測試時，那些肌肉收縮就消失了。這位女性很顯然「修正了」她之前的疏忽，而抑制了她自己反射性的肌肉收縮。最後，主試者設計了一種制約程序，以測試耳聾的極限：此病患先把自己的手指放在一個按鈕上，接著週期性地施予一個微弱的電擊，只要感覺到電流，她就得將手指舉高。一開始，每一次的嘗試都是「先是聲音，接著電擊，然後舉高手指」。在經過多次的制約嘗試之後，偶爾會省略電擊這個部分。如果這位女士真的聽不見任何聲音，她就不會習得被制約的反應。雖然她在那些嘗試裡都沒有舉高手指，但肌電圖卻指出在她的手指有突然出現的肌電位反應，這表示就某些意義來說，她有「聽到」制約程序裡的那個聲音。

「轉化性疾患」（conversion disorder）一詞意謂，症狀是用來幫助患者減輕壓力，所以相關的心理因素應該會很明顯。例如，一位未婚的年輕女子在最近墮胎，之後必須返家與總是不贊同她、總愛嚴厲指責她的母親一起生活。就在那時，她發展出一種「耳聾」，可以輕易地幫助她忍受母親的侮辱。她的耳聾也阻止母親繼續說下去，讓她有藉口不用聽母親說話。

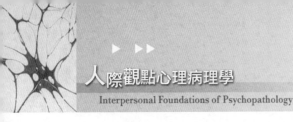
因此而獲得的壓力減輕，被認爲是轉化性疾患所帶來的「主要收穫」（primary gain）。另外，她也被認爲得到了「次要收穫」（secondary gain；如，不是平常會有的支持與照護）。如果這個人同時也欠缺定義明確的自我認同，此種失能（disability）將會強化她對於自己是「一個殘障者」的認同，因此提供了另一種形式的次要收穫。

198　　　從過去史來看，轉化性疾患與戲劇型人格疾患之間早有關連，而且可以看出端倪。在整體概念描繪裡提到的許多層面，也都會促進轉化性疾患的形成。「易受暗示」就是其中之一。那些對其他人而言可能算是幼稚、清晰易懂或異想天開的某個短暫、次要的想法，卻被他們認眞嚴肅地看待：「如果我無法拿筆，我就可以不用考試了：嘿～我想我眞的沒有辦法好好拿住筆！」；「如果我生病了，我就不用去工作了：嗯～我眞的感覺到自己有點生病了。」一個易受暗示的人，透過某種自我催眠，可能扮演起一個生病或殘障的角色。如果這個人並不是那麼容易受暗示，而一直將注意集中在身體上的細微處，這樣的人可能就無法擺脫掉這些身體狀態。*DSM-IV-TR* 有提到轉化性疾患較常發生在戲劇型人格疾患者身上。

　　要注意的是，我們不要隨便下轉化性疾患這個診斷。此一診斷太常被套用到那些實際上是有一種尚未被偵測到醫學病情的患者身上（如，病人的腦部腫瘤太小了，以致無法被偵測到）。Slater、Beard和Gitero（1965）追蹤一群一開始被診斷爲轉化性疾患的病人長達九年的時間。其中60%的患者之後發展出某種與神經系統有關的醫學疾病（如腦瘤）的各種病徵。Whitlock（1967）比較器質性腦部疾患（organic brain disorder）在兩群病人身上的發生率：(1)五十六位一開始被診斷爲轉化性疾患的病人，以及(2)五十六位一開始被診斷爲憂鬱性或焦慮性疾患的病人。他發現，在組(1)中有62%的患者後來出現有器質性腦部疾患的證據，而組(2)只有5%的病人如此。Jones（1980）也曾回顧其他相關的研究。所以，要下這個診斷時，一定要極度的謹愼才行。

身體化疾患

身體化疾患（Somatization disorder）是另一種無法以某種已知的醫學病情來解讀其身體症狀的疾患。有此疾患的人表現出許多（相當輕微的）醫學上的抱怨，而不是單一個引人注目的症狀。根據*DSM-IV-TR*所列的診斷準則，患者必須有與不同身體部位（如，頭部、腹部、背部、胸部）或功能（月經之時、排尿之時）有關的疼痛史。另外，患者在病史上也必須至少有兩種或兩種以上的腸胃道症狀（如，噁心）、一種或多種性功能或生殖系統的症狀（如，女性可能有整個懷孕過程期間的嘔吐；男性可能有射精功能障礙），以及病史上至少有一種暗指某種神經學病情的症狀（如，吞嚥困難）。*DSM-IV-TR*將此疾患描述為「慢性但會波動的」（p. 488）。此疾患很少完全緩解，而且幾乎不到一年就會因無法解釋的身體抱怨而就醫。在美國，這樣的診斷在女性身上的情形要多於男性，但在其他文化中則是男性居多。

一位被診斷為身體化疾患的歌手，她提到自己的牙齦在表演時經常會流血。她還有其他身體上的不適，包括暈眩與視線模糊，但牙齦流血最令她傷腦筋，因為已經影響到她的歌唱表現。之後發現，牙齦流血其實是她自己不經意造成的。她在會談期間也表示，她發現與其他歌手在專業上的競爭，讓她備感壓力。顯然，她的症狀使她得以逃開那些壓力，就好像她說的：「難怪我無法成為一個歌手——我的牙齦會流血！另外，我太不舒服了，以致我無法表演！」因此，她的症狀具有某種目的。

身體化疾患患者似乎不是假裝出來的。事實上，大多數的人無法自己引起像牙齦流血這樣的症狀。戲劇型人格疾患的某些特色似乎是出現身體化疾患的前提。*DSM-IV-TR*發現，兩種疾患很容易同時發生。首先，這樣的人必須是易受暗示的、可以將病人的角色表演得很好，以及會監視（overlook）那些無法確認的證據。戲劇型的關注型態可能有助於這樣的人維持此種錯覺；這樣的人無法持續密集且專注地注意著相關的身體細節。

199

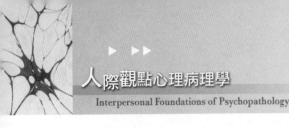
根據*DSM-IV-TR*，身體化疾患者會使用一種戲劇化的方式來描述他們的不舒服，但卻無法提出特定的具體細節。這樣的人如果沒有至少符合一些與戲劇型人格疾患相關的特徵，那麼，要下這個第一軸的診斷似乎就會非常猶豫。

反社會型人格疾患

就像戲劇型人格疾患者，反社會型人格疾患者似乎也有相當鬆散的自我感。他們難以描述長期的目標、計畫與抱負，並抱怨自己一個人的時候會感到空虛和無聊。另外，他們有時擅長扮演許多角色，特別是那些「可欺騙別人來滿足自己的短期目標」的角色。甚至親密關係對反社會型的人來說，似乎也只是一種「遊戲」（Arnold & Thompson, 1996），是一種操縱性的愛，其伴侶最終會受到非常大的傷害。

概述

反社會型人格疾患者似乎對他人缺乏同理心，並在傷害或虐待他人之後很少會痛悔自責。換言之，他們的良知似乎發展得很差。資料櫥窗10.2列出此一診斷的各項特徵（American Psychiatric Association, 2000）。符合此診斷的人不顧及並侵犯他人的權益，他們偷竊、背信欠債、騷擾別人、從事非法的職業，以及違反法律；為了得到自己想要的，他們會說謊、會欺騙。他們的行為舉止也很不負責任（如，上班缺席、衝動起來就辭職、無法給予孩子支持）。在青春期後期，他們就常常有法律問題以及不好的工作表現（Rey, Singh, Morris-Yates, & Andrews, 1997）。

資料櫥窗10.2 反社會型人格疾患之診斷準則 200

A. 有一種從十五歲開始就不尊重且侵犯他人權益的廣泛模式，必須表現下列各項中的三項（或三項以上）：

（1）無法以守法行為來適應社會規範，這點必須是一再做出會使自己被逮捕的行為。

（2）狡詐虛偽，這點必須是為自己的利益或娛樂而一再地說謊、使用化名或欺騙愚弄他人。

（3）待人處世很衝動或是不能事先計劃。

（4）易怒且好攻擊，這點必須是一再有肢體上的搏鬥或攻擊。

（5）行事魯莽，無視自己或他人安全。

（6）一直以來的無責任感，這點必須是一再地無法維持持久的工作或信守財務方面的義務。

（7）缺乏懊悔自責，這點必須是對於自己傷害他人、虐待他人或偷竊他人財物，覺得沒什麼大不了或予以合理化。

B. 個案目前年齡至少十八歲。

C. 有證據指出個案在十五歲以前曾經符合品行疾患（Conduct Disorder）。

D. 反社會行為不只在精神分裂病病程或躁狂發作期間發生。

註：節錄自 *Diagnostic and Statistical Manual of Mental Disorders* (4ᵗʰ ed., text revision, p. 706), American Psychiatric Association, 2000, Washington, DC: Author。取得許可後刊登。

　　有些反社會型的人具有一種膚淺的魅力及能言善道，並用以操縱其他 199 人來滿足自己的短期目標。對於很了解他們的人來說，他們是冷酷無情、麻木不仁，甚至藐視其他人的感受、願望、權益與痛苦。為了滿足短期的目標，他們通常會非常衝動。他們可能會是有攻擊性並且與人有肢體上的 200 打鬥或犯下暴力行為。有些人非常魯莽而輕忽他們自己與其他人的安全，並且會在藥物中毒的狀況下（如吸毒、喝醉酒），衝動地高速行駛。比起

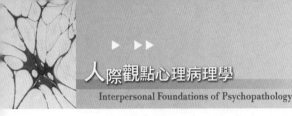
其他人，他們更容易死於意外或被殺，以及比較容易入獄。

資料櫥窗10.2所列的特徵大多數是行為上的——明顯可見的欺騙與犯罪行動。然而有一例外，是為準則7：缺乏懊悔自責。這樣的人似乎對他人受到的傷害、虐待、欺騙及偷竊都覺得沒什麼大不了。如果反社會型人格疾患患者很明顯缺乏懊悔自責，許多行為上的特徵就會有更嚴重的表現（Goldstein et al., 1996）：更衝動的行為、更糟的工作表現、對財務與親職更不負責。這些缺乏懊悔自責的人也有更嚴重的暴力史（如，在打鬥中使用武器、殘忍地對待動物與人、逼迫他人進行性活動）。在美國，此疾患的整體發生率在男性大約為3%，在女性大約為1%。

某項偶爾與反社會型人格疾患有關的能力，就是具有「為了操縱別人而扮演許多角色」的能力。他們在扮演角色時，只有最輕微的焦慮而不膽怯。我們從以下例子來進一步說明他們此種角色扮演的能力，有一位女性在廣播電台節目《易受騙的人》（*Suckers*，國家公共廣播電台）接受訪談，她似乎很懂得「把握良機」。例如，她會先購買昂貴時裝的便宜複製品，之後再（彷彿是真品一般）轉手賣給時裝零售店，中間的差價利潤可達兩千美元。另外一個例子則是，她要退還一件四歲小孩穿的毛線衣，但卻沒有收據。當商店經理拒絕以現金退款時，她十分沮喪、近乎憤怒，因為她十分堅信自己可以獲得退款。之後，她寫信給該家公司的執行長與財務長（同時也寫信給紐約市長），直到最後她獲得了現金退款。她的角色扮演能力似乎包含一種「幾近相信（她原本不老實的主張是真實正確的）」之能力。

有關反社會型人格疾患的兩種詮釋

理論上來說，反社會型的特徵不是源自生理層面就是源自心理社會層面的原因——最可能的情形是兩種層面因素的某種合併情形。請試想一位小孩基於生理層面的理由，而對於人與人之間的接觸只有最輕微程度的焦慮，且幾乎不會有這類渴望。即使在與照顧者分開時，這樣的小孩幾乎沒

201

有什麼苦惱。若小孩的照顧者以忽略小孩的方式來回應小孩明顯的冷漠，這個小孩也許就無法從與人接觸中獲得太多的滿足。相反的，若一個小孩在生物層面上是正常的，但因為被忽視與被虐待很長一段時間，以至於這個小孩開始「不活化」（de-activate）其依附系統，於是這個孩子似乎也不在意社交。不管一開始的原因是生理層面或是心理社會層面（或兩者皆有），這樣的小孩非常少去接觸其他人，而其他人在回應時則會採取互補的方式（也漠不關心）。我們在以下的段落裡分別檢視了這兩種詮釋。

依附的角色　許多著作都主張依附系統會因為長期且嚴重的忽略、剝奪、拒絕或虐待的結果，而變得不活化（如Dozier, Stovall, & Albus, 2000）。相當多的證據指出反社會型者的家庭背景充斥著父母親的忽略、漠不關心與虐待（如Farrington & Loeber, 1998; Loeber, 1990; Loeber et al., 1993; Luntz & Widom, 1994; Nichols, 1996; Norden, Klein, Donaldson, Pepper, & Klein, 1995）。依據有關罪犯之家庭背景的訪談資料（以及其他已獲得證實的證據），Marshall和Cooke（1999）證實了很明顯有雙親的冷漠、忽略、厭惡、不一致的教養以及心理上的虐待。大體來說，危險因子數量愈多，這個小孩變成反社會型的人的可能性愈大（Farrington, 1988; West & Farrington, 1977）。

根據依附理論，那些不活化自己依附系統的小孩，比較不容易在成年期形成堅強的依附（L. S. Benjamin, 1996; Bowlby, 1973; Millon & Davis, 2000）。例如，試想有一個小孩一再從一個收養家庭搬到另一個，剛發芽的依附一直被連根拔起。等到這個孩子不活化自己的依附系統之後，這個小孩似乎就可以自給自足（self-sufficient）而對分離沒有感覺。這個孩子將學會不去依靠照顧者（Bowlby, 1973）。然後，因為不需要從主要照顧者那裡取得舒適和安全，這個小孩就沒有什麼理由要去取悅照顧者。因為不需要取悅照顧者，這個小孩就不再有什麼理由要去期待照顧者的回應、將照顧者的標準內化在心裡，或是去同理照顧者。

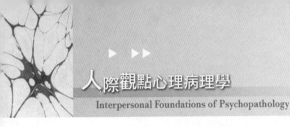
202　　　一個沒有社交連結的小孩會招致其他人採取冷漠的回應。結果，這個小孩就無法接收到社會互動裡一般會有的好處。例如，與照顧者之間比較沒有「聯合注意」（「吉米你看！小狗真的很喜歡你」），比較沒有「同理心鏡映」（「吉米，我猜你比較想要抱抱小狗，對吧？」）。像是聯合注意（joint attention）以及同理心鏡映（empathic mirroring）之類的歷程，可能有助於促進自我反省。比起其他人，這樣的小孩可能因此比較不會自我反省。因為有相當鬆散的自我認定、不太會想要取悅他人，以及內心缺少被內化進來的各種標準，這樣的小孩比較容易變得更衝動。在兒童期早期，一位很有技巧的照顧者可能可以扭轉這個過程，使彼此間的社會互動有很好的酬賞性，而使這樣的小孩從中得到樂趣，並且渴望去取悅照顧者。可是，如果過了這個時期，這樣的缺損可能就很難改變。

　　　若沒有清楚的自我認定，一個人顯然比較會接受此時此刻的慾望的引導，而不是長期的目標。沒有良知的約束，一個人會衝動行事而沒有懊悔自責。沒有了自我反省，一個人就缺乏「觀察型自我」（observing ego）。可是，很有趣的是，反社會型的人似乎需要其他人的陪伴。當他們一個人的時候，他們會抱怨很無聊，彷彿他們缺乏自我認定的特質因而被凸顯出來。為了要解決這樣的無聊感，他們會熱烈追求興奮及刺激。開車魯莽又超速以及使用藥物和喝酒，似乎都有助於他們減緩這樣的無聊感。

生理因素的角色　Cleckley在其經典著作《心智健全的假面具》（*Mask of Sanity*, 1941）中提到了某些類型的反社會型人格疾患的一些生理基礎。他使用*原始精神病態*（primary psychopath）來描述有生理根基的反社會型人格疾患者。今日「精神病態」（psychopath）一詞意味著有某種生理層面的起因，而「反社會者」（sociopath）意味著有心理社會層面的起因。可是，*DSM-IV-TR*卻完全避免此種區分，不使用這兩個術語中的任何一個。

　　　Hare（1991, 1999）建構了一個測量精神病行為（psychopathic behavior）的工具。他認為有些小孩之所以無法與照顧者形成依附，可能是因為

某些腦部結構功能不彰，或是因為荷爾蒙或神經傳導物質的過剩或缺乏（如Raine et al., 1994）。當我們觀察到有個孩子生長於除了比較傳統之外其他方面都正常的家庭，長大後卻和其他手足相反，變成了一個多起案件的殺人犯或是一個冷酷、共謀詐欺的騙子，由此一觀察來看，生理層面的假設似乎是有道理的。在這樣的案例裡，此疾患似乎太過深刻，以致無法完全歸因於某些假設性的家庭壓力源，尤其是這些壓力似乎只影響到其中一個而非全部的小孩。這類兒童的父母經常提到，他們其實在小孩子開始上學之前，就已經發現嚴重的問題（Hare, 1999, p. 157）。

因此，研究者們試著辨認出與精神病行為有關的生理相關物。現在大家都熟知，精神病的人比起其他人更慢學到被制約的恐懼反應（Lykken, 1957; Newman & Kosson, 1986; Newman, Widom, & Nathan, 1985）。他們也對字詞中的情緒意義很不敏感。例如，Williamson、Harpur和Hare（1991）向受試者呈現一連串的字詞或非字（nonwords），然後要求受試者盡快判斷當下呈現的刺激是字詞還是非字。然後測量他們反應的時間與腦波圖（EEGs）。所有的受試者，包括精神病的人與非精神病的人，對字詞的反應都比非字來得快，而且在腦波圖也有比較強烈的反應。可是，有些字詞具有負向的情緒意涵（如，死亡），有些字詞則沒有（如，紙張）。非精神病的人對情緒性字詞的反應，要比中性字詞快（腦波圖的反應也比較強），但精神病的人的表現則沒有差別。顯然，精神病的人比起非精神病的人，對情緒性字詞比較不敏感。

有些研究者也認為，精神病者的額葉與非精神病的人不同。額葉一般是牽涉到目標設定（goal-setting）和計畫（planning）的能力。當一個人的額葉受損，這個人會變得比較衝動（如，在商店內偷竊）。因此，有些研究者就認為，精神病的行為或許是導因於先天性的腦部損傷或功能失常。然而，最近的研究並沒有發現精神病的人額葉受損的證據（Hare, 1999）。大體來說，有關生理因素的研究，像是腦波圖異常與腦部功能失常，得到的是意義不明確的結果（Marshall & Cooke, 1999）。

203

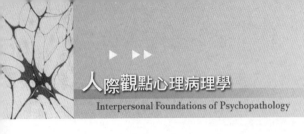
整體概念描繪　我們假設生理層面因素與心理社會層面因素之間的交互作用造成了反社會型人格疾患（Raine, Brennan, & Mednick, 1994; Raine, Brennan, Mednick, & Mednick, 1996）。因為小孩的焦慮感受性天生就有差異（也許在與其他人接觸的渴望上也有差異），有些小孩天生自然就比較不會對分離感到苦惱。這種生理上的特質對於小孩與照顧者間的互動有重大的影響。如果照顧者以忽視或剝奪來回應小孩明顯的冷漠特質，我們或可預期這樣的小孩會採取某種逃避風格。如果成人鮮少給予鼓勵，就像小孩在「內化父母親和文化的各種標準」這個方面受到干擾一樣，小孩的自我反省能力將受到傷害。另一方面，一位很有技巧的照顧者或許可以使彼此的社會互動變得很有酬賞性，所以即使是一個受到中等限制的小孩（moderately limited child）也將從社會互動中找到樂趣。對任一案例來說，天性（nature；透過氣質的形式）與後天（nurture；透過剝奪以及其他人際壓力的形式）可能一同作用而造成反社會型人格疾患。可是，對於其中特定的機制目前仍無太多的了解。

本章檢視了一種自我認同障礙，也就是鬆散的自我認同，此種自我認同都會發生在戲劇型與反社會型人格疾患。鬆散的自我認同暗指：(1)模糊的自我形象，沒有一致的價值觀；(2)缺乏長期的目標與方向；(3)當孤單一人時感到空虛及無聊；以及(4)準備好且不羞怯地扮演起各種角色來使其他人投入到彼此互動中。

「自我認同障礙」（identity disturbance）一詞在使用上有另一種意思，也就是「分裂性自我認同」（split identity）。分裂性自我認同在邊緣型人格疾患特別明顯，似乎因為這種自我認同而使這樣的人在其人際行為和情感上有嚴重的不穩定性。我們將在下一章檢視此種現象、此現象在人際方面的起因，以及在心理層面造成的後果。分裂性自我認同在「解離性身分認同疾患」（dissociative identity disorder）這個第一軸疾患上也同樣明顯，我們將在下一章檢視這個疾患。

第十一章

分裂性的認同與不穩定性：
邊緣型人格疾患與相關病情

我們在第十章裡討論了鬆散的認同以及鬆散的自我形象所造成的一些   205
結果。另一種類型的自我認同障礙就是「分裂性」認同（"split" identi-
ty）。分裂性認同指的是一種不穩定的自我形象。例如，邊緣型人格疾患者
（borderline personality disorder）似乎在多個相對立的自我形象之間擺盪
著，不同時間裡是不同的自我形象占上風。他們有時候會正面看待自己，
但是在經驗到某個真實的或想像中的遺棄之後，他們就會突然間轉變成極
度負面的自我觀感。

本章我們先介紹邊緣型人格疾患，然後我們感到疑惑的是為什麼他們
會習得分裂性的認同，然後對這個以分裂性認同為核心的疾患進行整體的
描繪。我們也討論到有哪些類型的挫折可能造成人們從某個自我形象轉變
到另一個，以及人們會如何因應因前述挫折所造成的情感（特別是憂鬱與
憤怒）。我們也檢視了第一軸裡以分裂性認同為基礎的症候群。最後，我
們檢視了自戀型人格疾患（narcissistic personality disorder），此一疾患或許
也可以從分裂性認同這個角度來檢視。我們就從 *DSM-IV-TR*（American
Psychiatric Association, 2000）有關邊緣型人格疾患的描述開始探討。

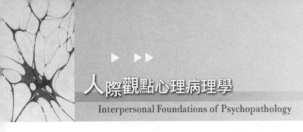
邊緣型人格疾患

「邊緣型人格」（borderline personality）一詞過去曾被用來描述某種橫跨神經質行為（neurotic behavior）與精神病性行為（psychotic behavior）之間的病情。現今，我們已經不這樣使用這個詞。現在一般相信，當邊緣型人格疾患處在嚴重壓力之下，他們可能會展現出暫時性的現實扭曲（如，被害的意念），不過一般來說，他們也不會比一般人更容易罹患精神分裂症或其他的精神病性疾患。

診斷準則

資料櫥窗11.1列出了診斷準則。診斷準則(1)描述一種核心的動機：「狂亂地努力避免遭受到真實或想像中的遺棄」。例如，一個人可能因為覺知到自己被他人拒絕，而受到強烈的影響。資料櫥窗11.1裡的一些診斷準則則是描述了一個人對於被遺棄的反應：在自我認同(3)、情感(6)和人際關係(2)出現突然且顯著的轉變。當邊緣型人格疾患覺得被遺棄，他們會有相當明顯的改變；例如，與他們曾經深愛的人打架、對自己抱持非常負向的看法、變得暴怒、憂鬱或焦慮。一位曾經被理想化的朋友現在可能變成仇恨的對象。邊緣型人格疾患可能在無預警下以失控的憤怒痛罵著(8)。在發脾氣的期間，邊緣型人格疾患甚至可能出現身體暴力、打人、丟物品、咬人、大喊猥褻等等。基於此理由，邊緣型人格疾患可能被描繪成不穩定的——在自我認同上不穩定、在情感上不穩定，以及在人際關係上不穩定。人際關係裡充滿了騷動不安，導致友誼破裂、人際上的拒絕、失去工作以及婚姻破裂。負面的生活事件是邊緣型人格疾患生活中的家常便飯。

資料櫥窗11.1的其他診斷準則，所描述的是邊緣型人格疾患為了讓自己好過一些（如，為了緩和負向的情感）而做的嘗試。例如，邊緣型人格

資料櫥窗11.1 邊緣型人格疾患的診斷準則

有一種「有不穩定的人際關係、自我形象和情感，以及明顯的衝動性」的普遍模式，始於成年早期並且出現在各種場合情境裡，必須符合下列各項裡的五項（或更多）：

（1）狂亂地努力避免真實或想像中的遺棄。註：不包含診斷準則5所含括的自殺或自傷行為。

（2）一種以「在理想化和貶抑兩個極端之間變化」為特徵的不穩定且緊張之人際關係模式。

（3）自我認同障礙：明顯且持續有著不穩定的自我形象或自我觀感。

（4）在至少兩個方面出現可能對自己有害的衝動表現（如，花費方面、性方面、物質濫用方面、莽撞的駕駛行為、暴食）。註：不包含診斷準則5所含括的自殺或自傷行為。

（5）重複發生自殺行為、自殺的姿態，或威脅要自殺，或是重複發生自傷行為。

（6）因為心境上的某種明顯反應（如，密集陣發而通常持續一、兩小時但幾乎不超過一、兩天的煩躁不安、激動或焦慮）而在情感上呈現不穩定的狀態。

（7）長期的空虛感。

（8）不適當、強烈的憤怒或是難以控制的憤怒（如，經常發脾氣、經常生氣、重複發生的肢體打鬥）。

（9）暫時性、與壓力有關的妄想意念或嚴重解離症狀。

註：節錄自 *Diagnostic and Statistical Manual of Mental Disorders* (4th ed., text revision, p. 710), American Psychiatric Association, 2000, Washington, DC: Author。取得許可後刊登。

疾患可能衝動地暴食、所費不貲的狂歡、雜亂的性生活、不顧後果的駕駛行徑或是物質濫用（準則4）。邊緣型人格疾患也可能為了努力讓自己好過

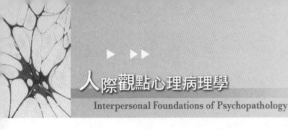

一些而自殘（如，割腕；Kemperman, Russ, & Shearin, 1997），而且他們可能表現出自殺行為、擺出自殺的姿態、威脅要自殺等等（準則5）。自殘與自殺姿態對不同的邊緣型人格疾患者來說，可能有著不同的意義；邊緣型人格疾患者可能是嫌惡自己、處罰自己，或者是藉由讓其他人感到罪惡或心生同情而操弄他人給予更多的照顧與關懷。*DSM-IV-TR* 提到邊緣型人格疾患者有比一般平均更高的風險會死於自殺，他們也容易因為自己的自殘或沒有成功的自殺嘗試行為，而造成肢體上的殘缺。

207

　　要符合邊緣型人格疾患的診斷，一個人必須符合九項特徵裡的至少五項。依據 *DSM-IV-TR*，邊緣型人格疾患在一般人口群的發生率有2%，女生多於男生。在心理健康診所的門診患者裡約有10%符合此診斷，在精神科住院患者則約有20%。

案例

　　Millon 和 Davis（2000, p. 434）提到一位迷人的四十七歲女性，她前來求診是因為第三度的婚姻瀕臨結束而感到憂鬱。雖然她還沒有正式離婚，但目前已經和先生分居了。她一天打四、五通電話給先生，直到先生搬了家、換了電話號碼。對於先生的離去，她感到憤怒並且覺得被單獨遺留下來而感到沒有價值。她也提到她花時間去購物，買了一些她財力無法負擔的東西，也喝了太多的酒，並且尋找其他可以取代先生的人。她的人格似乎有著對立的兩邊：有時候她表現出一副艱苦、精打細算和辛酸的模樣，但有時她似乎又像青少年一樣沉浸在某個存在危機裡，試圖發現自己真實的模樣。有時候她說先生是個混蛋，有時候又說他是世界上最鍾情的人。她的過去充滿著不穩定，她的母親也再婚多次，她有許多同母異父的兄弟姊妹，以及繼父繼母所生的兄弟姊妹。她的家庭生活充滿了衝突與紛爭。只要母親再嫁，她與她的母親就必須搬家，她覺得自己經常被連根拔起，一種沒有根的感覺。她的友情經常因此不了了之，而學校功課也受到牽累。她曾經自殺兩次，住院三次。會談的期間她正接受治療，但是她因為

治療師沒有答應一週見她兩次以上而覺得生氣。

有關邊緣型人格疾患之特徵的實證研究

　　就像所有的人格疾患一樣，邊緣型人格疾患也是一種模糊的分類。沒有一項單一特徵是此類患者所必備的。不同的邊緣型人格疾患患者可能表現出完全不相同的五項特徵。不過，如同以下研究所指出的，有一些特徵比其他特徵更常發生。

　　Clarkin、Widiger、Frances、Hurt和Gilmore（1983）會談了紐約精神科診所裡七十六位符合某種人格疾患診斷的門診患者。樣本裡的患者之後接受更深入的會談，而評分者則判斷每一位患者是否表現出邊緣型人格疾患的各項特徵。有些特徵要比其他特徵更常發生，每一項特徵的相對發生頻次列在表11.1。在研究期間使用的是 *DSM-III*（American Psychiatric

表11.1	以76位人格疾患患者所組成的樣本在每一項邊緣型特徵上的相對發生頻次

特徵	相對頻次
關係不穩定	.34
自我認同障礙	.29
情感不穩定	.50
不可控制的憤怒	.47
衝動	.49
傷害自己的肢體行為	.36
空虛感	.33
無法忍受獨自一人	.17

208

註：節錄自 J. F. Clarkin, T. A. Widiger, A. Frances, S. Hurt, & M. Gilmore (1983), "Proto-typic Typology and the Borderline Personality Disorder," *Journal of Abnormal Psychology, 92*, pp. 267-269。1983年版權爲 American Psychological Association 所有，取得作者許可後刊登。

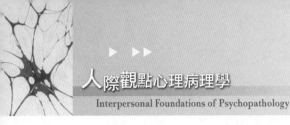
Association, 1980），而不是*DSM-IV-TR*；該版本當中包含有八項而不是後來的九項診斷準則。此外，較早的診斷準則（對於孤單的忍受力）則由「害怕被遺棄」所取代。七十六位患者最常提到的特徵是「衝動性」、「情感不穩定」和「不可控制的憤怒」。

然後調查者計算了每位患者所符合的診斷特徵數量。有些患者並沒有表現出任何邊緣型人格疾患的特徵；有一些患者則表現出了邊緣型人格疾患的每一項特徵。表11.2列出了有多少患者沒有表現出邊緣型人格疾患的特徵，有多少患者表現出一項邊緣型人格疾患特徵，有多少患者符合兩項，依序類推下去。有兩位患者表現出所有的邊緣型人格疾患特徵；這些

209

表11.2 每一種接近邊緣型人格疾患之理論上理想型態的程度大小的相對發生頻次

符合的特徵數量	頻次	所占的樣本大小
8	2	.03
7	5	.07
6	8	.11
5	5	.07
4	8	.11
3	12	.16
2	7	.09
1	11	.14
0	17	.22
76位個案		1.00

註：節錄自 J. F. Clarkin, T. A. Widiger, A. Frances, S. Hurt, & M. Gilmore (1983), "Prototypic Typology and the Borderline Personality Disorder," *Journal of Abnormal Psychology, 92*, pp. 267-269。1983年版權爲 American Psychological Association 所有，取得作者許可後刊登。

患者非常接近邊緣型人格疾患的原型（理論上的理想型態）。在另一個極 208
端，有十七位患者並沒有表現出任何一項邊緣型人格疾患的特徵。

在該樣本裡究竟有多少患者真正符合邊緣型人格疾患的診斷準則？也
就是說，有多少患者擁有五項或是五項以上的邊緣型人格疾患特徵呢？依
據表11.2的資料，有二十位患者（= 2 + 5 + 8 + 5）符合五項特徵；他們占
有該樣本裡的 20/76 = .26。因此，該樣本裡將近四分之一的患者被診斷為
邊緣型人格疾患。他們在性別（大多數是女性）、年齡、婚姻狀態、教育
水準和工作類型上相似於其他五十六名（非邊緣型人格疾患）患者。

為了方便，我們分別稱之為「邊緣型人格疾患者」以及「非邊緣型人
格疾患者」，可是這兩組實際上並非真的是這麼截然二分的。這些患者在
符合理論上之理想型態的程度上各有所不同。用來區分邊緣型人格疾患和
非邊緣型人格疾患的界斷分數（cutoff point），是人為採用五項特徵作為標
準。在符合四項診斷準則的患者（非邊緣型人格疾患）和符合五項診斷準
則的患者（邊緣型人格疾患）之間的差異是非常輕微的；這並不是真的反
映出品質上的不連續性。

假設有個人符合該標準並且符合此診斷類別，那麼此人擁有每一項診
斷準則的可能性有多少？為了回答這個問題，調查者檢視了每一項診斷準
則在(1)二十位邊緣型人格疾患患者，以及(2)五十六位非邊緣型人格疾患患
者身上出現的頻次。為了舉例，考慮表11.3裡有關「不穩定的關係」這一 209
項的情形。二十位邊緣型人格疾患患者裡，有十八位患者出現該項特徵
〔比例18/20 = .90，稱為該特徵的敏感性（sensitivity）〕，但是五十六位患者
當中只有八位患者如此（該比例8/56 = .14）。很清楚的，有邊緣型人格疾
患診斷的患者要比非邊緣型人格疾患患者更有可能出現該特徵（ .90 vs.
.14）。因此「不穩定的關係」變成該樣本裡最具區辨性的單一特徵。

對於那些擁有該特徵的患者來說，有多少比例具有邊緣型人格疾患診
斷？例如，有多少具有「關係不穩定」特徵的患者真的符合邊緣型人格疾
患的診斷？表11.3也回答了這個問題。對於二十六名表現出「關係不穩定」

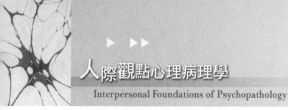

210

表11.3	「關係不穩定」在邊緣型與非邊緣型人格疾患者的發生頻次		
關係	邊緣型	非邊緣型	整體
不穩定	18	8	26
穩定	2	48	50
整體	20	56	76

註：節錄自 J. F. Clarkin, T. A. Widiger, A. Frances, S. Hurt, & M. Gilmore (1983), "Proto-typic Typology and the Borderline Personality Disorder," *Journal of Abnormal Psychology, 92*, pp. 267-269。1983 年版權爲 American Psychological Association 所有，取得作者許可後刊登。

209　特徵的患者來說，其中有十八位具有邊緣型人格疾患診斷，此一比例（18/26 = .69）稱爲該項特徵的*正向預測力*（positive predictive power）。這點可以和有邊緣型人格疾患診斷但沒有該項特徵的患者比例（2/50 = .04）相比照。顯然，關係不穩定的患者有較大的機會接受到邊緣型人格疾患的診斷（.69 vs. .04）。其他的調查者也得到了相似的結果（如 Modestin, 1987）。表11.4列出了八項診斷特徵各自的正向預測力。

　　調查者也想知道是否有一對特徵的組合能夠區辨出邊緣型人格疾患和非邊緣型人格疾患患者。是否存在這樣一對的診斷特徵，使得任何擁有該兩項診斷特徵的人都可以給予邊緣型人格疾患的診斷？對於這個問題的回答是：有的！在此樣本裡，每一位有「關係不穩定」和「自我認同障礙」兩個特徵的人，都具有足夠的其他特徵而符合給予邊緣型人格疾患診斷的資格（那麼，這兩個特徵也是該診斷的充分條件。可是，他們並不是做出邊緣型人格疾患診斷所必備的，有些人是以其他的方式而符合邊緣型人格疾患診斷）。同樣的情形，「關係不穩定」和「自我認同障礙」似乎依舊是邊緣型人格疾患個案的主要特性。

| 表11.4 | 在已知的每一項個別特徵裡出現邊緣型人格疾患診斷的可能性 | | 211 |

特徵	特徵出現與否	
	有	無
衝動	.59	.00
關係不穩定	.69	.04
不可控制的憤怒	.50	.05
自我認同障礙	.59	.13
情感不穩定	.50	.03
無法忍受孤單一人[a]	.38	.24
傷害自己的肢體行為	.56	.10
空虛感	.64	.08

註：節錄自 J. F. Clarkin, T. A. Widiger, A. Frances, S. Hurt, & M. Gilmore (1983), "Proto-typic Typology and the Borderline Personality Disorder," *Journal of Abnormal Psychology, 92*, pp. 267-269。1983年版權為American Psychological Association所有，取得作者許可後刊登。

[a] 在*DSM-IV*，此特徵修改為「狂亂地努力避免被遺棄」。

邊緣型人格疾患的起源

210

　　有關邊緣型人格疾患的一項解釋，是來自於心理分析理論的客體關係學派（參見J. R. Greenberg & Mitchell, 1983），此學派強調邊緣型人格疾患在人際方面的起源。依據這些理論學家的看法，正常來說，兒童必須獲得相當一致的教養（parenting），而得到一個穩定、統整的自我形象。可是，如果兒童受到不一致的對待（有時候虐待、有時候滋養），兒童對自己和他人的觀感就會受到深厚的影響。

　　邊緣型人格疾患是所有人格疾患裡最受普遍研究的（Clarkin, Marziali, & Munroe-Blum, 1992），而「早年的虐待」（early abuse）似乎是最重要的

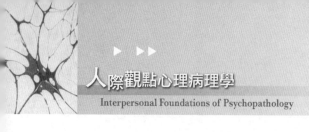
（如Berelowitz & Tarnopolsky, 1993; Zanarini & Frankenburg, 1997）。例如，Laporte和Guttman（1996）研究了七百五十一位十六歲至四十五歲的女性患者的醫療病歷；其中三百六十六位是邊緣型人格疾患。依據病歷紀錄的訊息，調查者提到在他們的過去經驗裡，有極高的比率曾經受到口頭上、身體上與性方面的虐待。Fossati、Madeddu和Maffei（1999）摘述了二十一項都表示童年期性虐待發生頻次偏高的研究（總共將近兩千五百位個案）。

　　不安全的依附型態，也是邊緣型人格疾患身上極為常見的（如Melges & Swartz, 1989; Sack, Sperling, Fagen, Foelsch, 1996; West, Keller, Links, & Patrick, 1993）。邊緣型人格疾患經常提到長期以來都害怕人際方面的失落、經常要和分離對抗、強迫性地尋求被關照，以及氣憤地和一位令他失望的重要他人分開（Scak et al., 1996）。他們也用相當負面的方式來形容雙親（Baker, Silk, Westen, Nigg, & Lohr, 1992）。我們在第三章檢視了兒童期有一種不安全型依附是源自於非常不一致的教養，也就是混亂型依附模式（D型）。如先前所描述的，若兒童同時受到同一位照顧者的滋養和威脅，似乎會在陌生人情境裡表現出迷惘或混亂的行為。我們現在來檢視不一致的對待可能是透過什麼樣的機轉導致成人期的不穩定性（instability）。

　　請試想照顧者的行為有時非常充滿愛意（滋養的、關懷的、愛慕的），而有時又非常有敵意（冷酷的、拒絕的、虐待的）。Harris（1967, p. 163）在其著作《我好，你也好》（*I'm OK-Your're OK*）提到一個案例，一位母親有時會打小孩，有時又鼓勵小孩，使得小孩對於自己以及對於父母親的觀感產生莫大的不一致。例如，Harris提到有一位學齡前兒童有個酗酒的母親。母親喝醉時，會摟抱、撫摸和搔癢小孩，也會和小孩玩遊戲，經常鼓掌及歇斯底里地笑著。稍後母親會外出，拋開小孩讓小孩獨處且挨餓。之後，母親酒醒了，覺得腸胃消化不良、情緒低落、動作遲緩、呆鈍，並感到嫌惡。現在則是她變得很容易焦躁、易被激怒，並且小孩又在身旁煩她，所以她開始責罵、痛打並拒絕小孩。隔天，這個循環又重複上演。

211

兩極化的形象　我們可以列出兩種型態極端的照顧者屬性。當照顧者是和藹體貼的、充滿愛意的、友善的，在小孩的知覺裡是照顧者「喜歡我、照顧我、想和我在一起」。資料櫥窗 11.2 列出了一組知覺，可套用在照顧者充滿愛意的舉止。此種整體的知覺被形容為好媽媽（the good mother）。當照顧者是拒絕、冷酷或充滿敵意的，在小孩的知覺裡是照顧者「恨我、傷害我、不想在我身邊」。此種整體的知覺被稱為壞媽媽（the bad mother）。在同一欄位裡的各項屬性都是彼此一致的，並且形成對孩子具有意義的一種單一、整體的形象。可是，有兩種形象是彼此區隔且不同的：一種是友善的、充滿愛的、親切的；另一種則是不友善的、沒有愛意的、不親切的。因為兩者如此鮮明的對立，在某一種形象裡的各項特徵似乎都打消了另一種形象裡的各項特徵。

　　當學齡前兒童時常連續經驗到這兩種形象——先是其中一種，然後是

資料櫥窗 11.2　「好媽媽」和「壞媽媽」的屬性　212

好媽媽	壞媽媽
對我付出	懲罰我
喜歡我	恨我
照顧我	傷害我
歡迎我	將我丟在一旁
對我親切	對我冷酷
給我好的感受	給我不好的感受
支持我	責罵我
保護我	批評我
注意到我的需求	忽略我的需求
關心我	不關心我
令我窩心	令我失望

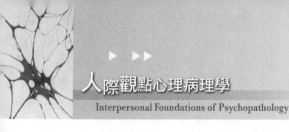
211　相反的另外一種——兒童就無法將這兩種形象統整成這個人的單一成分（a single composite; Adler & Buie, 1979; Kernberg, 1985）。從某個角度來看，兒童的經驗就類似於紅色玩具車跑到黑色濾網後面（突然間變成黑色的玩具車），之後跑出濾網（又突然變成紅色）。顯然，是因為小孩的理解能力，才使得此種神奇的變化得以產生（也就是，兒童不會因為邏輯上的矛盾而感到困擾），所以突然的從紅色變成黑色又再變回紅色，並不會產生概念上的問題。同樣的道理，照顧者在身體層面來說是一個人，但是她或他的屬性卻是突然轉變的。當良好的形象被活化，小孩就感覺到安全與被愛；當壞的形象被活化，小孩就覺得不安全與不被愛。

212　　互相對立的知覺似乎具有「不是……就是……」（either-or）的性質。如同圖11.1，圖形中的人物可以被看成是一位年輕、貌美的女人，也可以被看成是一位衰老、女巫且似大鼻子的女人。我們可以從某個清晰的知覺擺盪到另一個，但是我們不會同時經驗到這兩種清晰的知覺。對於同一個人有著相互對立觀感的學齡前兒童，是不可能將這些觀感統整成一個單獨的形象（Kegan, 1982）。

　　為了有所對照，請試想獲得相當一致對待的兒童。照顧者也會生氣和處罰小孩，但是這些負面經驗不常發生；而正面的經驗卻鮮明且突出多了。隨著時間過去，小孩會擴展正面的形象，並且合併那些偶爾發生的負面特徵：「我的母親通常很照顧我、親切且很有愛心的；不過當她疲倦或被惹火的時候，她會有非常短暫的混亂。」換言之，正常的兒童會建立一個相當有力、喜好的形象來含括極少發生的負面事件。結果，正常的兒童會習得一個精巧、統整得更好，以及比較複雜的照顧者形象。

　　在十到十一歲以前，兒童似乎發現很難想像自己會對同一個人有著相互矛盾的情感。Harter（1986）要兒童看兩張照片，分別是一個人對於某些事情所表現出的兩種情感。在第一種實驗條件裡，兩種情緒是相似的（如，快樂與驕傲）；在第二種實驗條件裡，兩種情緒是相反的（生氣與快樂）。然後要求兒童（四至十二歲）舉例說明兩種情緒如何同時發生。

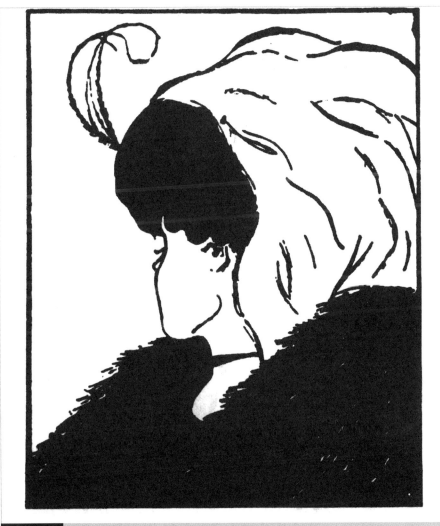

圖11.1 雙面圖形（reversible figure）的例子

五歲的兒童，否認一個人能夠同時有兩種感受（依據一位小孩的說法，212
「因為你只有一個心靈，要想著兩種感受實在是太困難了」）。七歲大的兒
童可以想像對於同一對象有著兩種正向或兩種負向的感受（如，「如果你

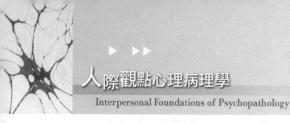
的哥哥打你,你就會生氣而且很難過」)。十歲大的兒童可以想像對於不同的對象有著矛盾的感受(如,「我因為我哥哥打我所以很生氣,但是我爸爸讓我打哥哥,所以覺得很高興」)。十一歲大的兒童可以對同一個對象有著相反的感受(如,「我很快樂,因為我收到了一份禮物,可是我又很生氣,因為這份禮物不是我想要的東西」)。

213　　　　總之,能夠體驗到自己對同一個人有著矛盾感受的能力,似乎是隨童年成長而慢慢發展出來的。經驗到自己對同一個人有著強烈正向與強烈負向感受的兒童,似乎習得了許多個分開卻難以統整的形象。當日後描述或回想起早年的經驗,這個兒童似乎只會回想起其中一面,不然就是另外的方面,就好像是透過一個不是正向就是負向的過濾器來看一樣。例如,時常聽說那些曾被母親虐待的囚犯,有時會以理想化的角度來形容自己的母親──一位「完美的、充滿愛的女性」──但是在他們回到家之後,母親

214　的行為活化了某種負面的形象,他們內心有關母親的形象就完全變成負面的。具有此種「不是……就是……」性質的對立形象就被形容為「兩極化的」(polarized)或「分裂的」(split)。

類推到其他重要他人身上　　兩極化的形象顯然會類推到日後生活裡的其他重要他人身上。透過認同和重演,人們和重要他人再度演出舊有的互動模式,有時候是將朋友、愛人、同事或小孩予以理想化,有時候則是輕蔑他們。顯然,人們會持續「分裂」作用,而無法將對方看成是一個同時具有負面與正面特徵的複合體。對於採用分裂作用的人來說,負面特徵並非是對方整個人的一部分,而是在此時刻來說,負面特徵就等於是對方整個人。因為如此,一位曾經被理想化的愛人客體(a once-idealized object of love)可能變成一個仇恨的客體(an object of hate)。

此種自我形象的後果　　過去被不一致對待的人,很可能習得分裂的自我形象。畢竟,自我形象一部分是源自於自己與其他人的相處經驗,而且被不一致對待的人也接受到有關自己的訊息是相互矛盾的。一位「好媽媽」的

母親傳遞出「你是被關愛且有價值的」的訊息，而一位「壞媽媽」的母親
則是傳遞出「你是不被喜愛且被丟棄的」的訊息。因爲這樣，這個孩子可
能就習得了分裂的自我形象。

當負面的自我形象被活化，這個人可能會責怪自己（而覺得憂鬱）或
責怪其他人（而覺得憤怒）。因此，邊緣型人格疾患通常會感到嚴重的憂
鬱或憤怒。爲了消除這些負面情緒，他們可能轉向藥物和酒精、男女雜
交、暴食、無節制購物。他們也可能傷害自己（如，割傷自己、燒傷自
己、打傷自己或毒害自己）以努力讓自己好過一些。自殺的姿態、威脅或
行爲有時候被看成是調節負面情感的不良方式（Kehrer & Linehan, 1996;
Linehan, 1993; A. W. Wagner & Linehan, 1999; Westen, 1991）。

分裂 vs. 曖昧　「曖昧模糊」（ambivalence）一詞指的是，同時出現正面和
負面特徵（Sincoff, 1990）。「分裂」（splitting）一詞則是指在正面與負面
特徵兩個端點之間擺盪。心理分析理論的概念，像是反向作爲（reaction
formation），就是以「體驗曖昧的能力」（the capacity to experience ambiva-
lence）爲前提——該人會加強正向感受，當作是隱藏既有之負面感受的方
式。因此，我們通常不會說一位好像是採用分裂作用的人是在採用反向作
爲。

如前所述，分裂的形象所具有的「不是……就是……」性質，相似於
雙面圖像所具有的「不是……就是……」性質。雙面圖形的人物可能被覺
知爲正面的或負面的，但並不會同時覺知到正面與負面的特徵。同樣的，
採用分裂作用的人似乎是用某一種方式或另外一種方式來覺知自己（或某
個重要他人），但無法同時進行兩種覺知方式。當我還是一個接受心理治
療訓練的學生時，我曾治療過一位年輕男士，他和室友剛有過爭執。他非
常氣憤而打斷了室友的肋骨。可是，到了隔天，他幾乎不記得這場打鬥是
爲了什麼。此一事件讓他心情很糟而促使他尋求心理治療的協助。身爲會
談新手，我（天眞地）使用對當時情形的隱喻方式來嘗試對他的「曖昧」

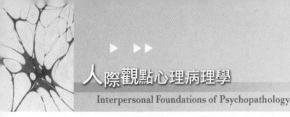
特徵進行評論：「一部分的你似乎非常以室友爲榮，但另一部分的你似乎又對他非常生氣。」可是，這位年輕男士將這個說法解讀成是一種有關分裂作用的評論，而想知道我是如何知道他有「兩個不同的立場，一個是好的我（good me），一個是壞的我（bad me）」。然後他描述了自己分裂的形象，包括擁有不同的名字。在本章稍後，我們會來探討解離性認同疾患（過去所說的多重人格疾患），這類病人也是習得了分裂的自我形象。

作曲家舒曼（Robert Schumann）似乎也有分裂的自我形象。他的每一個形象也都有自己的名字：Florestan和Eusebius（Ostwald, 1985）。在投入他的鋼琴作品創作時，他寫到：「獻給歌德，來自舒曼（Florestan和Eusebius）。」Florestan是貝多芬歌劇裡一位強而有力、暴躁易怒、具攻擊性的英雄；Eusebius則是一位溫和有禮、敏銳細膩、多愁憂鬱的基督教殉道者。舒曼的音樂作品裡包含了各個獨自的片段，舒曼在每一片段的結束加上了"F"和"E"，以歸於適當的創作者。此一作品可被視爲一種在攻擊性的自我形象和多愁憂鬱的自我形象之間的擺盪（或許是一種音樂上的掙扎）。舒曼本人很明顯有著非常殘酷的早年經驗，苦於情緒上的煎熬，而以自殺結束了他的一生（Ostwald, 1985）。

整體概念描繪

在對邊緣型人格疾患進行整體概念描繪時，我們是假設邊緣型人格疾患者在童年曾受苦於身體上、口語上、性方面間歇發生但卻非常強烈的虐待。這類的虐待造成了兩種結果。第一種，他們在有關自己和重要他人的觀感上，學到的是分裂的觀感，造成他們會在行爲及情感上突然轉變。第二種，他們可能變得對拒絕和遺棄極端敏感，造成對當前的遺棄產生強烈的情緒反應，像是憂鬱、憤怒及焦慮（Masterson, 1972）。然後，在他們爲了減緩負面的情感、報復心，或是避免後續又被遺棄而做的各種努力當中，他們可能會使用自我毀滅行爲，像是自殺或自我傷害等。

邊緣型與戲劇型人格疾患的對照

戲劇型人格疾患的兩項診斷準則正好非常類似邊緣型人格疾患的標準，兩種人格疾患都是描述某種情緒化的人。戲劇型的人表現出「快速轉換的情緒」（診斷準則3）以及「誇張的情緒表現」（診斷準則6），包括發脾氣和無法控制的哭泣（*DSM-IV-TR*, p. 711）。邊緣型的人則是表現出「情感不穩定」（診斷準則6）以及「不適當、強烈的憤怒」（診斷準則8）。這兩者也容易一同發生，倒不令人意外（*DSM-IV-TR*, p. 712）。

然而，兩種人格疾患之間的其中一項差異是，戲劇型的人努力透過成為大家注意的焦點而與其他人有所連結（診斷準則1、4），而邊緣型的人則是努力避免變成與他人沒有連結（診斷準則1）。這兩種動機（獲得注意和避免被遺棄）都是屬於人際親和層面，因此彼此非常相容。再者，我們對於邊緣型個案的整體概念描繪強調的是早年的虐待、分裂作用和一種分裂的自我認同，而我們對於戲劇型個案的整體概念描繪（第十章），所強調的則是早期重要他人的忽略（neglect）和不易取得（unavailable）。可是，在真實的情形裡，同樣一位照顧者可能有虐待又忽略小孩的情形，所以與這兩種疾患有關的策略可能都會被這樣的小孩所採用。

分裂性認同 vs. 鬆散性認同

216

「自我認同障礙」一詞不是被用來描述分裂性認同（split identity），就是描述鬆散性認同（diffuse identity），或是泛指兩種情形皆有。我們在第十章檢視了鬆散性認同的意義，本章則是檢視分裂性認同的意義。我們現在要來討論為什麼這兩種形式的認同會在同一個人身上一起發生。

Clarkin、Caligor、Stern和Kernberg（2002）開創出一種結構式的會談方法，其中包含有關每一種自我認同障礙的問句。有關分裂性認同的問句如下：「你是否發現你的關係很不穩定──對對方有時感覺很正向，但有時又對對方感到生氣和不信任？」「你的自尊是否有時覺得自己很特

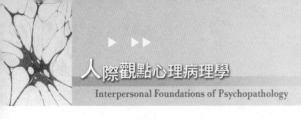
別，有時又會覺得自己很渺小、缺點很多？」有關鬆散性認同的問句如下：「你是否發現你對於自己是誰或自己是哪種人感到很混淆？」「你的野心和目標經常改變？」「你是否覺得自己的意見都是借用自其他人而非自己的？」

Wilkinson-Ryan 和 Westen（2000）也發展出一種問卷，幫助治療師描述他們所熟識之個案的自我認同障礙。他們根據治療師的反應來進行因素分析，得出許多組的題目。有一組題目所反映的是分裂的、不一致、不穩定；例如，「個案的行為表現經常不一致或矛盾。」「感覺個案像是不一樣的兩個人，端視他（她）和誰在一起而定。」另外一組題目則是描述鬆散性認同；例如，「個案容易感覺到他（她）不知道自己是誰或是什麼模樣？」「個案容易覺得內心空虛？」「個案害怕在親密關係裡喪失自己的認同？」「個案害怕如果親密關係結束了，自己將不再存在或會喪失自己的認同？」

一個人是否會同時表現出鬆散性自我認同（含糊不清）與分裂性自我認同（不一致）兩種呢？如前所述，邊緣型與戲劇型人格疾患的主要動機是彼此相容的。兩者都是源自於拚命地想要與他人有所連結（屬於人際親和）。可是，邊緣型的人被認為過去曾經驗到早年的虐待，而戲劇型的人則被認為在早年經驗到照顧者的忽略和不易取得。因為虐待和忽略並不是不相容，所以兩種自我認同障礙可能發生在同一個人身上。不過仍需要進一步的實證研究來了解兩者彼此之間的關係。

 ## 解離性認同疾患（第一軸疾患）

多數人似乎都有一個相當統整的自我認同，此一自我認同是由相當一致的知覺、價值觀、目標與個人記憶所組成的。大多數的人不會有分裂的形象，或者不會感覺到自己在不同場合裡像是整個人全都換成了另外一個人。當一般人發現自己有相當矛盾或對立的部分（如，以不同於平日價值

觀的方式來表現行為），便會找出方法來調和此一分歧。例如，有個人表現出違反平日標準的非典型行為時，可能會用以下的話來當作藉口：「我今天不是我平日的模樣——這不是我真正的樣子。」透過這樣的作法，這個人便可開脫自己的怪異行為並維護自己的整體形象。

相反的，分裂作用會將某種明顯的不一致凸顯出來。在極端的案例裡，一個人會十分突然地從某個分裂的狀態轉換到另一個分裂的狀態，但卻覺得這是兩個（或多個）不同的人且無法解釋。這類極端的轉換情形可在第一軸的*解離性認同疾患*〔dissociative identity disorder；*多重人格疾患*（multiple-personality disorder）〕觀察到。在此一疾患裡，一位平日看起來富有教養且彬彬有禮的人，當受到充分的壓力時，可能會變成相當的粗魯、頑固和具攻擊性，以至於這個人似乎感覺像是另外一個完全不同的人。

解離性認同疾患的人一般都會提到，他們在童年曾經受到可怕的虐待（身體上或性方面的；如Durand & Barlow, 2003; Gleaves, 1996; Putnam, Guroff, Silberman, Barban, & Post, 1986; C. A. Ross, 1997）。此疾患本身可能被視為分裂性認同的一種極度精緻的產物。他們原本的認同（溫和、嚴謹自制、說話柔軟）使他們自己姑息潛在的施虐者，但是第二個認同（說話大聲、粗魯、具攻擊性）則使他們偶爾可以無畏地行動而不必屈從於施虐者。有時候，第二個認同開始於童年期的幻想玩伴（imaginary play-mate），像是一位強壯結實的朋友，（至少在想像上）就可以保護小時候的自己而不受惡霸或攻擊者的欺負。經過一段時間後，這個另外的自我（alter ego）變得更為精緻且內化，使得這個人有時候可以轉換到英勇強壯的自我系統（self-system：有強壯英勇的感覺、想法、癖性、說話風格與行為），稍後才又轉換回比較安全、符合常態模樣的自我認同。有些人會將此歷程延伸成兩個以上的自我認同。此疾患在女性身上發現的頻次要多於男性。

依據*DSM-IV-TR*（American Psychiatric Association, 2000），有四個診

217

斷準則來定義解離性認同疾患（先前被稱爲多重人格疾患）：

1. 一個人具有兩種或兩種以上不同的身分認同或人格狀態。
2. 每一個身分認同循環地（recurrently）掌控該人的行爲。
3. 該人無法回憶出重要的個人資訊，此種記憶缺失太過於廣泛，以至於無法以一般的遺忘來解釋。
4. 此種病情無法歸因於因爲使用酒精、藥物或一般醫學疾病所產生的身體效果。

　　顯然，這類患者在經驗每一種自我認同時，彷彿每個自我認同都有自己獨特的歷史。主要的自我認同（一般來說是被動、依賴或憂鬱的）與第二種身分認同（一般來說是自我肯定的、攻擊性的或帶有敵意的）相反。兩種自我認同之間的差異不只在行爲上、認知風格上、癖性上與態度上，在身體功能上也有所不同（如，疼痛忍受度、氣喘症狀、左／右利手、視力功能及過敏情形等等；Kluft, 1987, 1991, 1999; S. D. Miller, 1989）。現代的功能性磁核影像技術（fMRI）顯示出了腦部功能在受兩種不同自我認同主宰的狀態下而產生的變化（Tsai, Condie, Wu, & Chang, 1999）。不同的自我認同也在他們自己所描述的年齡、性別和主要情感上有所差別（American Psychiatric Association, 2000）。每一種自我認同可能將其他的自我認同看成是朋友、敵人或不認識的陌生人。Ludwig、Brandsma、Wilbur、Bendfeldt和Jameson（1972）爲處於不同的自我認同狀態下的同一個人進行智力測驗。該人有相似的整體智力商數，但分測驗分數的分布情形卻有明顯的差異。在兩種狀態下所觀察到的許多差異無法被刻意的模擬出來（intentionally simulated; Armstrong, 1995; Eich, Macaulay, Loewenstein, & Dihle, 1997; S. D. Miller et al., 1991; Putnam, Zahn, & Post, 1995）。

　　當主要的自我認同重拾主宰權，有關這些次等的自我認同的記憶通常就變得難以提取。所以主要的自我認同可能會僞造一些事實，以便塡補記

218

憶中的缺口。記憶的缺口在他們所報告的事件狀況與其他目擊者不同時，變得特別明顯。再者，某個自我認同對其他自我認同的「認識」（know）程度，可能要多於這些其他的自我認同對此自我認同的了解程度（American Psychiatric Association, 2000）。一般來說，屬於被動特質的自我認同容易比其他的自我認同，更沒有注意到另外存在有一個攻擊性或支配型的自我認同。

二十世紀前半葉，*解離性認同疾患和轉化症*一同被歸類為*歇斯底里型精神官能症*（hysterical neurosis）。理由之一是，兩種患者通常都是容易被催眠的（hypnotizable）；症狀可在催眠下被誘發或移除。第二，兩者似乎都涉及到巧妙的角色扮演。第三，兩者都可能是用來幫忙解決某種衝突的。一位有轉化症的人用失聰的那一耳來聽父母的批評，而不用冒犯父母；一位有解離性認同疾患的膽小或溫馴者，可能因為不需覺得自己得為那不是日常慣有的勇敢表現負責，而變得很有攻擊性。

後來，這兩種疾患被區分開來。《精神疾患之診斷暨統計手冊第三版內容修正版》（*DSM-III-R*; American Psychiatric Association, 1987）納入了一項評論，此評論認為戲劇型的各項特質（histrionic traits）都常見於轉化症（p. 257），而邊緣型的各種特質（borderline traits）則容易伴隨多重人格疾患出現（p. 272）。到了現在，*DSM-IV-TR*則是提到，戲劇型和邊緣型人格疾患經常一起發生（p. 712）。此外，*DSM-IV-TR*還提到戲劇型人格疾患是轉化症的一個相關物（a correlate; p. 495），而邊緣型人格疾患則是解離性身分疾患的一個相關物（p. 527）。

自戀型人格疾患

有自戀型人格疾患的人有時也會表現出分裂性的自我認同，雖然他們通常能夠將負面的自我形象隱藏起來。依據*DSM-IV-TR*，自戀型人格疾患反映出「*一種有關誇大、渴望讚美、缺乏同理心的普遍模式*」（p. 714）。

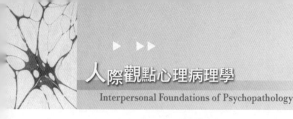
自戀型的人在「成就自我」的兩個極端點轉換──感覺自己「優越且特殊」以及感覺自己「差勁和平凡」。此種轉換，如同邊緣型的人的轉換一樣，被歸因於分裂的自我形象（Kernberg, 1985; Millon & Davis, 2000; Summers, 1994）。對於一個局外人來說，這類型的人似乎對於自己的重要性、權力和「特殊性」（specialness）有著誇張的觀感。可是，他們的自尊卻是相當脆弱的。在受挫時，他們可能私自經驗到深層的羞愧、差勁和沒有價值感，並且感到憤怒或憂鬱。這兩種極端都被認為是源自於過去曾經被不一致的對待：他們過去有時被大量的讚美與獎賞，但有時候又被貶抑與羞辱。

219

自戀型人格疾患的診斷準則列在資料櫥窗11.3。要下此診斷，必須符合五項或五項以上的準則。第一項準則強調的是對自我的重要性有著誇張的觀感──高估自己的能力與成就、認為其他人都獲得了親切的安排、在沒有如預期獲得賞識時感到驚訝。雖然自戀型的人通常會羨慕別人，但是他們也會貶低他人的成就，以保護自己的自尊。他們似乎會邀請對方給予讚美（如，釣取一些恭維），並且經常表現得好像自己擁有某種權力或名望（如，期待有特殊的禮遇或特權）。

DSM-IV-TR 也提到自戀型的人一般是缺乏對其他人的同理心；他們似乎難以辨識其他人的需求、渴望與感受。他們有時似乎輕視有問題的人，並且發現自己很難提供他人社會支持（如，對生病的人吹噓他們自己擁有良好的健康）。他們通常是驕傲自大、表現出不可一世的模樣、勢利眼，或擺出恩賜或要人領情的態度（如，在對方可聽到的情況下批評手腳不敏捷的服務生有多麼笨拙）。

自戀型個案的許多特質似乎都表現出自尊方面的掙扎。雖然他們的誇大意味著高自尊，但他們卻相當容易受到批評、挫敗、羞愧與侮辱的傷害。一個偶然不經意的說法或觀察可能挫傷了想要被讚美的心、使他們的自我形象洩了氣，並且造成了嚴重的負面情感（憤怒、鄙視、放手一搏的反擊）。人際方面的障礙源自於他們缺乏同理心、需要過度的讚美，以及

資料櫥窗 11.3　自戀型人格疾患的診斷準則

一種有關「誇大、需要讚美以及缺乏同理心」的普遍模式，始於成年早期並且出現在各種場合情境裡，必須符合下列各項裡的五項（或更多）：

（1）對自己的重要性抱持誇大的觀感（如，誇大自己的成就與天賦、期待自己在沒有同等成就之下被認為是優秀的）。

（2）內心老是縈繞著與無限上綱之成功、權利、傑出、美麗或理想之愛有關的幻想。

（3）相信他（她）是「特殊的」且獨一的，只有其他同樣具有特殊或高身分地位的人（或高層體系）才能了解他（她），或是應該與這些人來往。

（4）需要過度的欽羨。

（5）覺得自己擁有某種權利或名望；如，不合理地期待自己，或受到特別喜愛的對待，或是他人會自動地順從他（她）的期待。

（6）在人際上有剝削他人的傾向；如，利用其他人來達成他（她）自己的目的。

（7）缺乏同理心：不願意辨識或承認其他人的感受與需求。

（8）通常會羨慕他人或是相信其他人羨慕著他（她）。

（9）表現出自大、傲慢的行為或態度。

註：節錄自 *Diagnostic and Statistical Manual of Mental Disorders* (4th ed., text revision, p. 717), American Psychiatric Association, 2000, Washington, DC: Author。取得許可後刊登。

表現出自己擁有某種權利或聲望的模樣。

　　自戀型人格疾患如同邊緣型人格疾患，似乎也源自於童年期間不一致的對待。可是，在此種病情裡，整體概念描繪所強調的是成就自我和自我認定。顯然，小孩子（有時）被稱讚爲有才華、有天分、高人一等的，然後（有時）又被貶抑爲丟臉、差勁、令人失望的。「有才華的」和「差勁的」這兩種稱讚其實很難整合，而造成自我形象的分裂。因此，自戀型的

220

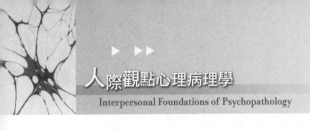

成年人會拚了命地維持自己特殊的、優越的自我形象，也就是透過抱著有關成功、誇大、自我重要感（a sense of self-importance）以及用有權利感（a sense of entitlement）等的幻想來支撐自我的形象。

至於分裂作用的另外一方（強烈的差勁感）通常是保持隱匿的狀態，因為在自戀型的人的觀感裡，暴露於羞愧、侮辱或憂鬱當中本身就是很丟臉的。因此，從旁觀者來看，他們似乎很有一致性地具有高自尊。基於相似的理由，自戀型的人不會揭露自己的任何弱點，包括自殺或自傷的行為或是發脾氣。有時他們會有強烈的生氣、嫉妒與盛怒，但是若將這些狀態表現出來，可能就會褻瀆到他們試圖保護的自我形象。

摘　要

我們在本章檢視了分裂作用在兩種人格疾患裡所扮演的角色。在邊緣型人格疾患裡的「分裂」，似乎是強調人際親和的重要性。在自戀型人格疾患裡的「分裂」，則似乎是強調成就自我（自我認定）的重要性。分裂作用也在第一軸的解離性認同疾患裡扮演某種重要的角色，也就是，當這類個案處在壓力下，就會轉變成一個已獲得充分發展的第二種身分認同。因此，由分裂性認同所產生的「不一致」聯合了鬆散性認同（是為第二種自我認同障礙）的「模糊性」。這兩種自我認同障礙此時沒有相互排斥而一起發生了。

我們假設這兩種自我認同障礙都是從人際經驗之中演變而來。邊緣型的人因為分裂作用產生了強烈的憤怒與憂鬱，於是極力避免被遺棄。戲劇型的人則是因為沒有了其他人的陪伴，自己就會感到虛無、沒有目標與空洞，於是極度渴望引起其他人的注意。自戀型的人因為除了感覺自己很特別之外，就只能羞愧地自覺差勁了，於是極度需要他人欽羨的眼光。在上述三種所有的病情裡，患者們都需要其他人的幫助，以滿足他們自己的動機。可是，很不幸地，用來滿足這類動機的策略卻會將其他人驅離得更遠。

　　自我認同障礙也釐清了另一類的疾患，也就是第一軸的精神分裂病性疾患（schizphrenic disorders），在這一大類的疾患裡，患者擁有的是片段破碎的自體感（a fragile sense of self），並且在壓力下會焦慮地全神貫注在自己身上：「我那已經模糊不清的自己會完全消失嗎？」、「我自己會轉型成一個非常不同的自己嗎？」此種焦慮使他們產生了一種真實的困境（是否要與其他人有所牽連），而進一步使患者的日常生活變得更為複雜。下一章，我們將轉而討論精神分裂症與相關的疾患。

第十二章

精神分裂症與相關疾患

精神分裂症是一種經常與某種自我認同障礙有關的第一軸疾患。精神

分裂症的一項必要條件似乎就是要有某種生理上的體質，但就如以下的介

紹，其實也牽涉到人際歷程。本章還探討兩種似乎與精神分裂症有關的人

格疾患。

精神分裂症正好示範說明了「素質—壓力模型」（diathesis-stress

model）。根據素質—壓力模型，某些人特別容易罹患精神分裂症。他們的

脆弱性似乎是源自於生理上的體質，再加上某種牽涉自己及其他人的環境

經驗（environmental experiences）。接著，當一個有高度此種脆弱性的人遭

遇嚴重的壓力情境，他（她）便會屈服在精神分裂症之下。最嚴重的壓力

似乎來自於人際方面。如果一個人沒有此種脆弱性或是一個脆弱的人沒有

受到夠大的壓力，似乎就不會發展成精神分裂症。因此，精神分裂症有助

於我們探索「人際互動」在心理病理的形成過程中所扮演的角色

（Erickson, Beiser, Iacono, Felming, & Lin, 1989）。

本章我們先定義精神分裂症。接著指出那些容易有精神分裂症發作

（schizophrenic episodes）的人在注意力方面的障礙：他們在那些需要專注

力（concentration）的實驗室作業裡非常容易分心。在許多個案當中，精

神分裂症患者的父母親（非精神分裂症患者）也表現出同樣的注意力障

礙。再者，當上下兩代都罹患精神分裂症，這樣的家庭會有偏差的溝通模

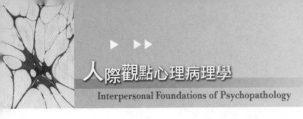
式，這些偏差的溝通模式可能促使年輕的下一代發展出精神分裂症。

精神分裂症的定義

精神分裂症曾一度被說是一種思考疾患（thought disorder；如Bleuler, 1950; Cameron, 1938）。然而，「思考疾患」這個詞有兩種不同的意義。有時是指思考形式上的問題：即指該人缺乏「控制或導引自己的思考流（flow of thoughts）」的能力。例如，一個人試著去形成一個想法時，可能因為其他不相關的刺激而分心。連結鬆散（loose associations）跟語無倫次（incoherent speech）都意謂，該人的想法會經常且突然地從一個話題轉變到另外一個話題。

思考疾患的另一種意義是指稱在該人思考中的特殊內容，像是古怪的妄想和聽幻覺。一個人若是處在這些特殊的思考內容當中，可能喪失掉平常在自我（self）與非我（nonself）之間會有的界線（boundary）。例如，一個人可能相信有人將想法插入他或她的腦袋裡（一種古怪的妄想）。或者，一個人可能「聽到」他或她自己的想法，就好像有某個人大聲說出這些想法一樣（一種聽幻覺）。

這兩類思考疾患都為人際帶來深遠的影響。那些無法控制自己思考次序的人，就無法讓他們自己被別人了解。他們的口語表達可能會很古怪、令人迷惑，因而其他人會感到困惑並可能避免與他們接觸（Nisenson & Berenbaum, 1998）。所以這樣的人對社交互動感到焦慮並採取退縮。同樣的，那些有古怪妄想或聽幻覺的人也受苦於類似的人際後果。如果有位男士相信其他人能夠轉變他的「自我」（self），那就可以理解為什麼他會感到被威脅並焦慮不已，而導致不信任及逃避其他人。所以對於這樣的人何以要試圖保持一個低調的樣貌——幾乎不說話、幾乎不參與活動，以及幾乎不表達情感，也就不覺得訝異了。所造成的症狀群與病徵群，可能影響許多的心理功能，而產生嚴重焦慮、社交退縮、情感平淡、缺乏溝通及人

222

際動機下降。

　　精神分裂症的診斷特徵列在資料櫥窗12.1。主要特徵包括混亂或無法理解的言語、妄想以及幻覺，這些被認爲是精神分裂症的正性病徵（positive signs）。負性病徵（negative signs）則是反映了諸多正常歷程的減緩或缺乏：這樣的人可能幾乎不說話〔貧語症（alogia）〕、幾乎沒有開啓什麼目標導向行爲〔缺乏意志（lack volition）〕，或者幾乎沒有什麼情緒表達〔平淡的情感（flat affect）〕。要符合這些診斷準則，一個人應該持續表現出五項特徵裡的兩項或兩項以上，時間至少超過一個月；此疾患的某些病徵應該明確出現至少六個月。另外，這個人的社交或職業功能應該受到明顯的損害。最後，這些症狀應該無法用其他方面的理由來解釋（如，是某種一般醫學病情的結果）。美國人口當中有將近1%的人，會在一生中的某個時間裡，經驗到一次的精神分裂症發作。

　　總之，這兩種類型的思考疾患都可能會誘發精神分裂症的其他病徵。我們先從注意力障礙開始談起，接著指出沒有罹患精神分裂症的父母親身上，可能有和罹患精神分裂症的子女相同的脆弱性。然後我們會探討有哪些壓力的後果會促成精神分裂症。

資料櫥窗12.1 精神分裂症的診斷準則　　　　　　　　　　223

A. 特有的症狀：下列各項中的兩項（或兩項以上），每一項都在爲期一個月的期間內（如果受到成功的治療，則期間更短）出現一段顯著的時間：

（1）妄想。

（2）幻覺。

（3）混亂的言談。

（4）非常混亂或僵直的行爲（disorganized or catatonic behavior）。

（5）負性症狀，如，平淡的情感、失語症或缺乏意志。

註：如果妄想內容很古怪，或者，如果幻覺內容爲持續評斷該人行爲或想法的一種聲音，或是兩種或兩種以上彼此交談的聲音，那麼只需要準則A中的其中一項準則即可。

（下頁續）

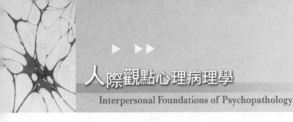
B. 社交／職業功能異常：從此障礙初次發作後的一段明顯時間裡，有一項或多項功能（像是工作、人際關係或自我照顧）明顯低於此障礙初次發作之前曾經達到過的水準（或是當此人是初發於兒童期或青春期，則是在人際、學業或職業等方面無法達到預期的成就水準）。

C. 持續期間：此障礙之連續病徵持續出現至少六個月。這六個月的期間裡必須包括符合準則A（如，急性階段的各種症狀）且持續至少一個月（如果受到成功的治療，則期間更短）的症狀，並且可能還包括那些含有前驅期或殘餘期症狀的時期。在這些前驅期或殘餘期的期間，此障礙的病徵可能只表現出負性症狀或是只表現出準則A裡兩種或兩種以上較輕微的症狀（如，古怪的信念、不尋常的知覺經驗）。

D. 排除分裂情感性疾患與心境疾患：必須排除「分裂情感性疾患」以及「帶有精神病特徵之心境疾患」的可能性，因為不是（1）沒有「重鬱發作」、「躁狂發作」或「混合發作」與這些急性階段的症狀同時發生：就是（2）如果在急性階段症狀發生的期間裡有發生心境障礙，那麼這些心境障礙發生的整個期間必須相對上是少於急性期和殘餘期的持續期間。

E. 排除物質／一般醫學病情的影響：此障礙不是由於某種物質（如，濫用某種物質或處方藥物）或某種一般醫學病情對生理層面所產生的直接影響。

F. 與廣泛性發展疾患的關連性：如果過去曾有「自閉性疾患」或其他的廣泛性發展疾患，只有在顯著的妄想或幻覺也出現至少一個月（或是受到成功治療，則期間更短），才額外作出精神分裂症的診斷。

註：節錄自 *Diagnostic and Statistical Manual of Mental Disorders* (4th ed., text revision, p. 312), American Psychiatric Association, 2000, Washington, DC: Author。取得許可後刊登。

嚴重的注意力分散

　　許多曾經罹患精神分裂症的人寫下了他們的個人經驗。Freedman（1974）蒐集了五十個第一手精神分裂症者的自傳，並且有系統地整理出其中最常提到的症狀。最常見的單一症狀是嚴重的注意力障礙：難以集中並聚焦注意力。有些人說他們的心智過度漫遊（wandered excessively）；有的人說他們無法將心智維持在單一的思考路線上；其他的人則說他們無法辨別在注意力範圍當中哪些對象是重要的、哪些對象是不重要的。有一位女性患者說她覺得好像自己的注意力「*被一些外在力量往不同的方向拉去*」；她還提到，她的問題不只出在「*要維持在一個重點上*」，而是有太多的重點，每個重點都有相同的急迫性與重要性（p. 336）。另一位女性患者說：「*如果我正在跟某人說話，他們只要把腿交叉或是抓抓他們的頭，我就會分心並且忘了我要說什麼。*」（p. 336）

　　有個相關的問題叫作**奔馳的思緒**（racing thoughts）。有這種問題的患者同一時間裡有著許多的想法，以至於他們無法從中選擇出單一的想法，以作為聚焦的對象。他們的想法移動得太快，導致這個人一直從某個想法被拉到另一個無關的想法上。有一位女性提到她的想法「*四處飛奔，狂野又自由，真的失去了控制*」（p. 335）。另一位患者則是談到自己的想法一直在圈圈裡打轉，怎麼樣都轉不出來：她提到自己花了很久的時間才讀完一本書裡的一個段落，因為每一小段「*都開始要我一次思考十種不同的方向*」（p. 335）。在描述這些經驗時，他們經常使用表達困惑的字眼：混亂的、模糊的、困惑的、茫然的、迷惘的、感到朦朧的。

　　或許最糟糕的「注意力分散」是大家熟知的**文字沙拉**（word salad）。這樣的患者所表達的每個字詞似乎都喚起了某種離題的想法而取代了之前的想法，所以這個人的言談整體看來是不連貫又難以理解的。Bleuler

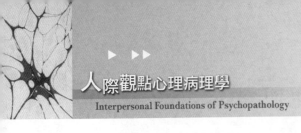
（1950）曾引用一位精神分裂症男性患者所寫信件的片段，以示範說明文字沙拉這個現象：

> 某個東西一定得在一大早出現，而且那通常就是一定要有的食慾。
> 法國人說"L'appetit vient en mangeant"（譯註：食慾隨著進食而來）。經年
> 累月之下，這樣的人的日常生活變得懶散，他甚至無法寫字。在一張某
> 種樣式的紙上，只要小心不超過「方框」，他就可以擠進許多字母。在如
> 此宜人的天氣，人們應該在樹林裡散步。（p. 20）

內文的開頭是「某個東西一定得在一大早出現」，意謂著有個關於早餐的念頭，而這個念頭似乎激發了「而且那通常就是一定要有的食慾」的想法。接著，關於食慾的想法又激發了法國諺語"L'appetit vient en mangeant"，所以又激發了關於國家與政府的想法。這樣一直下去。這個人顯然無法抑制這些不相關的聯想。

有時從一個人在智力測驗上的反應，可以看到明顯的注意力障礙。例如，一個人可能答對了比較困難的題目，卻經常答錯非常簡單的題目。例如，一個人被問到「誰是美國的第一位總統？」而這個人回答「白宮」（Arieti, 1974, p. 263）。這樣的失誤應該會讓施測者考慮這個人有顯著的注意力問題的可能性。

關於注意力分散性的實驗室測量

目前已發展出簡單的實驗室作業來研究注意力的易分散性。例如，Oltmanns和Neale（1975, 1978）讓受試者用左耳去聆聽每兩秒出現一個以女性聲音錄製的數字串（如，7—4—9—1—8—3）。聽完數字串後，受試者要逐字複述。受試者被告知要忽略任何呈現在右耳的訊息。在某些嘗試中，受試者的右耳並不會呈現任何聲音（屬於「無干擾物」的嘗試）。在其他嘗試中，會在受試者的右耳呈現一個男性聲音的數字串，以和原來左耳的訊息相互競爭（屬於「有干擾物」的嘗試）。干擾物通常會損害每

個人的回憶能力，所以任何人（無論是否罹患精神分裂症）都會發現，如果有干擾物在爭相取得自己的注意力，會比較難去回憶數字串；但是比起沒有罹患精神分裂症的正常人，精神分裂症患者的這類損傷更為嚴重。因此，這兩組來自紐約市矯正機構的精神分裂症患者以及其他屬於非精神分裂症的院民受試者（有針對性別、年齡與教育程度進行配對過），都接受了此項研究。

表12.1列出每一組每位受試者正確回憶六位數字串的平均比率。不出 225所料，不論是否有干擾物，沒有精神分裂症的受試者正確回憶出較多的字串。甚至，兩組受試者的正確率都因為干擾物而有顯著的下降，但是精神分裂症受試者的下降程度要明顯大過於沒有這種疾患的受試者：對於沒有精神分裂症的受試者，此差異是 .82 － .69 = .13；對於精神分裂症受試者，此差異是前者的兩倍：.74 － .48 = .26。因此，干擾物對兩組受試者都有影響，但是此種損害在精神分裂症受試者身上顯然更大。另一項研究，實驗者們指出了，因干擾物所造成的損傷程度，會和是否出現像是「不連貫」和「連結鬆散」這樣的症狀有相關。

表12.1 正確回憶出字串的平均比率

字串	受試者	
	非精神分裂症	精神分裂症
六位數字，無干擾物	.82	.74
六位數字，有干擾物	.69	.48

註：節錄自 T. F. Oltmanns & J. M. Neale (1975), "Schizophrenic Performance When Distractors Are Present," *Journal of Abnormal Psychology, 84*, p. 207。1975年版權為 American Psychological Association 所有，取得作者許可後刊登。

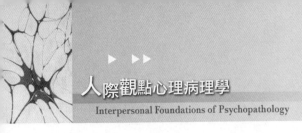
一項有關連結分散性的測量

　　Chapman 及其同事（如 Rattan & Chapman, 1973）設計出另一種測量注意力分散性的方法。他們準備了一份多重選擇題的測驗，每道測驗題目都有一項類似以下形式的刺激以及四個選項：「W 這個字的意義和以下哪個相同？」受試者必須選出最佳的答案。例如，其中一道比較難的題目如下：

　　　　SHOOT 的意義和以下哪個相同？(A)書；(B)毯子；(C)嫩芽；(D)以上皆非。

　　Shoot（嫩芽，例如竹筍 bamboo shoot）的意義相同於 Sprout（芽苗，例如苜蓿芽 alfalfa sprout），所以正確答案是(C)。另一版本的題目則包含了一個干擾物：

　　　　SHOOT 的意義和以下哪個相同？(A)步槍；(B)毯子；(C)嫩芽；(D)以上皆非。

　　在這種形式的題目中，「**步槍**」與 SHOOT 有強烈的關連，但不是正確的選項。「**步槍**」會吸引精神分裂症患者的注意：「**步槍**」與 SHOOT 之間的相關強烈，其程度到了會搶走了對題意的注意力——就是「和以下哪個相同？」——而且「**步槍**」被精神分裂症患者選到的情形要多於沒有精神分裂症的人。

226　　　他們準備了兩種形式的測驗。每種形式包含了三十題有干擾物的題目以及三十題沒有干擾物的題目；每道題目在其中一形式裡是一種呈現方式，在另一種形式裡則是另一種呈現方式。

安插具干擾效果的相關物：

SHOOT的意義和以下哪個相同？

（A）步槍（相關）

（B）毯子（無關）

（C）嫩芽（正確）

（D）以上皆非

未安插具干擾效果的相關物：

SHOOT的意義和以下哪個相同？

（A）書（無關）

（B）毯子（無關）

（C）嫩芽（正確）

（D）以上皆非

　　三組受試者都接受了這項測驗：一組是精神分裂症的男性住院患者，以及兩組對照組。因爲精神分裂症會損害一個人的表現，所以患者跟兩組對照組比較，其中一組對照組在智能上與患者們接近，另一組則是智能較低。平均來看，精神分裂症患者這一組接受了11.3年的教育。第一組對照組的受試者接受了11.9年的教育，第二組對照組則是9.4年。

　　表12.2列出每一組受試者在每一種測驗題目上能正確回答的平均題數（總數爲六十題）。兩個對照組都沒有因爲干擾物出現而受到影響；不論有沒有干擾物，他們的表現相似。只有精神分裂症受試者在干擾物出現時出現較多的錯誤。他們在「未安插干擾物」的題目上的表現和比較遲鈍的對照組相似，但是他們在「有安插干擾物」的題目上，則表現明顯更差。Boland和Chapman（1971）證實了精神分裂症的患者因爲較常選擇具有干擾效果的相關物而造成額外的錯誤。

表12.2 每一種實驗條件下正確反應的平均值　　　　227

實驗條件	有安插干擾物	未安插干擾物
對照組一（非臨床案例）	36.4	35.3
對照組二（比較遲鈍的非臨床案例）	27.9	28.0
精神分裂症患者	22.4	28.0

註：節錄自R. B. Rattan & L. J. Chapman (1973), "Associative Intrusions in Schizophrenic Verbal Behavior," *Journal of Abnormal Psychology, 82*, p. 171。1973年版權爲 American Psychological Association所有，取得作者許可後刊登。

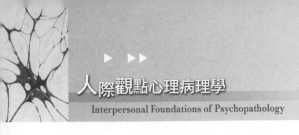
226　　　當具有干擾效果的相關物有夠強的吸引力道時，在沒有罹患精神分裂症的人身上同樣也可以觀察到這種由某種能吸引注意的相關物所造成的「注意力滑動」（attentional slippage）。下面的例子說明了這樣的過程：

　　　P—O—L—K這串字母唸作"poke"，"L"不發音；F—O—L—K唸為"foke"，"L"也不發音。那麼蛋白的唸法是？＿＿＿＿。

　　　在這樣的情況下，很少人會記得蛋白的發音是"albumen"。從POLK到FOLK再到YOLK（蛋黃）之間相關的力量太強，讓我們偏離了原來的作業，也就是，原本是要找出一個意思是「蛋白」的字詞。強而有力的相關物強制取得了我們的注意力，取代了我們對原本作業細節的關注。

精神分裂症患者之親屬的注意力分散性

父母為精神分裂症患者的子女　相似的作業也被用來研究在那些「父母親為精神分裂症患者，但『年紀還不夠大到會罹患精神分裂症』」的兒童。

227　從一般人當中隨機選取一位兒童，這個兒童將來有一天被診斷為精神分裂症的機率大約是 .01。如果這些兒童的母親有（或者曾經有）精神分裂症，未來罹病的機率會增加到 .15。一般來說，精神分裂症要一直到青春期晚期或成年期早期才會表現出來，典型的情形是發生於十幾歲後期（the late teens）到三十多歲中期，所以若兒童的母親為精神分裂症患者，我們說這些兒童有罹患精神分裂症的風險。接下來的研究則是在兒童表現出任何的精神分裂症症狀之前，測試了母親為精神分裂症患者的兒童的注意力分散性。

　　　Asarnow、Steffy、MacCrimmon和Cleghorn（1977）比較了三組十五到十六歲的兒童。其中一組兒童是由罹患精神分裂症的母親所生，但是從八或九歲開始便由寄養家庭撫養長大；他們是為高風險寄養組。第二組兒童同樣在大約的年紀離開（沒有精神分裂症的）父母；他們是為寄養控制

組。第三組的兒童則是一直與親生父母居住,他們則組成了*從未分離的控制組*。實驗作業是要求每位兒童看著螢幕正中央,然後定期閃現T或F,兒童要唸出所看到的目標字母(T或F)。在一些嘗試中,具有干擾效果的字母會在螢幕的周邊區域短暫出現。每次嘗試裡所出現的干擾物數量不同——沒有干擾、兩個、四個或九個干擾字母。在指導語當中告訴兒童要忽略干擾物、說出目標字母。隨著干擾字母數量的增加,每一組兒童的表現下降。然而,對於高風險的兒童,損害是最嚴重的。其他使用別種方法的研究(如Griffith, Mednick, Schulsinger, & Diderichsen, 1980),也指出了在那些有遺傳風險的兒童們身上有某種相似的脆弱性。

精神分裂症患者的父母　精神分裂症患者的父母似乎也有注意力方面的障礙,即使他們沒有罹患精神分裂症。在一系列的研究中,Singer和Wynne(1965a, 1965b; Wynne, 1977)檢驗了兒子或女兒已發展成精神分裂症的家庭。當研究者與家庭成員見面時,觀察到家庭成員之間有許多隱藏且模稜兩可的溝通。下面的範例節錄自某一節次家庭治療的過程,剛好可以說明這個問題:

> 十幾歲的女兒:沒有人要聽我說,每個人都試著要我靜下來(still)。
> 母親:沒有人想要殺(kill)妳。
> 父親:如果妳將來想跟聰明的人在一起,妳就必須記得靜止(still)
> 是一個名詞,不是動詞。

可悲的是,女兒想對他們說些重要的事情,但父母的回答卻將注意的焦點偏離了她的話題。Singer與Wynne假設,有精神分裂症子女的父母(其中包括那些從來沒有罹患精神分裂症的父母)可能有他們自己的注意力障礙,因此加重了兒子或女兒的注意力問題。根據他們的假設,父母通常會協助子女去建立一個彼此共同注意的焦點,但是有注意力障礙的父母很少能夠執行這種屬於雙親的功能。如果一個孩童因為注意力障礙而煩惱

228

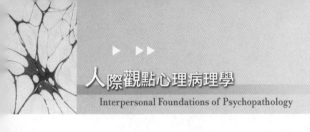

（或受挫），來自易分心的父母那裡的隱藏溝通可能會加重這個問題。

　　為了研究注意力障礙，Singer與Wynne對於精神分裂兒童的父母施測了羅夏克墨漬測驗。當一個人接受這項測驗，必須注意每一塊墨漬，看出並維持一個夠清晰的知覺，接著向施測者描述這個知覺。持續的注意力（sustained attention）將是不可或缺的。調查者首先找到二十個家庭，其中兒子或女兒是年輕成人且已發展成精神分裂症；並且另外找到十五個家庭，其中兒子或女兒是因為其他精神疾患（如，嚴重的強迫症）而住院治療。在這兩組家庭中，沒有一位父母曾被診斷為精神分裂症。每位家長的羅夏克反應都被逐字謄寫出來，並由一位臨床心理學家判斷每一組父母所作的反應是否反映出注意力障礙。根據這些訊息，心理學家試著去猜測這個家庭的兒子或女兒是否有精神分裂症的傾向。在子女為精神分裂症患者的那二十個家庭中，其中有十七個家庭經由父母的反應而被正確判斷出其子女有精神分裂症；在十五個其他疾病類型的家庭中，有十三個家庭被正確判斷其子女沒有精神分裂症。

　　以下例子是一些暗示有注意力障礙的羅夏克反應（Singer & Wynne, 1965a）。第一個例子正好說明一個關於知覺之維持及描述上的問題。

　　〔羅夏克測驗卡一〕這裡的這個東西讓你想要——這些像是把手之類的，讓你想要——那不是——可能不是——要關上的門、已經關上的門或是其他什麼的。雖然那條線——並不像是真的門那樣的明確、筆直，我不知道，我不認為——但我不知道。這可能是——不，我猜不是。嗯，這可能是……（p. 193）

接著是另一個關於父母無法維持原本知覺的例子。

　　〔羅夏克測驗卡一〕那看起來像是一隻蝙蝠。我愈看著它，看起來愈不像，我猜的。我再也不確定那是一隻蝙蝠。（p. 194）

　　〔羅夏克測驗卡八〕當我看著那張卡片，它一直在改變。（p. 195）

在其他案例中，父母描述了一個知覺卻又立刻拒絕（也就是，產生一個知覺後，接著又否定這個知覺）。

〔羅夏克測驗卡二〕那不是一隻狗，也不是一隻羊，也不是一隻鱷魚。（p. 194）

〔羅夏克測驗卡三〕不可能是一棵樹，那裡沒有地面；不可能是老鷹的爪子，不太像爪子。（p. 193）

其他的早期研究也指出，精神分裂症患者的父母之間有類似的注意力障礙和溝通障礙。Feinsilver（1970）設計了一個程序，沒有精神分裂症的家長與他或她（已康復）的兒子或女兒背對背坐著。然後給其中一個人看一連串的物品，這個人要說出每樣物品的特徵，讓另外一個人猜出那是什麼東西。三十個物品裡包括了電池、鈴鐺、放大鏡、哨子等。而針對說話者的溝通進行研究。例如，精神分裂症患者的一位家長，將鈴鐺描述為「它是圓的，以便發出聲音」。這樣的用字令人疑惑，因為暗指是這個物體的圓形性質造成了聲音。另一個家長將一捲白線描述為「它是白的（white）又緊的（tight）」。將兩個想法（「線是白色的」與「線是很緊的」）並列在一個高度壓縮的押韻句子裡，似乎更令人疑惑而沒有更明白易懂。這種不清楚的溝通很常見於精神分裂症患者的父母（父母沒有精神分裂症）身上，而導致兒子或女兒誤認該物品。Wild、Shapiro與Goldenberg（1975）也提到相似的結果。

「溝通偏差」（communication deviance, CD）一詞指的是以下這些各種異常的情形：也就是那些會模糊了意義和注意力焦點的不清晰、沒有組織過、破碎不完整或曖昧模糊的言語（Segrin, 2001）。而溝通偏差在精神分裂症患者的直系血親身上經常見到。Miklowitz等人（1991）對剛出院不久的患者與他們的父母施測了主題統覺測驗（Thematic Apperception Test），並針對他們的CD反應進行計分。每個家庭也花十分鐘討論家庭問題，這些討論也被逐字記錄並針對CD進行計分。一般來說，在其中一項作業上

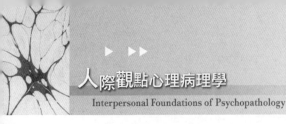
表現出高度CD的父母，在另一項作業上也會表現出高度CD。表12.3顯示在家庭討論的前十分鐘所觀察到不同類型的CD。最常見的CD類型是片段不完整的想法以及使用古怪的字詞。我們在下個段落更仔細檢驗家庭互動時，會再回來討論這項測量。

分裂病型人格疾患

　　諸如這類的觀察會導向一種屬於第二軸的診斷，即**分裂病型人格疾患**（schizotypal personality disorder）。被歸爲這類疾患的人會表現出古怪的思考以及模糊、離題的言語，這些似乎常見於精神分裂症患者的親屬之間。根據*DSM-IV-TR*的一個例子，這類患者可能會說「**我今天上班時並不非常話交**」，結合了「多話」與「社交」成一個非字「話交」。在這些人的外觀或行爲可能也可以觀察到相似的古怪特徵。對別人而言，這樣的人似乎是怪異或反常的。另外，分裂病型人格疾患的人通常會有社交焦慮——社交上比較拘謹的、不合宜或緊縮。強烈的社交焦慮似乎阻礙了他們與其他人之間的親密接觸，所以分裂病型人格疾患患者一般都缺少親密的朋友。

　　很有可能是這些特徵（古怪的思考、古怪的行爲、社交焦慮以及缺乏朋友）彼此增強。其他人（即便是兒童）都很容易會迴避那些看起來有點古怪的人。這些有點古怪的人很少接到社交上的邀請，其他人會躲避且拒絕他們。他們因此對社交反感、開始懷疑自己的社交，然後變成對社交感到焦慮。他們的社交焦慮因此而加重了他們外在顯而易見的古怪性，也使得其他人更加避開他們。

　　本章稍後會探討古怪思考、古怪行爲、社交焦慮與社交孤立所引發的其他後果。現在，我們只列出*DSM-IV-TR*裡所描述的特徵（參考資料櫥窗12.2）。這樣的人可能習得了古怪的信念或是表現出神奇式思考（magical thinking）。例如，這樣的人可能相信自己擁有特殊的力量可以讀出別人的心思，或是在事件發生前就先感應到。*DSM-IV-TR*裡曾提到有個人相信，他的妻子帶狗出去散步的原因是他在一小時之前就想過應該要做這件事。

231

表12.3 溝通偏差的例子

ICD的編碼	定義	舉例	發生的情形				信度[a]
			父母		患者		
			M	SD	M	SD	
片段不完整的念頭	說話者放棄念頭或突然結束評論而沒有回到原本的念頭上	「但事情並如我所說過的那樣，已經變得……你不可以把車開到小巷子裡。」	3.15	2.78	2.02	2.75	.90
難以理解的說詞	從對話脈絡來看，所作的評論是無法理解的	「好的，這只不過是了可能是了一個真正結束的點而已。」	<1	0.51	<1	0.71	.78
矛盾或取消	說話者前後矛盾或說了彼此不一致的各種觀點	「不，對啦，地是這樣。」	<1	0.48	<1	0.73	.67
模糊的參照點	說話者使用沒有明確討論對象的句子	「小孩吞下了某個東西，而且還有其他一些不一樣的東西。」「我好想知道他們還有多少像這樣的房間？」	1.91	1.83	1.65	2.15	.72
額外的評論	說話者提出和當下作業無關的評論	患者：「有時我在後院做事情。」母親：「我們未來求到我們完成的學校作業。」	<1	0.46	<1	1.48	.85
離題的不合自反應	回答時沒有不根據前面的要旨 (nonsequitur replies) 或是說話者並未承認對方的說詞		<1	0.50	<1	0.45	.80
使用古怪的字詞或句子結構	說話者使用字詞的方式很古怪、遺漏或省掉了某些字詞、字詞的使用順序不對，使用許多不必要的字詞	「沿著這個過程一直這樣下來，將會上又下下，一直到我們完成某些事情之後，樣成不對」	4.10	3.50	3.85	4.84	.96

註：ICD＝疾病之國際分類。節錄自 D. J. Miklowitz, D. I. Velligan, M. J. Goldstein, K. H. Neuchterlein et al. (1991), "Communication Deviance in Families of Schizophrenic and Manic Patients," *Journal of Abnormal Psychology, 100*, p. 167。1991年版權為 American Psychological Association 所有，取得作者許可後刊登。[a]根據一致性的百分比。

資料櫥窗 12.2 分裂病型人格疾患的診斷準則

A. 患者在社交上及人際上有廣泛的缺陷,這些缺陷的特徵為「對親密關係感到強烈的不舒服,且建立及維持親密關係的能力下降,還有認知方面及知覺方面的扭曲且行徑古怪」。此種廣泛缺陷的模式始於成年期早期,並且出現在各種場合中,必須符合下列各項中的五項(或五項以上):

(1) 關係意念(關係妄想除外)。

(2) 有怪異的信念或神奇式思考,且干擾到其行為並且與次文化常規不一致(如,迷信、相信千里眼順風耳之說或第六感;在兒童及青少年身上可能是古怪的幻想或成見)。

(3) 不尋常的知覺經驗,包含肢體錯覺在內。

(4) 怪異的思考與言談(如,模糊不清、繞圈的、隱喻的、過度詳述的、陳腔濫調的)。

(5) 疑心或被害念頭。

(6) 情感的表達不適當或範圍有限。

(7) 行為舉止與外觀都顯得怪異、古怪或罕見。

(8) 除了一等親的親屬外,缺少親近的友人或知己。

(9) 過度的社會焦慮,不會因為逐漸熟悉而減緩,且容易與被害意念引發之害怕(而不是對自己的負面評價)有關。

B. 不是單獨只發生在精神分裂症、某種附帶有精神病性特徵之心境疾患、另一種精神病性疾患,或某種廣泛性發展疾患的病程期間。

註:如果在精神分裂症初次發作之前,此人就已符合此診斷準則,那麼就在診斷上加入「病前的」(premorbid;如,類分裂型人格疾患〔病前的〕)。節錄自 *Diagnostic and Statistical Manual of Mental Disorders* (4th ed., text revision, p. 701), American Psychiatric Association, 2000, Washington, DC: Author。取得許可後刊登。

分裂病型人格疾患患者可能是迷信或強烈相信有千里眼、傳心術或「第六感」。因此，這種患者表現出關係意念（ideas of reference）；也就是，他們將事件錯誤地解釋為與他們自己有特別的關連、意義或重要性。例如，一位分裂病型人格疾患的人可能會下結論認為街上兩位交談的陌生人正在談論自己。根據*DSM-IV-TR*（American Psychiatric Association, 2000, p. 699），分裂病型人格疾患在一般人口群的發生率大約是3%，在精神分裂症患者的一等血親間的盛行率要高過於一般人口（p. 699）；再者，有時分裂病型人格疾患發生於精神分裂症的初次發作之前（p. 304）。

精神分裂症的標記與症狀

精神分裂症的某個症狀（或病徵）在精神分裂症發作期間很明顯，但是一個「標記」（marker）指的是一個人容易罹患精神分裂症的一項指標（卻不一定是診斷為精神分裂症時必要的根據）。Rosenbaum、Shore 和 Chapin（1988）設計了一個簡單的實驗室步驟，用以分別這兩者。他們所使用的作業是簡單的反應時間作業。在每個嘗試的一開始，會有一個蜂鳴器提醒受試者作好準備。受試者用食指按著一個電報式按鍵，等著刺激燈號亮起。燈號一出現，受試者要盡快放開按鍵。受試者的反應時間就是在燈號亮起與受試者的反應之間的時間量。然後在許多次連續的嘗試裡重複這個順序。

準備		受試者		刺激		受試者
訊號	→	按著	→	燈號	→	放開
（蜂鳴器）		按鍵		出現		按鍵

我們來看看在準備信號（蜂鳴器）與刺激燈號出現之間的時間（*預備的時間間隔*）。如果每次嘗試的這個時間間隔一直改變，受試者就無法正確知道燈號會何時出現：這個時間間隔可能長達4秒、10秒，甚至20秒。

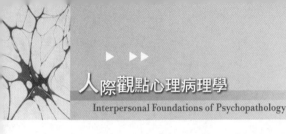
232　因為這樣，受試者在每次嘗試的反應時間應該非常相近，不論預備時間有多長。對控制組的受試者來說，反應時間大約是260毫秒。

　　然而，假設在一段時間裡的每個嘗試中，預備時間都一樣。例如，假設在蜂鳴器（準備的信號）與燈號之間總是有4秒鐘。那麼受試者就必須維持他們的注意力4秒鐘，知道燈號在4秒鐘後會出現，所以他們對燈號的反應就可以更快一點。對控制組的受試者來說，這樣的反應時間大約是220毫秒。於是，一個固定的（恆常的）4秒鐘預備時間，能將反應時間從260毫秒縮短到220毫秒。

　　如果在一段時間裡的所有嘗試中，預備時間都是7.5秒，受試者就可以趁機利用這段的時間，但是這樣的優勢並不大，因為一個人很難持續維持注意力7.5秒。在這樣的條件下，反應時間會從260毫秒縮短到230毫秒。如果預備時間非常長（如，20秒或30秒），一個人的注意力就會開始漫遊，於是當燈號亮起，這個人是沒有準備好的。這樣的情況下，反應時間大約是260毫秒（沒有優勢）。這些數值如圖12.1。

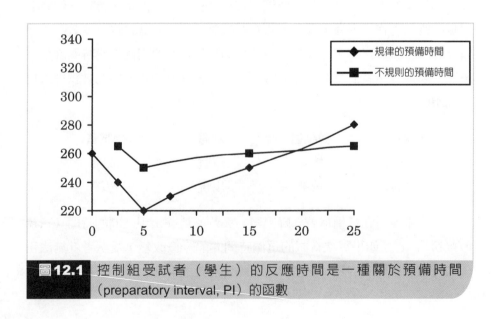

圖12.1 控制組受試者（學生）的反應時間是一種關於預備時間（preparatory interval, PI）的函數

圖12.1的兩條曲線在17.7秒交會，表示控制組受試者要一直到預備時　233
間變為17秒或18秒時才能善用預備時間，但若預備時間更長，就沒有什麼
效果了。這個最高值（17.7秒）被稱為交叉點。調查者比較三組受試者：
控制組受試者、分裂病型人格疾患受試者，以及精神分裂症受試者。如同
表12.4，比起控制組受試者，分裂病型人格疾患或精神分裂症的受試者都
有一個相當低的交叉點。因為他們在持續性注意力上的障礙，使得超過8
秒或9秒的預備時間就無法提供優勢。於是，此一交叉點得以區分出控制
組受試者與其他兩組脆弱的受試者，因此被認為是精神分裂症的一項標
記。

表12.4 每一組受試者的平均交叉點和反應時間				234
反應時間	精神分裂症組	分裂病型人格疾患組	控制組	
交叉點（秒）	8.9	8.6	17.7	
整體反應時間（毫秒）	467	265	260	

註：節錄自 G. Rosenbaum, D. L. Shore, & K. Chapin (1988), "Attention Deficit in
Schizophrenia and Schizotypy," *Journal of Abnormal Psychology, 97*, p. 171。
1973 年版權為 American Psychological Association 所有，取得作者許可後刊
登。

另外，調查者評估了每位受試者的整體反應時間。如同表12.4，控制　233
組受試者與分裂病型人格疾患受試者（兩組都沒有在精神分裂症受試者身
上觀察到的障礙）的平均反應時間相近。精神分裂症受試者花了較長的反
應時間。因此，平均反應時間能區分出精神分裂症受試者與其他兩組沒有
精神分裂症的受試者。總之，此交叉點區分出兩組脆弱組和控制組；也構
成了精神分裂症的一項標記。可是，只有精神分裂症受試者有比較長的反
應時間，所以反應時間是精神分裂症的一項症狀。

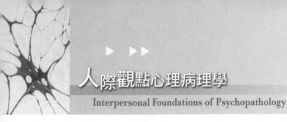
 兩個世代間的人際互動

　　試想那些「其中一位主要照顧者和一位小孩都容易罹患精神分裂症」的家庭。在一項經典的研究中，Waring和Ricks（1965）找出那些在童年時曾在某家特殊兒童輔導診所裡接受治療的人。在那個時候，他們平均十四歲。這個樣本中沒有人在十四歲時發展出精神分裂症，但他們當中有一部分的人日後卻因精神分裂症而住院治療（這些人住院治療的年齡的中位數為二十一歲）。調查者從診所治療過的人當中找出兩個樣本：五十位日後發展成精神分裂症的患者（S組），以及五十位日後沒有發展成精神分裂症的患者（N組）。這兩組在性別、智商、種族背景、社會地位、接受治療的年齡，以及接受治療的主訴症狀上都是相匹配的（matched）。接著調查者檢視了這些在該診所就診患者的童年期病歷。這些紀錄包括的詳細資料有雙親的人格、雙親的婚姻品質，以及親子關係。

　　這些紀錄裡很少有關於父親的部分，因為許多父親拒絕面談或是因為離婚、遺棄或死亡而從家庭中缺席。既存的訊息裡有比較多的部分是關於母親的人格。雖然「分裂病型人格疾患」這個詞在那時候還沒出現，但是那些現在被我們認為與此疾患有關的諸多特質卻十分顯眼。S組的母親較常被形容為**古怪、模糊、不連貫、迴避推諉和怪異**，她們也經常被形容為害怕的、緊張的、擔心的以及退縮的。

　　調查者也檢驗關於母子關係的描述。「**共生的同盟**」（symbiotic union）一詞被用來描述S組家庭的一項明顯特徵。這個詞意指母親似乎逾越了一般可將兩個人區分開來的界限；也就是說，她似乎將孩子的想法、感覺與希望看成是她自己的延伸，結果，無意中卻傷害了孩子認為自己是與他人有所區隔的（separate）、是自主的，以及是獨立的等等的自我觀感。在我所知道的個案中，其中有一位母親將她自己打扮得跟她女兒一樣，讀每一

234

本她女兒正在讀的書，並且說她的興趣及感覺和她女兒所表達出來的完全一樣。在另一個案例裡，母親不經意地侵入她兒子的感情事件，並且認為詢問兒子的私人事務、跟她兒子分享她自己婦科問題的細節，全都是天經地義的事情。在第三個案例中，母親仁慈地改述她兒子所表達出來的感覺、想法與希望，好讓這些部分全都符合她自己的想法與希望。

家庭氣氛的測量

最近這幾年，已發展出三種關於家庭氣氛的測量工具，有助於澄清精神分裂症的根源：溝通偏差（CD）、表露的情緒（expressed emotion, EE）以及情感風格（affective style）。我們接著探討每一種家庭氣氛測量工具，及其所提供關於精神分裂症根源的訊息。

溝通偏差　如同稍早所描述的，CD指的是溝通裡古怪或沒有組織的用 235 字，這些用字會模糊了意義、混淆了注意力的焦點，以及使聽的人感到迷惑。一般來說，比起非精神分裂症患者的父母之間，CD更常發生在精神分裂症患者的父母之間（Miklowitz, 1994）。M. J. Goldstein（1981, 1987）研究了一個青春期兒童的樣本（平均約為十六歲），他們因為行為方面的問題而接受治療；當時他們之中沒有人表現出精神分裂症的病徵。調查者也評估他們父母言談間的CD數量。五年後，當受試者長成為年輕成人，他們再次接受測試，以判斷哪些受試者現在表現出明確的精神分裂症病徵。父母親的CD水平是這些精神分裂症病徵的最佳預測物。四十位受試者當中，有八位（平均現年二十一歲）表現出此疾患的一些病徵，而這八個人全部都是來自表現出高水準CD的家庭。J. M. Lewis、Rodnick和Goldstein（1981）指出，高CD家庭也同樣地表現出其他（非口語的）異常。例如，比起低CD的父母，高CD的父母較常躲避與兒子或女兒之間的眼神接觸。

假設一個有生理上脆弱性的兒童是在一個低CD的家庭中長大。這個

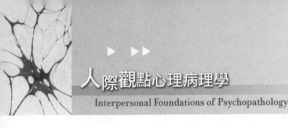
孩子將會有某種易罹病的素質，但假設這個家庭的氣氛並不是很有壓力，那麼這個孩子有可能發展成精神分裂症嗎？或者，假設有一個沒有脆弱性的孩子在一個高CD的家庭中長大：這個孩子並沒有某種易罹病的素質，但假設這個家庭的氣氛相當有壓力，那麼這個孩子容易罹患精神分裂症嗎？為了回答這些問題，在芬蘭的研究者們調查了在1960年到1979年之間被領養的兒童（Wahlberg et al., 1997）。有兩組被領養的兒童：(1)五十八位組成的「高風險」樣本，他們的親生母親曾因精神分裂症而住院治療；以及(2)九十六位其他條件的兒童組成「低風險」樣本（對照組）。這兩組樣本中的兒童，在許多方面都是經過配對（如，領養父母的年齡、兒童的性別、安置時的年齡、社經地位）。平均來看，這些被領養的兒童是在十五個月大的時候被安置在領養家庭中。之後，當他們長大成為年輕成人時（大約二十一歲），每位家庭成員們都接受訪談與測試。每個寄養家庭的養父母在CD測量上的結果都計算出來，根據平均，這兩組的養父母並沒有顯著的差異。

最後，調查者評量每位被領養兒童古怪或初期的異常思考，並且找出這些評估結果與其家庭的CD程度之間的相關程度。對於「高風險」（有脆弱性）的樣本，這兩個變數有著驚人的相關。也就是，被高CD父母領養的高風險子女，表現出許多異常的思考，然而被低CD父母領養的高風險子女，則沒有表現出什麼異常的思考。對於「低風險」（對照組）的樣本，這兩個變項之間並沒有相關。

溝通偏差似乎反映了某種遺傳上的生理脆弱性。然而，如果父母的溝通風格是隱秘的、無組織性的或沒有焦點的，那麼兒童的脆弱性似乎會惡化。換句話說，有脆弱性的兒童加上高CD家庭環境，這樣的組合可能是特別有害的。或許這就是為什麼一個關於家庭CD的測量也有助於我們預測疾病的復發（relapse）。如果有一位已從精神分裂症中復原的人回到一個高CD的家庭中，這個人比起其他從精神分裂症中復原的人，更有可能在一年內疾病復發（Rund, Oie, Borchgrevink, & Fjell, 1995; Velligan et al.,

236

1996）。

表露的情緒　家庭氣氛的第二種測量稱爲表露的情緒。這個測量似乎與 CD之間是獨立無關的（N. M. Docherty, 1995; Miklowitz et al., 1986），所反映的是一個家庭對待患者的情緒態度（Cutting & Docherty, 2000）。每位親人的EE是透過一次一到二小時的半結構性會談來進行評量。會談者詢問親屬們病人的精神病史、症狀以及日常活動。面談有錄音記錄，並且針對好幾項的反應特徵進行評量。此測量中的主要元素是親屬們對患者的批評量——六個或六個以上的批評就屬於高分。第二項元素是表露的敵意。然而批評是針對患者的行動，敵意卻是反映對患者這個人的整體感受（如「我受不了跟她一起生活」）。第三項元素被稱爲過度的情緒涉入。一位過度涉入的親屬可能會過度保護患者，或者對於患者的病情有非常戲劇性的反應。這三個因素當中，批評量似乎有最大的影響。

C. E. Vaughn和Leff（1981）更深入研究那些能夠區分出高EE和低EE親屬的態度。他們提到，第一，精神分裂症患者通常對於人際親近感到不舒服，而低EE的親人似乎會尊重患者對於社交距離的渴望。高EE的親人是比較侵入性的；他們不斷試著要建立接觸，而且不斷提供患者沒有索求的（通常是批評的）建議。第二，低EE的親人對於患者的病情似乎較有信心、較少焦慮。他們似乎能有效應付危機，並且爲患者和其他家庭成員帶來某種鎮定的效果。另一方面，高EE的親人會以較大的痛苦或生氣來回應患者的病情。第三，低EE的親人認爲患者受苦於一種疾病，而高EE的親人似乎懷疑患者是否眞的病了；他們經常爲了病情而怪罪患者。最後，低EE的親人一般會忍受患者的症狀與損害，而高EE的親人則比較不能忍受且比較沒耐心。

在那些探索EE和患者病情復發之間相關性的文獻裡，有一項驚人的發現。當精神分裂症患者復原而出院，那些家裡至少有一位高EE親人的患者，比起回到低EE家庭的患者，比較容易在一年內復發（G. W. Brown,

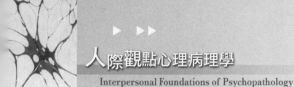
Birley, & Wing, 1972; G. W. Brown, Carstairs, & Topping, 1958），這項結果獲得了多次的驗證。Butzlaff和Hooley（1998）報告了一項結合了二十三項實驗結果的後設分析結果（meta-analysis），結果指出EE與疾病復發之間有強烈的影響。同樣的，Bebbington和Kuipers（1994）蒐集了二十五項實驗的資料，也得到了相似的結論。他們指出那些回到高EE家庭的患者，復發率為50%，但那些回到低EE家庭的患者，復發率只有21%。還有其他兩種保護性因素有助於預防復發——若患者(1)規律服藥，以及(2)很少會和高EE的親人面對面接觸，那麼患者的病情會比較好。然而，最大的保護性因素似乎是一個低EE的家庭環境（M. J. Goldstein & Strachan, 1987）。EE的重要性不是只針對精神分裂症而已，低EE的環境也能預防憂鬱症、厭食症與躁鬱症的復發（Hooley & Hiller, 1997）。

237

情感的風格　家庭氣氛的第三項測量是由Doane、West、Goldstein、Rodnick和Jones（1981）提出的。就像EE，這項測量所關注的也是情緒上的態度。然而EE是經由訪談親人的方式來加以評量的，情感的風格卻是根據關於患者與其他家人之間家庭討論的逐字稿。然後針對各種正向和負向類別來加以計分，包括人身批評（如，「你的態度令人討厭又自大」）、引發罪惡（如，「你造成我們家太多太多的麻煩」）、批評性的侵擾（critical intrusiveness；如，「你樂於對別人刻薄」）以及缺乏支持。此測量也可預測疾病的復發（Doane, Falloon, Goldstein, & Mintz, 1985; Doane, Goldstein, Miklowitz, & Falloon, 1986）。此種測量看起來似乎與EE有所重疊，但其中所需要的卻是更難以可靠評比的判斷（Hooley & Hiller, 1997）。

　　為何這些因素會影響疾病的復發呢？一開始，CD可能反映了一個生理上的脆弱性，這會造成選擇性注意力及相關歷程方面的問題。此種障礙似乎會表現為衝動的或沒有焦點的思考。單只有這樣的脆弱性不一定會是病態的，但在高CD的家庭環境裡，這樣的小孩可能努力讓自己能夠被了解（因而對於讓自己的知覺與希望能被其他人了解這部分感到無能為

力）。這樣的小孩也可能會努力解讀其他人的意思、意圖和希望。因此，一位在此環境中的兒童可能背負了許多人際方面的挫折。如果兒童也經常惹得其他家庭成員（高EE，負向情感風格）做出一些批評性的、充滿怒氣以及引發此兒童罪惡感的舉止，那麼人際互動將對這個小孩的自我形象帶來不利的影響，並產生壓力。正當一個人需要休息與支持的時候，這樣的家庭環境卻可能加強了壓力的水平。

一個有易罹病之脆弱性的兒童的可能後果

如果一個脆弱的小孩面對的成年人總是曖昧模糊、不清晰或離題的，卻又怪小孩不專心，經年累月之後，這個脆弱的小孩將會變成什麼樣子呢？如果有一個善意的成年人受到他（她）自己不穩定的聯想（fluid associations）的影響，而日復一日地挑戰、扭曲及「矯正」兒童本身的感受、想法與希望，好像是兒童自己不斷錯誤解讀了自己與其他人的內在狀態，那麼，這樣的經驗又會是如何呢？不同的兒童學會不同的應對方式。有些兒童可能會退回到自我防衛裡。Ellison、van Os和Murray（1998）回顧了大量有關於檢驗日後被診斷為精神分裂症者的童年期行為的文獻。此份文獻不僅強調精神分裂症發作之前的兒童會有「無法專心」與「被動」的情形；另外也指出這類兒童會有嚴重的社交退縮。例如，日後發展成精神分裂症的兒童成長至四歲到六歲時偏好自己一個人玩；到了十三歲至十五歲之間，會被老師們形容為離群索居、冷漠、膽怯和社交焦慮。

一個退縮的兒童也必須為其社交孤立付出代價。試想一位沒有精神分裂症的兒童典型會有的經驗：我曾經認識一位四歲大的兒童在一個朋友的家裡玩，當他開始覺得不自在，已經是離開母親好幾個小時了。他確信母親正擔心著他，並且堅持要人帶他回家。當有人提議他可以打電話給母親，問問看她現在怎麼樣，並且讓母親知道他現在很安全，他卻反對這個提議，因為他可以「感覺到」母親正在擔心著他。就在他即將到家的時候，母親揮手迎接他回家——母親看起來是開心的、一如當初的，並且一

238

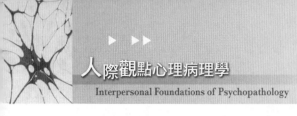
點也不擔心。他們談起他的擔心，母親向他保證她很安全且愉快，經過這些少許的真實性考驗（reality testing）之後，他修改了他之前的假設。如果他過去以來一直是個孤立的小孩，那麼他就沒有機會將「他可以『感覺到』母親正擔心著他」這個內心的想法說出來、測試並且修正。

如前所述，成年人經常幫助兒童去標定及描述各種內在狀態，因此讓他們更清晰感覺到自己是與他人有所區隔且正確的（distinct and valid）。母親可能說：「我知道你不喜歡馬鈴薯泥，但試試看這些；它們是不一樣的東西喔。」這樣的話承認了、標定了，並且驗證了孩子不喜歡的東西，因此而確認了兒童的自我觀感。同樣的，像是：「你想要留著這條舊毯子，還是我可以丟掉呢？」的問句，承認了只有兒童自己才知道的私人內在狀態。這樣的評論承認了兒童內在經驗的獨特性與一致性。相反的，一個孤立的兒童較少有這樣的交流，自我的特徵自然就沒有獲得明確的定義。

有些失功能的信念所關注的是一個人容易受外在力量影響的程度。如同在第一章所描述的，有些人從小便學到了某種強烈的恐懼，總是害怕別人的影響力會危及到他們的存在，也老是害怕他們的自我可能會消失或被別人壓過去。這樣的恐懼，先前我們稱之為存在性的不安全感（ontological insecurity），指的是一個人強烈擔心其他人可能會擊倒自己的自我並納入他們的自我之中。這樣的害怕意味著對於死亡的恐懼，並產生強大的焦慮。

總之，在童年期習得的認知（像是「我可以感受到另一個人的感受」、「其他人可以讀出我的想法」或「我可以變形成為另外一個人」的信念）是十分擾人的。當一個有某種脆弱性的人被孤立，這個人就缺乏機會來考驗真實性、那些失功能的信念會一直沒有受到挑戰，而且會在壓力下茁壯。

存在性的不安全感與精神分裂症

大部分的人將自我（the self）看成是理所當然的。日復一日，我們感覺到自己很真實且充滿生氣，並且預期自己會持續存活著。我們會將我們的「身體」（body）與我們的「自我」（self）區分開來，視爲兩個打從我們出生開始就同時存在的實體，而且我們一般會將自我看成是一致的、獨特的和永久的。R. D. Laing（1965）首先用「存在性的安全感」（ontological security）這個詞來指稱因爲覺得「只要身體還活著，自我就會繼續存在」所帶來的安全感。然而，不是所有人都感受到這種存在性的安全感。有些人認爲他們的自我是不堅固且脆弱的；他們擔心自己的自我可能會在無法察覺的狀況下有所變化，或是會整個停止存在。他們覺得很容易受到外在影響力的傷害，並且對於其他人的建議是如此敏感，以至於在自我防衛下，他們不能允許其他人接近他們。

此議題的各種變化經常在治療中表達出來。有位男士覺得治療過程會剝奪他的個體性（individuality）。在治療早期，他相信他無法抗拒治療師所說的任何事，並且害怕他會被漸漸改造成治療師的複製品。另一位患者則是只要其他人沒有認識到她的獨特性，就會變得焦慮及生氣。如果有朋友提議一起從事剛好是這名患者不喜歡的活動，這名患者就會抱怨她的朋友「根本搞不清楚我是什麼樣的人」，還想輕蔑地試圖接管我這個人。

Laing（1965）描述這種問題的幾種變形。其中一種被他稱爲吞沒（engulfment），也就是這樣的人會擔憂自己的自我可能會被另一位更有權勢的人吞沒，好像自己原本的自我會變成對方（吞沒者）的自我的一個延伸而已。接受治療的患者有時會說，他們覺得那些太親近的人令他們感到「被圈住」、「被吞下去」、「被淹沒」、「被吃掉」、「被悶死」或「覺得窒息」。在另一種Laing稱之爲內在的破裂（implosion）的變形當中，這樣的人相信外在世界的各種力量就快要闖入自己的內在、將自己的自我消滅

239

337

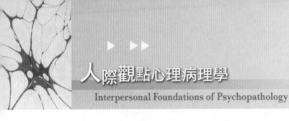

掉並留下一個空間，然後其他人的想法、感受及希望就會闖進來填滿這個空間，就像是瓦斯將填滿這個空間。由這些信念所引發的恐慌，可能就類似一個不是精神分裂症患者的人面對非預期性的瀕死經驗時所產生的恐慌。

有存在性不安全感的人，會尋找各種方法來保護好自己的自我。一位患者因為自己（使他人遠離的）強烈體味而感到安心，並藉以證明他的自我還在這裡。另一位患者在治療早期談到她的氣憤和憂鬱有助於她感到自己還是完整的。她的治療師（試著表現出很會鼓勵人的樣子）也告訴她，人都會改變而她不必永遠保持憂鬱與氣憤。可是，她覺得這樣的意見令她很困擾，所以她告訴治療師她不會放走她的生氣與憂鬱，因為她這麼做的話，她就會失去她的自我認同。

那些受苦於存在性不安全感的人有一種重大的衝突。一方面，他們有很好的理由使自己孤立、與其他人保持距離——以便保護及維護自我；另一方面，當他們被孤立，他們也感到孤單、有壓力和未被支持。因為必須在這兩者之間做出選擇，所以帶來了一個可怕的兩難困境。

類分裂型人格疾患

如果一個人極力想要躲避社交接觸（如，為了保存自我），這個人可能會錯誤解讀別人的意圖和臉部表情（Mandal, Pandey, Prasad, 1998）、變得退縮和疏離，以及幾乎沒有表達什麼情緒。**類分裂型人格疾患**（schizoid personality disorder）就是描述這種疏離的模式。在一些個案中，這是精神分裂症的一種前身。資料櫥窗12.3列出此種人格疾患的各項特徵。顯然，類分裂型人格疾患患者似乎不會渴望親密；他們只有少數幾位朋友，而且通常不會結婚。他們看起來冷酷、冷漠，似乎不在乎其他人是怎麼看他們的。類分裂型人格疾患患者偶爾會因為感到足夠的自在而願意揭露私人的感受，他們可能就會坦露社會互動所帶給他們的痛苦感受（American Psychiatric Association, 2000, p. 695）。

資料櫥窗12.3 類分裂型人格疾患 240

A. 有一種「疏遠各種社交關係以及在人際場合中所表露的情緒十分有限」的廣泛模式，始於成年期早期並且出現在各種場合中，必須符合下列各項中的四項（或四項以上）：

(1) 既不渴望也無法享受於各種親近的關係，包括身為家庭的一份子。

(2) 幾乎總是選擇獨自一人的活動。

(3) 幾乎沒有興趣想要與另外一個人有性生活。

(4) 只有在非常少數的活動裡會感到快樂。

(5) 除了一等血親之外，缺乏親密的朋友或知己。

(6) 對於其他人的賞識或批評，表現出一副不在乎的樣子。

(7) 表現出情緒冷漠、疏離，或是平淡的情感特質（flattened affectivity）。

B. 不是單獨只發生在精神分裂症、某種附帶有精神病性特徵之心境疾患、另一種精神病性疾患，或某種廣泛性發展疾患的病程期間，而且不是由於某種醫學病情在生理層面所引起的直接效果。

註：如果在精神分裂症初次發作之前，此人就已符合此診斷準則，那麼就在診斷上加入「病前的」（premorbid；如，類分裂型人格疾患〔病前的〕）。節錄自 *Diagnostic and Statistical Manual of Mental Disorders* (4th ed., text revision, p. 697), American Psychiatric Association, 2000, Washington, DC: Author。取得許可後刊登。

案例：Edvard Munch

我們在第二章提到挪威的表現主義畫家Edvard Munch（1863-1944）。Munch故意透過油畫來呈現一些他的內在經驗，以便努力使自己從惱人的感受及影像中解放出來（Steinberg & Weiss, 1954）。根據書信和其他的訊息資料，他都被描述為一個極度孤單的人。根據Steinberg與Weiss的說法：

不論是牽涉到與男性的友誼、與女性在性方面的親密，或甚至看著一個人，這樣的親密度都令他恐懼……自從發現一段持續的性關係會

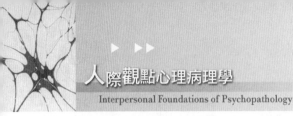
「消耗他的力量」，他就不可能去維持這樣的關係。在他的概念中，兩個
個體之間的親密關係……就是一個人被另外一個人破壞性地合併起來。
〔他同時也相信〕人類就像是空空的血管，裡面充滿了從萬物所散發出的
波動（waves）。這些波動流入人體而影響了人們的心智並改變了他們的身
體。（p. 410）

　　Munch的母親在他五歲時死於結核病。他親眼看到母親過世前肺部出
血，這個怪異的影像可能持續在他心裡一輩子的時間。他的母親在過世前
寫給他一封信，警告他要遠離邪惡並遵照他父親的宗教教義；這封信也給
了他在母親死後可以與她重聚的希望（Munch, 1949）。他很明顯懷有與母
親團圓的幻想，但是最後還是發現這樣的團圓將會造成自己死亡。或許是
這樣的想法點燃了他認為「親密是危險」的觀點。在他母親過世七年後，
241　他的姊姊同樣死於結核病。因為Munch自己以前是個體弱多病的小孩，姊
姊的死可能更增添了他的害怕。

　　Munch的父親是個醫師，在奧斯陸的貧民窟工作，而且不收窮人的
錢。他的父親顯然是個很難相處且無法預測的人。就如Deknatel（1950）
所引述的，Munch曾這樣形容他的父親：

　　有著難以相處的脾氣……每隔一段時間就會有接近瘋狂邊緣的宗教
焦慮……當沒有被憤怒支配時，他像個孩子似地，會跟我們說笑、玩樂
……當他處罰我們，他的暴力行為幾近瘋狂。（p. 10）

　　在1908到1909年之間，Munch當時四十六歲，他陷入精神病狀態。
在他精神崩潰前的十五年期間，他的作品被認為是不尋常、有創意且有著
擾人的死亡議題。其中一個不斷出現的主題是一個人被另一個人合併或吞
沒。我們在第二章呈現了一個例子（圖2.2）；《波紋中的愛人》（*Lovers in the Waves*）表現出一個女性的臉、軀幹以及長髮，而有一個男性的臉埋
藏在她的頭髮中。同樣的主題出現在Munch的其他畫作中。在許多畫作

裡，女性的頭髮將男性綁在她身邊，很明顯象徵了那種被Munch歸屬給女性的吞沒傾向。他的強烈焦慮在他最有名的一幅畫作——《吶喊》中可見一斑，畫作內容顯示一個（大概是因為像是「吞沒」那種的人際危險而）陷入恐慌的男性。

幾年後Munch從精神病中康復，他卻變得更加孤立。他此時的畫作色彩豐富、精細修飾，卻比較沒有創意。他個人與畫作之間的關係也有了變化；這些畫作變成他的友伴，加上

> 他把它們當作自己的小孩，而且很少被成功說服將它們賣掉……偶爾，如果他對作品不滿意，他會用鞭子鞭打它，並宣稱這種「對馬的待遇」可以改善它的性格……〔有一次，當他同意賣掉一幅作品時，他對買家說〕「進去拿你的至愛。因為你喜歡她，她一整天都驕傲地炫耀著」。如果他跟他的作品分開，〔他〕會幾乎什麼事情也不做。直到他跟他的作品又在一起之前，他都會靜不下來且感到很無聊。（Steinberg & Weiss, 1954, p. 421）

他在生命早期中被人際關係嚇壞了，但之後他顯然（與他的畫作）形成了一種可以忍受得了的關係。畢竟這些都是他自己的作品，和人比起來，比較沒有威脅性。

思考性疾患與精神分裂症的各種亞型

有兩項主要議題有助於組織我們對於精神分裂症的看法：「**注意力的易分散性**」，強調的是思考過程中的某種缺失；以及「**妄想的內容**」，強調的是關於自我脆弱性的破壞性信念（devastating beliefs about the vulnerability of the self）。這兩個主題以各自不同的程度出現在*DSM-IV-TR*所介紹的各種精神分裂症亞型。其中包含有四種亞型：混亂型（disorganized type）、妄想型（paranoid type）、緊張型（catatonic type）與未分化型（undifferen-

242

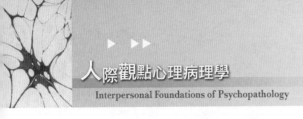
tiated type）。接著讓我們來看看每一種亞型。

混亂型精神分裂症所強調的就是注意力易分散——連結鬆散、不一致和混亂的言詞、新語症（neologisms）以及文字沙拉。雖然微小的幻覺也會發生在此型精神分裂症，但並不會發展得很精細複雜；它們缺乏統合或一個共通的主題，而且通常似乎是短暫且愚蠢的。*DSM-IV-TR*列出三種基本特徵：混亂的言談、混亂的行為，以及平淡或不合宜的情感。因為這樣的人的想法與意圖很容易因為一些干擾性的想法而離題，喪失了原本的意圖，所以我們幾乎無法了解這種人真正的想法。我們只知道表面上所呈現出來的樣子——難以理解的言語、難以理解的行為，以及難以理解的情感。混亂型精神分裂症的初次發作（onset）相對較早且隱伏，沒有明顯的緩解且相對說來預後較差。

妄想型精神分裂症強調存在性的不安全感，這是當今精神分裂症中最常見的形式。其初發年齡要比混亂型晚，而且預後可能會較好。與混亂型相反，妄想型通常表現出一種覺得被他人接管的古怪妄想。這樣的人會將一些不經意發生的觀察解讀為與自己有關連（關係意念）。例如，看到兩個人在笑，可能就推論「他們是在嘲笑我」。精細複雜的迫害妄想（persecutory delusions）也是以自我為焦點的（如，「我的醫師與上帝密謀要改造我的靈魂」）。迫害妄想也闡明了這個人焦慮的原因，並且引發這個人採取某種拯救自我的行動。迫害妄想也使這個人憤怒，這兩者的結合可能產生殺人的衝動並迫使這個人採取暴力。

誇大妄想（grandiose delusions；如，上帝基於某種特殊的用意挑選了我）也有助於以一種具有保護性的方式來定義自我。S. Freud（1911/1963）曾描述一位個案——Schreber，正好示範說明迫害妄想與誇大妄想是如何一起作用的。Schreber是德國一位著名的法官，之後陷入精神病狀態。他相信上帝附著在他的神經上，並且將他從一個男人改造成一個女人。在他的妄想中，上帝計劃最後要使他懷孕，這樣他將生下上帝的孩子，因此開始有了超級人種。雖然Schreber擔心即將發生的改造，但他對於被上帝揀

選承擔此任務而感到驕傲。

緊張型精神分裂症在現今已非常少見，但似乎也是源自於存在性的不安全感。基本特徵是一種明顯的心理動作障礙（psychomotor disturbance），像是靜止不動（immobility）、緘默（muteness）或是某種明顯的僵直情況（stuperous condition）。〔緊張型的狂亂（catatonic frenzy）也有可能發生；此特徵是過度的肌肉活動。〕當處於極度的不活躍（inactive），這個人可能拒絕說話、移動、進食或穿衣服；此人也可能採取並維持奇怪的姿勢很長一段時間，而且似乎會頑固不聽從、反對及抵抗他人的指示。

至少，在一些個案中，顯然是有某種古怪的妄想引起了緊張型的行為。我曾經治療過一位緊張型的患者，他在康復之後向我解釋，他已經了解到宇宙是由五個基本向度所組成的：三個空間向度，還有時間，而第五個向度則是危及到他的存在。他相信他說的任何話語會將他拉進第五度空間，並置他於煉獄之中。當他開始感覺在醫院比較安全時，他開始願意寫字，之後則願意再度開口說話。知道了他的妄想，就可以理解他的緊張型行為。 243

最後，未分化型精神分裂症指的是一種大雜燴的類別。其中包括了其他「有表現出精神分裂症的各種症狀，但是沒有符合前三種亞型的診斷準則」患者。例如，未分化型這一類會包含那些有時候有妄想且有時候思考不連貫的患者。

親近需求引起的焦慮

根據許多的研究者，一個精神分裂症的人對於人際間的親近感到強烈的焦慮（如Cameron, 1947; Haley, 1963; Sullivan, 1953）。當相關的模板被活化，這個人的焦慮程度就會升高，而且精神分裂症症狀〔如，新語症、離題的連結（tangential associations）、不合邏輯的思考次序（illogical

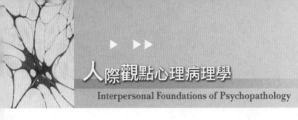

thought sequences），以及妄想〕就會增加。這樣的假設經由Shimkunas（1972）透過實驗加以考驗過，並且Levy（1976）重複相同的實驗程序也得到了相同的結果。在Shimkunas的研究中，總共有六十位的男性與女性住院患者，所有受試者都接受面談；二十位被診斷為妄想型精神分裂症，二十位是非妄想型的精神分裂症，還有二十位是非精神病的精神科患者。實驗者對每一位患者解釋，他試著要發展一套新的面談方法：他會給每位患者看一連串的卡片，每一張卡片上會有一個不同的話題。首先，實驗者會自己思索這個話題，然後報告他自己的想法與態度，接著該患者思索這個話題。一共有八個不同的話題，全都是人際方面的：對其他人感到生氣；幫助他人；依賴他人；被其他人拒絕等。實驗者對每個話題的陳述也就是這個實驗操弄的部分。在其中一個實驗條件下（自我揭露情境），實驗者的陳述都是私人的：他會談談自己的部分，使用像是「我」、「我自己」、「我的」等等的話語，並且鮮明生動地描述了他自己的感受。根據補償性的原則，這樣高程度的自我揭露（高度人際親和）招致受試者也同樣這麼做。在另一種實驗條件裡（非自我揭露情境），實驗者所談論的都是無關乎自己的：他只談論其他人（某個人、他們、人們），並且模糊帶過自己的感受。

接下來的例子正好說明了在「對其他人感到生氣」的話題下，兩種實驗條件之間的差異。

　　自我揭露情境：「當我對某個人生氣時，我很難知道我該做些什麼。有一次我在一個小組討論中，每次我說出我對事情的真實感受，有個人總是用憎恨的、殘忍的說辭批判我所說的話，而且他還會一直沒有原因地擺出那種醜陋、噁心的表情給我看。他真的讓我在其他所有人面前感到很不舒服；他讓我感覺自己真是個大笨蛋。我因為他這樣對待我而真的很看不起他，我害怕得要死，我怎麼會有這樣的感覺，但是因為他這樣對待我，我真想殺了這個醜陋的混蛋。」

　　非自我揭露情境：「當人們對某個人生氣時，他們似乎很難知道該做些什麼。曾經有個人在小組討論中，每當他說出他的意見，就有個人用很不體貼的方式批評他所說的話，而且沒有原因地擺臉色給他看。他總是讓這個人在小組面前感到不自在，他似乎要讓他感到糟透了。這個人總是被另外那個人惹得不高興。他沒有替他多想，而且他可能想要對他做些什麼。但他似乎對於自己對另外這個人的觀感感到不自在。不管怎樣，他可能會想要告訴另外這個人他不喜歡他做過的那些事。」（Shimkunas, 1972, p. 200）

244

　　在自我揭露情境中的陳述，包含了許多自我參照（self-references）及情緒性的字眼，揭露了說話者的感受、反應、態度與想法。相反的，在非自我揭露情境中的陳述則是排除了個人的反應與感受；那些陳述是乏味的、鮮少透露說話者的內在狀態。面談者與患者輪流討論的每個話題中，總是面談者先表達。評分者接著在幾個感興趣的向度上來評比每位患者的反應，並且計算這些評比的總和。每一個向度採用七點量尺（0至6分），因此所有八個話題的總分是介於0分到48分。

　　一個感興趣的測量是指出患者的反應中實際有的自我揭露程度。分數偏低反映了自我揭露較少。表12.5列出在每個實驗條件下所評出的自我揭露分數的平均值。在自我揭露的實驗情境裡，非精神病的患者會追隨實驗者的示範，而有較多的自我揭露。然而，精神分裂症患者在兩種實驗情境中都鮮少揭露自己。他們在兩種實驗情境中的平均揭露程度，都近似於非精神病患者在非自我揭露情境的表現。因此，精神分裂症患者在反應方面都是一致的冷漠。

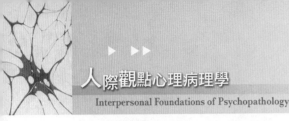
表12.5	患者在每一種實驗條件下平均的自我揭露量		
	精神分裂症		
實驗條件	妄想型	其他亞型	非精神病的患者
自我揭露	14.0	12.3	24.9
非自我揭露	12.4	8.4	13.1

註：節錄自 A. M. Himkunas (1972), "Demand for Intimate Self-Disclosure and Pathological Verbalizations in Schizophrenia," *Journal of Abnormal Psychology, 80*, p. 203。1972年版權為 American Psychological Association 所有，取得作者許可後刊登。

　　然而，有關揭露自我的邀請（以及此種邀請引發的壓力）的確影響了他們的反應。另一項測量是評估患者的反應中是否有特殊或不合邏輯的思考。若評出的分數偏高，表示有許多特殊或不合邏輯的思考——古怪的內容、思考的連結不合邏輯且離題，以及無法理解的思考次序。如表12.6所呈現的，非精神病這一組受試者不論在哪一個實驗情境下被評出的分數都比較低。然而，精神分裂症受試者在自我揭露情境中展現出比較多怪異的思考。顯然，自我揭露所引發的壓力使他們那些屬於思考疾患的病徵更為惡化。

245

表12.6	患者在每一種實驗條件下出現特殊或不合邏輯之思考的平均量		
	精神分裂症		
實驗條件	妄想型	其他亞型	非精神病的患者
自我揭露	12.6	21.3	0.6
非自我揭露	3.4	6.9	1.0

註：節錄自 A. M. Himkunas (1972), "Demand for Intimate Self-Disclosure and Pathological Verbalizations in Schizophrenia," *Journal of Abnormal Psychology, 80*, p. 203。1972年版權為 American Psychological Association 所有，取得作者許可後刊登。

　　另一項測量則是評估患者反應中是否出現妄想的思考。表12.7顯示此測量評比結果的平均值。妄想型精神分裂症患者在自我揭露情境中作出的

反應裡，妄想性思考特別明顯。因此，可以用以下的方式來總結這些結果：精神分裂症患者從不會像非精神病的患者那樣的方式來回應實驗者的自我揭露。可是，精神分裂症患者的確覺得自己被迫要自我揭露，並且在這種壓力下，他們的精神病症狀會變得更明顯。Levy（1976）透過相同的實驗程序也得到同樣的結果，證明了那些正接受藥物治療的患者們也有同樣的影響。

表12.7 患者在每一種實驗條件下出現妄想性思考的平均量

實驗條件	精神分裂症		非精神病的患者
	妄想型	其他亞型	
自我揭露	7.7	2.0	1.7
非自我揭露	1.0	1.8	1.3

註：節錄自 A. M. Himkunas (1972), "Demand for Intimate Self-Disclosure and Pathological Verbalizations in Schizophrenia," *Journal of Abnormal Psychology, 80*, p. 203。1972年版權為 American Psychological Association 所有，取得作者許可後刊登。

案例

　　一位在醫院實習擔任精神科技師（psychiatric technician）的研究生，對於自己和一位患者之間的互動感到困惑，這位患者是二十五歲的失業男性，因為焦慮與憂鬱而住院接受治療。這位患者被形容為他很聰明但在社交上比較笨拙。他自大學畢業後，一直找不到工作，過了一年後他放棄了，變得社會退縮，並且大部分的時間都獨自待在自己的公寓裡。有一天，在看過他的治療師後，他感到氣憤和恐慌，他的治療師建議他住院治療。在住院期間，他被分派給一個精神科技師，這位技師之後寫了一份對他的觀察報告。以下引用的內容是修改自有關這名患者的未公開報告：

　　　　住院第三天，Richard 告訴我他覺得很害怕。他說他與一位女患者坐在戶外的草地上聊天，當時他有一股想要強暴她的強烈慾望。我們沉默

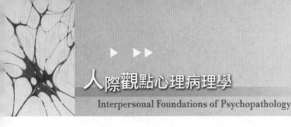

地對坐了一會兒，我問他當時有什麼樣的感受。他說他真的覺得很悲哀。我說：「你看起來好像要哭的樣子。」令我驚訝的是，他真的開始哭了。我試著坐在他旁邊並且偶爾用手環抱著他，試著從物理上與情緒上給他一些安慰。我先增強他的哭泣，告訴他這樣沒關係，以及「哭出來，然後讓這些過去吧」。當他的啜泣減緩，我再一次問他當時是什麼樣的感覺、經驗到了什麼。他說當時感到很痛苦，因為想起了自己是個坐在高腳椅上的小男孩。他改成間斷的啜泣，因為他回想起：「過去那時候我打翻了一個瓶子，我母親開始打我耳光，打我耳光，打我耳光。」當說完了故事，他克制了自己的啜泣。我再問他的感覺、他當時的感受和當時的經驗，他卻發出巨大的吼叫。在吼叫時以及吼叫之後，他看起來十分兇狠。不久便接著發生一個類似恐慌的狀態（a panicky state）。在接下來的十五到二十分鐘裡，他從「我覺得痛苦」反彈到「我覺得憤怒」，從含淚啜泣的深層絕望反彈到兇狠憤怒的最高點，伴隨著詛咒與吼叫。有時他會做出及發出像個五歲小孩般的聲音與姿勢；有時他看起來很迷惘，有時他會駝著背、悲傷又絕望。

246 　　這位精神科技師是根據「宣洩會有幫助」的假設來進行治療工作。然而，藉由重複邀請患者說出他過去當時的感覺，這位技師是在要求患者分享私人的感覺，並且拉近與患者之間的距離。根據我的觀點，像在這樣的案例中，對自我揭露的要求會引發強烈的焦慮並產生反效果。

開始治療一位精神分裂症患者：一項個案研究

　　Arieti（1974）有一本關於精神分裂症的經典之著，內容提到一位罹患精神分裂症的年輕人Mark（pp. 637-645）。在描述這名個案時，Arieti說明了一位治療師在治療早期要如何呈現溫暖、具有支持性和尊重，而不要求個案自我揭露。

　　Mark是一位害羞、已婚的男性，有個三歲大的兒子，曾因覺得孤單、

不容易交到朋友而接受過治療。當精神分裂症發作時他當時二十五歲,以為自己心臟病發作。他覺得可以透過四處走走來向上帝祈求讓他繼續活下來;他認為,如果他停止不動,就會死掉。在他的看法中,他的雙眼總是各自看著不同的方向,因為腦袋裡控制眼睛的肌肉都攪和在一起了。他也感受到自己的大腦組織被拆得四分五裂,並且覺得他的身體撐不住他的心臟而快要掉下來了。因此,他躺在地板上,把腿往上抬並靠著牆,好讓心臟不掉下來。他還預期他的心臟跟血管都會爆炸變成碎片。

　　住院期間他是退縮與憂慮不安的。他聽到其他患者毀謗他,也無意間偷聽到其他女患者說他「**不夠男子氣概**」,還將「他」說成「她」。有時人們好像是在說他正在想的事情。他沒辦法看著別人的眼睛,因為別人會發現那些令他感到丟臉的事情。Arieti得知他因為最近花太多時間與股票經紀人討論股票市場而被開除。在被開除後,Mark跑去替他那身為成功的生意人卻老是責怪及批評他的父親工作。

　　治療早期,Mark唯一可以自在談論的話題就是股票市場,這個話題是他熟悉且能令他感到自己有勝任的能力。Arieti讓他大談股票市場,Arieti提到自己從這些對話當中更加認識了華爾街的生活,並也讓Mark知道這點。另外,Mark有時會表達自己的擔心(如,他是個差勁的先生與父親,因此該結束他的婚姻)。在回應時,Arieti向他保證現在不是做重大決定的時候:他已經經歷了悲慘的經驗,當務之急應是恢復健康。重大的決定應該要等到他覺得比較好的時候再說。後來,當Mark回憶治療的早期階段時,他說:「**你讓我覺得自在,你能接納我,不批評我;你接受我,包括我所有的錯誤。**」他有很大的改善,大部分有關身體的妄想都消失了。

　　此處的重點是在治療早期,Arieti並沒有問Mark他的想法與感受,也沒有給Mark壓力要他提供之前生活的細節。相反的,他發現了一個中性且非關個人的話題(股票市場),他們可以一起討論,讓Mark得以對一個有興趣的聽眾展現他的能力。治療早期的一項重要目標就是降低Mark的焦慮。除了開給他降低焦慮的藥物之外,Arieti試著移除那些與攸關長遠生

247

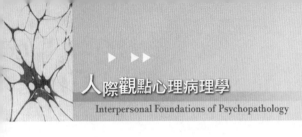

活的決定有關的壓力。他向Mark保證所有迫切的決定最終都可以（也終會）解決。無疑地，Arieti的態度也傳達對Mark會康復的信心，而且Arieti所作的保證傳遞出來的信心也可能有助於降低Mark的焦慮。

最終，Mark提到了他的家庭背景。他父母親的婚姻並不快樂；他的父親是個好的供養者，但卻疏離、冷漠對待他人並且批評周遭的人。當父母吵架時，Mark站在母親那邊，因為他覺得母親會保護他不受父親的傷害。他覺得母親是他唯一可以溝通的人，只有她才知道他的感受、需要和想法。她可以向他解說這個世界，而且保護他遠離許多她曾告誡過的危險與威脅。他也覺得虧欠母親而傾聽及接受她的觀點，即便是這些觀點不太符合他自己的想法。

直到童年期結束，情況有了改善，他交了幾個朋友。他成功完成大學學業，獲得一份穩定的工程師工作，並在二十二歲時娶了Rosette；他開始像以前依賴母親那樣地依賴Rosette。這對夫妻在婚後第一年就生了一個小孩，可是沒多久，Mark因為總是太慢完成工作以及跟其他人處不來而被開除。接著，他接受了父親的建議開始為父親工作。可是，他們兩個人也處不好；他開始覺得父親就像是母親所描述的那種怪物。他父親老是批評所有他做的事情，這降低了Mark的信心並使他出錯，而他妻子的要求似乎也愈來愈多，他覺得他自己的某些部分從一開始就不對勁。此時就是他精神病發作的時候。

Mark在治療早期便有所進展，但不幸地，股票市場卻在這個時候走下坡。他賠掉了自己的獲利，也賠掉其他親戚借他投資的錢。他覺得自己在別人眼中很渺小，他的自尊也粉碎了。Mark變得灰心與消沉，但此時妄想及幻覺並未再度出現。但他仍然相信人們在嘲笑他，他變得更害怕接近人們。在人群中，他看見有許多眼睛看著他，還有許多人在談論他；當某個人看著他，他就必須看著地上或望向其他地方。

等到治療開始處理這些症狀的時候，他開始承認，當他預期其他人在笑，他就會看見別人對他笑，而且因為他相信他們應該是對他笑，所以他

會預期看到其他人在笑。他開始了解「他對別人的恐懼」與「他覺得自己 248
不適任的感受」有關；其中一個會強化另外一個。他愈是害怕，愈覺得自
己不適任；而他愈覺得自己不適任，他就變得愈害怕。

精神分裂症患者的衝動性思考

精神病性的信念（psychotic beliefs）會引起強烈的焦慮，而且當一個
人感到強烈的焦慮，他的推論就很容易變得輕率與衝動。學者們有時會將
精神分裂症患者衝動的推論描繪成一種無效的演繹推理。例如，Von
Domarus（1944）認為一個精神分裂的人可能會像下面這樣的推理：

1. 所有的 A 都是 C；
2. B 是一種 C；
3. 因此，B 是一種 A。

（具體的例子像是：白癡犯錯；我犯錯；因此我是一個白癡。）雖然
這種推理是無效的，但我們的確用這種推理來產生假設。不過，我們在這
樣做的時候，會用諸如「可能」、「或許」與「我不知道是否」這樣的詞
語來修飾我們的推論，以強調這些推論的假設性質（tentativeness）。因
此，我們對我們自己說：「精神分裂症患者會表現出不連貫或不合邏輯的
思考；Jones 表現出不連貫或不合邏輯的思考；因此，我不知道 Jones 是否
可能有精神分裂症。」然而，在強烈的焦慮下，這些修飾詞會被遺漏或漏
看了。因此，一個嚴重焦慮的人（像是 Mark），就會得到那些支持這些妄
想信念之基礎的匆促推論。然而，隨著治療的進行，這樣的人會覺得比較
不那麼焦慮，通常就可能可以去辨認及重新檢驗一些日常生活的推論，並
將這些推論標定為假設（hypotheses）。在標明為假設後，這些推論將可透
過實驗來加以檢驗，然後這些推論遲早會獲得確認或未獲證實。

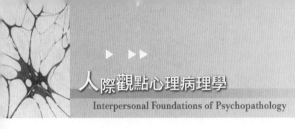
摘　要

　　我們從「素質—壓力模型」的觀點來詮釋精神分裂症。根據此一假設，一個生理上易罹病的體質加上生活經驗，會使這樣的人容易罹患精神分裂症。這樣的脆弱性有一部分是反映在精神分裂症患者與其家屬身上所觀察到的注意力障礙。接著，當一個有此種高度脆弱性的人遭遇嚴重的壓力情境，這個人相對就有較高的可能性出現此種症候群。

　　當一個家庭中的兩個世代都顯現出注意力障礙，似乎也比較可能會出現缺乏組織的溝通模式。這些家庭模式也可能包含了侵入性（intrusiveness）、界限的混淆（confusion of boundaries），以及嚴重的批評或帶有敵意的控制。在這樣的情況下，家庭裡的互動也可能導致失功能的信念（包含存在性的不安全感），並且對年輕人造成強烈的壓力。結果，孩子可能被孤立、社交退縮，以及變得非常焦慮。有關親近的需求可能更進一步加強了這個人的焦慮。接著，當受到足夠大的壓力，有脆弱性的人可能就屈服於精神分裂症之下了。

　　素質—壓力模型也可能運用在本書所描述的其他疾患上。在下一章，我們會總結幾個主題來作為本書的結論。在這些主題之間，我們會說明素質—壓力模型可以如何廣泛應用到一些比較輕微的精神病理上。

249

Part 5

第五部分

結論

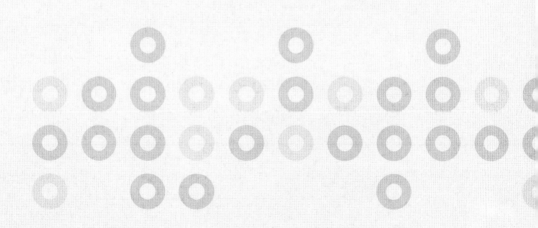

第十三章

心理病理的人際觀點

本書已經強調了人際動機在解釋心理病理現象時所扮演的角色，並且 253
強調了「成就自我」與「人際親和」這兩大類人際動機。假如心理學家試
圖解釋為什麼溝通訊息會模糊曖昧、為什麼某一事件會是有壓力的，或是
為什麼有人會採用情緒化的反應，很重要的是要理解這個人究竟想要達成
什麼。相同一種症候群或行為可能有不同的解讀，端視背後的動機而定。
除非我們能了解行為背後的動機，否則，我們將無法正確地了解懼曠症、
禁食及自我傷害等等的行為。

許多人格疾患正好示範說明了人際動機的重要性。經常可見到某種特
殊的人際動機有助於我們組織某一人格疾患的診斷準則，而使我們得以從
人際的角度來形成我們在概念上對該人格疾患的了解。本章首先回顧這些
具有組織力的動機（議題）。我會證明一種人格疾患通常可以從下列的層
面來描述：某種受威脅的動機、用以滿足該動機的各項策略，以及該動機
受挫時的各種反應。同時，我也說明了各種人格疾患以及第一軸疾患一般
都反映了某種在「人」與「情境」間的交互作用；這樣的交互作用有助於
我們解釋為什麼許多診斷類別經常需要是一種模糊的定義。本章我們將從
人格疾患開始探討。

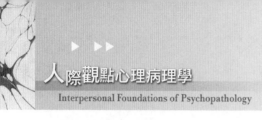

人格疾患和性格的脆弱性

多數人格疾患的診斷準則都明確提到一種特定的脆弱性。最清楚的例子包括依賴型、畏避型、邊緣型、自戀型、戲劇型及偏執型人格疾患。這些每一種人格疾患的診斷準則都屬於以下三類的其中一種：(1)基本的脆弱性——一種鮮明或容易受威脅的動機；(2)人們用來滿足該動機而使用的各項策略；(3)該項動機受挫時所產生的負面情感；以及(4)人們嘗試調節這些負面情感時所使用的方法。

有詳細提及某種動機的人格疾患

基本的脆弱性　這個具有組織力的動機反映了某種「趨樂避苦」的希望，也就是，人們希望獲得自己渴望的狀態或是避免自己嫌惡的狀態。例如，邊緣型人格疾患其中一項診斷準則（準則1）就提到患者會嚴重害怕自己被遺棄；戲劇型人格疾患其中一項主要診斷準則（準則1）就描述了一種當患者無法成為眾人的注意焦點時，會有的一種急切又強烈的不舒服；自戀型人格疾患其中一項診斷準則（準則4）提到的是患者過度需要他人的讚美；偏執型人格疾患其中一項診斷準則（準則3）則是提到一種想保護自己而不被他人惡意對待、羞辱及剝削的動機。

畏避型人格疾患其中一項診斷準則所強調的是一個人的不適任感，以及那種想要避免被拒絕、不被贊同、被批評和被嘲笑的渴望（準則1、2、3、4）。依賴型人格疾患的診斷準則所強調的是一種強烈的無助感與不適任感，並強烈希望有其他人可以來負責（準則2、4、5、8）。這些動機都源自一種「在與他人有所連結時覺得自己很脆弱」的觀感。雖然 *DSM-IV-TR* 試圖將臨床推論的成分減到最少，但以上所描述的診斷準則卻全都是描述一種想要獲得某種渴望狀態（如，他人的注意、讚美）的強烈動機，或

254

是描述一種想要避免某種嫌惡狀態（如，被他人遺棄、拒絕、無助或羞辱）的強烈動機。

為了滿足動機所使用的策略　第二類的診斷準則所描述的是一個人為了滿足重要動機而表現出來的行為。例如，戲劇型人格疾患患者一般會運用身體外表（準則4）及誇大的情緒（準則6）來獲得他人的注意。自戀型人格疾患患者會剝削他人（準則6），誇大自己的重要性（準則1），幻想自己有無止盡的成功、權力、聰明或美貌（準則2），以及相信自己很特殊且擁有特殊的權勢或名聲（準則3、5）。這兩種人格疾患患者很明顯都在試圖得到某種渴望的狀態（其他人的注意力和其他人的讚美）。在治療情境中，戲劇型及自戀型的人也都經常希望從臨床工作者身上得到些什麼，而臨床工作者們也表示，至少在一開始時，與其他的病人相比，會比較想與這類的病人有更多的連結（Wagner, Riley, Schmidt, McCormick, & Butler, 1999）。

　　其他的人格疾患患者則是為了避免某種痛苦狀態而表現出一些防衛策略。畏避型人格疾患患者會努力透過減少社交接觸來避免自己被其他人拒絕（準則1）；他們會在親密程度、新的關係、自己承擔的風險上加以設限（準則3、5、7）。依賴型人格疾患患者則努力不讓自己陷入無助，而想要找其他人來負責（準則2）以及尋找各種方法來取悅他人（準則3、5）。偏執型人格疾患患者則極力避免自己被其他人羞辱，而時時對其他人的惡意對待（準則1）、不忠（準則2、7）和虐待（準則3、4、5、6）保持警戒。

當動機受挫時所出現的反應　第三大類的診斷標準描述的是一個人在重要動機受挫時會出現的反應。依賴型人格疾患患者在孤單時會感到不舒服、焦慮或無助（準則6）。邊緣型人格疾患患者在情感、自我認同和人際關係上會突然轉換到對立的狀態裡（準則2、3、6、8）。自戀型人格疾患患者會變得嫉妒（準則8）。偏執型人格疾患患者會因為那些代表其他人懷有惡

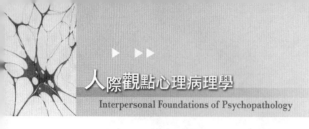
意的徵兆而開始感到憤怒（準則6）。

如何因應重要動機受挫時產生的負面情感　剩餘的診斷準則所描述的是一

255　個人會如何因應此受挫動機引起的負面情感。依賴型人格疾患患者在親密
關係結束時便急切地尋找另一份關係（準則7）。邊緣型人格疾患患者會對
自己或對其他人做出衝動化舉動（acting-out behaviors），包括衝動的或自
殺的行為（準則4、5）。自戀型人格疾患患者會變得自大、傲慢（準則
9），或許還會剝削其他人（準則6）。偏執型人格疾患患者則會立刻反擊
（準則6）。例如，Kemperman、Russ和Shearin（1997）曾指出，人們通常
會透過明顯地傷害自己（如，割腕）來減輕負向情緒帶來的痛苦。

隱含某種人際動機的人格疾患

　　強迫型人格疾患及類分裂型人格疾患的診斷準則都暗指某些動機，但
*DSM-IV-TR*卻沒有給予明確的名稱。強迫型人格疾患患者可能會極力保護
自己不被批評，並努力獲得他人的贊同。此疾患大多數診斷準則描述的是
各種被患者用來證明自己可不被批評的策略：求完美（準則2）、獻身於工
作（準則3）、有良心（準則4），以及僵化頑固（準則8）與吹毛求疵地專
注著規則和秩序（準則1）。

　　類分裂型人格疾患患者會對與他人親近（closeness）感到非常不舒
服，並試圖讓自己與他人保持距離。以Edvard Munch為例，我們認為一位
類分裂型的人會為了保有自我的完整性而將與他人接觸的機會減到最低。
假如認定那種「想保有自我完整性」的動機是類分裂型人格疾患的基礎，
那麼就得以澄清為什麼類分裂型人格疾患患者會選擇獨自一人活動（準則
2）、對性鮮少感到興趣（準則3）、對獎賞與懲罰似乎也很冷淡（準則6），
以及在情緒上顯得冷酷和疏離（準則7）。

缺乏某種統整性動機的人格疾患 ▪

反社會型人格疾患患者似乎鮮少感到罪惡或懊悔（準則7）。此一診斷類別的其他準則主要是描述一些反映此種缺乏良心特質的反社會行動而已，像是犯下非法勾當（準則1）、欺騙其他人（準則2），以及有衝動性、攻擊性且不負責任的舉止（準則3、4、6）。這些準則似乎並未暗指患者有哪一種易受威脅的動機。

分裂病型人格疾患的診斷準則似乎同樣缺乏某種統整性的機動（integrating motive）。實際上，這些診斷準則似乎非常像是輕微的精神分裂症症狀：關係意念（準則1）、古怪的信念和神奇式思考（準則2）、不尋常的知覺經驗（準則3）、古怪的思考和言談（準則4）、不合宜的情感（準則6）以及異常的行為（準則7）。因此，對於反社會型和分裂病型人格疾患來說，我們無法證明這些診斷準則有描述到某種具有自我保護性質的人際動機、用來滿足此動機的各種策略，或是當動機受挫時會有的反應。所以，這兩種疾患似乎與其他八種人格疾患在質的方面有明顯的差別。

總之，大部分的人格疾患都強調了某種重要的人際動機：為了得到注意，而努力與他人有所連結（戲劇型）；努力與他人有所連結，以免自己變得無助（依賴型）；努力得到他人的稱羨（自戀型）；與其他人保持距離（類分裂型）；避免感覺自己被遺棄（邊緣型）；避免去接觸那些可能會拒絕或不贊同自己的人（畏避型）；保衛自己以免受到其他人的惡意對待（偏執型）；以及努力獲得他人的贊同，並努力避免被他人批評（強迫型）。

臨床工作者們在描述人格疾患時偶爾會談到某種適應不良的人際模式（maladaptive interpersonal pattern; L. S. Benjamin, 1996; Carson, 1969; Kiesler, 1983, 1996; Leary, 1957; McLemore & Brokaw, 1987; Pincus & Wiggins, 1990; Strupp & Binder, 1984; Sullivan, 1953）。這個用詞一般被用來強調一個人具有自我挫敗性質的人際行為（self-defeating interpersonal

256

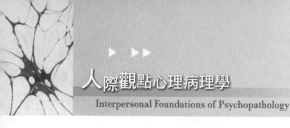
behavior）。我在本書也試著強調一個人會在哪些特殊方面出現適應不良的行為。當一個人符合某種人格疾患的診斷準則，就表示這個人用來滿足某種人際動機的各項行為策略行不通。因為這些行為曖昧不明，可能反過來傷害到自己：例如，與其說戲劇型的人是在吸引其他人，似乎反倒比較像在操弄別人；與其說強迫型的人是在追求完美的表現，反而比較像拘泥於形式；與其說依賴型的人在求取他人的照顧，似乎比較像一個貧困的人；與其說畏避型的人是在保護自己不受到被他人拒絕的傷害，似乎比較像是對其他人不感興趣。故此，當一個人的努力反過來傷害到自己，他們正好挫傷了那個他們原本打算予以滿足的動機。結果，這個人在主觀上感受到痛苦，這樣的痛苦會讓這個人試圖採用一些非建設性的方法來加以緩和（如，自傷行為、反擊別人）。所以，治療必須聚焦在前述這種整體概念性的描繪裡所提到的每個層面——具有自我保護性質的人際動機、欲滿足重要人際動機卻無效的策略、所帶來（無法控制）的負面情感，以及調適負面情感時採用的那些具有自我挫敗性質的因應策略。

動機在人格疾患中扮演的核心角色

我在本書裡假設大部分的人格疾患都源自某一種受挫的人際動機。可是，此種動機無法直接觀察到，通常需要從一個人的自我報告（self-report）及外顯行為來推論。為了提供有效的自我報告，人們必須具有某種程度的心理智慧能力（psychologically minded）、擁有自我反省能力，和願意坦露自己。而某些人可能無法或不願意提供這類得以辨識出相關動機的資訊。

假設有一個人容易經常表現出自己的脾氣和憂鬱，並且似乎符合邊緣型人格疾患的每一項診斷準則，但有個例外：這個人否認自己對於真實或想像中的遺棄有任何一點點的擔憂（或想要去避免）。也就是假設這個人表示自己不在意是否會被遺棄、被拒絕或失去親近的關係，因此，我們假設的這個個案已經符合邊緣型人格疾患九項診斷準則中的八項，但是卻宣

稱他人的意圖或行動，和他（她）的情緒轉變、自我認同的轉變、發脾氣、衝動行為、空虛感以及不穩定關係之間，一點關係也沒有。如果我們接受他（她）的自我報告是有效的，那麼我們仍應該認定此人有邊緣型人格疾患嗎？或許不會。至少，人際理論學家們會盡力尋找其他可能的解釋和診斷——或許一個單純的生理性解釋不需要像是「害怕被遺棄」或「受挫之人際動機」之類的概念。特別的是，一位人際理論學家或許不會使用「邊緣型人格疾患」的標籤來形容那些從生理層面最能解釋其特質的人。對一位人際理論學家來說，只有人際動機才能在診斷上以及在治療上都做出某種顯著的區別。

257

　　另一方面，一位人際理論學家可能會質疑該人有關自己不在意是否被遺棄的說法。換句話說，雖然個案自認並不在意是否被遺棄，人際理論學家仍然會對此心存懷疑。這位符合邊緣型人格疾患九項診斷準則中之八項的人，有可能是基於某些理由，而無法辨識出、承認或描述出他（她）基本上的動機。某一項關於這個具組織力之動機的推論，總是一種暫時性的假設而已，並不是一種邏輯演繹的結果，也不是一種可觀察到的事實，所以只是一種幫助我們如何進一步詢問下去的指引而已。就像其他任何一種假設都需要接受考驗，看看這個假設隨時間過去後是獲得確認還是被拒絕。如果假設獲得確認，便能澄清該人的問題、聚焦出治療的目標，並有助於我們同理到該人的經驗。可是，如果假設未獲確認，就必須放棄此假設，以形成另一個關於此個案的整體概念描繪。

　　有時候一個人會符合（或幾乎符合）一種以上的人格疾患的診斷準則，因此可能有一種以上都變得敏感的動機會影響到這個人。例如，同樣的一個人可能渴求獲得其他人的注意（某種屬於戲劇型的人會有的動機），並且還努力避免自己被遺棄（某種屬於邊緣型的人會有的動機）。事實上，戲劇型與邊緣型人格疾患經常一起發生（Davila, 2001; D. C. Watson & Sinha, 1998）。一個人也可能渴望獲得他人的注意（某種屬於戲劇型的人會有的動機）和稱羨（一種屬於自戀型的人會有的動機）。我們經常會看

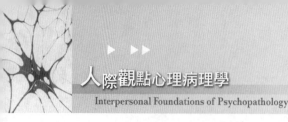
到，一位符合這兩種其中一種人格疾患之診斷準則的患者也符合另一種的診斷準則（Marinangeli et al., 2000）。甚至這兩種鮮明的動機有可能彼此相衝突（如，依賴型的人會有的動機可能和自戀型的人會有的動機相衝突），進而使這個人的生活更加複雜。

受威脅的動機以及「人」與「環境」之交互作用

　　一個人際動機是如何變得這樣鮮明的呢？是什麼使得人際動機變得如此緊迫，以至於該動機的經常受挫會產生一種人格疾患？就某個方面來說，一個人可能因為多年來所累積的挫折，而學到了強烈的自我懷疑（self-doubts）——如，懷疑自己對其他人的吸引力、懷疑自己的效能、懷疑自己是否獲得其他人的尊重。為了駁斥這些自己不想看見的假設並且除去這些自我懷疑，這個人可能會變成對相關的可能證據非常敏感：我對其他人有吸引力嗎？我會不會被其他人遺棄？我能不能保護自己不被其他人羞辱？簡言之，這個人會學到自己有必要持續考驗並反駁這些負面的假設，因而能夠向自己擔保。所以，愈是自我懷疑，就愈需要（有動機想要）獲得這類的再保證。

　　因此，這個緊迫的動機可能引發認知上的謬誤（cognitive biases），而此種謬誤使得這種適應不良的循環會持續發生下去。例如，想要「避免被遺棄、被拒絕、被羞辱、被批評和不被贊同」的動機具有保護自我的功能。為了保護自己不被他人惡意對待，偏執型人格疾患患者會高度懷疑其他人。多疑會降低一個人的客觀性。偏執型的人的心思單純，只有一個目的——也就是想要透過偵測有關詐騙、欺瞞、剝削、背叛等等的證據，以避免自己被其他人羞辱。因此，他們做出了有所謬誤的搜尋；那些相反的證據就會被他們忽略掉。當偏執型人格疾患患者偵測到關於他人惡意的證據，他們很快就會堅信他們先前的懷疑獲得了確認。然後此種「發現」就會強化了原先要自己保持警戒的需要性。

258

就某種程度來說，認知謬誤可能與每一種以「一種極度想要保護自己的動機」為核心的人格疾患都有關連。一位邊緣型人格疾患患者可能在覺知那些代表「自己被遺棄」的徵兆時有所謬誤；一位畏避型的人，則是在代表「自己被拒絕」的徵兆上有所謬誤；強迫型的人則是在代表「自己被批評」的徵兆上；類分裂型的人則是在代表「其他人希望與自己有所連結」的徵兆上產生謬誤，諸如此類。所造成的假警報都會使該人更感受到動機受挫和負向情感，因此該人更可能使用那些不良適應的方法來減緩痛苦。

此一緊迫性的動機構成了某種易受傷害或易罹病的脆弱性或素質；這可能是一種與特質相似的「個人變項」，是透過「氣質」（天賦的生理品質）與「經驗」間的交互作用而逐漸習得的。某些脆弱的人很幸運，並不常遭遇到那些會使重要動機受挫的情境。所以他們雖然脆弱，卻總因此能夠舒緩自己因重要動機經常受挫而引發的情緒苦惱。因此，心理病理可能源自於兩種類型的交互作用。

我們將在下一節討論這兩種類型的交互作用：首先是脆弱性本身（可歸因於「基因」與「環境」間的交互作用），然後是人格疾患（和「脆弱性」與「情境」間的交互作用有關）。我們先討論人格疾患，然後探討第一軸的症候群。

脆弱性是如何發展的：「氣質」與「經驗」間的交互作用

「氣質」一詞指的是那些原本受生理層面決定但可經由後天經驗來加以修正的人格特質。一個才出生十天卻屬於苦惱氣質（distress-prone）的嬰兒，大大受到早年與主要照顧者間之互動經驗的影響。如第三章提過的，van den Boom（1994）研究了剛出生但屬於易苦惱氣質的嬰兒。在沒有實驗介入的情況下，那些處於自我保衛的母親們，只有在嬰兒感到痛苦時才不會忽略他們。然後，當這些嬰兒在一歲大左右接受陌生人情境的測試，這些嬰兒有多數都屬於不安全型依附。如果這些母親接受特別訓練並學習如何處理有易苦惱氣質的嬰兒，這些母親就會對這些嬰兒有更多的反應，

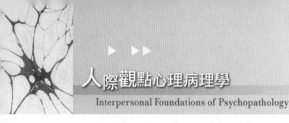
這些嬰兒通常就變成了安全型依附。因此，兒童的「遺傳」因素再加上某個特別沒有反應的環境，就會產生脆弱的（屬於不安全型依附的）兒童。

已由生理因素決定的性格（biologically determined characteristics）通常也會形塑兒童的環境。請試想一位（基於生理上的因素而）非常容易分心的兒童。高度分心的兒童可能對其主要照顧者帶來非常負面的影響（Hallowell & Ratey, 1994，第五章）。一個不停扭動又容易分心的兒童很容易激怒成年人，而導致成年人批評、責備和訓斥小孩這類的行為。此種生物因素再加上在人際上所造成的後果，將影響到兒童的自我形象、自信和勝任能力。

接著介紹第三個例子，請試想一位因生物因素而容易焦慮的兒童。這個小孩會去注意在那些較勇敢兒童會大步向前的環境中存在的危險及威脅。假使這位容易焦慮的兒童被單獨留下，這個小孩可能很容易就辨認出潛藏的危險、相信自己沒有能力面對，並想到其他人是不可依靠的。這些認知和伴隨的感受及身體感覺，都可能會使這個兒童變得對遺棄敏感。就在這樣的過程中，基因與環境會共同作用，產生一個鮮明且容易受威脅的動機。

人格疾患以及「脆弱性」和「環境」間的交互作用

接著，一個人的脆弱性又反過來與環境交互作用，而產生了人格疾患。有些脆弱的人很幸運地不常遭遇挫折情境。雖然這些人有脆弱性，但是他們可以舒緩自己的情緒苦惱或損害的功能。例如，一個理想的配偶或是最好的朋友，或許能可靠地滿足脆弱者的重要動機，因此讓脆弱的人免於變成邊緣型、依賴型或戲劇型人格疾患。然而，其他脆弱的人就沒有這麼幸運，他們重複遭遇到那些會使重要動機受挫的情境。

我們在第六章曾舉出 Shoda 等人（1994）的研究，以參與夏令營的兒童們為例來說明「人」與「情境」的交互作用。高度攻擊性的兒童展現出攻擊行為，但每一位兒童在某種特異的環境中都會這樣做。同樣的，我們

259

也可預期一些偏執型的人會對同事們的輕蔑言語特別敏感（如，覺得同事的話裡隱含有貶低自己勝任能力的訊息），而其他偏執型的人，可能對於朋友及家人不恰當的人際親和表現特別敏感（如，暗指對方對自己不忠的線索）。

套用到第一軸疾患

「人」與「情境」間的交互作用也幫助我們了解第一軸的疾患。例如，我們曾提過有關憂鬱的模板是源自於各種生理決定因素和人際經驗之間的某種組合。此模板構成了一個人的脆弱性。因此，當這個高度脆弱的人遭遇一個非常有壓力的情境（如，人際親和方面的某種失落，或成就自我方面的某種挫敗），此模板就會被活化，產生了重度憂鬱發作。沒有此種脆弱性的人以及鮮少遭遇壓力情境的人似乎就比較不會表現出這種症後群。

精神分裂症也示範說明了「人」與「情境」的另一種交互作用。如果一個人有某種生理上的體質，又加上特別某一類的相關經驗，這個人就比較容易罹患精神分裂症。因此，當這個高度脆弱的人遭遇重大壓力源（如，工作上的嚴重挫敗、關係上的某種混亂狀況），精神分裂症就會發作。如果一個人沒有此種脆弱性，或是有此種脆弱性的人並未遭遇壓力，精神分裂症症狀可能就不會發作。

我們已經用這種方式解釋過許多第一軸的疾患——伴隨懼曠症之恐慌性疾患、強迫症、重度憂鬱疾患、神經性厭食症、轉化症，以及精神分裂症。在這每一種病情中，基因與環境的交互作用似乎造成了某種脆弱性，然後在一個有某種脆弱性的人遭遇顯著的壓力時，某種症候群就會發生。 260

因此，根據本書，受挫的人際動機在第一軸與第二軸的疾患中都扮演了某種重要的角色。或許這就是爲什麼罹患第一軸疾患的人通常也罹患有第二軸疾患（如Davila, 2001; Docherty, Fiester, & Shea, 1986; Segrin, 2001; Widiger, 1989）。Corruble、Ginestet和Guelfi（1996）在報告中提到，20%到50%的重度憂鬱症住院病人以及50%到85%的重度憂鬱症門診病人，同

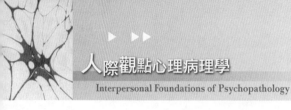
時還罹患一種人格疾患。Shea、Glass、Pilkonis、Watkins和Docherty（1987）發現35%的重度憂鬱症患者還罹患一種或一種以上的人格疾患。毫無疑問，還有許多其他的人被診斷出罹患某一種疾患卻還又表現許多與其他疾患有關的特質（沒有真正符合全部的診斷準則）。

人格疾患在人際空間的位置

若某種人格疾患的診斷準則能以某種特殊的人際動機為核心來加以組織，那麼此人格疾患就應該能落在二維向度之人際空間內的某個位置。例如，戲劇型者的動機（「為了得到他人的注意而與他人有所連結」），暗指一種想與人連結並影響他人的動機，因此，戲劇型人格疾患應落在人際空間的右上象限（與他人有連結且能影響他人）。同樣的，依賴型者的動機（「與其他人連結並由其他人來承擔責任」），暗指依賴型人格疾患應落在人際空間的右下象限（與他人有連結且屈服於他人的影響力）。

有好幾項研究已經針對人格疾患進行了量化和圖示的工作。Pincus和Wiggins（1990）曾為了評估與不同人格疾患有關的人際問題（受挫動機），而針對一個以大學生為對象的大樣本施測問卷。圖13.1指出了六種人格疾患每一種各自有的典型人際問題在圖形上的位置。透過患者自己的陳述，戲劇型、反社會型和自戀型人格疾患患者們很容易太快去掌控其他人（偏高的成就自我）。戲劇型人格疾患患者還會太輕易與其他人連結（偏高的人際親和），而反社會型人格疾患患者則是不與其他人有所連結（偏低的人際親和）。依賴型、類分裂型和畏避型人格疾患患者們因為感覺自己比較差勁或不適任，而太容易屈服於他人（偏低的成就自我）。依賴型人格疾患患者還會太輕易與其他人形成連結（偏高的人際親和），而類分裂型人格疾患患者則會避免與他人有所連結（偏低的人際親和）。

其他學者也都在病患及學生樣本中得到類似的結果（Blackburn, 1998; DeJong, Van den Brink, Jansen, & Schippers, 1989; Matano & Locke, 1995;

Morey, 1985; Overholser, 1996; J. P. Sim & Romney, 1990; Soldz, Budman, Demby, & Merry, 1993; Trull, Useda, Conforti, & Doan, 1997）。根據C. C. Wagner、Riley、 Schmidt、McCormick和Butler（1999）的歸納，圖形上的位置都是各種人格疾患的典型位置。自戀型人格疾患患者具有偏高的成就自我以及中性的人際親和（他們需要獲得他人的敬重及稱羨）。偏執型及反社會型人格疾患患者有偏高的成就自我以及偏低的人際親和（他們想要影響別人，但不想與其他人有所連結）。畏避型、類分裂型或分裂病型人格疾患患者則是兩種動機都偏低（他們想要透過維持被動以及與他人沒有連結，來保護自己）。依賴型人格疾患患者則有偏低的成就自我以及偏高的人際親和（他們想要與某個人在一起，好讓對方承擔責任）。戲劇型

261

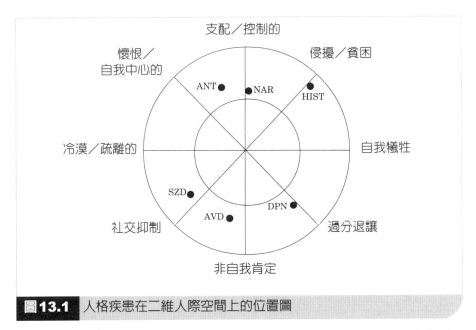

圖13.1 人格疾患在二維人際空間上的位置圖

註：ANT=反社會型人格；AVD=畏避型人格；DPN=依賴型人格；HIST=戲劇型人格；NAR=自戀型人格；SZD=精神分裂病性。節錄自A. L. Pincus & J. S. Wiggins (1990), "Interpersonal Problems and Conceptions of Personality Disorders," *Journal of Personality Disorders, 4*, p. 348。1990年版權為Guilford所有，取得許可後刊登。

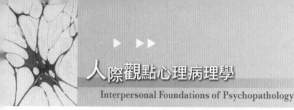
人格疾患患者則是兩種動機皆偏高（他們想要能夠影響他人，而與其他人有連結）。邊緣型人格疾患患者則是因為本身許多的不穩定性，所以似乎不會落在圖形裡某個固定的位置。

　　Matano和Locke（1995）研究了有某種人格疾患的酒精依賴者。根據他們的結果，那些有不適任感（inadequacy）的患者在主觀上有較大的痛苦。因此，相較於自戀型、反社會型或戲劇型人格疾患的酒精依賴患者，那些依賴型、畏避型或類分裂型人格疾患的酒精依賴患者一般會提到比較全面性的痛苦。兩位作者也發現，那些有動機想要影響其他人的患者們（自戀型、反社會型及偏執型的人）似乎「**有時得放棄自己的自主性及控制權──不論是參加了某種治療方案，還是參加了可以有更多權力的酒癮匿名團體**」（p. 66）。換句話說，依賴型人格疾患患者──太輕易放棄掉自己的控制權──似乎「**很難抗拒對方舉杯邀酒的社交壓力**」（p. 66）。作者們也認為，那些有高度人際親和的患者們（戲劇型與依賴型的人）似乎也「**很難尊重與維持治療裡的各種界限**」（p. 66），而那些與其他人比較沒有連結的人（類分裂型、畏避型、偏執型以及反社會型的人），都似乎難以允許自己投入到與他人的互動中。這些人常會發現自己在個別或團體治療中很難運用自我揭露來促進人際間的連結。

　　各種疾患在圖形上的排列也幫助我們預測哪一些疾患比較容易會共同發生。比起相距較遠的疾患，在圖形上的位置較為靠近的疾患比較有可能一起發生。那些在直徑上相對立的各種疾患，像是反社會型人格疾患與依賴型人格疾患，彼此之間屬於負相關。與其中一種疾患有關的動機，正好與另一種疾患有關的動機相反。戲劇型人格疾患與類分裂型人格疾患也是如此。所以，一個人際取向的整體概念描述有助於我們組織大部分人格疾患的診斷標準，因此凸顯了這些人格疾患彼此的相似性、差異性以及一起發生的型態。

262

心理病理學中的模糊概念

爲了總結本章，我們回到「模糊的類別」這個概念上，有非常多的診斷類別都具有此種特性。如果某一類別有精細的定義，所有的診斷準則將變成從個別來看都是必要的（necessary），但聯合起來看就屬於充分的（sufficient）；也就是，每一位符合某一診斷類別之診斷準則的患者，將會展現相同的定義特徵。然而，同樣屬於某一種模糊類別的成員們彼此有比較高的異質性，他們的診斷標準彼此重疊但不會完全相同。爲什麼我們不更精確地定義這些診斷類別呢？我們現在可以回答這個問題了。

人格疾患

當一個人試著滿足一項重要的動機，這個人可以有不同的方式達到目的。兩位有強迫型人格疾患的人可能都會拚命希望不被其他人批評，但是其中一位可能藉由圓滑、謹慎、注重秩序來達到目的，而另外一位則可能是藉著不眠不休的工作來達到這個目的。他們的目標是相同的，但他們的策略不同。

同樣的，屬於同一個診斷類別的人在動機受挫時，可能會有不同的反應方式。兩位邊緣型人格疾患的人可能都感到自己被遺棄了，但是其中一位可能變得憂鬱，而另一位可能變得憤怒。他們都展現了負面的情感，但他們在特定的情感種類上是不同的。第三，不同的人可能以不同的方式去因應負向的情感：一個藉由暴飲暴食，第二個懷著復仇的憤怒，第三個則表現出自殺的姿態。因此，一種疾患可能歸因於某個受挫的特殊動機，但可能有不同的表達方式——會有不同的策略、對挫折的情緒反應，以及調整負向情感的因應方式。因爲這些不同的表現，所以診斷類別需要一個模糊的定義。

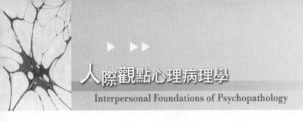
第一軸的症候群

像是恐慌發作及重鬱發作等第一軸的症候群，也需要一個模糊的定義。根據我們的解釋，相關元素彼此間的網絡形成了一種平台——也就是一個核心的元素再加上相關的感覺、認知，和各種身體感覺。因為每個人的歷史都是獨特的，因此每個人實際真正有的元素多少有些差異，所以這些症候群需要一個模糊的定義。

本書首先從下面的主張開始：「**人際間的溝通非常強而有力。一個人傳遞給其他人的訊息，不論是言語或非言語的，可能滿足了某種重要動機，而帶來了快樂；但訊息也可能使動機受挫，而造成了痛苦。**」我們已經將人際動機分類為「人際親和」或「成就自我」（或兩者都是），並在全書中從這些動機的角度來探討人際行為。所以，如果不清楚一個行為背後的動機，行為將是曖昧模糊的。

人際動機都與一個人有關自己、他人的形象有關，並且這些認知進一步解釋了為什麼某些動機會變得如此突出。大多數的人格疾患或許都可以這種動機為核心，而許多第一軸症候群也都可能從一個因過去長期受挫的動機而形成的模板來了解。因此，受挫的人際動機（加上生理因素）形塑了一個人的脆弱性，然後當變得敏感的動機受挫時，心理病理也就在脆弱者身上發生。

此種觀點具有一項臨床實務上的重要含意，我也以此含意作為我的結論。無論什麼時候，臨床工作者在形成關於一位個案的整體概念時，都必須謹記兩個基本的問題：從人際的角度來看，這個人試圖要達成什麼？以及，這些動機是如何受挫的？如果我們無法回答這兩個問題，我們就不能宣稱我們了解這個人的心理病理。

263

附　錄

環形圖的一些統計學性質

本附錄介紹任一組複合模型量尺的一些統計學性質。我們使用第六章 265
介紹過的人際問題問卷（ IIP-64; Horowitz, Alden, Wiggins, & Pincus, 2000;
Horowitz, Strauss, & Kordy, 1994）以及Locke（2000）的人際目標測量工
具，來示範說明這些統計學性質。我們在此將更詳細解說理論的部分。

餘弦曲線

我們先從Locke的人際目標測量工具開始說明。在蒐集常模資料時，
Locke用此工具對將近六百位受試者進行施測，然後計算出這八個量尺的
分數彼此之間的相關（Locke, 2000）。就以量尺七為例來說明（參見圖
6.1；p. 119）。我們可以預期此量尺的分數和其他量尺分數之間會有多大
的相關呢？

　　首先考慮量尺七分數和鄰近的量尺八分數之間的相關。此相關應該
屬於正相關，因為這兩個變項都反映出強烈的人際親和動機：在量尺七
高得分的人應該也在量尺八有高得分。在Locke的資料裡，$r = .46$。同
理，可以預期每一對相鄰量尺之間都應該是正相關。

　　現在來思考量尺七與量尺三之間的相關。這兩個變項在圖形上看來

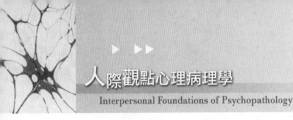

是在直徑上相對立的兩方。在圖6.1，其中一個反映正向的人際親和，另一個反映負向的人際親和。量尺七反映一種「想要有人際親和」的動機，量尺三則是「不想要有人際親和」的動機。因此，這兩個變項之間應該屬於負相關。在 Locke 的資料裡，此相關係數為 −.67。同樣的，可以預期每一對在直徑上相對立的變項之間應該是負相關。

那麼量尺七與量尺一之間的相關呢？這兩個變項應該是沒有相關的，因為其中一個反映人際親和動機，另一個反映成就自我動機；他們之間在圖形上的位置屬於正交（直角）關係。在 Locke 的資料裡，相關係數為 .00。同理，可以預期每一組正交配對的變項之間沒有顯著的相關。

以下列出量尺七和其他量尺之間的相關程度。

266

與量尺七的相關係數：	量尺	Pearson 相關係數
	量尺一	.00
	量尺二	−.46
	量尺三	−.67
	量尺四	−.52
	量尺五	−.15
	量尺六	.47
	量尺七（本身）	1.00
	量尺八	.46

這些相關係數轉成圖形呈現在圖A.1。請注意這個波浪狀的模式，這個一般模式（圖A.1）被認為很接近是一條餘弦曲線（cosine curve）。相鄰變項之間的相關係數都是最高的，在直徑上相對立的兩個變項之間的相關係數是最低的，而介於前述兩種情形之間的變項組合，彼此的相關則居中（我們稍後會說明其中的理由）。對複合模型裡八種變項的每一項而言，和其他變項之間的相關所構成的模式，都會接近一條餘弦曲線。

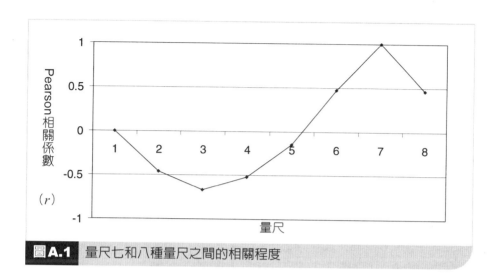

量尺七和八種量尺之間的相關程度

　　這個原則有一種含意。假設我們想要了解一個害羞的人的人際動機，害羞反映了某種人際動機（如，避免自己丟臉或出糗），所以某個有關害羞的測量和Locke的各量尺之間的各種相關，也應該接近一條餘弦曲線——也就是在測量害羞（該人的主要動機）的那個量尺上得分最高，而在相對立的那個量尺上得分最低。因此，我們可以針對一群人施測某種有關害羞的測量工具，然後計算在這個有關害羞的測量工具上的得分和Locke八個量尺得分之間的各種相關。Locke的八個量尺當中有哪一個與害羞測量工具之間的相關最高呢？害羞的人很可能在量尺四的人際目標上得分最高（如，「對我來說很重要的是，不談論愚蠢的事情」、「不揭露自己免得被揶揄」、「將我自己的想法和感受放在心裡就好」）。換言之，在害羞測量上的得分與量尺四的分數之間的相關，應該是最高的。可是，害羞測量上的得分與量尺八分數（是直徑上相對立的量尺，強調的目標像是「對我來說很重要的是，開放地表達自己」、「其他人必須要仔細聆聽我一定得說的話」、「其他人要表現出對我的尊重」）之間應該是負相關。居中的各個量尺（像是量尺六與量尺二）應該與害羞沒有關係，因此與害羞測量之間

267

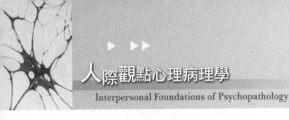
應該沒有相關。因此，這樣構成的模式應該會接近一條餘弦曲線。

　　透過同樣的方式，我們可以檢視其他似乎也屬於人際方面的構念（如，自我肯定、依賴、侵擾、競爭）。例如，讓我們來看看班姆性角色問卷（Bem Sex Role Inventory, BSRI; Bem, 1974）裡的男子氣概量尺（Masculinity Scale）。「男子氣概」是一種屬於人際的構念嗎？如果是，那麼它與Locke各量尺之間的相關，應該接近一條餘弦曲線。確實是如此，Locke曾計算「該測驗上的各種分數」與「他自己有關人際動機的八個量尺得分」之間的相關。最高的相關係數出現在量尺一（屬於純粹的成就自我目標）。從量尺一開始，各個相關係數分別為 .38、.17、.05、−.19、−.32、−.15、−.08、.18。此一模式暗示著，BSRI之男子氣概量尺，至少在某個程度上來說，測量的是某種人際動機：在男子氣概量尺上得分最高的人有強烈的成就自我目標（量尺一，$r = .38$），而在直徑上對立的量尺上的目標較弱（量尺五，$r = −.32$）。Locke同樣也檢視了BSRI的女性氣質量尺（Femininity Scale）得分。該量尺的分數也接近一條餘弦曲線，但是最高的相關出現在量尺七（目標為人際親和）。很明顯的，女性氣質量尺，至少在某個程度上來看，所測量的是有關人際親和的人際目標（量尺七）。

　　假設我們現在創造出一種有關某些人際構念的新測量工具（如，同理心、孤單、害羞、自我肯定、自戀、信任等等）。創造出這個新工具之後，我們可能對一群人施測這個新工具以及這八個人際參照量尺。如果這個新工具是測量某種人際構念，那麼它與這八個參照量尺之間的相關係數構成的曲線，也應該要接近一條餘弦曲線。

☕ 理　論

　　接著來看看圖A.2裡的二維人際空間。這是由兩個基本的人際因子所構成的，即人際親和（X）與成就自我（Y）。基於簡潔扼要，我們將它們

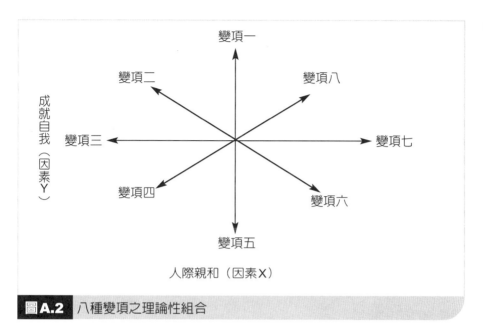

成就自我（因素Y）

人際親和（因素X）

變項一
變項二
變項八
變項三
變項七
變項四
變項六
變項五

圖A.2　八種變項之理論性組合

分別稱「因素X」和「因素Y」為。現在請想像有一套包含八個參照變項　268
（特質、動機、人際問題）的變項群組，然後我們假設每一個變項都反映
了因素X和／或因素Y（別無其他的因素了）之間的某些組合情形。我們
將這個變項稱為變項一、變項二、變項三、……一直到變項八。

　　根據理論，每一個人際變項（一到八）在圖形上分別代表完全的因素
X、完全的因素Y，以及兩種因素的某種組合情形。例如，變項七反映的
是除了因素X之外別無其他：因素X愈多，變項七愈高。變項三反映的是
獨獨缺少因素X的情形：因素X愈少，變項三愈高。變項一和變項五反映
的則是除了因素Y之外別無其他：因素Y愈多，變項一就愈高；而因素Y
愈少，則因素五就愈高。其他所有的變項都是兩項因素的某種組合情形。
例如，變項八需要等量的因素X和因素Y（公式A1）。

$$變項八 = .5變項X + .5變項Y \qquad （公式A1）$$

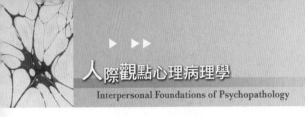
同理，如公式A2所描述的，變項二需要因素X不出現（冷酷）、但要有因素Y（支配）。

$$變項二 = -.5因素X + .5因素Y \qquad （公式A2）$$

透過這樣的方式，每個變項可以由兩個基本人際因素組合而成。每個變項都代表了圖A.2圖形裡的某個象限。

我們假設這八個人際變項的每一個都可以在沒有測量誤差的狀況下被測得。假設我們想要檢視某些新的人際測量工具，像是一個有關同理心、依賴性、競爭心等的新測量工具。我們稱這個新的測量工具為M測量工具，此時我們也假設沒有任何誤差存在。現在假設我們計算了這個假設性的M測量工具的分數和這八個參照量尺（沒有誤差存在）之間的相關。那麼從理論上來看，我們預期M測量工具的得分和八個參照量尺分數之間有何種程度的相關呢？

如果M真的是一種人際構念（由因素X、因素Y或兩者皆有的狀況所構成），那麼M應該與八個參照量尺中的某一個量尺有最高的相關。例如，假設M就如同變項七，是完全由人際親和所構成，那麼M應該與變項七之間有完美的相關。如同變項七，M應該是由某個沿著X軸的現象來代表。也就是，M和變項七將是重疊的。兩者之間的夾角會是0°，彼此的相關係數為1.00。

那麼從理論上來看，M與變項三（與變項七直徑上成相對立的位置）之間會是什麼樣的相關呢？M隨著X因素的增加而增加；變項三則是隨著X因素的減少而增加。因此，這兩者之間的相關應該是 −1。M的向量（vector）與變項三的向量之間的夾角為180°，彼此的相關係數是 −1.00。

那麼，M與變項一之間理論上的相關程度如何呢？這兩個向量是正交的，即夾角為90°；一個向量只包含因素X，另一個向量只包含因素Y。因此，這兩者之間的相關應該是 .00。表A.1描述了變項M與八個參照變項中的三個之間的理論性相關係數。

269

表A.1	M與量尺之間的理論性相關		
變項	彼此間的夾角（度）		預期的相關
7	0		1
1	90		0
3	180		−1

　　請注意預期的相關係數，剛好跟M與其他變項所夾角度的餘弦值相同（公式A3）。

$$\cos 0° = 1$$
$$\cos 90° = 0 \qquad （公式A3）$$
$$\cos 180° = −1$$

　　因此，一個變項與M（在這個例子，只包含因素X）之間的相關係數，似乎就由M與相對應之量尺間所夾的角度來決定（公式A4）：

$$r = \cos \theta \qquad （公式A4）$$

　　這裡的θ是兩個感興趣的測量之間所夾的角度。

　　例如，M與變項八之間的夾角為45°，因為cos 45°是 .707，所以M與變項八之間的相關係數應該是 .707。為什麼相關係數會等於 .707？在這個例子裡，M只有包含因素X。然而，變項八包含等量的因素X與因素Y。因此這兩個變項在因素X上有所重疊，但是在因素Y沒有；也就是，它們的變異數有一半是共通的。相關係數的平方代表兩個變項所共享的變異數比例（在這個例子是 .50）。因此，理論上來說，r應該等於.50的平方根或是等於 .707。$r = \cos 45° = .707$這個敘述說明了當兩個變項夾角為45°時，在理論上所預期的相關程度。

　　表A.2呈現了M與這八個變項之間各自的相關係數。

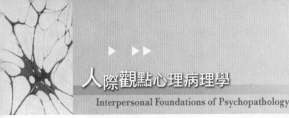

270 | **表A.2** | 兩變項之夾角和彼此之理論性相關之間的關係

變項	夾角（度）	$\cos\theta$ ＝理論性 r
1	90	.000
2	135	−.707
3	180	−1.000
4	225	−.707
5	270	.000
6	315	.707
7	0	1.000
8	45	.707

269　　　圖A.3a裡的圖形呈現的是一個外在變項M（只包含因素X）與八個人際參照變項之間各自的理論性相關係數。這個圖稱爲**餘弦曲線**。如果有一個變項與各個參照變項之間的相關係數型態接近此種理論上的型態（餘弦曲線），我們就說這個變項是屬於人際的變項。與M有最高相關程度的量尺，可以幫忙辨識出哪個人際構念是M最相近的。從圖A.3a可以看到最高點出現在變項七，因爲M和變項七一樣，都只有包含因素X（人際親和）；最低的點則出現在變項三，剛好與變項七在直徑是相對立的。

270　　　我們用下面的公式A5來表示圖A.3a之餘弦曲線的一般型態：

$$r_i = \cos\theta_i \qquad\qquad （公式A5）$$

在這個公式，下標字i代表不同的參考量尺——從1、2……到8——而是 θ_i 代表測驗M的向量與相對之參照量尺的向度之間的夾角。

　　　實際上，其他（非人際方面的）因素以及測量的隨機誤差，都會降低相關係數的數值大小。因此實際上，餘弦曲線並不會完全從−1到+1之間分布。相反的，所有的相關係數會有一些程度的降低。或許會在−0.6經過0到+0.6之間。測量誤差與沒有相關（非人際的）因素，都會降低餘弦函

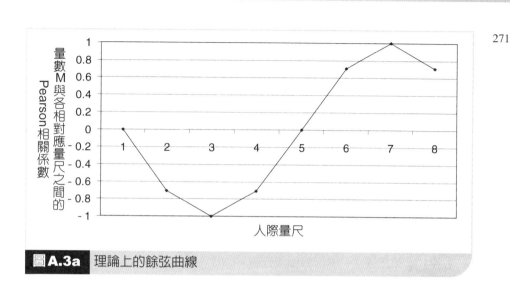

圖A.3a 理論上的餘弦曲線

數曲線的震幅。字母"a"是用來表示餘弦曲線實際的震幅，公式可以改寫　270
如下（公式A6）：

$$r_i = a \cos \theta_i \qquad （公式A6）$$

　　如果震幅等於 .6，那相關係數會從 − .6（最低點）經過0到 + .6（最高
點）。圖A.3b呈現了此種餘弦曲線圖形。比起圖A.3a，此圖形較為平坦，
但是仍然展現了人際特有的相關係數型態。震幅愈大，相關係數的範圍就
愈寬廣。

　　餘弦曲線也會被另一個因素影響。在問卷調查中，人們通常被要求使
用一個評分量尺來對每一道題目評分（如，一個從0到4的五點評分量
尺）。然而，不同的人使用這個評分量尺的方式會有差別。有些人在回答
所有項目時，都傾向使用評量量尺上程度較弱的數值，而有些人則是傾向
使用程度較高的數值。結果，有些人在八個量尺上的得分就比較低，有些
人則比較高。這樣的回答風格在所有八個量尺之間產生某種程度的正向相
關，因為所有的相關係數大小提高了（譯註：**因為回答時選用的數值範圍**

271

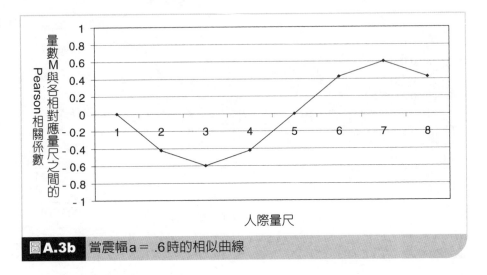

圖A.3b 當震幅a＝.6時的相似曲線

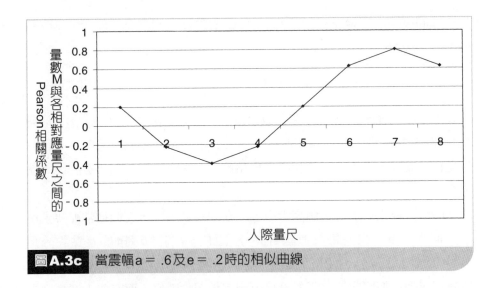

圖A.3c 當震幅a＝.6及e＝.2時的相似曲線

270 縮小了，就造成各個量尺得分間的差距也跟著變小了）。相關係數的餘弦曲線仍存在，但是所有的數值都有某種程度的增加。公式因此變成如下（公式A7）：

$$r_i = a \cos \theta_i + e \qquad\qquad （公式A7） \qquad 272$$

這裡的e（elevation，表示提高了）代表所有的相關係數提升的程度。例如，如果e等於 .20，表示每一個r值都增加 .20。在之前的例子中，a是代表震幅，等於 .60，r值是分布在 −.60經過0到 ＋.60。如果因為大家使用量尺的方式不同，所有的值都提升.20，得到的相關就會變成是分布在 −.40到 ＋.80之間。這個圖形就是圖A.3c。Gurtman（1993, 1994, 1995, 1996; Gurtman & Bakarishnan, 1998; Pincus & Gurtman, 1995）用了許多的應用範例來更詳細討餘弦曲線。

☕ 不同工具間的比較

想像兩個用以測量同一構念的不同測驗工具——兩種有關依賴性的不同測驗、或兩種有關信任的不同測驗，或兩種有關自我肯定的不同測驗。即使兩個測量工具有相同的名稱（如「依賴性」），兩者也不必然完全是測量同一個構念。在其中一個測驗，依賴性所強調的可能是強烈地需要一位領導者；在另一個測驗，依賴性則可能是強調強烈地需要配合或者取悅別人。因此，我們可能會想要透過找出這兩個不同的測驗和同一個參照測驗之間的相關，來比較這兩個原本是要測量同一個構念的不同測驗。而IIP-64就基於此這樣被選用了。

Gurtman（1991, 1992a, 1992b）對一群人施測了兩種「依賴性」測驗，以及IIP-64的八個量尺。他指出，這兩個測驗都各自與IIP-64產生了餘弦曲線的相關型態，但是其中一個測驗的最高相關出現在量尺六（過度退讓），而另一個測驗的最高相關出現在量尺五（非自我肯定）。他也比較了兩種有關「信任」的不同測驗。再一次，兩個測驗都各自與參照量尺產生了餘弦曲線的相關型態，但是其中一個測驗的最高相關出現在IIP-64的

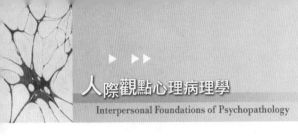
量尺六（過度退讓），而另一個測驗的最高相關出現在IIP的量尺七（自我犧牲）。因此，有相同名稱的量尺有時所測量到的卻是有些微差異的構念。

一些有用的摘要式統計數

　　我們在第六章討論過D小姐這個案例，她是一個依賴型人格疾患的女性，其IIP-64的分數（參考圖6.4）。我們將她的八個分數轉成了標準化T分數。標準化T分數可以經由先減50再除以10的過程轉換成z分數。基於簡化，我們將D小姐的分數轉為z分數。從量尺一（支配／控制的）開始，D小姐的八個z分數分別為：.6、.4、.7、1.0、2.1、2.7、.8和.4。這八個分數都反映了高於平均的痛苦程度（也就是，每個z分數都大於0）；最高的z分數出現在量尺六（過度退讓），z = 2.7說明了D小姐在這個量尺上的痛苦程度，是高出標準化族群之平均值2.7個標準差。在圖A.4，每個向量的長度都對應到了該量尺的z分數。

　　透過指出這八個z分數在兩個基本向度上的「淨痛苦」（net distress），我們可以將D小姐的八個z分數統整起來——即沿著人際親和（X軸）以及成就自我（Y軸）這兩個基本向度。圖A.4顯示出每個量尺相對應的向量。每個向量的長度正代表在該量尺上的痛苦程度。每個向量可以分解成一個X成分與一個Y成分，所以我們可以分別計算X成分與Y成分的平均值。先來看每個向量的X成分。一個向量的X成分，可以經由該向量乘以該向量與X軸所夾角度的餘弦值來計算。例如，量尺八的向量與X軸夾角45°。為了知道該向量的X成分，我們要將向量乘以cos 45°（等於 .7）。因為量尺八的向量的長度為 .4，所以X成分的長度為（cos 45°）（.4）=（.7）（.4）= .28。在一些情況下，餘弦值是正值（人際親和成分太多了，如同量尺六、七和八所反映出的問題）；在另一些情況下，餘弦值是負值（人際親和成分太少了，如同量尺二、三和四所反映出的問題）。我們找出每

273

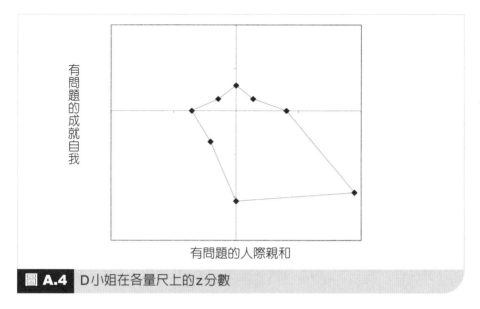

圖 A.4 D小姐在各量尺上的z分數

個向量的X成分之後，將八個值加總，得到在人際親和方面的痛苦淨值：$\Sigma z_i \, (\cos \theta_i)$。

在公式A8，我們使用了所有的量尺。量尺一與量尺五的向量，兩者的餘弦值都等於0，所以沒有出現在這個公式裡（在量尺一，$\cos 90 = 0$；在量尺五，$\cos 270° = 0$）。換句話說，量尺一與量尺五只測量到成就自我方面（Y）的痛苦。

人際親和層面的痛苦淨值＝ .7量尺六＋量尺七＋ .7量尺八

　　　－ .7量尺二 － 量尺三 － .7量尺四　　　　　（公式A8）

量尺七的向量與X軸夾角為0°，而$\cos 0° = 1$。因此在這個量尺上的痛苦加權值是1；該量尺所測到的就只有人際親和方面的痛苦。量尺三的夾角是180°，而$\cos 180° = -1$，所以量尺三的加權值為 -1。

我們將這個公式套上D小姐的z分數（公式A9）：

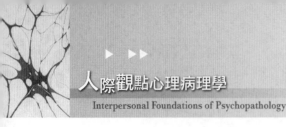

人際親和（X）的痛苦淨值 = .7（2.7）+ 1（.8）+ .7（.4）− .7（.4）− 1（.7）− .7（1.0）

$$= 1.89 + .80 + .28 − .28 − .70 − .70 = 1.29$$

（公式A9）

　　人際親和層面的痛苦淨值是正值，表示Ｄ小姐所感受的痛苦大多是來自於過度的人際連結，而不是來自缺少人際間的連結。

　　現在來看每個向量的Ｙ成分。要計算一個向量的Ｙ成分，我們將該向量乘以向量與Ｘ軸所夾角度的正弦值（sine）。例如，量尺八與Ｘ軸的夾角為45°，所以我們將向量乘以sin 45°（等於 .7）。因為Ｄ小姐在量尺八的z分數是 .4，所以該向量的Ｙ成分如下：（sin 45°）（.4）=（.7）（.4）= .28。在某些情況下（量尺八、一和二），其正弦值是正值的，而在其他情況（量尺四、五和六）則是負值。接著，我們以代數方式將Ｙ成分加總起來：$\Sigma z_i (\sin \theta_i)$。

　　我們同樣使用了每一個量尺（參考公式A10）。量尺三與量尺七的向量正弦值都為0，所以沒有出現在公式中（在量尺七，sin 0° = 0；在量尺三，sin 180° = 0）。這兩個量尺只測量到人際親和層面（Ｘ）的痛苦。

成就自我（Ｙ）的痛苦淨值 = .7量尺八 + 量尺一 + .7量尺二

$$− .7量尺四 − 量尺五 − .7量尺六$$　　　　（公式A10）

　　量尺一與量尺五都是單純的成就自我（一個是正值，另一個是負值）。因此是完全的被計算進去；sin 90° = 1，而 sin 270° = −1。

　　我們將這個公式套上Ｄ小姐的數據（公式A11）：

成就自我的痛苦淨值 = .7（.4）+ 1（.6）+ .7（.4）

$$− .7（1.0）− 1（2.1）− .7（2.7）$$

$$= .28 + .6 + .28 − .70 − 2.10 − 1.89$$

$$= −3.53$$　　　　（公式A11）

　　因此，成就自我痛苦的淨值是負值（痛苦是與缺乏成就自我有關）。總之，D小姐在人際親和方面的痛苦淨值是正值，而在成就自我方面的痛苦淨值是負值。她的整體痛苦因此落在人際空間右下角的象限（如同我們對依賴性人格疾患個案所作的預期一樣）。

　　最後，我們可以想像有一個點，代表了D小姐痛苦淨值的位置。將兩種痛苦淨值都除以4，就可以讓我們以z分數來解釋兩個向量的長度。根據Leary（1957），得到的值有時稱為*LOV*以及*DOM*（公式12）

$$LOV = 1.29/ = .32$$
$$DOM = -3.53/4 = -.88 \qquad （公式A12）$$

　　這個點的座標（.32，−.88）標示在圖A.4。我們可以從原點到這個點　275
畫出一個向量，來描繪D小姐的平均痛苦所在位置。這個「總和」（summary）向量可被視為那些用來描述D小姐痛苦的八個向量的一個平均值。這個總和向量的長度計算如下（公式A13）：

$$向量長度 = \sqrt{(LOV)^2 + (DOM)^2}$$
$$= \sqrt{(.32)^2 + (-.88)^2}$$
$$= .94 \qquad （公式A13）$$

　　向量的長度可以當成z分數來解釋。它所代表的痛苦程度是在高出平均值將近一個標準差。我們也可以計算出總和向量與Y軸所夾的角度。將Y座標除以X座標可以得到總和向量與X所夾角度的正切值（tangent）。

$$\tan \theta = -.88/.32 = -2.75 \qquad （公式A14）$$

　　正切值為「−2.75」的角度，與X軸的夾角是290°（右下方象限）。

　　我們可以用相同的步驟來描述第六章討論過的案例A小姐的分數，她是一位畏避型人格疾患的女性個案。圖6.5與圖6.6呈現出她的標準化T分

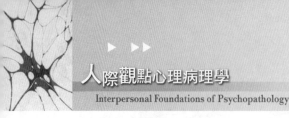

數。同樣的數據可以用 z 分數來表示：從量尺一開始，z 分數分別為
.7、.9、1.2、3.2、2.1、1.0、.5 和 .3（請注意，每個 z 分數都大於 0）。首
先我們將每個 z 分數乘以對應的餘弦值（0、−.7、−1、−.7、0、.7、
1、.7）。每個向量各自的 X 成分是：0、−.63、−1.20、−2.24、
0、.70、.50、.21；總和為 −2.66。接著我們將每個 z 分數乘以對應的正弦
值（1、.7、0、−.7、−1、−.7、0、.7）。每個向量各自的 Y 成分
是：.70、.63、0、−2.24、−2.10、−.70、0、.21；總和為 −3.50。將兩
個總和各自除以 4，我們可以得到總和點的座標（−0.66, −0.88）。從原點
到這個點的向量代表八個向量的平均值。這個向量是在左下角的象限。這
個向量的長度為：$\sqrt{(-0.66)^2 + (-0.88)^2} = \sqrt{1.21} = 1.1$，可以將此數值當
成 z 分數來解釋。最後，我們計算這個總和向量與 X 軸的角度：（−0.88）
/（−0.66）= 1.33。這個正切值的角度為 233°，所以 A 小姐的整體痛苦是
在左下角的象限裡，如同我們對畏避性人格疾患所作的預期。

參考文獻

Abramson, L. Y., Seligman, M. E. P., & Teasdale, J. (1978). Learned helplessness in humans: Critique and reformulation. *Journal of Abnormal Psychology, 87*, 49–74.

Addis, L. (1981). Dispositions, explanation and behavior. *Inquiry, 24*, 205–227.

Adler, G., & Buie, D. H. (1979). Aloneness and borderline psychopathology: The possible relevance of child development issues. *International Journal of Psychoanalysis, 60*, 83–96.

Ainsworth, M. D. S. (1982). Attachment: Retrospect and prospect. In C. M. Parkes & J. Stevenson-Hinde (Eds.), *The place of attachment in human behavior* (pp. 3–30). New York: Basic Books.

Ainsworth, M. D. S. (1991). Attachments and other affectional bonds across the life cycle. In C. M. Parkes, J. Stevenson-Hinde, & P. Marris (Eds.), *Attachment across the life cycle* (pp. 33–51). London: Routledge.

Ainsworth, M. D. S., & Bell, S. M. (1970). Attachment, exploration, and separation: Illustrated by the behavior of one-year-olds in a strange situation. *Child Development, 41*, 49–67.

Alden, L. E., & Capreol, M. J. (1992). *Interpersonal problem patterns in avoidant personality disordered outpatients: Prediction of treatment response*. Unpublished manuscript.

Alden, L. E., & Capreol, M. J. (1993). Avoidant personality disorder: Interpersonal problems as predictors of treatment response. *Behavior Therapy, 24*, 357–376.

Alden, L. E., Wiggins, J. S., & Pincus, A. L. (1990). Construction of circumplex scales for the Inventory of Interpersonal Problems. *Journal of Personality Assessment, 55*, 521–536.

Allport, F. (1937). Teleonomic description in the study of personality. *Character and Personality, 5*, 202–214.

Allport, G. W. (1937). *Personality: A psychological interpretation*. New York: Holt, Rinehart & Winston.

Alston, W. P. (1975). Traits, consistency, and conceptual alternatives for personality theory. *Journal for the Theory of Social Behaviour, 5*, 17–48.

Altman, J. H., & Wittenborn, J. R. (1980). Depression-prone personality in women. *Journal of Abnormal Psychology, 89*, 303–308.

American Psychiatric Association. (1968). *Diagnostic and statistical manual of mental disorders* (2nd ed.). Washington, DC: Author.

American Psychiatric Association. (1980). *Diagnostic and statistical manual of mental disorders* (3rd ed.). Washington, DC: Author.

American Psychiatric Association. (1987). *Diagnostic and statistical manual of mental disorders* (3rd ed., rev.). Washington, DC: Author.

American Psychiatric Association. (2000). *Diagnostic and statistical manual of mental disorders* (4th ed., text revision). Washington, DC: Author.

Amitay, O. A., Mongrain, M., & Fazaa, N. (2001). *Love and control: Self-criticism from parents to daughters and consequences for relationship partners*. Unpublished manuscript.

Anders, T. F. (1978). Home-recorded sleep in two and nine-months old infants. *Journal of the Academy of Child Psychiatry, 17*, 421–432.

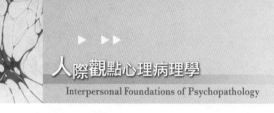
Anderson, C. A., Jennings, D. L., & Arnoult, L. H. (1988). The validity and utility of attributional style construct at a moderate level of specificity. *Journal of Personality and Social Psychology, 55,* 979–990.

Andrews, B. (1995). Bodily shame as a mediator between abusive experiences and depression. *Journal of Abnormal Psychology, 104,* 277–285.

Andrews, G. C., Tennant, D., Hewson, D., & Vaillant, G. (1978). Life event stress, social support, coping style, and risk of psychological impairment. *Journal of Nervous and Mental Disease, 166,* 307–316.

Angyal, A. (1941). *Foundations for a science of personality.* New York: Commonwealth Fund and Harvard University Press.

Arieti, S. (1974). *Interpretation of schizophrenia* (2nd ed.). New York: Basic Books.

Arieti, S., & Bemporad, J. (1980). The psychological organization of depression. *American Journal of Psychiatry, 136,* 1365–1369.

Aristotle. (1952). Physics, Book II. In R. M. Hutchins (Ed.), *Great books of the Western world* (Vol. 8; pp. 268–278). Chicago: Encyclopaedia Britannica.

Arkin, R. M., & Oleson, K. C. (1998). Self-handicapping. In J. Darley & J. Cooper (Eds.), *Attribution and social interaction: The legacy of Edward M. Jones* (pp. 313–347). Washington, DC: American Psychological Association.

Arkowitz, H., Lichtenstein, E., McGovern, K., & Hines, P. (1975). The behavioral assessment of social competence in males. *Behavior Therapy, 6,* 3–13.

Armstrong, J. (1995). Psychological assessment. In J. L. Spira (Ed.), *Treating dissociative identity disorder* (pp. 3–37). San Francisco: Jossey-Bass.

Arnold, M. E., & Thompson, B. (1996). Love style perceptions in relation to personality function. *Journal of Social Behavior and Personality, 11,* 425–438.

Arrindell, W. A. (1980). Dimensional structure and psychopathology correlates of the fear survey schedule (FSS-III) in a phobic population: A factorial definition of agoraphobia. *Behaviour Research and Therapy, 18,* 229–242.

Arroyo, C. G., & Zigler, E. (1995). Racial identify, academic achievement, and the psyschological well-being of economically disadvantaged adolescents. *Journal of Personality and Social Psychology, 69,* 903–914.

Asarnow, R. F., Steffy, R. A., MacCrimmon, D. J., & Cleghorn, J. M. (1977). An attentional assessment of foster children at risk for schizophrenia. *Journal of Abnormal Psychology, 86,* 267–275.

Asch, S. E., & Zukier, H. (1984). Thinking about persons. *Journal of Personality and Social Psychology, 46,* 1230–1240.

Aspinwall, L. G., & Taylor, S. E. (1997). A stitch in time: Self-regulation and proactive coping. *Psychological Bulletin, 121,* 417–436.

Austin, J. T., & Vancouver, J. B. (1996). Goal constructs in psychology: Structure, process, and content. *Psychological Bulletin, 120,* 338–375.

Bakan, D. (1966). *The duality of human existence: Isolation and communion in western man.* Boston: Beacon.

Baker, J. D., Capron, E. W., & Azorlosa, J. (1996). Family environment characteristics of persons with histrionic and dependent personality disorders. *Journal of Personality Disorders, 10,* 82–87.

Baker, L., Silk, K. R., Westen, D., Nigg, J. T., & Lohr, N. E. (1992). Malevolence, splitting and parental ratings by borderlines. *The Journal of Nervous and Mental Disease, 180,* 258–264.

Baldwin, D. A. (1995). Understanding the link between joint attention and language. In C. Moore & P. J. Dunham (Eds.), *Joint attention: Its origins and role in development* (pp. 131–158). Hillsdale, NJ: Erlbaum.

Baldwin, J. (1897). *Social and ethical interpretations in mental development.* New York: Macmillan.

Bandura, A. (1977). Self-efficacy: Toward a unifying theory of behavioral change. *Psychological Review, 84,* 191–215.

Bandura, A. (1982). Self-efficacy mechanism in human agency. *American Psychologist, 37,* 122–147.

Bandura, A. (1986). *Social foundations of thought and action: A social cognitive theory.* Englewood Cliffs, NJ: Prentice-Hall.

Bandura, A. (1997). *Self-efficacy: The exercise of control.* New York: Freeman.

Barlow, D. H. (1988). *Anxiety and its disorders: The nature and treatment of anxiety and panic.* New York: Guilford.

Barlow, D. H. (2002). *Anxiety and its disorders: The nature and treatment of anxiety and panic* (2nd ed.). New York: Guilford.

Bartholomew, K. (1990). Avoidance of intimacy: An attachment perspective. *Journal of Social and Personal Relationships, 7,* 147–178.

Bartholomew, K., & Horowitz, L. M. (1991). Attachment styles among young adults: A test of a model. *Journal of Personality and Social Psychology, 61,* 226–244.

Bartrop, R. W., Luckhurst, E., Lazarus, L., Kiloh, L. G., & Penny, R. (1977). Depressed lymphocyte function after bereavement. *The Lancet, 1,* 834–836.

Bates, J. E., Bayles, K., Bennett, D. S., Ridge, B., & Brown, M. M. (1991). Origins of externalizing behavior problems at eight years of age. In D. J. Pepler & K. H. Rubin (Eds.), *The development and treatment of childhood aggression* (pp. 93–120). Hillsdale, NJ: Erlbaum.

Bates, J. E., Maslin, C. A., & Frankel, K. A. (1985). Attachment security, mother–child interaction, and temperament as predictors of behavior problem ratings at age three years. In I. Bretherton & E. Waters (Eds.), Growing points of attachment theory and research. *Monographs of the Society for Research in Child Development, 50*(1-2, Serial No. 209), 167–193.

Bebbington, P., & Kuipers, L. (1994). The predictive utility of expressed emotion in schizophrenia: An aggregate analysis. *Psychological Medicine, 24,* 707–718.

Beck, A. T. (1967). *Depression: Clinical, experimental and theoretical aspects.* New York: Hoeber.

Beck, A. T. (1983). *Cognitive therapy and the emotional disorders.* New York: International Universities Press.

Beck, A. T., & Freeman, A. F. (1990). *Cognitive therapy of personality disorders.* New York: Guilford.

Becker, E. (1973). *The denial of death.* New York: Free Press.

Beeghly, M., & Cicchetti, D. (1994). Child maltreatment, attachment, and the self-system: Emergence of an internal state lexicon in toddlers at high social risk. *Development and Psychopathology, 6,* 5–30.

Bellack, A. S., & Morrison, R. L. (1982). Interpersonal dysfunction. In A. S. Bellack, M. Hersen, & A. E. Kazdin (Eds.), *International handbook of behavior modification and therapy* (pp. 717–747). New York: Plenum.

Bem, S. L. (1974). The measurement of psychological androgeny. *Journal of Consulting and Clinical Psychology, 42,* 165–176.

Benjamin, L. S. (1974). Structural analysis of social behavior. *Psychological*

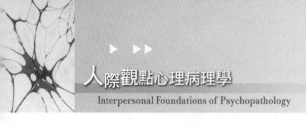
Review, 81, 392–425.

Benjamin, L. S. (1977). Structural analysis of a family in therapy. *Journal of Consulting and Clinical Psychology, 45*, 391–406.

Benjamin, L. S. (1986). Adding social and intrapsychic descriptors to Axis I of *DSM–III*. In T. Millon & G. Klerman (Eds.), *Contemporary issues in psychopathology* (pp. 599–638). New York: Guilford.

Benjamin, L. S. (1996). *Interpersonal diagnosis and treatment of personality disorders* (2nd ed.). New York: Guilford.

Berelowitz, M., & Tarnopolsky, A. (1993). The validity of borderline personality disorder: An updated review of recent research. In P. Tryer & G. Stein (Eds.), *Personality disorder reviewed* (pp. 90–112). London: Royal College of Psychiatrists Publications Office.

Berkman, L. F., & Syme, S. L. (1979). Social networks, host resistance, and mortality: A nine-year follow-up study of Alameda County residents. *American Journal of Epidemiology, 109*, 186–204.

Berne, E. (1964). *Games people play*. New York: Ballantine Books.

Berzins, J. I. (1977). Therapist–patient matching. In A. S. Gurman & A. M. Razin (Eds.), *Effective psychotherapy* (pp. 221–251). New York: Pergamon.

Beutler, L. E. (1979). Toward specific psychological therapies for specific conditions. *Journal of Consulting and Clinnical Psychology, 47*, 882–897.

Bierman, R. (1969). Dimensions of interpersonal facilitation in psychotherapy and child development. *Psychological Bulletin, 72*, 338–352.

Birtchnell, J. (1993). *How humans relate*. London: Praeger Publishers.

Blackburn, R. (1998). Relationship of personality disorders to observer ratings of interpersonal style in forensic psychiatric patients. *Journal of Personality Disorders, 12*, 77–85.

Blascovich, J., & Tomaka, J. (1991). Measures of self-esteem. In J. P. Robinson, P. R. Shaver, & L. S. Wrightsman (Eds.), *Measures of personality and social psychological attitudes* (pp. 115–160). New York: Academic Press.

Blatt, S. J. (1974). Levels of object representation in anaclitic and introjective depression. *The Psychoanalytic Study of the Child, 24*, 107–157.

Blatt, S. J. (1990). Interpersonal relatedness and self-definition: Two personality configurations and their implications for psychopathology and psychotherapy. In J. L. Singer (Ed.), *Repression and dissociation* (pp. 299–335). Chicago: University of Chicago Press.

Blatt, S. J., D'Afflitti, J. P., & Quinlan, D. M. (1976). Experiences of depression in normal young adults. *Journal of Abnormal Psychology, 85*, 383–389.

Blatt, S. J., & Schichman, S. (1983). Two primary configurations of psychopathology. *Psychoanalysis and Contemporary Thought, 6*, 187–254.

Blatt, S. J., & Zuroff, D. C. (1992). Interpersonal relatedness and self-definition: Two prototypes for depression. *Clinical Psychology Review, 12*, 527–562.

Blehar, M. C., Lieberman, A. F., & Ainsworth, M. D. S. (1977). Early face-to-face interaction and its relation to later infant–mother attachment. *Child Development, 48*, 182–194.

Bleuler, E. (1950). *Dementia praecox on the group of schizophrenias* (J. Zinkin, Trans.). New York: International Universities Press.

Bluhm, C., Widiger, T., & Miele, G. (1990). Interpersonal complementarity and individual differences. *Journal of Personality and Social Psychology, 58*, 464–471.

Blumberg, S. R., & Hokanson, J. E. (1983). The effects of another person's response style on interpersonal behavior in depression. *Journal of Abnormal Psychology, 92*, 196–209.

Boland, T. B., & Chapman, L. J. (1971). Conflicting predictions from Broen's and Chapman's theories of schizophrenic thought disorder. *Journal of Abnormal Psychology, 78*, 52–58.

Boswell, P. C., & Murray, E. J. (1981). Depression, schizophrenia, and social interaction. *Journal of Consulting and Clinical Psychology, 49*, 641–647.

Bowen, R. C., & Kohout, I. (1979). The relationship between agoraphobia and primary affective disorders. *Canadian Journal of Psychiatry, 24*, 317–322.

Bower, G. H. (1981). Mood and memory. *American Psychologist, 36*, 129–148.

Bowlby, J. (1944). Forty-four juvenile thieves: Their characters and home life. *International Journal of Psycho-Analysis, 25*, 19–52, 107–127.

Bowlby, J. (1951). *Maternal care and mental health* (WHO Monograph No. 2). Geneva: World Health Organization.

Bowlby, J. (1969). Affectional bonds: Their nature and origin. In H. Freeman (Ed.), *Progress in mental health* (pp. 319–327). London: J. & B. Churchill.

Bowlby, J. (1973). *Attachment and loss: Vol. 2. Separation: Anxiety and anger.* New York: Basic Books.

Bowlby, J. (1977). The making and breaking of affectional bonds: I. Aetiology and psychopathology in the light of attachment theory. *British Journal of Psychiatry, 130*, 201–210.

Bowlby, J. (1980). By ethology out of psychoanalysis: An experiment in interbreeding. *Animal Behavior, 28*, 649–656.

Bowlby, J. (1982). *Attachment and loss: Vol. 1. Attachment.* New York: Basic Books. (Original work published 1969)

Bradley, G. W. (1978). Self-serving biases in the attribution process: A reexamination of the fact and fiction question. *Journal of Personality and Social Psychology, 36*, 56–71.

Brennan, K. A., Clark, C. L., & Shaver, P. R. (1998). Self-report measurement of adult attachment: An integrative overview. In J. A. Simpson & W. S. Rholes (Eds.), *Attachment theory and close relationships* (pp. 46–76). New York: Guilford.

Brennan, T. (1982). Loneliness at adolescence. In L. A. Peplau & D. Perlman (Eds.), *Loneliness: A sourcebook of current theory, research and therapy* (pp. 269–290). New York: Wiley.

Bretherton, I. (1984). *Symbolic play: The development of social understanding.* New York: Academic Press.

Bretherton, I. (1985). Attachment theory: Retrospect and prospect. *Monographs of the Society for Research in Child Development, 50*, 3–35.

Bretherton, I., & Munholland, K. A. (1999). Internal working models in attachment relationships: A construct revisited. In J. Cassidy & P. R. Shaver (Eds.), *Handbook of attachment: Theory, research, and clinical applications* (pp. 89–111). New York: Guilford.

Breznitz, Z. (1992). Verbal indicators of depression. *Journal of General Psychology, 199*, 351–363.

Briere, J. (1992). *Child abuse trauma: Theory and treatment of the lasting effects.* Newbury Park, CA: Sage.

Brigham, N. L., Kelso, K. A., Jackson, M. A., & Smith, R. H. (1997). The roles of

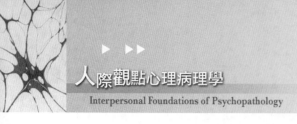
invidious comparisons and deservingness in sympathy and schadenfreude. *Basic and Applied Social Psychology, 19*, 363–380.

Brim, O. G., Jr. (1976). Life-span development of the theory of oneself: Implications for child development. In H. W. Reese (Ed.), *Advances in child development* (Vol. 11, pp. 241–251). New York: Academic Press.

Brouwers, M. C., & Sorrentino, R. M. (1993). Uncertainty orientation and protection motivation theory: The role of individual differences in health compliance. *Journal of Personality and Social Psychology, 65*, 102–112.

Brown, D. R. (1996). Marital status and mental health. In H. W. Neighbors & J. S. Jackson (Eds.), *Mental health in Black America* (pp. 77–94). Thousand Oaks, CA: Sage.

Brown, G. W., Bifulco, A., & Harris, T. O. (1987). Life events, vulnerability and onset of depression: Some refinements. *British Journal of Psychiatry, 150*, 30–42.

Brown, G. W., Birley, J. L. T., & Wing, J. K. (1972). Influence of family life on the course of schizophrenic disorders: A replication. *British Journal of Psychiatry, 121*, 241–258.

Brown, G. W., Carstairs, G. M., & Topping, G. (1958). Post-hospital adjustment of chronic mental patients. *Lancet, 2*, 685–689.

Brown, J., Cohen, P., Johnson, J. G., & Smailes, E. M. (1999). Childhood abuse and neglect: Specificity of effects on adolescent and young adult depression and suicidality. *Journal of the American Academy of Child and Adolescent Psychiatry, 38*, 1490–1496.

Brown, J. D. (1998). *The self*. New York: McGraw-Hill.

Brown, P., & Levinson, S. (1987). *Politeness: Some universals in language usage*. New York: Cambridge University Press.

Brownell, K. D., & Fairburn, C. G. (Eds.). (1995). *Eating disorders and obesity: A comprehensive handbook*. New York: Guilford.

Bruch, H. (1973). *Eating disorders: Obesity, anorexia nervosa, and the person within*. New York: Basic Books.

Bruch, H. (1982). Anorexia nervosa: Therapy and theory. *American Journal of Psychiatry, 132*, 1531–1538.

Buglass, D., Clarke, J. F., Henderson, A. S., Kreitman, N., & Presley, A. S. (1977). A student of agoraphobic housewives. *Psychological Medicine, 7*, 73–86.

Burgess, E. P. (1969). The modification of depressive behaviors. In R. D. Rubin & D. Franks (Eds.), *Advances in behavior therapy* (pp. 193–199). New York: Academic Press.

Burleson, B. R. (1994). Comforting messages: Significance, approaches, and effects. In B. R. Burleson, T. L. Albrecht, & I. G. Sarason (Eds.), *Communication of social support* (pp. 3–28). Thousand Oaks, CA: Sage.

Burleson, B. R., Albrecht, T. L., & Sarason, I. G. (1994). *Communication of social support*. Thousand Oaks, CA: Sage.

Burns, L. E., & Thorpe, G. A. (1977). The epidemiology of fears and phobias (with particular reference to the National Survey of Agoraphobics). *Journal of International Medical Research, 5*, 1–7.

Buss, A. H., & Plomin, R. (1984). *Temperament: Early developing personality traits*. Hillsdale, NJ: Erlbaum.

Buss, D. M., & Craik, K. H. (1983). The act frequency approach to personality. *Psychological Review, 90*, 105–126.

Butler, J., & Haigh, G. (1954). Changes in the relation between self-concepts consequent upon client centered counseling. In C. R. Rogers & R. Dymond (Eds.), *Psychotherapy and personality change* (pp. 55–75). Chicago: University of Chicago Press.

Butzlaff, R. L., & Hooley, J. M. (1998). Expressed emotion and psychiatric relapse. *Archives of General Psychiatry, 55*, 547–552.

Caldji, C., Tannenbaum, B., Sharma, S., Francis, D., Plotsky, P. M., & Meaney, M. J. (1998). Maternal care during infancy regulates the development of neural systems mediating the expression of fearfulness in the rat. Proceedings of the National Academy of Science.

Cameron, N. (1938). Reasoning, regression and communication in schizophrenics. *Psychological Monographs, 50*, issue 221.

Cameron, N. (1947). *The psychology of behavior disorders: A biosocial interpretation*. Cambridge, MA: Mifflin.

Cameron, N. (1963). *Personality development and psychopathology*. Boston: Houghton Mifflin.

Cameron, N., & Rychlak, J. F. (1985). *Personality development and psychopathology: A dynamic approach* (2nd ed.). Boston: Houghton Mifflin.

Campbell, J. D., Assanand, S., & Di Paula, A. (2000). Structural features of the self-concept and adjustment. In A. Tesser, R. B. Felson, & J. M. Suls (Eds.), *Psychological perspectives on self and identify* (pp. 67–87). Washington, DC: American Psychological Association.

Campbell, J. D., Assanand, S., & Di Paula, A. (2003). The structure of the self-concept and its relation to psychological adjustment. *Journal of Personality, 71*, 116–140.

Campos, J. J., Barrett, K., Lamb, M. E., Goldsmith, H. H., & Stenberg, C. (1983). Socioemotional development. In P. H. S. E. Mussen, M. M. Haith, & J. J. V. E. Campos (Eds.), *Handbook of child psychology: Vol. 2. Infancy and developmental psychobiology* (4th ed., pp. 783–815). New York: Wiley.

Cantor, N., & Kihlstrom, J. F. (1987). *Personality and social intelligence*. Englewood Cliffs, NJ: Prentice Hall.

Cantor, N., Smith, E., French, R. D. S., & Mezzich, J. (1980). Psychiatric diagnosis as prototype categorization. *Journal of Abnormal Psychology, 89*, 181–193.

Carlson, V., Chicchetti, D., Barnett, D., & Braunwald, K. (1989). Disorganized/disoriented attachment relationships in maltreated infants. *Developmental Psychology, 25*, 525–531.

Carpenter, M., Akhtar, N., & Tomasello, M. (1998). Sixteen-month-old infants differentially imitate intentional and accidental actions. *Infant Behavioral Development, 21*, 315–330.

Carson, R. C. (1969). *Interaction concepts of personality*. Chicago: Aldine.

Carter, H., & Glick, P. C. (1976). *Marriage and divorce: A social and economic study* (2nd ed.). Cambridge, MA: Harvard University Press.

Carver, C. S. (1989). How should multifaceted personality constructs be tested? *Journal of Personality and Social Psychology, 56*, 577–585.

Carver, C. S., Pozo, C., Harris, S. D., Noriega, V., Scheier, M. F., Robinson, D. S., et al. (1993). How coping mediates the effects of optimism on distress: A study of women with early stage breast cancer. *Journal of Personality and Social Psychology, 65*, 375–390.

Carver, C. S., & Scheier, M. F. (1994). Situational coping and coping dispositions in a stressful transaction. *Journal of Personality and Social Psychol-*

ogy, 66, 184–195.

Caspar, F. (1995). *Plan analysis: Toward optimizing psychotherapy*. Seattle: Hogrefe & Huber.

Caspar, F. (1997). Plan analysis. In T. Eells (Ed.) *Handbook of psychotherapy case formulation*. New York: Guilford.

Cassidy, J. (1999). The nature of the child's ties. In J. Cassidy & P. R. Shaver (Eds.), *Handbook of attachment: Theory, research, and clinical applications* (pp. 3–20). New York: Guilford.

Chambless, D. L. (1982). Characteristics of agoraphobia. In D. L. Chambless & A. J. Goldstein (Eds.), *Agoraphobia* (pp. 1–18). New York: Wiley.

Cherry, C. (1953). Some experiments on the recognition of speech with one and with two ears. *Journal of the Acoustical Society of America, 25*, 975–979.

Christensen, A. J., Dornink, R., Ehlers, S. L., & Schultz, S. K. (1999). Social environment and longevity in schizophrenia. *Psychosomatic Medicine, 61*, 141–145.

Cicchetti, D., & Barnett, D. (1991). Attachment organization in maltreated preschoolers. *Development and Psychopathology, 3*, 397–411.

Cicchetti, D., Lynch, M., Schonk, S., & Todd-Manly, J. (1992). An organizational perspective on peer relations in maltreated children. In R. D. Parke & G. M. Ladd (Eds.), *Family–peer relationships: Modes of linkage* (pp. 345–383). Hillsdale, NJ: Erlbaum.

Clarkin, J. F., Caligor, E., Stern, B., & Kernberg, O. F. (2002). *Structured interview of personality organization (STIPO)*. Unpublished manuscript.

Clarkin, J. F., Marziali, E., & Munroe-Blum, H. (1992). *Borderline personality disorder: Clinical and empirical perspectives*. New York: Guilford.

Clarkin, J. F., Widiger, T. A., Frances, T. A., Hurt, S. W., & Gilmore, M. (1983). Prototypic typology and the borderline personality disorder. *Journal of Abnormal Psychology, 92*, 263–275.

Cleckley, H. (1941). *The mask of sanity*. St. Louis, MO: Mosby.

Clyne, M. B. (1966). *Absent: School refusal as an expression of disturbed family relationships*. London: Tavistock Institute of Human Relations.

Coates, D., & Wortman, C. B. (1980). Depression maintenance and interpersonal control. In A. Baum & J. E. Singer (Eds.), *Advances in environmental psychology* (pp. 149–182). Hillsdale, NJ: Erlbaum.

Cobb, S. (1976). Social support as a moderator of life stress. *Psychosomatic Medicine, 38*, 300–314.

Cofer, D. H., & Wittenborn, J. R. (1980). Personality characteristics of formerly depressed women. *Journal of Abnormal Psychology, 89*, 309–314.

Cohen, F., & Lazarus, R. S. (1973). Active coping processes, coping dispositions, and recovery from surgery. *Psychosomatic Medicine, 35*, 375–389.

Collins, A. M., & Loftus, E. F. (1975). A spreading-activation theory of semantic processing. *Psychological Review, 82*, 407–428.

Collins, W. A., Maccoby, E. E., Steinberg, L., Hetherington, E. M., & Bornstein, M. H. (2000). Contemporary research on parenting: The case for nature and nurture. *American Psychologist, 55*, 218–232.

Compas, B. E., Malcarne, V. L., & Fondacaro, K. M. (1988). Coping with stressful events in older children and young adolescents. *Journal of Consulting and Clinical Psychology, 56*, 405–411.

Cooley, C. H. (1902). *Human nature and the social order*. New York: G. Scribner's Sons.

Coopersmith, S. (1967). *The antecedents of self-esteem*. San Francisco: Freeman.

Coopersmith, S. (1975). *Coopersmith Self-Esteem Inventory, technical manual*. Palo Alto, CA: Consulting Psychologists Press.

Corruble, E., Ginestet, D., & Guelfi, J. D. (1996). Comorbidity of personality disorders and unipolar major depression: A review. *Journal of Affective Disorders, 37*, 157–170.

Covington, M. V. (1992). *Making the grade: A self-worth perspective on motivation and school reform*. New York: Cambridge University Press.

Coyne, J. (1976a). Depression and the response of others. *Journal of Abnormal Psychology, 85*, 186–193.

Coyne, J. (1976b). Toward an interactional description of depression. *Psychiatry, 39*, 28–39.

Coyne, J., Aldwin, C., & Lazarus, R. S. (1981). Depression and coping in stressful episodes. *Journal of Abnormal Psychology, 90*, 439–447.

Cramer, P. (1991). Anger and the use of defense mechanisms in college students. *Journal of Personality, 59*, 39–55.

Cramer, P. (1999). Personality, personality disorders, and defense mechanisms. *Journal of Personality, 67*, 535–554.

Cramer, P. (2000). Defense mechanisms in psychology today: Further processes for adaptation. *American Psychologist, 55*, 637–646.

Cramer, P., & Block, J. (1998). Preschool antecedents of defense mechanism use in young adults. *Journal of Personality and Social Psychology, 74*, 159–169.

Craske, M. G., & Barlow, D. H. (1993). Panic disorder and agoraphobia. In D. H. Barlow (Ed.), *Clinical handbook of psychological disorders* (2nd ed.). New York: Guilford.

Crick, N. R., & Dodge, K. A. (1994). A review and reformation of social information-processing mechanisms in children's social adjustment. *Psychological Bulletin, 115*, 74–101.

Crisp, A. H., Hsu, L. K. G., Harding, B., & Hartshorn, J. (1980). Clinical features of anorexia nervosa: A study of consecutive series of 102 female patients. *Journal of Psychosomatic Research, 24*, 179–191.

Crits-Christoph, P., & Connolly, M. B. (2001). Relational interpretations. *Psychotherapy, 38*, 423–428.

Crittenden, P. M. (1988). Relationships at risk. In J. Bolsky & T. Nezworski (Eds.), *Clinical implications of attachment* (pp. 136–176). Hillsdale, NJ: Erlbaum.

Crockenberg, S. B., & Acredolo, C. (1983). Infant temperament ratings: A functon of infants, or mothers, or both? *Infant Behavior and Development, 6*, 61–72.

Cronbach, L. J., Gleser, G. C., Nanda, H., & Rajaratnam, N. (1972). *The dependability of behavioral measurements: Theory of generalizability for scores and profiles*. New York: Wiley.

Cropanzano, R., James, K., & Citera, M. (1992). A goal hierarchy model of personality, motivation, and leadership. In L. L. Cummings & B. M. Staw (Eds.), *Research in organizational behavior* (Vol. 15, pp. 267–322). Greenwich, CT: JAI Press.

Cross, T. L., Coleman, L. J., & Terhaar-Yonkers, M. (1991). The social cognition of gifted adolescents in schools: Managing the stigma of giftedness. *Journal for the Education of the Gifted, 15*, 44–55.

Cutrona, C. E., Russell, D., & Jones, R. D. (1985). Cross-situational consistency

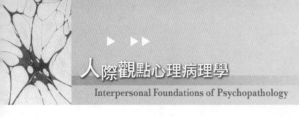
in causal attributions: Does attributional style exist? *Journal of Personality and Social Psychology, 47*, 1043–1058.

Cutrona, C. E., & Suhr, J. A. (1992). Controllability of stressful events and satisfaction with spouse support behaviors. *Communication Research, 19*, 154–174.

Cutrona, C. E., & Suhr, J. A. (1994). Social support communication in the context of marriage: An analysis of couples' supportive interactions. In B. R. Burleson, T. L. Albrecht, & I. G. Sarason (Eds.), *Communication of social support* (pp. 113–135). Thousand Oaks, CA: Sage.

Cutting, L. P., & Docherty, N. M. (2000). Schizophrenia outpatients' perceptions of their parents: Is expressed emotion a factor? *Journal of Abnormal Psychology, 109*, 266–272.

Davila, J. (2001). Paths to unhappiness: The overlapping courses of depression and romantic dysfunction. In S. R. H. Beach (Ed.), *Marital and family processes in depression: A scientific foundation for clinical practice* (pp. 71–87). Washington, DC: American Psychological Association.

Dean, A., & Lin, N. (1977). The stress-buffering role of social support. *Journal of Nervous and Mental Disease, 165*, 403–417.

Deaton, J. D., Berg, S. W., Richlin, M., & Litrownik, A. J. (1977). Coping activities in solitary confinement of U.S. Navy POWs in Vietnam. *Journal of Applied Social Psychology, 7*, 239–257.

DeJong, C. A. T., Van den Brink, W., Jansen, J. A. M., & Schippers, G. M. (1989). Interpersonal aspects of *DSM–III* Axis II: Theoretical hypotheses and empirical findings. *Journal of Personality Disorders, 3*, 135–146.

Deknatel, F. B. (1950). *Edvard Munch*. New York: Chanticleer.

DeLongis, A., Coyne, J. C., Dakof, G., Folkman, S., & Lazarus, R. S. (1982). Relation of daily hassles, uplifts, and major life events to health status. *Health Psychology, 1*, 119–136.

DeVoge, J., & Beck, S. (1978). The therapist–client relationship in behavior therapy. In M. Hersen, R. M. Eisler, & P. M. Miller (Eds.), *Progress in behavior modification* (Vol. 6, pp. 203–248). New York: Academic Press.

Doane, J. A., Falloon, I. R. H., Goldstein, M. J., & Mintz, J. (1985). Parental affective style and the treatment of schizophrenia: Predicting course of illness and social functioning. *Archives of General Psychiatry, 42*, 34–42.

Doane, J. A., Goldstein, J. J., Miklowitz, D. J., & Falloon, I. R. H. (1986). The impact of individual and family treatment on the affective climate of families of schizophrenics. *British Journal of Psychiatry, 148*, 279–287.

Doane, J. A., West, K. L., Goldstein, M. J., Rodnick, E. H., & Jones, J. E. (1981). Parental communication deviance and affective style: Predictors of subsequent schizophrenia spectrum disorders in vulnerable adolescents. *Archives of General Psychiatry, 38*, 679–685.

Docherty, J., Fiester, S., & Shea, T. (1986). Syndromes: Diagnosis and personality disorder. In R. Hales & A. Frances (Eds.), *Psychiatric update: American Psychiatric Association annual review* (Vol. 5, pp. 315–355). Washington, DC: American Psychiatric Association.

Docherty, N. M. (1995). Expressed emotion and language disturbances in parents of stable schizophrenia outpatients. *Schizophrenia Bulletin, 21*, 411–418.

Dodge, K. A. (1993). Social–cognitive mechanisms in the development of conduct disorder and depression. *Annual Review of Psychology, 44*, 559–584.

Dodge, K. A., & Cole, J. D. (1987). Social-information-processing factors in reactive and proactive aggression in children's peer groups. *Journal of Personality and Social Psychology, 53*, 1146–1158.

Donahue, E. M., Robins, R. W., Roberts, B. W., & John, O. P. (1993). The divided self: Concurrent and longitudinal effects of psychological adjustment and social roles on self-concept differentiation. *Journal of Personality and Social Psychology, 64*, 834–846.

Donovan, J. E., Jessor, R., & Costa, F. M. (1988). Syndrome of problem behavior in adolescence: A replication. *Journal of Consulting and Clinical Psychology, 56*, 762–765.

Dooley, P. A. (1995). Perceptions of onset controllability of AIDS and helping judgments: An attributional analysis. *Journal of Applied Social Psychology, 25*, 858–869.

Dow, M. G., & Craighead, W. E. (1987). Social inadequacy and depression: Overt behavior and self-evaluation processes. *Journal of Social and Clinical Psychology, 5*, 99–113.

Downey, G., & Feldman, S. I. (1996). Implications of rejection sensitivity for intimate relationships. *Journal of Personality and Social Psychology, 70*, 1327–1343.

Downs, A. C., & Harrison, S. K. (1985). Embarrassing age spots or just plain ugly? Physical attractiveness stereotyping as an instrument of sexism on American television commercials. *Sex Roles, 13*, 9–19.

Dozier, M., Stovall, K. C., & Albus, K. E. (2000). Attachment and psychopathology in adulthood. In J. Cassidy & P. R. Shaver (Eds.), *Handbook of attachment: Theory, research, and clinical applications* (pp. 497–519). New York: Guilford.

Dryer, D. C., & Horowitz, L. M. (1997). When do opposites attract? Interpersonal complementarity versus similarity. *Journal of Personality and Social Psychology, 72*, 596–603.

Durand, V. M., & Barlow, D. H. (2003). *Essentials of abnormal psychology* (3rd ed.). Pacific Grove, CA: Wadsworth-Thomson Learning.

Dweck, C. S., Chiu, C., & Hong, Y. (1995). Implicit theories and their role in judgments and reactions: A world from two perspectives. *Psychological Inquiry, 6*, 267–285.

Dweck, C. S., & Leggett, E. (1988). A social–cognitive approach to motivation and personality. *Psychological Review, 95*, 256–273.

Edson, M. (1999). *Wit*. New York: Faber and Faber.

Edwards, J. A., Weary, G., & Reich, D. A. (1998). Causal uncertainty: Factor structure and relation to the Big Five personality factors. *Personality and Social Psychology Bulletin, 24*, 451–462.

Eells, T. (Ed.). (1997). *Handbook of psychotherapy case formulation*. New York: Guilford.

Egeland, B., & Farber, E. A. (1984). Infant–mother attachment: Factors related to its development and changes over time. *Child Development, 55*, 731–771.

Egeland, B., & Sroufe, L. A. (1981a). Attachment and early maltreatment. *Child Development, 52*, 44–52.

Egeland, B., & Sroufe, L. A. (1981b). Development sequelae of maltreatment in infancy. In R. Rizley & D. Cicchetti (Eds.), *Developmental perspectives on child maltreatment* (pp. 77–92). San Francisco: Jossey-Bass.

Eich, E., Macaulay, D., Loewenstein, R. J., & Dihle, P. H. (1997). Memory, amnesia, and dissociative identity disorder. *Psychological Science, 8*, 417–422.

Eisler, I., Dare, C., Russell, G. F. M., Szmukler, G., LeGrange, D., & Dodge, E. (1997). Family and individual therapy in anorexia nervosa: A 5-year follow-up. *Archives of General Psychiary, 54*, 1025–1030.

Ekman, P., & Friesen, W. V. (1972). Hand movements. *Journal of Communication, 22*, 353–374.

Ekman, P., & Friesen, W. V. (1974). Nonverbal behavior and psychopathology. In R. J. Friedman & M. M. Mintz (Eds.), *The psychology of depression* (pp. 203–224). Washington, DC: Winston.

Ellison, Z., van Os, J., & Murray, R. (1998). Special feature: Childhood personality characteristics of schizophrenia: Manifestations of, or risk factors for, the disorder? *Journal of Personality Disorders, 12*, 247–261.

Ellring, H. (1986). Nonverbal expression of psychological states in psychiatric patients. *European Archives of Psychiatry and Neurological Sciences, 236*, 31–34.

Ellring, H., & Scherer, K. R. (1996). Vocal indicators of mood change in depression. *Journal of Nonverbal Behavior, 20*, 83–110.

Emde, R., & Walker, S. (1976). Longitudinal study of infant sleep: Results of 14 subjects studied at monthly intervals. *Psychophysiology, 13*, 456–461.

Emmelkamp, P. M. G. (1988). Phobic disorders. In C. G. Last & M. Hersen (Eds.), *Handbook of anxiety disorders* (pp. 66–86). New York: Pergamon.

Emmons, R. A. (1989). The personal striving approach to personality. In L. A. Pervin (Ed.), *Goal concepts in personality and social psychology* (pp. 87–126). Hillsdale, NJ: Erlbaum.

Epstein, S. (1973). The self-concept revisited—or a theory of a theory. *American Psychologist, 28*, 404–416.

Erickson, D. H., Beiser, M., Iacono, W. G., Fleming, J. A. E., & Lin, T. (1989). The role of social relationships in the course of first-episode schizophrenia and affective psychosis. *American Journal of Psychiatry, 146*, 1456–1461.

Erikson, E. H. (1963). *Childhood and society* (2nd ed.). New York: Norton.

Erickson, M. F., Sroufe, L. A., & Egeland, B. (1985). The relationship between quality of attachment and behavior problems in preschool in a high-risk sample. *Monographs of the Society for Research in Child Development, 50*(1-2, Serial No. 209), 147–156.

Exline, J. J., & Lobel, M. (1999). The perils of outperformance: Sensitivity about being the target of a threatening upward comparison. *Psychological Bulletin, 125*, 307–337.

Fagot, B. I., & Kavanaugh, K. (1990). The prediction of antisocial behavior from avoidant attachment classifications. *Child Development, 61*, 864–873.

Fairburn, C. G. (1997). Eating disorders. In D. M. Clark & C. G. Fairburn (Eds.), *Science and practice of cognitive behaviour therapy* (pp. 209–241). New York: Oxford University Press.

Fairburn, C. G., Welch, S. L., Doll, H. A., Davies, B. A., & O'Connor, M. E. (1997). Risk factors for bulimia nervosa: A community-based-control study. *Archives of General Psychiatry, 54*, 509–517.

Fairburn, C. G., & Wilson, G. T. (Eds.). (1993). *Binge eating: Nature, assessment and treatment*. New York: Guilford.

Farrington, D. P. (1988). Social, psychological and biological influences on juvenile delinquency and adult crime. In W. Buikhuisen & S. Mednick (Eds.). *Explaining criminal behavior* (pp. 68–89). Leiden: E. J. Brill.

Farrington, D. P., & Loeber, R. (1998). Transatlantic replicability of risk factors in the development of delinquency. In P. Cohen, C. Slomkowski, & L. N. Robins (Eds.). *Where and when: Geographic and generational influence on psychopathology* (pp. 299–329). Mahwah, NJ: Erlbaum.

Feinsilver, D. (1970). Communication in families of schizophrenic patients. *Archives of General Psychiatry, 22*, 143–148.

Fitzgerald, O. (1948). Love deprivation and the hysterical personality. *Journal of Mental Science, 94*, 701–717.

Flavell, J. H. (1986). The development of children's knowledge about the appearance–reality distinction. *American Psychologist, 41*, 418–425.

Flavell, J. H., Flavell, E. R., & Green, F. L. (1983). Development of the appearance–reality distinction. *Cognitive Psychology, 15*, 95–120.

Flavell, J. H., Green, F. L., & Flavell, E. R. (1986). Development of knowledge about the appearance–reality distinction. *Monographs of the Society for Research in Child Development, 51*, 1–68.

Fleming, B. (1990). Dependent personality disorder. In A. T. Beck & A. Freeman (Eds.), *Cognitive therapy of personality disorders* (pp. 283–308). New York: Guilford.

Foa, E. B. (1979). Failure in treating obsessive–compulsives. *Behaviour Research and Therapy, 17*, 169–176.

Foa, E. B., Steketee, G. S., Grayson, J. B., Turner, R. M., & Latimer, P. R. (1984). Deliberate exposure and blocking of obsessive–comulsive rituals: Immediate and long-term effects. *Behavior Therapy, 15*, 450–472.

Foersterling, F. (1985). Attributional training: A review. *Psychological Bulletin, 98*, 495–512.

Fossati, A., Madeddu, F., & Maffei, C. (1999). Borderline personality disorder and childhood sexual abuse: A meta-analytic study. *Journal of Personality Disorders, 13*, 268–280.

Fossi, L., Faravelli, C., & Paoli, M. (1984). The ethological approach to the assessment of depressive disorders. *Journal of Nervous and Mental Disease, 172*, 332–341.

Fox, N. A., & Card, J. A. (1999). Psychophysiological measures in the study of attachment. In J. Cassidy & P. R. Shaver (Eds.), *Handbook of attachment: Theory, research, and clinical applications* (pp. 181–197). New York: Guilford.

Fraley, R. C., Waller, N. G., & Brennan, K. A. (2000). An item response theory analysis of self-report measures of adult attachment. *Journal of Personality and Social Psychology, 78*, 350–365.

Freedman, B. J. (1974). The subjective experience of perceptual and cognitive disturbances in schizophrenia. *Archives of General Psychiatry, 30*, 333–340.

French, R. D. (1981). *Interpersonal problem solving skill in lonely people.* Stanford University, Stanford, CA. [unpublished dissertation]

Freud, A. (1966). *Normality and pathology in childhood: Assessment of development.* New York: International Universities Press.

Freud, S. (1963). Mourning and melancholia. In P. Rieff (Ed.), *General psychological theory: Papers on metapsychology* (pp. 164–179). New York: Collier Books. (Original work published in 1917)

Freud, S. (1963). On the mechanisms of paranoia. In P. Rieff (Ed.), *General psychological theory: Papers on metapsychology* (pp. 29–48). New York:

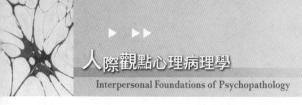
Collier Books. (Original work published 1911)

Funder, D. C., & Dobroth, K. M. (1987). Differences between traits: Properties associated with interjudge agreement. *Journal of Personality and Social Psychology, 52*, 409–418.

Gaebel, W., & Wolwer, W. (1992). Facial expression and emotional face recognition in schizophrenia and depression. *European Archives of Psychiatry and Clinical Neuroscience, 242*, 46–52.

Gallup, G. G. J. (1970). Chimpanzees: Self-recognition. *Science, 167*, 86–87.

Gallup, G. G. J. (1991). Toward a comparative psychology of self-awareness: Species limitations and cognitive consequences. In G. R. Goethals & J. Strauss (Eds.), *The self: An interdisciplinary approach* (pp. 121–135). New York: Springer-Verlag.

Garfinkel, P. E., Kenney, S. H., & Kaplan, A. S. (1995). Views on classification and diagnosis of eating disorders. *Canadian Journal of Psychiatry, 40*, 445–456.

Garner, D. M., Garner, M. V., & Rosen, L. W. (1993). Anorexia nervosa "restrictors" who purge: Implications for subtyping anorexia nervosa. *International Journal of Eating Disorders, 13*, 171–185.

Garner, D. M., & Needleman, L. D. (1996). Stepped-care and decision-tree models for treating eating disorders. In J. K. Thompson (Ed.), *Body image, eating disorders, and obesity* (pp. 225–252). Washington, DC: American Psychological Association.

Gergen, K. J. (1968). Personal consistency and the presentation of self. In C. Gordon & J. Gergen (Eds.), *The self in social interaction* (pp. 299–308). New York: Wiley.

Gifford, R. (1994). A lens-mapping framework for understanding the encoding and decoding of interpersonal disposition in nonverbal behavior. *Journal of Personality and Social Psychology, 66*, 398–412.

Gillberg, I. C., Rastam, M., & Gillberg, C. G. (1995). Anorexia nervosa 6 years after onset: I. Personality disorders. *Comprehensive Psychiatry, 36*, 61–69.

Glasgow, R. E., & Arkowitz, H. (1975). The behavioral assessment of male and female social competence in dyadic heterosexual interactions. *Behavior Therapy, 6*, 488–498.

Gleaves, D. H. (1996). The sociocognitive model of dissociative identity disorders: A reexamination of the evidence. *Psychological Bulletin, 120*, 42–59.

Goldberg, S., Lojkasek, M., Minde, K., & Corter, C. (1990). Predictions of behavior problems in children born prematurely. *Development and Psychopathology, 1*, 15–30.

Goldsmith, D. J. (1994). The role of facework in supportive communication. In B. R. Burleson, T. L. Albrecht, & I. G. Sarason (Eds.), *Communication of social support* (pp. 29–49). Thousand Oaks, CA: Sage.

Goldstein, A. J., & Chambless, D. L. (1978). A reanalysis of agoraphobia. *Behavior Therapy, 9*, 47–59.

Goldstein, M. J. (1981). Family factors associated with schizophrenia and anorexia nervosa. *Journal of Youth and Adolescence, 10*, 385–405.

Goldstein, M. J. (1987). Family interaction patterns that antedate the onset of schizophrenia and related disorders: A further analysis of data from a longitudinal prospective study. In K. Hahlweg & M. J. Goldstein (Eds.), *Understanding major mental disorder: The contribution of family interaction research* (pp. 11–32). New York: Family Process Press.

Goldstein, M. J., & Palmer, J. O. (1975). *The experience of anxiety: A casebook* (2nd ed.). New York: Oxford University Press.

Goldstein, M. J., & Strachan, A. M. (1987). The family and schizophrenia. In T. Jacob (Ed.), *Family interaction and psychopathology: Theories, methods and findings* (pp. 481–508). New York: Plenum.

Goldstein, R. B., Powers, S. I., McCusker, J., Lewis, B. F., Mundt, K. A., & Bigelow, C. (1996). Lack of remorse in antisocial personality disorder among drug abusers in residential treatment. *Journal of Personality Disorders, 10*, 321–334.

Goleman, D. (1995). *Emotional intelligence*. New York: Bantam Books.

Gore, S. (1978). The effect of social support in moderating the health consequences of unemployment. *Journal of Health and Social Behavior, 19*, 157–165.

Gotlib, I. H., & Beatty, M. (1985). Negative responses to depression: The role of attributional style. *Cognitive Therapy and Research, 9*, 91–103.

Gotlib, I. H., & Robinson, L. A. (1982). Responses to depressed individuals: Discrepancies between self-report and observer-rated behavior. *Journal of Abnormal Psychology, 91*, 231–240.

Graber, J. A., Brooks-Gunn, J., Paikoff, R. L., & Warren, M. P. (1994). Prediction of eating problems: An 8-year study of adolescent girls. *Developmental Psychology, 30*, 823–834.

Grawe, K. (2003). *Psychological therapy*. Seattle: Hogrefe & Huber.

Greenberg, J. R., & Mitchell, S. A. (1983). *Object relations in psychoanalytic theory*. Cambridge, MA: Harvard University Press.

Greenberg, M. T. (1999). Attachment and psychopathology in childhood. In J. Cassidy & P. R. Shaver (Eds.), *Handbook of attachment: Theory, research and clinical applications* (pp. 469–496). New York: Guilford.

Griffith, J. J., Mednick, S. A., Schulsinger, F., & Diderichsen, B. (1980). Verbal asssociative disturbances in children at high risk for schizophrenia. *Journal of Abnormal Psychology, 89*, 125–131.

Grinker, R. R. (1964). Communications by patients in depressive states. *Archives of General Psychiatry, 10*, 576–580.

Grissett, N. I., & Norvell, N. K. (1992). Perceived social support, social skills and quality of relationships in bulimic women. *Journal of Consulting and Clinical Psychology, 60*, 293–299.

Gross, J. J. (1999). Emotion and emotion regulation. In L. A. Pervin & O. P. John (Eds.), *Handbook of personality: Theory and research* (2nd ed., pp. 525–552). New York: Guilford.

Grosse Holtforth, M., & Grawe, K. (2002). *Fragebogen zur Analyse motivationaler Schemata (FAMOS)—Handanweisung*. Goettingen, Germany: Hogrefe.

Grosse Holtforth, M., Grawe, K., & Egger, O. (2003). *Reducing the dreaded: Change of avoidance motivation in psychotherapy*. Unpublished manuscript.

Gurtman, M. B. (1987). Depressive affect and disclosures as factors in interpersonal rejection. *Cognitive Therapy and Research, 11*, 87–100.

Gurtman, M. B. (1991). Evaluating the interpersonalness of personality scales. *Personality and Social Psychology Bulletin, 17*, 670–677.

Gurtman, M. B. (1992a). Construct validity of interpersonal personality measures: The interpersonal circumplex as a nomological net. *Journal of Personality and Social Psychology, 63*, 105–118.

Gurtman, M. B. (1992b). Trust, distrust, and interpersonal problems: A circumplex analysis. *Journal of Personality and Social Psychology, 62*, 989–1002.

Gurtman, M. B. (1993). Constructing personality tests to meet a structural criterion: Application of the interpersonal circumplex. *Journal of Personality, 61*, 237–263.

Gurtman, M. B. (1994). The circumplex as a tool for studying normal and abnormal personality: A methodological primer. In S. Strack & M. Lorr (Eds.), *Differentiating normal and abnormal personality* (pp. 243–263). New York: Springer.

Gurtman, M. B. (1995). Personality structure and interpersonal problems: A theoretically-guided item analysis of the Inventory of Interpersonal Problems. *Assessment, 1*, 343–361.

Gurtman, M. B., & Bakarishnan, J. D. (1998). Circular measurement redux: The analysis and interpretation of interpersonal circle profiles. *Clinical Psychology: Science and Practice, 5*, 344–360.

Hale, W. W., Jansen, J. H. C., Bouhuys, A. L., Jenner, J. A., & van der Hoofdakker, R. H. (1997). Non-verbal behavioral interactions of depressed patients with partners and strangers: The role of behavioral social support and involvement in depression persistence. *Journal of Affective Disorders, 44*, 111–122.

Haley, J. (1963). *Strategies of psychotherapy*. New York: Grune & Stratton.

Hallowell, E. M., & Ratey, J. J. (1994). *Driven to distraction*. New York: Simon & Schuster.

Hammen, C., & Peters, S. D. (1978). Interpersonal sequences of depression: Responses to men and women enacting a depressed role. *Journal of Abnormal Psychology, 87*, 322–332.

Hampshire, S. (1953). Dispositions. *Inquiry, 14*, 5–11.

Hansson, R. O., & Jones, W. H. (1981). Loneliness, cooperation, and conformity among American undergraduates. *Journal of Social Psychology, 115*, 103–108.

Hare, R. D. (1991). *The Hare psychopathy checklist—revised manual*. Toronto: Multi-Health Systems.

Hare, R. D. (1998). Psychopathy, affect and behavior. In D. J. Cooke, A. E. Forth, & R. D. Hare (Eds.), *Psychopathy: Theory, research, and implications for society* (pp. 105–137). Dordrecht, Netherlands: Kluwer.

Hare, R. D. (1999). *Without conscience: The disturbing world of the psychopaths among us*. New York: Guilford.

Harlow, H. F. (1958). The nature of love. *American Psychologist, 13*, 673–685.

Harper, M., & Roth, M. (1962). Temporal lobe epilepsy and the phobia-anxiety-depersonalization syndrome. *Comprehensive Psychiatry, 3*, 129–151.

Harris, T. A. (1967). *I'm OK—you're OK*. New York: Avon Books.

Harter, S. (1986). Cognitive–developmental processes in the integration of concepts about emotions and the self. *Social Cognition, 4*, 119–151.

Harter, S. (1999). *The construction of the self: A developmental perspective*. New York: Guilford.

Hartshorne, H., & May, A. (1928). *Studies in the nature of character, Vol. 1. Studies in deceit*. New York: Macmillan.

Hays, R. D., & Ellickson, P. L. (1996). Associations between drug use and deviant behavior in teenagers. *Addictive Behaviors, 21*, 291–302.

Hazan, C., & Shaver, P. R. (1987). Romantic love conceptualized as an attachment process. *Journal of Personality and Social Psychology, 52,* 511–524.

Hazan, C., & Shaver, P. R. (1990). Love and work: An attachment theoretical perspective. *Journal of Personality and Social Psychology, 59,* 270–280.

Heatherton, T. F., Herman, C. P., & Polivy, J. (1991). Effects of physical threat and ego threat on eating behavior. *Journal of Personality and Social Psychology, 60,* 138–143.

Heatherton, T. F., Mahamedi, F., Striepe, M., Field, A. E., & Keel, P. (1997). A 10-year longitudinal study of body weight, dieting, and eating disorder symptoms. *Journal of Abnormal Psychology, 106,* 117–125.

Heinicke, C. M., & Westheimer, I. J. (1965). *Brief separations.* New York: International Universities Press.

Helgeson, V. S. (2002). *The psychology of gender.* Upper Saddle River, NJ: Prentice Hall.

Helsing, K. J., Szklo, M., & Comstock, G. W. (1981). Factors associated with mortality and widowhood. *American Journal of Public Health, 71,* 802–809.

Herman, C. P., & Polivy, J. (1975). Anxiety, restraint, and eating behavior. *Journal of Abnormal Psychology, 84,* 666–672.

Hersov, L. A. (1960). Refusal to go to school. *Child Psychology and Psychiatry, 1,* 137–145.

Hertsgaard, L., Gunnar, M., Erickson, M. F., & Nachmias, M. (1995). Adrenocortical response to the strange situation in infants with disorganized/disoriented attachment relationships. *Child Development, 66,* 1100–1106.

Herzog, W., Schellberg, D., & Deter, H. C. (1997). First recovery in anorexia nervosa patients in the long-term course: A discrete-time survival analysis. *Journal of Consulting and Clinical Psychology, 65,* 169–177.

Higgins, E. T. (1987). Self-discrepancy: A theory relating self and affect. *Psychological Review, 94,* 319–340.

Higgins, E. T. (1996). Ideals, oughts, and regulatory focus: Affect and motivation from distinct pains and pleasures. In P. M. Gollwitzer & J. A. Bargh (Eds.), *The psychology of action: Linking cognition and motivation to behavior* (pp. 91–114). New York: Guilford.

Hinchcliffe, M. K., Hoopor, D., & Roberts, J. F. (1978). *The melancholy marriage: Depression in marriage and psychosocial approaches to therapy.* New York: Wiley.

Hobson, C. J., Kamen, J., Szostek, J., Nethercut, C. M., Tiedmann, J. W., & Wojnarowicz, S. (1998). Stressful life events: A revision and update of the Social Readjustment Rating Scale. *International Journal of Stress Management, 5,* 1–23.

Hokanson, J. E., Sacco, W. P., Blumberg, S. R., & Landrum, G. C. (1980). Interpersonal behavior of depressive individuals in a mixed-motive game. *Journal of Abnormal Psychology, 89,* 320–332.

Holmes, D. S. (1968). Dimensions of projection. *Psychological Bulletin, 69,* 248–268.

Holmes, D. S. (1978). Projection as a defense mechanism. *Psychological Bulletin, 85,* 677–688.

Holmes, D. S., & McCaul, K. D. (1989). Laboratory research on defense mechanisms. In R. W. J. Neufeld (Ed.), *Advances in the investigation of psychological stress* (pp. 161–192). New York: Wiley.

Holmes, T. H., & Rahe, R. H. (1967). The Social Readjustment Rating Scale. *Journal of Psychosomatic Research, 11,* 213–218.

Holtzworth-Munroe, A., & Hutchinson, G. (1993). Attributing negative intent to wife behavior: The attributions of maritally violent versus nonviolent men. *Journal of Abnormal Psychology, 102,* 206–211.

Hooley, J. M., & Hiller, J. B. (1997). Family relationships and major mental disorder: Risk factors and preventive strategies. In S. Duck (Ed.), *Handbook of personal relationships* (2nd ed., pp. 621–648). Chichester, England: Wiley.

Hooley, J. M., & Hiller, J. B. (1998). Expressed emotion and the pathogenesis of relapse in schizophrenia. In M. F. D. Lenzenweger, & R. H. Dworkin (Eds.), *Origins and development of schizophrenia* (pp. 447–468). Washington, DC: American Psychological Association.

Hope, S., Power, C., & Rodgers, B. (1999). Does financial hardship account for elevated psychological distress in lone mothers? *Social Science and Medicine, 49,* 1637–1649.

Horney, K. (1945). *Our inner conflicts.* New York: Norton.

Horowitz, L. M. (1994). Schemas, psychopathology, and psychotherapy research. *Psychotherapy Research, 4,* 1–17.

Horowitz, L. M., Alden, L. E., Wiggins, J. S., & Pincus, A. L. (2000). *Inventory of interpersonal problems.* San Antonio, TX: The Psychological Corporaton.

Horowitz, L. M., French, R. D. S., & Anderson, C. A. (1982). The prototype of a lonely person. In L. Peplau & D. Perlman (Eds.), *Loneliness: A sourcebook of current theory, research, and therapy* (pp. 183–205). New York: Wiley Interscience.

Horowitz, L. M., Krasnoperova, E. N., Tatar, D. G., Hansen, M. B., Person, E. A., Galvin, K. L., & Nelson, K. L. (2001). The way to console may depend on the goal: Experimental studies of social support. *Journal of Experimental Social Psychology, 37,* 49–61.

Horowitz, L. M., Locke, K. D., Morse, M. B., Waiker, S. V., Dryer, D. C., Tarnow, E., & Ghannam, J. (1991). Self-derogations and the interpersonal theory. *Journal of Personality and Social Psychology, 61,* 68–79.

Horowitz, L. M., Post, D. L., French, R. D. S., Wallis, K. D., & Siegelman, E. Y. (1981). The prototype as a construct in abnormal psychology: II. Clarifying disagreement in psychiatric judgments. *Journal of Abnormal Psychology, 90,* 575–585.

Horowitz, L. M., Rosenberg, S. E., Baer, B. A., Ureño, G., & Villaseñor, V. S. (1988). Inventory of interpersonal problems: Psychometric properties and clinical applications. *Journal of Consulting and Clinical Psychology, 56,* 885–892.

Horowitz, L. M., Strauss, B., & Kordy, H. (1994). *Das Inventar zur Erfassung interpersonaler Probleme—Deutsche Version.* Weinheim, Germany: Beltz Test Gesellschaft.

Horowitz, L. M., & Vitkus, J. (1986). The interpersonal basis of psychiatric symptoms. *Clinical Psychology Review, 6,* 443–469.

Horowitz, L. M., Wright, J. C., Lowenstein, E., & Parad, H. W. (1981). The prototype as a construct in abnormal psychology: I. A method for deriving prototypes. *Journal of Abnormal Psychology, 90,* 568–574.

Horvath, A. O., & Luborsky, L. (1993). The role of the therapeutic alliance in psychotherapy. *Journal of Consulting and Clinical Psychology, 61,* 561–

573.

House, J. S., Robbins, C., & Metzner, H. L. (1982). The association of social relationships and activities with mortality: Prospective evidence from the Tecumseh Community health study. *American Journal of Epidemiology, 116*, 123–140.

Howes, J. J., & Hokanson, J. E. (1979). Conversational and social responses to depressive interpersonal behavior. *Journal of Abnormal Psychology, 88*, 625–634.

Hsu, L. K. G. (1990). *Eating disorders*. New York: Guilford.

Hsu, L. K. G. (1995). Outcome of bulimia nervosa. In K. D. Brownell & C. G. Fairburn (Eds.), *Eating disorders and obesity: A comprehensive handbook* (pp. 238–244). New York: Guilford.

Hudley, C., & Graham, S. (1993). An attributional intervention to reduce peer-directed aggression in African American boys. *Child Development, 64*, 124–138.

Humphrey, L. L. (1987). Comparison of bulimic-anorexia and nondistressed families using structural analysis of social behavior. *Journal of the American Academy of Child and Adolescent Psychiatry, 26*, 248–255.

Ingram, R. E. (2003). Origins of cognitive vulnerability to depression. *Cognitive Therapy and Research, 27*, 77–88.

Ingram, R. E., Miranda, J., & Segal, Z. V. (1998). *Cognitive vulnerability to depression*. New York: Guilford.

Jacobson, N. S., & Margolin, G. (1979). *Marital therapy: Strategies based on social learning and behavior exchange principles*. New York: Brunner/Mazel.

James, W. (1892). *Psychology: The briefer course*. New York: Holt.

Jefferson, G., & Lee, J. R. E. (1992). The rejection of advice: Managing the problematic convergence of a "troubles-telling" and a "service encounter." In P. Drew & J. Heritge (Eds.), *Talk at work* (pp. 521–571). Cambridge, England: Cambridge University Press.

Johnson, A. M., Falstein, E. I., Szurek, S. A., & Svendsen, M. (1941). School phobia. *American Journal of Orthopsychiatry, 11*, 702–711.

Johnson, W. G., Tsoh, J. Y., & Varnado, P. J. (1996). Eating disorders: Efficacy of pharmacological and psychological interventions. *Clinical Psychology Review, 16*, 457–478.

Joiner, T. E., Jr., Katz, J., & Lew, A. (1999). Harbingers of depressotypic reassurance seeking: Negative life events, anxiety, and self-esteem. *Personality and Social Psychology Bulletin, 25*, 630–637.

Jones, E. E., & Berglas, S. (1978). Control of attributions about the self through self-handicapping strategies: The appeal of alcohol and the role of underachievement. *Personality and Social Psychology Bulletin, 4*, 200–206.

Jones, I. H., & Pansa, M. (1979). Some nonverbal aspects of depression and schizophrenia occurring during the interview. *Journal of Nervous and Mental Disease, 167*, 402–409.

Jones, M. M. (1980). Conversion reaction: Anachronism or evolutionary form? A review of the neurologic, behavioral, and psychoanalytic literature. *Psychological Bulletin, 87*, 427–441.

Jones, W. H., Hobbs, S. A., & Hockenbury, D. (1982). Loneliness and social skill deficits. *Journal of Personality and Social Psychology, 42*, 682–689.

Kachin, K. E., Newman, M. G., & Pincus, A. L. (2001). An interpersonal problem approach to the division of social phobia subtypes. *Behavior Therapy*,

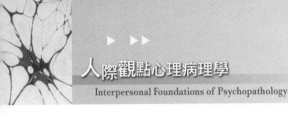

32, 479–501.

Kagan, J. (1994). *Galen's prophecy: Temperament in human nature*. New York: Basic Books.

Kagan, J., Reznick, J. S., & Snidman, N. (1988). Biological bases of childhood shyness. *Science, 240*(4849), 161–171.

Karen, R. (1994). *Becoming attached*. New York: Warner.

Kasvikis, Y. G., Tsakiris, F., Marks, I. M., Basoglu, M., & Noshirvani, H. V. (1986). Past history of anorexia nervosa in women with obsessive–compulsive disorders. *International Journal of Eating Disorders, 5*, 1069–1075.

Kaufman, J., & Cicchetti, D. (1989). The effects of maltreatment on school-aged children's socioemotional development: Assessments in a day camp setting. *Developmental Psychology, 15*, 516–524.

Kazdin, A. E., Moser, J., Colbus, D., & Bell, R. (1985). Depressive symptoms among physically abused and psychiatrically disturbed children. *Journal of Abnormal Psychology, 94*, 298–307.

Kazdin, A. E., Sherick, R. B., Esveldt-Dawson, K., & Rancurello, M. D. (1985). Nonverbal behavior and childhood depression. *Journal of the American Academy of Child Psychiatry, 24*, 303–309.

Kegan, R. (1982). *The evolving self: Problem and process in human development*. Cambridge, MA: Harvard University Press.

Kehrer, C. A., & Linehan, M. M. (1996). Interpersonal and emotional problem solving skills and parasuicide among women with borderline personality disorder. *Journal of Personality Disorders, 10*, 153–163.

Kemperman, I., Russ, M. J., & Shearin, E. (1997). Self-injurious behavior and mood regulation in borderline patients. *Journal of Personality Disorders, 11*, 146–157.

Kendall-Tackett, K. A., Williams, L. M., & Finkelhor, D. (1993). Impact of sexual abuse on children: A review and synthesis of recent empirical studies. *Psychological Bulletin, 113*, 164–180.

Kennedy, W. A. (1965). School phobia: Rapid treatment of fifty cases. *Journal of Abnormal Psychology, 70*, 285–289.

Kernberg, O. (1985). *Borderline conditions and pathological narcissism*. Northvale, NJ: Aronson.

Kiecolt-Glaser, J. K., Garner, W., Speicher, C., Penn, G. M., Holliday, B. S., & Glaser, R. (1984). Psychosocial modifiers of immunocompetence in medical students. *Psychosomatic Medicine, 46*, 7–14.

Kiecolt-Glaser, J. K., & Glaser, R. (1987). Psychosocial moderators of immune function. *Annals of Behavioral Medicine, 9*, 16–20.

Kiecolt-Glaser, J. K., Ricker, D., George, J., Messick, G., Speicher, C. E., Garner, W., & Glaser, R. (1984). Urinary cortisol levels, cellular immunocompetency, and loneliness in psychiatric patients. *Psychosomatic Medicine, 46*, 15–23.

Kiesler, D. J. (1983). The 1982 interpersonal circle: A taxonomy for complementarity in human transactions. *Psychological Review, 90*, 185–214.

Kiesler, D. J. (1996). *Contemporary interpersonal theory and research: Personality, psychopathology and psychotherapy*. New York: Wiley.

Kiesler, D. J., Schmidt, J. A., & Wagner, C. C. (1997). A circumplex inventory of impact messages: An operational bridge between emotion and interpersonal behavior. In R. Plutchik & H. R. Conte (Eds.), *Circumplex models of personality and emotions* (pp. 221–244). Washington, DC: American Psychological Association.

Killingmo, B. (1989). Conflict and deficit: Implications for technique. *International Journal of Psychoanalysis, 70*, 65–79.

King, D. A., & Heller, K. (1984). Depression and the response of others: A reevaluation. *Journal of Abnormal Psychology, 93*, 477–480.

Klein, D. F. (1964). Delineation of two drug-responsive anxiety syndromes. *Psycopharmacologia, 5*, 397–408.

Klein, E. (1945). The reluctance to go to school. *The Psychoanalytic Study of the Child, 1*, 263–279.

Klinger, E. (1987). Current concerns and disengagement from incentives. In F. Halisch & J. Kuhl (Eds.), *Motivation, intention, and volition* (pp. 337–347). Heidelberg, Germany: Springer-Verlag.

Kluft, R. P. (1987). An update on multiple personality disorder. *Hospital and Community Psychiatry, 38*, 363–373.

Kluft, R. P. (1991). Multiple personality disorder. In A. Tasman & S. M. Goldinger (Eds.), *Review of psychiatry* (Vol. 10, pp. 161–188). Washington, DC: American Psychiatric Press.

Kluft, R. P. (1999). Current issues in dissociative identity disorder. *Journal of Practical Psychology and Behavioral Health, 5*, 3–19.

Kobak, R. (1999). The emotional dynamics of disruptions in attachment relationships: Implications for theory, research, and clinical intervention. In J. Cassidy & P. R. Shaver (Eds.), *Handbook of attachment: Theory, research, and clinical applications* (pp. 21–43). New York: Guilford.

Koestner, R., Zuroff, D. C., & Powers, T. A. (1991). The family origins of adolescent self-criticism and its continuity into adulthood. *Journal of Abnormal Psychology, 100*, 191–197.

Kohut, H. (1984). *How does analysis cure?* Chicago: University of Chicago Press.

Kordy, H., Kraemer, B., Palmer, R. L., Papezova, H., Pellet, J., Richard, M., Treasure, J., & COST Action B6. (2002). Remission, recovery, relapse, and recurrence in eating disorders: Conceptualization and illustration of a validation strategy. *Journal of Clinical Psychology, 58*, 833–846.

Kraus, A. S., & Lillienfeld, A. M. (1959). Some epidemiologic aspects of the high mortality rate in the young widowed group. *Journal of Chronic Diseases, 19*, 207–217.

Krohn, A. (1978). Hysteria. *Psychological Issues, 45*, 129–155.

LaForge, R., & Suczek, R. F. (1955). The interpersonal dimension of personality: III. An interpersonal check list. *Journal of Personality, 24*, 94–112.

Laing, R. D. (1965). *The divided self: An existential study in sanity and madness*. London: Penguin Books.

Lamb, M. E., Thompson, R. A., Gardner, W., & Charnov, E. L. (1985). *Infant–mother attachment: The origins and developmental significance of individual differences in strange situation behavior*. Hillsdale, NJ: Erlbaum.

Laporte, L., & Guttman, H. (1996). Traumatic childhood experiences as risk factors for borderline and other personality disorders. *Journal of Personality Disorders, 10*, 247–259.

LaRocco, J. M., House, J. S., & French, J. R. P., Jr. (1980). Social support, occupational stress, and health. *Journal of Health and Social Behavior, 21*,

202–218.

Lautman, M. (1991). End–benefit segmentation and prototypical bonding. *Journal of Advertising Research, 31*, 9–18.

Lazarus, A. A. (1960). The elimination of children's phobias by deconditioning. In H. J. Eysenck (Ed.), *Behavior therapy and the neuroses*. Oxford, England: Pergamon.

Lazarus, R. S. (1991). *Emotion and adaptation*. New York: Oxford University Press.

Leary, T. F. (1957). *Interpersonal diagnosis of personality*. New York: Ronald.

Lefcourt, H. (1992). Durability and impact of the locus of control construct. *Psychological Bulletin, 112*, 411–414.

Lehman, D. R., Ellard, J. H., & Wortman, C. B. (1986). Social support for the bereaved: Recipients' and providers' perspectives on what is helpful. *Journal of Consulting and Clinical Psychology, 54*, 438–446.

Lehman, D. R., & Hemphill, K. J. (1990). Recipients' perceptions of support attempts and attributions for support attempts that fail. *Journal of Social and Personal Relationships, 7*, 563–574.

Levine, S. (1983). A psychobiological approach to the ontogeny of coping. In N. Garmezy & M. Rutter (Eds.), *Stress, coping, and development in children* (pp. 107–131). New York: McGraw-Hill.

Levine, S., Coe, C. L., Smotherman, W. P., & Kaplan, J. N. (1978). Prolonged cortisol evaluation in the infant squirrel monkey after reunion with the mother. *Physiology and Behavior, 20*, 7–10.

Levy, S. M. (1976). Schizophrenic symptomatology: Reaction or strategy? A study of contextual antecedents. *Journal of Abnormal Psychology, 85*, 435–445.

Lewinsohn, P. M., & Rosenbaum, M. (1987). Recall of parental behavior by acute depressives, remitted depressives and nondepressives. *Journal of Personality and Social Psychology, 52*, 611–619.

Lewis, J. M., Rodnick, E. H., & Goldstein, J. J. (1981). Intrafamilial interactive behavior, parental communication deviance, and risk for schizophrenia. *Journal of Abnormal Psychology, 90*, 448–457.

Lewis, M., Feiring, C., McGuffog, C., & Jaskir, J. (1984). Predicting psychopathology in six-year-olds from early social relations. *Child Development, 55*, 123–136.

Liebowitz, M. R., & Klein, D. F. (1979). Assessment and treatment of phobic anxiety. *Journal of Clinical Psychiatry, 40*, 486–492.

Lin, N., Simeone, R. S., Ensel, W. M., & Kuo, W. (1979). Social support, stressful life events, and illness: A model and an empirical test. *Journal of Health and Social Behavior, 20*, 108–119.

Lindsay-Hartz, J., de Rivera, J., & Mascolo, M. F. (1995). Differentiating guilt and shame and their effects on motivation. In J. P. Tangney & K. W. Fischer (Eds.), *Self-conscious emotions* (pp. 274–300). New York: Guilford.

Linehan, M. M. (1993). Cognitive–behavioral treatment for bordeline personality disorder. New York: Guilford.

Linn, P., & Horowitz, F. (1983). The relationship between infant individual differences and mother–infant interaction during the neonatal period. *Infant Behavior and Development, 6*, 415–427.

Linville, P. W. (1985). Self-complexity and affective extremity: Don't put all of your eggs in one cognitive basket. *Social Cognition, 3*, 94–120.

Liotti, G. (1991). Insecure atachment and agoraphobia. In C. M. Parkes (Ed.), *Attachment across the life cycle* (pp. 216–233). New York: Tavistock/Routledge.

Little, B. R. (1983). Personal projects: A rationale and method for investigation. *Environment and Behavior, 15*, 273–309.

Liu, D., Diorio, J., Tannenbaum, B., Caldji, C., Francis, D., Freedman, J. A., Sharma, S., Pearson, P., Plotsky, P. M., & Meaney, M. J. (1997). Maternal care, hippocampal glucocorticoid receptors and hypothalmic–pituitary–adrenal responses to stress. *Science, 277*, 1659–1662.

Livesley, W. J., Schroeder, M. L., Jackson, D. N., & Jang, K. L. (1994). Categorical distinctions in the study of personality disorder: Implications for classification. *Journal of Abnormal Psychology, 103*, 6–17.

Lizardi, H., Klein, D. N., Ouimette, P. C., Riso, L. P., Anderson, R. L., & Donaldson, S. K. (1995). Reports of the childhood home environment in early-onset dysthymia and episodic major depression. *Journal of Abnormal Psychology, 104*, 132–139.

Locke, K. D. (2000). Circumplex scales of interpersonal values: Reliability, validity, and applicability to interpersonal problems and personality disorders. *Journal of Personality Assessment, 75*, 249–267.

Locke, K. D. (2003). H as a measure of complexity of social information processing. *Personality and Social Psychology Review, 7*, 268–280.

Locke, K. D., & Horowitz, L. M. (1990). Satisfaction in interpersonal interactions as a function of similarity in level of dysphoria. *Journal of Personality and Social Psychology, 58*, 823–831.

Loeber, R. (1990). Development and risk factors of juvenile antisocial behaviour and delinquency. *Clinical Psychology Review, 10*, 1–41.

Loeber, R., Wung, P., Keenan, K., Giroux, B., Stouthamer-Loeber, M., Van Kammen, W. B., & Maughan, B. (1993). Developmental pathways in disruptive child behavior. *Development and Psychopathology, 5*, 103–133.

Lopata, H. Z. (1969). Loneliness: Forms and components. *Social Problems, 17*, 248–262.

Lorenz, K. (1957). *Instinctive behavior*. New York: International Universities Press.

Lorr, M., & Strack, S. (1990). Wiggins' Interpersonal Adjective Scales: A dimentional view. *Personality and Individual Differences, 11*, 423–425.

Lowenstein, E. (1984). *Social perceptions of the depressed person: The effects of perceived responsibility and response to advice*. Unpublished doctoral dissertation. Stanford University: Stanford, CA.

Luborsky, L., & Crits-Christoph, P. (1998). *Understanding transference: The Core Conflictual Relationship Theme method (2nd Ed.)*. Washington, DC: American Psychological Association.

Ludwig, A. M., Brandsma, J. M., Wilbur, C. B., Bendfeldt, F., & Jameson, D. H. (1972). The objective study of a multiple personality. *Archives of General Psychiatry, 26*, 298–310.

Luntz, B. K., & Widom, C. S. (1994). Antisocial personality disorder in abused and neglected children grown up. *American Journal of Psychiatry, 151*, 670–674.

Lykken, D. T. (1957). A study of anxiety in the sociopathic personality. *Journal of Abnormal and Social Psychology, 55*, 6–10.

Lyons-Ruth, K., Connell, D., Zoll, D., & Stahl, J. (1987). Infants at social risk: Relations among infant maltreatment, maternal behavior, and infant at-

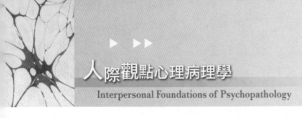
tachment behavior. *Developmental Psychology, 23,* 223–232.

Lyons-Ruth, K., & Jacobvitz, D. (1999). Attachment disorganization: Unresolved loss, relational violence, and lapses in behavioral and attentional strategies. In J. Cassidy & P. R. Shaver (Eds.), *Handbook of attachment: Theory, research and clinical applications* (pp. 520–554). New York: Guilford.

Lyons-Ruth, K., Zoll, D., Connell, D., & Grunebaum, H. (1989). Family deviance and family disruption in childhood: Associations with maternal behavior and infant maltreatment during the first two years of life. *Development and Psychopathology, 1,* 219–236.

Mahler, M. S., Pine, F., & Bergman, A. (1975). *The psychological birth of the human infant.* New York: Basic Books.

Main, M. (1995). Recent studies in attachment: Overview with selected implications for clinical work. In S. Goldberg, R. Muir, & J. Kerr (Eds.), *Attachment theory: Social, developmental, and clinical perspectives* (pp. 407–474). Hillsdale, NJ: Analytic Press.

Main, M., Kaplan, N., & Cassidy, J. (1985). Security in infancy, childhood, and adulthood: A move to the level of representation. *Monographs of the Society for Research in Child Development, 50,* 66–106.

Main, M., & Solomon, J. (1986). Discovery of a new, insecure–disorganized/ disoriented attachment pattern. In T. B. Brazelton & M. W. Yogman (Eds.), *Affective development in infancy* (pp. 95–124). Norwood, NJ: Ablex.

Main, M., & Solomon, J. (1990). Procedures for identifying infants as disorganized/disoriented during the Ainsworth strange situation. In M. T. Greenberg, D. Cicchetti, & E. M. Cummings (Eds.), *Attachment in the preschool years: Theory, research, and intervention* (pp. 121–160). Chicago: University of Chicago Press.

Malle, B. F., & Knobe, J. (1997). Which behaviors do people explain? A basic actor–observer asymmetry. *Journal of Personality and Social Psychology, 72,* 288–304.

Malmo, R. B., Davis, J. F., & Barza, S. (1952). Total hysterical deafness: An experimental case study. *Journal of Personality, 21,* 188–204.

Malmo, R. B., Malmo, H. P., & Ditto, B. (2003). On reversible deafness, generalized anxiety disorder, and the motoric brain: A psychophysiological perspective. *International Journal of Psychophysiology, 48,* 97–113.

Mandal, M. K., Pandey, R., & Prasad, A. B. (1998). Facial expression of emotions and schizophrenia: A review. *Schizophrenia Bulletin, 24,* 399–412.

Marinangeli, M. G., Butti, G., Scinto, A., DiCicco, L., Petruzzi, C., Daneluzzo, E., & Rossi, A. (2000). Patterns of comorbidity among *DSM–III–R* personality disorders. *Psychopathology, 32,* 69–74.

Marks, I. M. (1970). Agoraphobic syndrome (phobic anxiety state). *Archives of General Psychiatry, 23,* 538–553.

Marks, I. M., & Herst, E. (1970). The open door: A survey of agoraphobics in Britain. *Social Psychiatry, 1,* 16–24.

Marshall, L. A., & Cooke, D. J. (1999). The childhood experiences of psychopaths: A retrospective study of familial and societal factors. *Journal of Personality Disorders, 13,* 211–225.

Masterson, J. (1972). *Treatment of the borderline adolescent: A developmental approach.* New York: Wiley.

Matano, R. A., & Locke, K. D. (1995). Personality disorder scales as predictors of interpersonal problems of alcoholics. *Journal of Personality Disorders, 9,*

62–67.

Matlin, M. (2002). *Cognition* (5th ed.). Orlando, FL: Harcourt College Publishers.

Matthews, A. M., Gelder, M. G., & Johnston, D. W. (1981). *Agoraphobia: Nature and treatment*. New York: Guilford.

McAdams, D. P. (1988). Personal needs and personal relationships. In S. Duck (Ed.), *Handbook of research on personal relationships* (pp. 7–22). New York: Wiley.

McAllister, H. (1996). Self-serving bias in the classroom: Who shows it? Who knows it? *Journal of Educational Psychology, 88*, 123–131.

McClelland, D. C. (1985). *Human motivation*. Glenview, IL: Scott, Foresman.

McCranie, E. W., & Bass, J. D. (1984). Childhood family antecedents of dependency and self-criticism: Implications for depression. *Journal of Abnormal Psychology, 93*, 3–8.

McGee, L., & Newcomb, M. D. (1992). General deviance syndrome: Expanded hierarchical evaluations at four ages from early adolescence to adulthood. *Journal of Consulting and Clinical Psychology, 60*, 766–776.

McKinney, W. T. (1974). Primate social isolation: Psychiatric implications. *Archives of General Psychiatry, 31*, 422–426.

McLemore, C. W., & Brokaw, D. W. (1987). Personality disorders as dysfunctional interpersonal behavior. *Journal of Personality Disorders, 1*, 270–285.

McWilliams, N. (1994). *Psychoanalytic diagnosis*. New York: Guilford.

Mead, G. H. (1934). *Mind, self, and society*. Chicago: University of Chicago Press.

Melges, F. T., & Swartz, M. S. (1989). Oscillations of attachment in borderline personality disorder. *American Journal of Psychiatry, 146*, 1115–1120.

Meltzoff, A. (1995). Understanding the intentions of others: Re-enactment of intended acts by 18-month-old children. *Developmental Psychology, 31*, 838–850.

Mendel, J. G. C., & Klein, D. F. (1969). Anxiety attacks with subsequent agoraphobia. *Comprehensive Psychiatry, 10*, 190–195.

Michelson, L. (1987). Cognitive–behavioral assessment and treatment of agoraphobia. In I. Michelson & L. M. Ascher (Eds.), *Anxiety and stress disorders* (pp. 213–279). New York: Guilford.

Midgley, C., Arunkumar, R., & Urdan, T. C. (1996). "If I don't do well tomorrow, there's a reason": Predictors of adolescents' use of academic self-handicapping strategies. *Journal of Educational Psychology, 88*, 423–434.

Miklowitz, D. J. (1994). Family risk indicators in schizophrenia. *Schizophrenia Bulletin, 20*, 137–149.

Miklowitz, D. J., Strachan, A. M., Goldstein, M. J., Doane, J. A., Snyder, K. S., Hogarty, G. E., & Falloon, I. R. H. (1986). Expressed emotion and communication deviance in the familities of schizophrenics. *Journal of Abnormal Psychology, 95*, 60–66.

Miklowitz, D. J., Velligan, D. I., Goldstein, M. J., Nuechterlein, K. H., Gitlin, M. J., Ranlett, G., & Doane, J. A. (1991). Communication deviance in families of schizophrenic and manic pataients. *Journal of Abnormal Psychology, 100*, 163–173.

Miller, M. A., & Rahe, R. H. (1997). Life changes scaling for the 1990s. *Journal of Psychosomatic Research, 43*, 279–292.

Miller, S. D. (1989). Optical differences in cases of multiple personality disorder. *Journal of Nervous and Mental Disease, 177,* 480–486.

Miller, S. D., Blackburn, T., Scholes, G., White, G. L., & Mamalis, N. (1991). Optical differences in multiple personality disorder: A second look. *Journal of Nervous and Mental Disease, 179,* 132–135.

Miller, S. M. (1979). Coping with impending stress: Physiological and cognitive correlates of choice. *Psychophysiology, 16,* 572–581.

Miller, S. M. (1987). Monitoring and blunting: Validation of a questionnaire to assess styles of information-seeking under threat. *Journal of Personality and Social Psychology, 52,* 345–353.

Miller, S. M., & Mangan, C. D. (1983). The interacting effects of information and coping style in adapting to gynecologic stress: Should the doctor tell all? *Journal of Personality and Social Psychology, 45,* 223–236.

Millon, T. (1981). *Disorders of personality:* DSM–III, *Axis II.* New York: Wiley.

Millon, T., & Davis, R. (2000). *Personality disorders in modern life.* New York: Wiley.

Milner, J. S. (1993). Social information processing and physical child abuse. *Clinical Psychology Review, 13,* 275–294.

Minuchin, S. (1974). *Families and family therapy.* Cambridge, MA: Harvard University Press.

Minuchin, S., Rosman, B. L., & Baker, L. (1978). *Psychosomatic families.* Cambridge, MA: Harvard University Press.

Miranda, J., & Persons, J. B. (1988). Dysfunctional attitudes are mood-state dependent. *Journal of Abnormal Psychology, 97,* 76–79.

Miranda, J., Persons, J. B., & Byers, C. N. (1990). Endorsement of dysfunctional beliefs depends on current mood state. *Journal of Abnormal Psychology, 99,* 237–241.

Mirsky, A. (1968). Communication of affects in monkeys. In D. C. Glass (Ed.), *Environmental influences* (pp. 129–137). New York: Rockefeller University Press and Russell Sage Foundation.

Mischel, W., Cantor, N., & Feldman, S. (1996). Principles of self-regulation: The nature of willpower and self-control. In E. T. Higgins & A. Kruglanski (Eds.), *Social psychology: Handbook of basic principles* (pp. 329–360). New York: Guilford.

Mischel, W., & Shoda, Y. (1998). Reconciling processing dynamics and personality dispositions. *Annual Review of Psychology, 49,* 229–258.

Modestin, J. (1987). Quality of interpersonal relationships: The most characteristic *DSM–III* BPD criterion. *Comprehensive Psychiatry, 28,* 397–402.

Mongrain, M. (1998). Parental representations and support-seeking behaviors related to dependency and self-criticism. *Journal of Personality, 66,* 151–173.

Mongrain, M., Vettese, L. C., Shuster, B., & Kendal, N. (1998). Perceptual biases, affect, and behavior in the relationships of dependents and self-critics. *Journal of Personality and Social Psychology, 75,* 230–241.

Moore, C., & Dunham, P. J. (Eds.). (1995). *Joint attention: Its orgins and role in development.* Hillsdale, NJ: Erlbaum.

Moore, T., & Ucko, L. (1957). Night waking in early infancy. *Archives of Disease in Childhood, 32,* 333–342.

Moos, R. H. (1995). Development and applications of new measures of life stressors, social resources, and coping responses. *European Journal of Psychological Assessment, 11,* 1–13.

Moos, R. H., & Moos, B. S. (1997). Life Stressors and Social Resources Inventory: A measure of adults' and youths' life contexts. In C. P. Zalaquett & R. J. Wood (Eds.), *Evaluating stress: A book of resources* (pp. 177–190). Lanham, MD: Scarecrow.

Morey, L. C. (1985). An empirical comparison of interpersonal and *DSM–III* approaches to classification of personality disorders. *Psychiatry, 48*, 358–364.

Moriyama, I. M., Krueger, D. E., & Stamler, J. (1971). *Cardiovascular diseases in the United States.* Cambridge, MA: Harvard University Press.

Moskowitz, D. S. (1994). Cross-situational generality and the interpersonal circumplex. *Journal of Personality and Social Psychology, 66*, 921–933.

Moskowitz, D. S. (1996). *Social behavior inventory.* Montreal, Quebec, Canada: McGill University.

Moskowitz, D. S., & Coté, S. (1995). Do interpersonal traits predict affect? A comparison of three models. *Journal of Personality and Social Psychology, 69*, 914–924.

Mullen, B., & Riordan, C. A. (1988). Self-serving attributions for performance in naturalistic settings: A meta-analytic review. *Journal of Applied Social Psychology, 18*, 3–22.

Munch, I. (Ed.). (1949). *Edvard Munch's letters to his family.* Oslo: Johan Grundt Tanum.

Murray, B. (1997). School phobias hold many children back. *APA Monitor, 28*, 38–39.

Murray, H. A. (1938). *Explorations in personality.* New York: Oxford University Press.

Murray, H. A. (1943). *Manual of Thematic Apperception Test.* Cambridge, Mass: Harvard University Press.

Myers, P. N. J., & Biocca, F. A. (1992). The elastic body image: The effect of television advertising and programming on body image distortions in young women. *Journal of Communication, 42*, 108–133.

Nasby, W., & Read, N. W. (1997). The inner and outer voyages of a solo circumnavigator: An integrative case study. *Journal of Personality, 65*, 985–1068.

Naslund, B., Persson-Blennow, I., McNeil, T., Kaij, L., & Malmquist-Larsson, A. (1984). Offspring of women with nonorganic psychosis: Infant attachment to the mother at one year of age. *Acta Psychiatrica Scandinavia, 69*, 231–241.

Newman, J. P., & Kosson, D. S. (1986). Passive avoidance learning in psychopathic and nonpsychopathic offenders. *Journal of Abnormal Psychology, 95*, 252–256.

Newman, J. P., Widom, C. S., & Nathan, S. (1985). Passive avoidance in syndromes of disinhibition: Psychopathy and extraversion: *Journal of Personality and Social Psychology, 48*, 1316–1327.

Nichols, W. C. (1996). Persons with antisocial and histrionic personality disorders in relationships. In F. W. Kaslow (Ed.), *Handbook of relational diagnosis and dysfunctional family patterns* (pp. 287–299). New York: Wiley.

Nilsson, E. W., Gillberg, C., Gillberg, I. C., & Rastam, M. (1999). Ten year follow-up of adolescent-onset anorexia nervosa: Personality disorders. *Journal of American Academy of Child and Adolescent Psychiatry, 38,* 1389–1395.

Nisenson, L. G., & Berenbaum, H. (1998). Interpersonal interactions in indi-

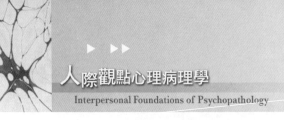

viduals with schizophrenia: Individual differences among patients and their partners. *Psychiatry, 61,* 2–11.

Norden, K. A., Klein, D. N., Donaldson, S. K., Pepper, C. M., & Klein, L. M. (1995). Reports of the early home environment in *DSM–III–R* personality disorders. *Journal of Personality Disorders, 9,* 213–223.

Nowinski, V. W. (1999). *Empathic responding and self-affirmation: What do empathy seekers want?* Unpublished doctoral dissertation, Stanford University, Stanford, CA.

O'Brien, T. B., & DeLongis, A. (1996). The international context of problem-emotion-, and relationship-focused coping: The role of the Big Five personality factors. *Journal of Personality, 64,* 775–813.

O'Connor, M. J., Sigman, M., & Brill, N. (1987). Disorganizatoin of attachment in relation to maternal alcohol consumption. *Journal of Consulting and Clinical Psychology, 55,* 831–836.

O'Connor, T. G., Rutter, M., Beckett, C., Keaveney, L., Kreppner, J. M., & the English and Romanian Adoptees Study Team. (2000). The effects of global severe privation on cognitive competence: Extension and longitudinal follow-up. *Child Development, 71,* 376–390.

Oliver, J. M., Handal, P. J., Finn, T., & Herdy, S. (1987). Depressed and non-depressed students and their siblings in frequent contact with their families: Depression and perceptions of the family. *Cognitive Therapy and Research, 11,* 501–515.

Oltmanns, T. F., & Neale, J. M. (1975). Schizophrenic performance when distractors are present: Attentional deficit or differential task difficulty? *Journal of Abnormal Psychology, 84,* 205–209.

Oltmanns, T. F., & Neale, J. M. (1978). Distractibility in relation to other aspects of schizophrenic disorder. In S. Schwartz (Ed.), *Language and cognition in schizophrenia* (pp. 117–143). Hilldale, NJ: Erlbaum.

Ordway, N. K., Leonard, M. F., & Ingles, T. (1969). Interpersonal factors in failure to thrive. *Southern Medical Bulletin, 57,* 23–28.

Orford, J. (1986). The rules of interpersonal complementarity: Does hostility beget hostility and dominance, submission? *Psychological Review, 93,* 365–377.

O'Shaughnessy, B. (1970). The powerlessness of dispositions. *Analysis, 31,* 1–15.

Ostwald, P. F. (1985). *Schumann: The inner voices of a musical genius.* Boston: Northeastern University Press.

Overholser, J. C. (1996). The dependent personality and interpersonal problems. *Journal of Nervous and Mental Disease, 184,* 8–16.

Parker, G. (1979). Parental characteristics in relation to depressive disorders. *British Journal of Psychiatry, 134,* 138–147.

Patterson, R. J., & Moran, G. (1988). Attachment theory, personality development, and psychotherapy. *Clinical Psychology Review, 8,* 611–636.

Paykel, E. S., Myers, J. K., Denelt, M. N., Klerman, G. L., Lindenthal, J. J., & Pepper, M. P. (1969). Life events and depression. *Archives of General Psychiatry, 21,* 753–760.

Paykel, E. S., & Tanner, J. (1976). Life events, depressive relapse and maintenance treatment. *Psychological Medicine, 6,* 481–485.

Peplau, L. A., Miceli, M., & Morasch, B. (1982). Loneliness and self-evaluation. In L. A. Peplau & D. Perlman (Eds.), *Loneliness: A sourcebook of current theory, research, and therapy* (pp. 135–151). New York: Wiley.

Peplau, L. A. & Perlman, D. (Eds.) (1982). *Loneliness: A sourcebook of current theory, research and therapy*. New York: Wiley & Sons.

Perry, J. C. (2001). A pilot study of defenses in adults with personality disorders. *The Journal of Nervous & Mental Disease, 189*, 651–660.

Peterson, C. (1991). The meaning and measurement of explanatory style. *Psychological Inquiry, 2*, 1–10.

Peterson, C., Maier, S., & Seligman, M. E. P. (1993). *Learned helplessness: A theory for the age of personal control*. New York: Oxford University Press.

Pike, K. M. (1998). Long-term course of anorexia nervosa: Response, relapse, remission, and recovery. *Clinical Psychology Review, 18*, 447–475.

Pike, K. M., & Rodin, J. (1991). Mothers, daughters, and disordered eating. *Journal of Abnormal Psychology, 101*, 198–204.

Piliavin, I., Rodin, J., & Piliavin, J. (1969). Good samaritanism: An underground phenomenon? *Journal of Personality and Social Psychology, 13*, 289–299.

Pilkonis, P. A. (1988). Personality prototypes among depressives: Themes of dependency and autonomy. *Journal of Personality Disorders, 2*, 144–152.

Pilkonis, P. A., & Frank, E. (1988). Personality pathology in recurrent depression: Nature, prevalence, and relationship to treatment response. *American Journal of Psychiatry, 145*, 435–441.

Pincus, A. L., & Ansell, E. B. (2003). Interpersonal theory of personality. In T. Millon & M. Lerner (Eds.), *Comprehensive handbook of psychology: Personality and social psychology* (Vol. 5, pp. 209–229). New York: Wiley.

Pincus, A. L., & Gurtman, M. B. (1995). The three faces of interpersonal dependency: Structural analyses of self-report dependency measures. *Journal of Personality and Social Psychology, 69*, 744–758.

Pincus, A. L., & Wiggins, J. S. (1990). Interpersonal problems and conceptions of personality disorders. *Journal of Personality Disorders, 4*, 342–352.

Piper, W. E., Joyce, A. S., McCallum, M., & Azim, H. F. A. (1993). Concentration and correspondence of transference interpretations in short-term psychotherapy. *Journal of Consulting and Clinical Psychology, 61*, 586–595.

Piper, W. E., Joyce, A. S., McCallum, M., Azim, H. F., & Ogrodniczuk, J. S. (2001). *Interpretive and supportive psychotherapies: Matching therapy and patient personality*. Washington, DC: American Psychological Association.

Polivy, J., & Herman, C. P. (1976). Clinical depression and weight change. *Journal of Abnormal Psychology, 85*, 338–340.

Pollak, J. M. (1979). Obsessive–compulsive personality: A review. *Psychological Bulletin, 86*, 225–241.

Pollak, J. M. (1987). Obsessive–compulsive personality: Theoretical and clinical perspectives and recent research findings. *Journal of Personality Disorders, 1*, 248–262.

Putnam, F. W., Guroff, J. J., Silberman, E. K., Barban, L., & Post, R. M. (1986). The clinical phenomenology of multiple personality disorder: Review of 100 recent cases. *Journal of Clinical Psychiatry, 47*, 285–293.

Putnam, F. W., Zahn, T. P., & Post, R. M. (1995). Differential autonomic nervous system activity in multiple personality disorder. *Psychiatry Research, 31*, 251–260.

Rabkin, J. G., & Struening, E. L. (1976). Life events, stress, and illness. *Science, 194*, 1013–1020.

Radke-Yarrow, M., Cummings, E. M., Kuczynski, L., & Chapman, M. (1985).

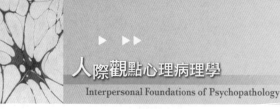
Patterns of attachment in two- and three-year olds in normal families with parental depression. *Child Development, 56,* 884–893.

Rafaeli-Mor, E., Gotlib, I. H., & Revelle, W. (1999). The meaning and measurement of self-complexity. *Personality and Individual Differences, 27,* 341–356.

Raine, A., Brennan, P., & Mednick, S. A. (1994). Birth complications combined with early maternal rejection at age 1 year predispose to violent crime at age 18 years. *Archives of General Psychiatry, 51,* 984–988.

Raine, A., Brennan, P., Mednick, B., & Mednick, S. A. (1996). High rates of violence, crime, academic problems, and behavioral problems in males with both early neuromotor deficits and unstable family environments. *Archives of General Psychiatry, 53,* 544–549.

Raine, A., Buchsbaum, M. S., Stanley, J., Lottenberg, S., Abel, L., & Stoddard, J. (1994). Selective reductions in prefrontal glucose metabolism in murderers. *Biological Psychiatry, 36,* 365–373.

Ranelli, C. J., & Miller, R. E. (1981). Behavioral predictors of amitriptyline response in depression. *American Journal of Psychiatry, 138,* 30–34.

Rattan, R. B., & Chapman, L. J. (1973). Associative intrusions in schizophrenic verbal behavior. *Journal of Abnormal Psychology, 82,* 169–173.

Ratti, L. A., Humphrey, L. L., & Lyons, J. S. (1996). Structural analysis of families with a polydrug-dependent, bulimic, or normal adolescent daughter. *Journal of Consulting and Clinical Psychology, 64,* 1255–1262.

Raver, C. C., & Leadbeater, B. J. (1995). Factors influencing joint attention between socioeconomically disadvantaged adolescent mothers and their infants. In C. Moore & P. J. Dunham (Eds.), *Joint attention: Its origins and role in development* (pp. 251–271). Hillsdale, NJ: Erlbaum.

Reed, G. F. (1985). *Obsessional experience and compulsive behavior.* Toronto: Academic Press.

Reich, W. (1949). *Character analysis* (3rd ed.). New York: Farrar, Straus, and Giroux.

Renken, B., Egeland, B., Marvinney, D., Mangelsdorf, S., & Sroufe, L. A. (1989). Early childhood antecedents of aggression and passive-withdrawal in early elementary school. *Journal of Personality, 5,* 257–281.

Rey, J. M., Singh, M., Morris-Yates, A., & Andrews, G. (1997). Referred adolescents as young adults: The relationship between psychosocial functioning and personality disorder. *Australian and New Zealand Journal of Psychiatry, 31,* 219–226.

Robbins, B., Strack, S., & Coyne, J. (1979). Willingness to provide feedback to depressed persons. *Social Behavior and Personality, 7,* 199–203.

Robins, C. J., Block, P., & Peselow, E. D. (1989). Relations of sociotropic and autonomous personality characteristics to specific symptoms in depressed patients. *Journal of Abnormal Psychology, 98,* 86–88.

Rock, C. L., & Curran-Celentano, J. (1996). Nutritional management of eating disorders. *The Psychiatric Clinics of North America, 19,* 701–713.

Rodriguez, V. B., Cafias, F., Bayon, C., Franco, B., Salvador, M., Graell, M., & Santo-Domingo, J. (1996). Interpersonal factors in female depression. *European Journal of Psychiatry, 10,* 16–24.

Roid, G. H., & Fitts, W. H. (1988). *Tennessee Self-Concept Scale* (revised manual). Los Angeles: Western Psychological Services.

Rosch, E., Mervis, C. B., Gray, W. D., Johnson, D. M., & Boyes-Braem, P. (1976). Basic objects in natural categories. *Cognitive Psychology, 8*, 382–439.

Rosenbaum, G., Shore, D. L., & Chapin, K. (1988). Attention deficit in schizophrenia and schizotypy: Marker versus symptom variables. *Journal of Abnormal Psychology, 97*, 41–47.

Rosenberg, M. (1965). *Society and the adolescent self-image*. Princeton, NJ: Princeton University Press.

Rosenhan, D. L., & Seligman, M. E. P. (1995). *Abnormal psychology* (3rd ed.). New York: Norton.

Ross, C. A. (1997). *Dissociative identity disorder*. New York: Wiley.

Rothbart, M. K., & Ahadi, S. A. (1994). Temperament and the development of personality. *Journal of Abnormal Psychology, 103*, 55–66.

Rothbart, M. K., & Park, B. (1986). On the confirmability and disconfirmability of trait concepts. *Journal of Personality and Social Psychology, 50*, 131–142.

Rotter, J. B. (1966). Generalized expectancies for internal versus external control of reinforcement. *Psychological Monographs, 80*(1, Whole No. 609).

Rubin, K. H., Fein, G. G., & Vandenberg, B. (1983). Play. In E. M. Hetherington (Ed.), *Handbook of child psychology: Vol. 4. Socialization, personality, and social development* (pp. 693–774). New York: Wiley.

Rubinow, D. R., & Post, R. M. (1992). Impaired recognition of affect in facial expression in depressed patients. *Biological Psychiatry, 31*, 947–953.

Ruderman, A. J., & Besbeas, M. (1992). Psychological characteristics of dieters and bulimics. *Journal of Abnormal Psychology, 101*, 383–390.

Rund, B. R., Oie, M., Borchgrevink, T. S., & Fjell, A. (1995). Expressed emotion, communication deviance and schizophrenia. *Psychopathology, 28*, 220–228.

Russell, G. F. M., Szmukler, G. I., Dare, C., & Eisler, I. (1987). An evaluation of family therapy in anorexia nervosa and bulimia nervosa. *Archives of General Psychiatry, 44*, 1047–1056.

Rutter, M. (1998). Developmental catch-up, and deficit, following adoption after severe global early privation. *Journal of Child Psychology and Psychiatry and Allied Disciplines, 39*, 465–476.

Rychlak, J. F. (1977). *The psychology of rigorous humanism* New York: Wiley-Interscience.

Sack, A., Sperling, M. B., Fagen, G., & Foelsch, P. (1996). Attachment style, history, and behavioral contrasts for a borderline and normal sample. *Journal of Personality Disorders, 10*, 88–102.

Sadler, P., & Woody, E. (2003). Is who you are who you're talking to? Interpersonal style and complentarity in mixed-sex interaction. *Journal of Personality and Social Psychology, 84*, 80–96.

Safran, J. D., & Muran, J. C. (1996). The resolution of ruptures in the therapeutic alliance. *Journal of Consulting and Clinical Psychology, 64*, 447–458

Salzman, L. (1975). Interpersonal factors in depression. In F. F. Flach & S. C. Draghi (Eds.), *The nature and treatment of depression* (pp. 43–56). New York: Wiley.

Santor, D. A., & Zuroff, D. C. (1997). Interpersonal responses to threats to status and interpersonal relatedness: Effects of dependency and self-criticism. *British Journal of Clinical Psychology, 36*, 521–541.

Sarason, I. G., Sarason, B. B., & Pierce, G. R. (1990). *Social support: An interac-*

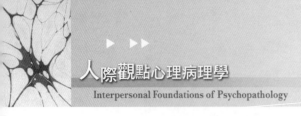
tional view. New York: Wiley.

Scheier, M. F., Weintraub, J. K., & Carver, C. S. (1986). Coping with stress: Divergent strategies of optimists and pessimists. *Journal of Personality and Social Psychology, 51*, 1257–1264.

Schone, B. S., & Weinick, R. M. (1998). Health-related behaviors and the benefits of marriage for elderly persons. *Gerontologist, 38*, 618–627.

Schwartz, R. M., & Gottman, J. M. (1976). Toward a task analysis of assertive behavior. *Journal of Consulting and Clinical Psychology, 44*, 910–920.

Searles, H. (1956). The psychodynamics of vengefulness. *Psychiatry, 19*, 31–39.

Segrin, C. (2001). *Interpersonal processes in psychological problems*. New York: Guilford.

Segrin, C., & Flora, J. (1998). Depression and verbal behavior in conversations with friends and strangers. *Journal of Language and Social Psychology, 17*, 494–505.

Seligman, M. E. P. (1975). *Helplessness*. San Francisco: W. H. Freeman.

Shapiro, D. (1965). *Neurotic styles*. New York: Basic Books.

Shapiro, D. (1981). *Autonomy and rigid character*. New York: Basic Books.

Shaver, P. R., & Hazan, C. (1988). A biased overview of the study of love. *Journal of Social and Personal Relationships, 5*, 473–501.

Shaw, D. S., Owens, E. B., Vondra, J. I., Keenan, K., & Winslow, E. B. (1997). Early risk factors and pathways in the development of early disruptive behavior problems. *Development and Psychpathology, 8*, 679–700.

Shaw, D. S., & Vondra, J. I. (1995). Infant attachment security and maternal predictors of early behavior problems: A longitudinal study of low-income families. *Journal of Abnormal Child Psychology, 23*, 335–357.

Shaw, G. B. (1916). *Pygmalion*. London: Penguin Books.

Shea, M. T., Glass, D. R., Pilkonis, P. A., Watkins, J., Docherty, J. P. (1987). Frequency and implications of personality disorders in a sample of depressed outpatients. *Journal of Personality Disorders, 1*, 27–42.

Shechtman, N. (2002). *Talking to people versus talking to computers: Interpersonal goals as a distinguishing factor*. Unpublished doctoral dissertation, Stanford University, Stanford, CA.

Shechtman, N., & Horowitz, L. M. (2003, April). *Media inequality in conversation: How people behave differently when interacting with computers and people*. Paper presented at the Conference on Human Factors in Computing Systems, Ft. Lauderdale, FL.

Shimkunas, A. M. (1972). Demand for intimate self-disclosure and pathological verbalizations in schizophrenia. *Journal of Abnormal Psychology, 80*, 197–205.

Shoda, Y., Mischel, W., & Wright, J. C. (1994). Intraindividual stability in the organization and patterning of behavior: Incorporating psychological situations into the idiographic analysis of personality. *Journal of Personality and Social Psychology, 67*, 674–687.

Shye, D., Mullooly, J. P., Freeborn, D. K., & Pope, C. R. (1995). Gender differences in the relationship between social network support and mortality: A longitudinal study of an elderly cohort. *Social Science and Medicine, 41*, 935–947.

Siever, L. J., & Davis, K. L. (1991). A psychobiological perspective on the personality disorders. *American Journal of Psychiatry, 148*, 1647–1658.

Silverstein, B., Perdue, L., Peterson, B., & Kelly, E. (1986). The role of mass media in promoting a thin standard of bodily attractiveness for women. *Sex Roles, 14*, 519–532.

Sim, J. P., & Romney, D. M. (1990). The relationship between a circumplex model of interpersonal behaviors and personality disorders. *Journal of Personality Disorders, 4*, 329–341.

Sim, M., & Houghton, H. (1966). Phobic anxiety and its treatment. *Journal of Nervous and Mental Disease, 143*, 484–491.

Sincoff, J. B. (1990). The psychological characteristics of ambivalent people. *Clinical Psychology Review, 10*, 43–68.

Singer, M. T., & Wynne, L. C. (1965a). Thought disorder and family relations of schizophrenics: III. Methodology using projective techniques. *Archives of General Psychiatry, 12*, 187–200.

Singer, M. T., & Wynne, L. C. (1965b). Thought disorder and family relations of schizophrenics: IV. Results and implications. *Archives of General Psychiatry, 12*, 201–212.

Skinner, B. F. (1938). *The behavior of organisms: An experimental analysis.* New York: Appleton-Century-Crofts.

Slater, E., Beard, W. A., & Gitero, E. (1965). A follow-up of patients diagnosed as suffering from hysteria. *Journal of Psychosomatic Research, 9*, 9–13.

Slocum, J. (1972). *Sailing alone around the world.* New York: Sheridan House.

Smedslund, J. (1988). *Psycho-logic.* New York: Springer-Verlag.

Smedslund, J. (1997). *The structure of psychological common sense.* Mahwah, NJ: Erlbaum.

Solano, C. H., Batten, P. G., & Parish, E. A. (1982). Loneliness and patterns of self-disclosure. *Journal of Personality and Social Psychology, 43*, 524–531.

Soldz, S., Budman, S., Demby, A., & Merry, J. (1993). Representation of personality disorders in circumplex and five-factor space: Explorations with a clinical sample. *Psychological Assessment, 5*, 41–52.

Solyom, L., Silberfeld, M., & Solyom, C. (1976). Maternal overprotection in the etiology of agoraphobia. *Journal of the Canadian Psychiatric Association, 21*, 109–113.

Sorenson, R. L., Gorsuch, R. L., & Mintz, J. (1985). Moving targets: Patients' changing complaints during psychotherapy. *Journal of Consulting and Clinical Psychology, 53*, 49–54.

Spain, J. S., Eaton, L. G., & Funder, D. C. (2000). Perspectives on personality: The relative accuracy of self versus others for the prediction of emotion and behavior. *Journal of Personality, 68*, 837–867.

Spangler, G., & Grossmann, K. E. (1993). Behavioral organization in securely and insecurely attached infants. *Child Development, 64*, 1439–1450.

Sperling, M. (1967). School phobias: Classification, dynamics, and treatment. *The Psychoanalytic Study of the Child, 22*, 375–401.

Sperry, L., Gudeman, J. E., Blackwell, B., & Faulkner, L. R. (1992). *Psychiatric case formulations.* Washington, DC: American Psychiatric Press.

Spiegel, D., & Fink, R. (1979). Hysterical psychosis and hypnotizability. *American Journal of Psychiatry, 136*, 777–781.

Spieker, S. J., & Booth, C. (1988). Maternal antecedents of attachment quality. In J. Belsky & T. Nezworski (Eds.), *Clinical implications of attachment* (pp. 300–323). Hillsdale, NJ: Erlbaum.

Spitz, E. H. (1994). *Museums of the mind.* New Haven, CT: Yale University Press.

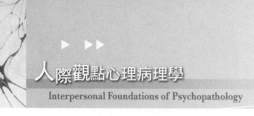
Spitz, R. A. (1945). Hospitalization—An inquiry into the genesis of psychiatric conditions in early childhood. *The Psychoanalytic Study of the Child, 1*, 53–74.

Squires, R. (1968). Are dispositions causes? *Analysis, 29*, 45–47.

Squires, R. (1970). Are dispositions lost causes? *Analysis, 31*, 15–18.

Sroufe, L. A. (1983). Infant–caregiver attachment and patterns of adaptation in preschool: The roots of maladaptation and competence. In M. Perlmutter (Ed.), *Minnesota Symposia on Child Psychology: Vol. 16. Development and policy concerning children with special needs* (pp. 41–83). Hillsdale, NJ: Erlbaum.

Sroufe, L. A. (Ed.). (1990). *Pathways to adaptation and maladaptation: Psychopathology as developmental deviation*. Hillsdale, NJ: Erlbaum.

Sroufe, L. A., Egeland, B., & Kreutzer, T. (1990). The fate of early experience following developmental change: Longitudinal approaches to individual adaptation in childhood. *Child Development, 61*, 1363–1373.

Sroufe, L. A., Waters, E., & Matas, L. (1974). Contextual determinants of infant affective response. In M. Lewis & L. A. Rosenblum (Eds.), *The origins of fear* (pp. 49–72). New York: Wiley.

Stayton, D. J., & Ainsworth, M. D. S. (1973). Individual differences in infant responses to brief, everyday separations as related to other infant and maternal behaviors. *Developmental Psychology, 9*, 226–235.

Steinbeck, J. (1939). *The grapes of wrath*. New York: Penguin Books.

Steinberg, S., & Weiss, J. (1954). The art of Edvard Munch and its function in his mental life. *The Psychoanalytic Quarterly, 23*, 409–423.

Steinhausen, H. (1995). The course and outcome of anorexia nervosa. In K. G. Brownell & C. G. Fairburn (Eds.), *Eating disorders and obesity: A comprehensive handbook* (pp. 234–237). New York: Guilford.

Stephens, R. S., Hokanson, J. E., & Welker, R. (1987). Responses to depressed interpersonal behavior: Mixed reactions in a helping role. *Journal of Personality and Social Psychology, 52*, 1274–1282.

Stern, D. (1977). *The first relationship: Infant and mother*. Cambridge, MA: Harvard University Press.

Stice, E. (1994). Review of the evidence for a sociocultural model of bulimia nervosa and an exploration of the mechanisms of action. *Clinical Psychology Review, 14*, 633–661.

Stice, E., Shupak-Neuberg, E., Shaw, H. E., & Stein, R. I. (1994). Relation of media exposure to eating disorder symptomatology: An examination of mediating mechanisms. *Journal of Abnormal Psychology, 103*, 836–840.

Stiles, W. B., Shapiro, D., & Elliott, R. (1986). Are all psychotherapies equivalent? *American Psychologist, 41*, 165–180.

Stone, M. H. (1993). *Abnormalities of personality: Within and beyond the realm of treatment*. New York: Norton.

Strack, S. (1987). Development and validation of an adjective checklist to assess the Millon personality types in a normal population. *Journal of Personality Assessment, 51*, 572–587.

Strack, S., & Coyne, J. C. (1983). Social confirmation of dysphoria: Shared and private reactions to depression. *Journal of Personality and Social Psychology, 44*, 798–806.

Strack, S., Lorr, M., & Campbell, L. (1990). An evaluation of Millon's circular model of personality disorders. *Journal of Personality Disorders, 4*, 353–

361.

Strauss, B., Buchheim, A., & Kaechele, H. (Eds.) (2002). *Klinische Bindungsforschung*. Stuttgart, Germany: Schattauer.

Strauss, B., Eckert, J., & Ott, J. (1993). Interpersonale Probleme in der stationaeren Gruppenpsychotherapie. *Gruppenspsychotherapie und Gruppendynamik, 29* (3) (Themenheft).

Striegel-Moore, R. H. (1995). A feminist perspective on the etiology of eating disorders. In K. D. Brownell & C. G. Fairburn (Eds.), *Eating disorders and obesity: A comprehensive handbook* (pp. 224–229). New York: Guilford.

Strong, S. R., & Hills, H. I. (1986). *Interpersonal communication rating scale*. Richmond: Virginia Commonwealth University.

Strong, S. R., Hills, H. I., Kilmartin, C. T., DeVries, H., Lanier, K., Nelson, B. N., Strickland, D., & Meyer, C. W., III (1988). The dynamic relations among interpersonal behaviors: A test of complementarity and anticomplementarity. *Journal of Personality and Social Psychology, 54*, 798–810.

Strupp, H., & Binder, J. (1984). *Psychotherapy in a new key: Time-limited dynamic psychotherapy*. New York: Basic Books.

Sullivan, H. S. (1953). *The interpersonal theory of psychiatry*. New York: Norton.

Sullivan, H. S. (1956). *Clinical studies in psychiatry*. New York: Norton.

Summers, F. (1994). *Object relations theories and psychopathology: A comprehensive text*. Hillsdale, NJ: Analytic Press.

Suomi, S. J. (1987). Genetic and maternal contributions to individual differences in rhesus monkey biobehavioral development. In N. A. Krasnagor, E. M. Blass, M. A. Hofer, & W. P. Smotherman (Eds.), *Perinatal development: A psychobiological perspective* (pp. 397–420). New York: Academic Press.

Suomi, S. J. (1999). Attachment in rhesus monkeys. In J. Cassidy & P. R. Shaver (Eds.), *Handbook of attachment: Theory, research and clinical applications* (pp. 181–197). New York: Guilford.

Suomi, S. J. (2000). A biobehavioral perspective on developmental psychopathology: Excessive aggression and serotonergic dysfunction in monkeys. In A. J. Sameroff & M. Lewis (Eds.), *Handbook of developmental psychopathology* (2nd ed., pp. 237–256). New York: Kluwer Academic Plenum.

Swann, W. B., Jr. (1996). *Self-traps: The elusive quest for higher self-esteem*. New York: W. H. Freeman.

Sylvester, D. (1992). *Magritte: The silence of the world*. New York: H. N. Abrams.

Tafarodi, R. W., & Milne, A. B. (2002). Decomposing global self-esteem. *Journal of Personality, 70*, 443–483.

Tafarodi, R. W., & Swann, W. B., Jr. (1995). Self-liking and self-competence as dimensions of global self-esteem: Initial validation of a measure. *Journal of Personality Assessment, 65*, 322–342.

Talavera, J. A., Saiz-Ruiz, J., & Garcia-Toro, M. (1994). Quantitative measurement of depression through speech analysis. *European Psychiatry, 9*, 185–193.

Talbot, M. (1957). Panic in school phobias. *American Journal of Orthopsychiatry, 27*, 286–295.

Tannen, D. (1990). *You just don't understand: Women and men in conversation*. New York: Ballantine Books.

Tausig, M. (1982). Measuring life events. *Journal of Health and Social Behavior, 23*, 52–64.

Taylor, M., & Hort, B. (1990). Can children be trained in making the distinction

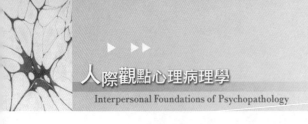
between appearance and reality? *Cognitive Development, 5*, 89–99.

Taylor, S., & Goritsas, E. (1994). Dimensions of identity diffusion. *Journal of Personality Disorders, 8*, 229–239.

Taylor, S. E., & Aspinwall, L. G. (1996). Mediating and moderating processes in psychosocial stress: Appraisal, coping, resistance, and vulnerability. In H. B. Kaplan (Ed.), *Psychosocial stress: Perspectives on structure, theory, life course, and methods* (pp. 71–110). San Diego, CA: Academic Press.

Taylor, S. E., & Brown, J. D. (1988). Illusion and well-being: Social psychological perspective on mental health. *Psychological Bulletin, 103*, 193–210.

Taylor, S. E., Lichtman, R. R., & Wood, J. V. (1984). Attributions, beliefs about control, and adjustment to breast cancer. *Journal of Personality and Social Psychology, 46*, 489–502.

Tennen, H., & Affleck, G. (1990). Blaming others for threatening events. *Psychological Bulletin, 108*, 209–232.

Thoits, P. A. (1982). Conceptual, methodological, and theoretical problems in studying social support as a buffer against life stress. *Journal of Health and Social Behavior, 23*, 145–159.

Thompson, R. A. (1999). Early attachment and later development. In J. Cassidy & P. R. Shaver (Eds.), *Handbook of attachment: Theory, research and clinical applications* (pp. 265–286). New York: Guilford.

Thompson, R. A., & Zuroff, D. C. (1999). Development of self-criticism in adolescent girls: Roles of maternal dissatisfaction, maternal coldness, and insecure attachment. *Journal of Youth and Adolescence, 28*, 197–210.

Tiedens, L. Z., & Fragale, A. R. (2003). Power moves: Complementarity in dominant and submissive nonverbal behavior. *Journal of Personality and Social Psychology, 84*, 558–568.

Tomasello, M. (1995). Joint attention as social cognition. In C. Moore & P. J. Dunham (Eds.), *Joint attention: Its origins and role in development* (pp. 103–130). Hillsdale, NJ: Erlbaum.

Tomasello, M. (1999). The human adaptation for culture. *Annual Review of Anthropology, 28*, 509–529.

Tomasello, M., & Barton, M. (1994). Learning words in nonostensive contexts. *Developmental Psychology, 30*, 639–650.

Tracey, T. J. (1994). An examination of complementarity of interpersonal behavior. *Journal of Personality and Social Psychology, 67*, 864–878.

Tracy, R. L., & Ainsworth, M. D. S. (1981). Maternal affectionate behavior and infant–mother attachment patterns. *Child Development, 52*, 1341–1343.

Trobst, K. K. (1999). Social support as an interpersonal construct. *European Journal of Psychological Assessement, 15*, 246–255.

Troisi, A., & Moles, A. (1999). Gender differences in depression: An ethological study of nonverbal behavior during interviews. *Journal of Psychiatric Research, 33*, 243–250.

Tronick, E. (1989). Emotions and emotional communication in infants. *American Psychologist, 44,* 112–119.

Tronick, E., & Gianino, A. (1986). Interaction mismatch and repair: Challenges to the coping infant. *Zero to Three, 6,* 1–5.

Troy, M., & Sroufe, L. A. (1987). Victimization among preschoolers: Role of attachment relationship history. *Journal of the American Academy of Child and Adolescent Psychiatry, 26*, 166–172.

Trull, T. J., Useda, D., Conforti, K., & Doan, B. T. (1997). Borderline personality disorder features in nonclinical young adults: 2. Two-year outcome. *Journal of Abnormal Psychology, 106*, 307–314.

Tsai, G. E., Condie, D., Wu, M. T., & Chang, I. W. (1999). Functional magnetic resonance imaging of personality switches in a woman with dissociative identity disorder. *Harvard Review of Psychiatry, 7*, 119–122.

Turkat, I. D., & Maisto, S. (1983). Functions of and differences between psychiatric diagnosis and case formulation. *The Behavior Therapist, 6*, 184–185.

Turner, R. M., Steketee, G. S., & Foa, E. B. (1979). Fear of criticism in washers, checkers and phobics. *Behaviour Research and Therapy, 17*, 79–81.

Umberson, D. (1987). Family status and health behaviors: Social control as a dimension of social integration. *Journal of Health and Social Behavior, 28*, 306–319.

Urban, J., Carlson, E., Egeland, B., & Sroufe, L. A. (1991). Patterns of individual adaptation across childhood. *Development and Psychopathology, 3*, 445–460.

Urdan, T. C., Midgley, C., & Anderman, E. (1998). The role of classroom goal structure in students' use of self-handicapping strategies. *American Educational Research Journal, 35*, 101–122.

Vallacher, R. R. (1980). An introduction to self-theory. In D. M. Wegner & R. R. Vallacher (Eds.), *The self in social psychology* (pp. 3–30). New York: Oxford University Press.

Van den Boom, D. C. (1989). Neonatal irritability and the development of attachment. In G. Kohnstamm, J. Bates, & M. Rothbart (Eds.), *Temperament in childhood* (pp. 299–318). New York: Wiley.

Van den Boom, D. (1994). The influence of temperament and mothering on attachment and exploration: An experimental manipulation of sensitive responsiveness among lower-class mothers with irritable infants. *Child Development, 65*, 1457–1477.

Van den Boom, D. (1995). Do first-year intervention effects endure? Follow-up during toddlerhood of a sample of Dutch irritable infants. *Child Development, 66*, 1798–1816.

Van Ijzendoorn, M. H., & Sagi, A. (1999). Cross-cultural patterns of attachment. In J. Cassidy & P. R. Shaver (Eds.), *Handbook of attachment: Theory, research, and clinical applications* (pp. 713–734). New York: Guilford.

Vanger, P., Summerfield, A. B., Rosen, B. K., & Watson, J. P. (1992). Effects of communication content on speech behavior of depressives. *Comprehensive Psychiatry, 33*, 39–41.

Vaughn, B., Egeland, B., Sroufe, L. A., & Waters, E. (1979). Individual differences in infant–mother attachment at twelve and eighteen months: Stability and change in families under stress. *Child Development, 50*, 971–975.

Vaughn, C. E., & Leff, J. P. (1981). Patterns of emotional response in relatives of schizophrenic patients. *Schizophrenia Bulletin, 7*, 43–44.

Velligan, D. I., Miller, A. L., Eckert, S. L., Funderburg, L. G., True, J. E., Mahurin, R. K., Diamond, P., & Hazelton, B. C. (1996). The relationship between parental communication deviance and relapse in schizophrenia patients in the 1-year period after hospital discharge. *Journal of Nervous and Mental Disease, 184*, 490–496.

Vitkus, J., & Horowitz, L. M. (1987). Poor social performance of lonely people: Lacking a skill or adopting a role? *Journal of Personality and Social Psychology, 52*, 1266–1273.

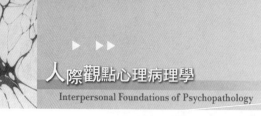
Von Domarus, E. (1944). The specific laws of logic in schizophrenia. In J. S. Kasanin (Ed.), *Language and thought in schizophrenia: Collected papers* (pp. 104–114). Berkeley: University of California Press.

Vondra, J., Barnett, D., & Cicchetti, D. (1989). Perceived and actual competence among maltreated and comparison school children. *Development and Psychopathology, 1*, 237–255.

Wagner, A. W., & Linehan, M. M. (1999). Facial expression recognition ability among women with borderline personality disorder: Implications for emotion regulation? *Journal of Personality Disorders, 13*, 329–344.

Wagner, C. C., Kiesler, D. J., & Schmidt, J. A. (1995). Assessing the interpersonal transaction cycle: Convergence of action and reaction interpersonal circumplex measures. *Journal of Personality and Social Psychology, 69*, 938–949.

Wagner, C. C., Riley, W. T., Schmidt, J. A., McCormick, M. G. F., & Butler, S. F. (1999). Personality disorder styles and reciprocal interpersonal impacts during outpatient intake interviews. *Psychotherapy Research, 9*, 216–231.

Wahlberg, K. E., Wynne, L. C., Oja, H., Keskitalo, P., Pykalainen, L., Lahti, I., et al. (1997). Gene–environment interaction in vulnerability to schizophrenia: Findings from the Finnish adoption family study. *American Journal of Psychiatry, 154*, 355–362.

Waldinger, R. J., Seidman, E. L., Gerber, A. J., Liem, J. H., Allen, J. P., & Hauser, S. T. (2003). Attachment and core relationship themes: Wishes for autonomy and closeness in the narratives of securely and insecurely attached adults. *Psychotherapy Research, 13*, 77–98.

Waldron, I., Weiss, C. C., & Hughes, M. E. (1997). Marital status effects on health: Are there differences between never married women and divorced and separated women? *Social Science and Medicine, 45*, 1387–1397.

Ward, A., & Mann, T. (2000). Don't mind if I do: Disinhibited eating under cognitive load. *Journal of Personality and Social Psychology, 78*, 753–763.

Ward, S. E., Leventhal, H., & Love, B. (1988). Repression revisited: Tactics used in coping with a severe health threat. *Personality and Social Psychology Bulletin, 14*, 735–746.

Waring, M., & Ricks, D. (1965). Family patterns of children who became adult schizophrenics. *Journal of Nervous and Mental Disease, 140*, 351–364.

Watson, D. C., & Sinha, B. K. (1998). Comorbidity of *DSM–IV* personality disorders in a nonclinical sample. *Journal of Clinical Psychology, 54*, 773–780.

Watson, J. B. (1919). *Psychology from the standpoint of a behaviorist.* Philadelphia: Lippincott.

Watzlawick, P., Weakland, J., & Fisch, R. (1974). *Change: Principles of problem formation and problem resolution.* New York: Norton.

Waxer, P. (1974). Nonverbal cues for depression. *Journal of Abnormal Psychology, 83*, 319–322.

Weary, G., & Edwards, J. A. (1994). Individual differences in causal uncertainty. *Journal of Personality and Social Psychology, 67*, 308–318.

Wegner, D. M. (1994). Ironic processes of mental control. *Psychological Review, 101*, 34–52.

Wegner, D. M., Schneider, D. J., Carter, S. I., & White, L. (1987). Paradoxical effects of thought suppression. *Journal of Personality and Social Psychology, 53*, 5–13.

Weiner, B., & Graham, S. (1999). Attribution in personality psychology. In L. A. Pervin & O. P. John (Eds.), *Handbook of personality: Theory and research* (2nd ed., pp. 605–628). New York: Guilford.

Weinfield, N. S., Sroufe, L. A., Egeland, B., & Carlson, E. A. (1999). The nature of individual differences in infant–caregiver attachment. In J. Cassidy & P. R. Shaver (Eds.), *Handbook of attachment: Theory, research, and clinical applications* (pp. 68–88). New York: Guilford.

Weiss, J., & Sampson, H. (1986). *The psychoanalytic process: Theory, clinical observation, and empirical research*. New York: Guilford.

Weiss, R. S. (1973). *Loneliness: The experience of emotional and social isolation*. Cambridge, MA: MIT Press.

Weiss, R. S. (1975). *Marital separation: Coping with the end of a marriage and the transition to being single again*. New York: Basic Books.

Weiss, R. S. (1982). Attachment in adult life. In C. M. Parkes & J. Stevenson-Hinde (Eds.), *The place of attachment in human behavior* (pp. 171–184). New York: Basic Books.

Weiss, R. S. (1991). The attachment bond in childhood and adulthood. In C. M. Parkes, P. Marris, & J. Stevenson-Hinde (Eds.), *Attachment across the life cycle* (pp. 66–76). London: Routledge.

Weissman, A. (2000). Dysfunctional attitude scale (DAS). In K. Corcoran & J. Fischer (Eds.), *Measures for clinical practice: A sourcebook* (vol. 2, 3rd ed.; pp. 263–266). New York: Free Press.

Wenzlaff, R. M., & Beevers, C. G. (1998). Depression and interpersonal responses to others' moods: The solicitation of negative information about happy people. *Personality and Social Psychology Bulletin, 24*, 386–398.

West, D. J., & Farrington, D. P. (1977). *The delinquent way of life: Third report of the Cambridge study in delinquent development*. London: Heinemann Educational Books.

West, M., Keller, A., Links, P., & Patrick, J. (1993). Borderline disorder and attachment pathology. *Canadian Journal of Psychiatry, 38*, 1–6.

Westen, D. (1991). Cognitive–behavioral interventions in the psychoanalytic psychotherapy of borderline personality disorders. *Clinical Psychology Review, 11*, 211–230.

Whiffen, V. E., & Sasseville, T. M. (1991). Dependency, self-criticism, and recollections of parenting: Sex differences and the role of depressive affect. *Journal of Social and Clinical Psychology, 10*, 121–133.

Whitlock, F. A. (1967). The etiology of hysteria. *Acta Psychiatrica Scandinavica, 43*, 144–162.

Widiger, T. A. (1989). The categorical distinction between personality and affective disorders. *Journal of Personality Disorders, 3*, 77–91.

Widiger, T. A., Sanderson, C., & Warner, L. (1986). The MMPI, prototypal typology, and borderline personality disorder. *Journal of Personality Assessment, 50*, 540–553.

Wiggins, J. S. (1979). A psychological taxonomy of trait-descriptive terms: The interpersonal domain. *Journal of Personality and Social Psychology, 37*, 395–412.

Wiggins, J. S. (1982). Circumplex models of interpersonal behavior in clinical psychology. In P. C. Kendall & J. N. Butcher (Eds.), *Handbook of research methods in clinical psychology* (pp. 183–221). New York: Wiley.

Wiggins, J. S., & Trobst, K. K. (1997). When is a circumplex an "interpersonal circumplex"? The case of supportive actions. In R. Plutchik & H. R. Conte (Eds.), *Circumplex models of personality and emotions* (pp. 57–80). Washington, DC: American Psychological Association.

Wild, C. M., Shapiro, L. N., & Goldenberg, L. (1975). Transactional communication disturbances in families of male schizophrenics. *Family Process, 14,* 131–160.

Wilkinson-Ryan, T., & Westen, D. (2000). Identity disturbance in borderline personality disorder: An empirical investigation. *American Journal of Psychiatry, 157,* 528–541.

Williams, A. W., Ware, J. E., Jr., & Donald, C. A. (1981). A model of mental health life events and social supports applicable to general populations. *Journal of Health and Social Behavior, 22,* 324–336.

Williams, T. (1947). *A streetcar named desire.* New York: New American Library.

Williamson, S., Harpur, T. J., & Hare, R. D. (1991). Abnormal processing of affective words by psychopaths. *Psychophysiology, 28,* 260–273.

Wilson, G. T., & Fairburn, C. G. (1998). Treatment for eating disorders. In P. E. Nathan & J. M. Gorman (Eds.), *A guide to treatments that work* (pp. 501–530). New York: Oxford University Press.

Winer, D. L., Bonner, T. O., Blaney, P. H., & Murray, E. J. (1981). Depression and social attraction. *Motivation and Emotion, 5,* 153–166.

Winston, B., Winston, A., Samstag, L. W., & Muran, J. C. (1994). Patient defense/therapist interventions. *Psychotherapy, 31,* 478–491.

Wiseman, H., Barber, J. P., Raz, A., Yam, I., Foltz, C., & Livne-Snir, S. (2002). Parental communication of Holocaust experiences and interpersonal patterns in offspring of Holocaust survivors. *International Journal of Behavioral Development, 26,* 371–381.

Wolfe, D. A. (1985). Child abusive parents: An empirical review and analysis. *Psychological Bulletin, 97,* 461–482.

Wolfe, R. N. (1993). A commonsense approach to personality measurement. In K. H. Craik, R. Hogan, & R. N. Wolfe (Eds.), *Fifty years of personality psyschology* (pp. 269–290). New York: Plenum.

Wolpe, J. (1958). *Psychotherapy by reciprocal inhibition.* Stanford, CA: Stanford University Press.

Wood, N., & Cowan, H. (1995). The cocktail party phenomenon revisited: How frequent are attention shifts to one's name in an irrelevant auditory channel? *Journal of Experimental Psychology: Learning, Memory, and Cognition, 21,* 255–260.

Wynne, L. C. (1977). Schizophrenics and their families: Research on parental communication. In J. M. Tanner (Ed.), *Developments in psychiatric research* (pp. 254–286). London: Hodder and Stoughton.

Young, M., Benjamin, B., & Wallis, C. (1963). Mortality of widowers. *Lancet, 2,* 454–456.

Youngren, M. A., & Lewinsohn, P. M. (1980). The functional relation between depression and problematic interpersonal behavior. *Journal of Abnormal Psychology, 89,* 333–341.

Zanarini, M. C., & Frankenburg, F. R. (1997). Pathways to the development of borderline personality disorder. *Journal of Personality Disorders, 11,* 93–104.

Zubek, J. P., Bayer, L., & Shephard, J. M. (1969). Relative effects of prolonged social isolation and confinement: Behavioral and EEG changes. *Journal of Abnormal Psychology, 74*, 625–631.

Zuckerman, M. (1979). Attribution of success and failure revisited, or: The motivational bias is alive and well in attribution theory. *Journal of Personality, 47*, 245–287.

Zuroff, D. C., & Duncan, H. (1999). Self-criticism and conflict resolution in romantic couples. *Canadian Journal of Behavioural Science, 31*, 137–149.

Zuroff, D. C., & Mongrain, M. (1987). Dependency and self-criticism: Vulnerability factors for depressive affective states. *Journal of Abnormal Psychology, 96*, 14–22.

主題索引

(條目後的頁碼係原文書頁碼，檢索時請查正文側邊的頁碼)

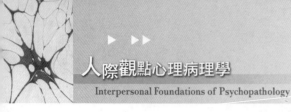

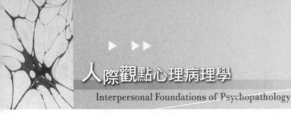

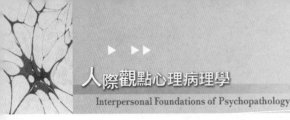

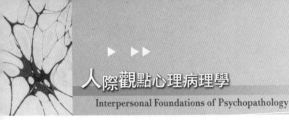

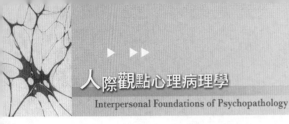

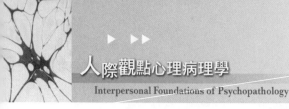

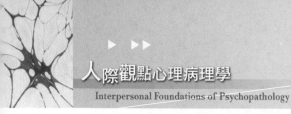

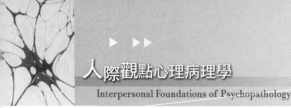

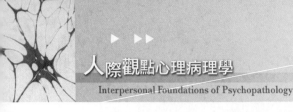

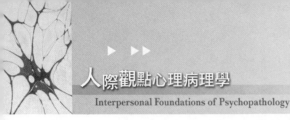

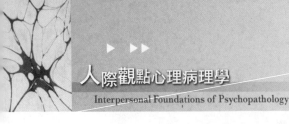

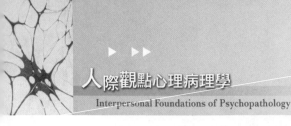

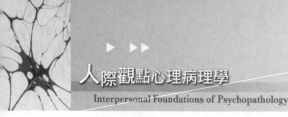

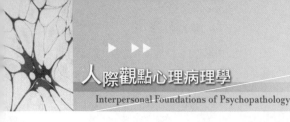

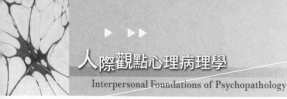

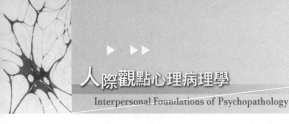

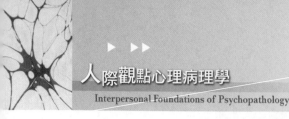

國家圖書館出版品預行編目資料

人際觀點心理病理學 / Leonard M. Horowitz 著；何政岳等
　譯. -- 初版. -- 臺北市：心理，2007.12
　　面；　公分. --（心理治療；85）
　參考書目：面
　含索引
　譯自：Interpersonal foundations of psychopathology
　ISBN 978-986-191-064-2（平裝）

　1. 心理病理學　　2. 人際關係

415.95　　　　　　　　　　　　　　　　　96016672

心理治療 85　　**人際觀點心理病理學**

作　　者：Leonard M. Horowitz
校 閱 者：杜家興、黎士鳴
譯　　者：何政岳、杜家興、林伯彥、吳淑真、陳秋榛
執行編輯：林汝穎
總 編 輯：林敬堯
發 行 人：洪有義
出 版 者：心理出版社股份有限公司
社　　址：台北市和平東路一段 180 號 7 樓
總　　機：(02) 23671490　　傳　　真：(02) 23671457
郵　　撥：19293172　心理出版社股份有限公司
電子信箱：psychoco@ms15.hinet.net
網　　址：www.psy.com.tw
駐美代表：Lisa Wu　　tel: 973 546-5845　　fax: 973 546-7651
登 記 證：局版北市業字第 1372 號
電腦排版：辰皓國際出版製作有限公司
印 刷 者：翔盛印刷有限公司
初版一刷：2007 年 12 月

讀者意見回函卡

No.＿＿＿＿　　　　　　　　　　填寫日期：　年　月　日

感謝您購買本公司出版品。為提升我們的服務品質，請惠填以下資料寄回本社【或傳真(02)2367-1457】提供我們出書、修訂及辦活動之參考。您將不定期收到本公司最新出版及活動訊息。謝謝您！

姓名：＿＿＿＿＿＿＿＿＿＿　性別：1□男　2□女

職業：1□教師 2□學生 3□上班族 4□家庭主婦 5□自由業 6□其他＿＿

學歷：1□博士 2□碩士 3□大學 4□專科 5□高中 6□國中 7□國中以下

服務單位：＿＿＿＿＿＿＿　部門：＿＿＿＿　職稱：＿＿＿＿

服務地址：＿＿＿＿＿＿＿＿＿　電話：＿＿＿＿　傳真：＿＿＿

住家地址：＿＿＿＿＿＿＿＿＿　電話：＿＿＿＿　傳真：＿＿＿

電子郵件地址：＿＿＿＿＿＿＿＿＿＿＿＿＿＿＿

書名：＿＿＿＿＿＿＿＿＿＿＿＿＿＿＿＿＿＿＿

一、您認為本書的優點：（可複選）

　❶□內容 ❷□文筆 ❸□校對 ❹□編排 ❺□封面 ❻□其他＿＿

二、您認為本書需再加強的地方：（可複選）

　❶□內容 ❷□文筆 ❸□校對 ❹□編排 ❺□封面 ❻□其他＿＿

三、您購買本書的消息來源：（請單選）

　❶□本公司 ❷□逛書局⇨＿＿＿書局 ❸□老師或親友介紹

　❹□書展⇨＿＿書展 ❺□心理心雜誌 ❻□書評 ❼□其他＿＿＿

四、您希望我們舉辦何種活動：（可複選）

　❶□作者演講 ❷□研習會 ❸□研討會 ❹□書展 ❺□其他＿＿

五、您購買本書的原因：（可複選）

　❶□對主題感興趣 ❷□上課教材⇨課程名稱＿＿＿＿＿＿＿

　❸□舉辦活動　❹□其他＿＿＿＿＿＿　　（請翻頁繼續）

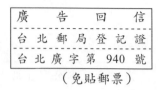

| 廣 告 回 信 |
| 台 北 郵 局 登 記 證 |
| 台 北 廣 字 第 940 號 |

（免貼郵票）

 心理出版社 股份有限公司

台北市 106 和平東路一段 180 號 7 樓

TEL: (02) 2367-1490
FAX: (02) 2367-1457
EMAIL:psychoco@ms15.hinet.net

沿線對折訂好後寄回

六、您希望我們多出版何種類型的書籍

❶□心理 ❷□輔導 ❸□教育 ❹□社工 ❺□測驗 ❻□其他

七、如果您是老師，是否有撰寫教科書的計劃：□有□無

書名／課程：＿＿＿＿＿＿＿＿＿＿＿＿＿＿＿＿＿＿

八、您教授／修習的課程：

上學期：＿＿＿＿＿＿＿＿＿＿＿＿＿＿＿＿＿＿＿＿

下學期：＿＿＿＿＿＿＿＿＿＿＿＿＿＿＿＿＿＿＿＿

進修班：＿＿＿＿＿＿＿＿＿＿＿＿＿＿＿＿＿＿＿＿

暑　假：＿＿＿＿＿＿＿＿＿＿＿＿＿＿＿＿＿＿＿＿

寒　假：＿＿＿＿＿＿＿＿＿＿＿＿＿＿＿＿＿＿＿＿

學分班：＿＿＿＿＿＿＿＿＿＿＿＿＿＿＿＿＿＿＿＿

九、您的其他意見

＿＿＿＿＿＿＿＿＿＿＿＿＿＿＿＿＿＿＿＿＿＿＿＿

謝謝您的指教！　　　　　　　　　　　　22085